医学核心课程思维导图学习指导丛书

病理学思维导图学习指导

主　　编　申丽娟　杨志鸿　王　燮

主　　审　章宗籍　阮永华

副 主 编　徐若冰　王　芳　邹英鹰　刘　兰　华海蓉
　　　　　解丽琼　江　萍

编　　委（以姓氏笔画为序）
　　　　　王　芳　王　燮　木志浩　叶　宏　申丽娟
　　　　　冯润林　华海蓉　刘　兰　江　萍　阮永华
　　　　　李晓雪　杨志鸿　杨丽娟　邹英鹰　张荧荧
　　　　　陈苗苗　易晓佳　奎　翔　徐若冰　黄柏慧
　　　　　解丽琼

U0230503

科 学 出 版 社

北　京

内 容 简 介

本书与理论教材《病理学》相配套，按照五年制临床医学专业本科生病理学教学大纲、国家执业医师资格考试大纲和全国硕士研究生入学考试西医综合考试大纲对病理学课程的有关要求进行编写，将教材中学习重点和难点归纳概括，每章由学习目标、思维导图、知识点纲要、复习思考题、答案及解析组成。思维导图勾勒出各知识点的框架地位和相互关系，建立宏观概念和思维路径。知识点纲要提纲挈领地介绍本章的知识要点，充分利用表格、对比等形式，文字简洁，覆盖全面。复习思考题大量选自国家执业医师资格考试和全国硕士研究生入学考试试题，着重培养学生分析解决问题能力和应试能力。所有题目均有详细解析，让学习者好学易懂。

本书可作为全国高等医学院校在校大学生、病理学教师、参加国家执业医师资格考试和硕士研究生入学考试人员的参考用书。

图书在版编目（CIP）数据

病理学思维导图学习指导/申丽娟，杨志鸿，王燮主编. —北京：科学出版社，2023.2

（医学核心课程思维导图学习指导丛书）

ISBN 978-7-03-070130-5

Ⅰ. ①病…　Ⅱ. ①申…　②杨…　③王…　Ⅲ. ①病理学–医学院校–教学参考资料　Ⅳ. ① R36

中国版本图书馆 CIP 数据核字（2021）第 212729 号

责任编辑：李　植/责任校对：宁辉彩

责任印制：赵　博/封面设计：陈　敬

科学出版社 出版

北京东黄城根北街 16 号

邮政编码：100717

http://www.sciencep.com

北京华宇信诺印刷有限公司印刷

科学出版社发行　各地新华书店经销

*

2023 年 2 月第　一　版　开本：787×1092　1/16

2025 年 1 月第三次印刷　印张：18 1/2

字数：505 000

定价：69.80 元

（如有印装质量问题，我社负责调换）

前　言

本书为理论教材《病理学》的配套学习指导，按照五年制临床医学专业本科生病理学教学大纲、国家执业医师资格考试大纲和全国硕士研究生入学西医综合考试大纲对病理学课程的有关要求进行编写，每章由学习目标、思维导图、知识点纲要、复习思考题、答案及解析组成。本书具有以下特点：

1. 学习目标明确，每章列出掌握、熟悉和了解的内容，在分清主次的基础上，调动学习者的主动性和积极性，以事半功倍地学好课程。

2. 思维导图勾勒出各知识点的框架地位和相互关系，每章有思维导图总图和不同层级的分图，一般为 3 ～ 6 幅。

3. 知识点纲要与学习目标相呼应，将重点、难点进行归纳总结，知识点明确，充分利用表格、对比等形式，文字简洁，覆盖全面，易学易懂。

4. 提供丰富题库，适应备考。为适应医学生学习病理学、准备期末考试以及参加执业医师资格考试和全国硕士研究生入学考试的备考需求，复习思考题大量选自国家执业医师资格考试和全国硕士研究生入学考试试题，所有题目均有详细解析，可供不同层次学习者准备各种考试的实战模拟训练，也可供教师出题参考。复习思考题包括选择题、名词解释（附英文名词）、填空题、判断题、简答题、论述题、综合病例分析七种类型。选择题由 A1、A2、A3、A4、B、X 型题等六种类型题目组成。A1 型题为单句型最佳选择题；A2 型题为病例摘要型最佳选择题；A3 型题为病例组型最佳选择题：试题结构是叙述一个以患者为中心的临床情景，提出 2 ～ 3 个相关问题，每个问题均与开始的临床情景有关，但测试要点不同，问题之间相互独立，每个问题下面有几个备选答案，选择一个最佳答案；A4 型题为病例串型最佳选择题：提供若干个逐步递进的案例情节，提出 3 ～ 6 个相关问题，当病情逐渐展开时，可以逐步增加新的信息。每个递进案例情节下设若干道试题，每道试题下有几个备选答案，选择一个最佳答案；B 型题为标准配伍题：共用备选答案，答案后至少有 2 道题，为每一道题选择 1 个与其关系最密切的答案，每个备选答案可以选用 1 次或数次或不选用；X 型题为多项选择题：由一个题干和几个备选答案组成，从几个备选答案中选出 2 个或 2 个以上的正确答案，多选、少选、错选均不得分。判断题：用 T（正确）或 F（错误）表示答案的对错，并解析。综合病例分析：对综合案例的每个问题都提供详细的分析过程及答题提示，并结合理论知识进行归纳总结。分析透彻，容易理解，培养分析问题和解决实际问题的能力。

本书可作为全国高等医学院校病理学课程的辅助教材，也可作为国家执业医师资格考试和全国硕士研究生入学考试的参考用书。

本书由昆明医科大学多年从事病理学教学、科研和诊断的一线教师精心编写，获得学校和前辈的大力支持，在此表示衷心感谢！

由于编者水平所限，虽然已尽了最大努力，但不足之处在所难免，敬请广大读者批评指正。

编　者

2021 年 9 月

目　　录

绪　论

一、学习目标

（一）掌握

1. 病理学的概念。
2. 病理学常用研究方法。

（二）熟悉

病理学的内容和任务及其在医学中的地位。

（三）了解

病理学的发展史。

二、思维导图

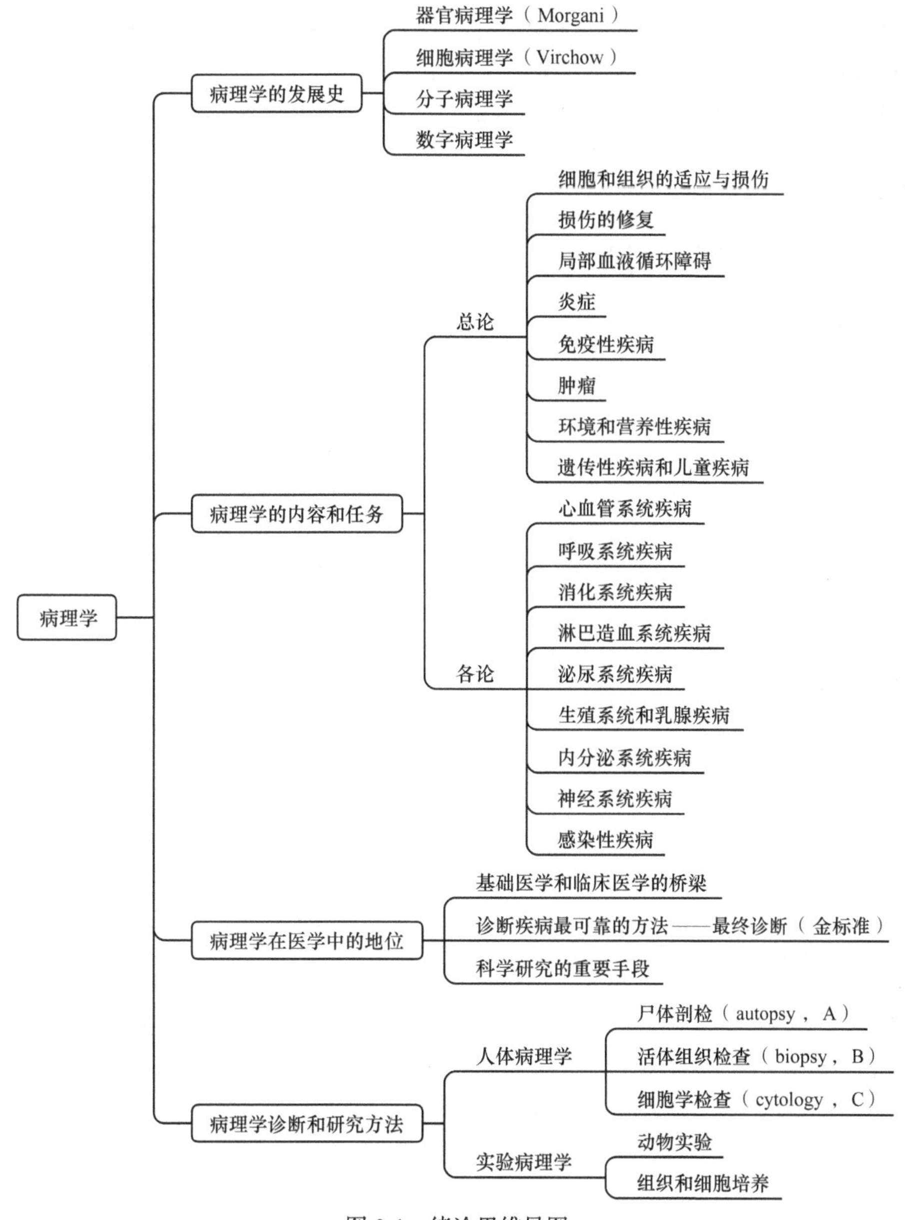

图 0-1　绪论思维导图

三、知识点纲要

病理学（pathology）是研究疾病的病因、发病机制、病理变化、结局和转归的医学基础学科，从而认识和掌握疾病的本质及发生发展规律，为疾病的诊治和预防提供依据，是将基础医学和临床医学联系起来的桥梁学科，同时也是临床医学的重要学科和科研的重要手段。

病理学的内容和任务：总论——研究不同疾病的一般（共同）规律及基本病理过程（共性）。各论——研究各种疾病的特殊（不同）规律（个性）。

病理学的观察方法和技术：大体观察、组织学和细胞学观察、组织化学和细胞化学观察、免疫组织化学观察、超微结构观察、分子生物学技术、流式细胞术、图像分析技术、激光扫描共聚焦显微术等。

四、复习思考题

（一）选择题

【A1 型题】

德国病理学家 Virchow 创建了（　　）

A. 器官病理学　　B. 组织病理学
C. 细胞病理学　　D. 超微病理学
E. 分子病理学

【A2 型题】

女，66 岁。因绝经后阴道不规则流血就诊。妇科检查见子宫颈有菜花样肿块，表面坏死出血。最可靠的诊断方法是（　　）

A. 活体组织检查　　B. 阴道镜检查
C. 动物实验　　D. 组织培养
E. 细胞学检查

【A3 型题】

（1～2 题共用题干）

男，46 岁。咳嗽 3 个月，痰中带血丝 6 天。既往有吸烟史 21 年。体检：肺部听诊右上肺可闻及干啰音，X 线胸片示右肺上叶有一直径 2cm 的边界不清的病变。

1. 最好先做何种检查（　　）

A. 痰细胞学检查　　B. 肺穿刺活体组织检查
C. 磁共振检查　　D. 肿瘤标志物检查
E. CT 检查

2. 为明确诊断应做何种检查（　　）

A. 痰细胞学检查　　B. 肺穿刺活体组织检查
C. 磁共振检查　　D. 肿瘤标志物检查
E. CT 检查

【A4 型题】

（1～3 题共用题干）

女，45 岁。右上腹痛和食欲缺乏 8 个月，腹胀 2 个月，今日呕血 1 次。有慢性乙型肝炎病史 18 年。体检右上腹压痛，肝脏在右肋缘下 4cm，质硬，边缘不整，表面不光滑。

1. 首先最好做何种检查（　　）

A. B 超检查　　B. 肝穿刺活体组织检查
C. 磁共振检查　　D. 肿瘤标志物检查
E. CT 检查

2. 发现占位性病变，为明确诊断最好做何种检查（　　）

A. 乙型肝炎病毒检查　　B. 肝穿刺活体组织检查
C. 磁共振检查　　D. 肿瘤标志物检查
E. CT 检查

3. 为确定占位性病变的组织来源，进一步最好做何检查（　　）

A. 免疫组织化学观察　　B. 超微结构观察
C. 分子生物学技术　　D. 图像分析技术
E. 激光扫描共聚焦显微术

【B 型题】

（1～2 题共用备选答案）

A. 器官病理学　　B. 组织病理学
C. 细胞病理学　　D. 超微病理学
E. 分子病理学

1. Virchow 创建了（　　）
2. Morgani 创建了（　　）

【X 型题】

活体组织检查的重要意义是（　　）

A. 健康体检　　B. 确定疾病的诊断
C. 判断死因　　D. 肿瘤普查
E. 确定肿瘤的诊断

（二）名词解释（中英文对照）

1. 病理学（pathology）
2. 尸体剖检（autopsy）
3. 活体组织检查（biopsy）
4. 细胞学检查（cytology）

（三）填空题

1. 病理学的研究方法有____，____，____，____和____。

2. 病理学的内容包括____和____。

（四）判断题

1. 病理学属基础医学。(　　)

2. 病理切片的常规染色方法是苏木精 - 伊红（HE）染色。(　　)

（五）简答题

请列举 4 种病理学新技术，并举例说明其用途。

（六）论述题

试述病理学在医学教育、临床诊断和科研工作中的作用。

五、答案及解析

（一）选择题

【A1 型题】

C 德国病理学家 Virchow 创建了细胞病理学。

【A2 型题】

A 最可靠的诊断方法是活体组织检查。

【A3 型题】

1. E 最好先做无创的 CT 检查，可明确右上肺占位性病变的准确位置和大小。

2. B 为明确诊断应做肺穿刺活体组织检查，可明确占位性病变的良恶性质、类型和分化程度。

【A4 型题】

1. A 首先最好做无创的 B 超检查，可了解肝脏的病变情况。

2. B 发现占位性病变，为明确诊断最好做肝穿刺活体组织检查，可明确占位性病变的良恶性质和分化程度。

3. A 进一步最好做免疫组织化学观察，可明确占位性病变的组织来源，如是肝细胞或胆管上皮来源。

【B 型题】

1. C 德国病理学家 Virchow 创建了细胞病理学。

2. A 意大利医生 Morgani 创建了器官病理学。

【X 型题】

BE 活体组织检查是有创的，是通过手术切除、内镜钳取、穿刺针吸和搔刮等方法获取活体组织来做病理诊断，是确定疾病的诊断，特别是确定肿瘤诊断最好的方法，但不适用于健康体检和肿瘤普查。

（二）名词解释（中英文对照）

1. 病理学（pathology）是研究疾病的病因、发病机制、病理变化、结局和转归的医学基础学科，从而认识和掌握疾病的本质及发生发展规律，为疾病的诊治和预防提供依据，是将基础医学和临床医学联系起来的桥梁学科，同时也是临床医学的重要学科和科研的重要手段。

2. 尸体剖检（autopsy）对死者的遗体进行病理解剖和组织病理学观察，可确定诊断，查明死因，发现新疾病，收集标本，积累资料（尸检）。

3. 活体组织检查（biopsy）从患者活体获取病变组织进行病理诊断（活检）。

4. 细胞学检查（cytology）采集病变处细胞，涂片染色后进行诊断。

（三）填空题

1. 尸体剖检　活体组织检查　细胞学检查　动物实验　组织和细胞培养。

2. 总论　各论。

（四）判断题

1. F 病理学不只是基础医学，同时也是临床医学的重要学科。

2. T 病理切片的常规染色方法是苏木精 - 伊红（HE）染色。

（五）简答题

1. 分子生物学技术：如聚合酶链反应（PCR）、DNA 测序、原位杂交等可检测基因的改变，有助于研究疾病的本质。

2. 流式细胞术：可测定细胞内 DNA 含量和倍体数、细胞周期、细胞免疫分型等。

3. 图像分析技术：可对病变器官、组织和细胞进行定量测定。

4. 激光扫描共聚焦显微术：可获得二维光学横断面图像，具有“细胞 CT”的功能，可动态测量细胞内的离子浓度、细胞膜的流动性等，可作“光刀子”，完成细胞内的“外科手术”。

（六）论述题

在医学教育中，病理学是连接基础医学和临床医学的桥梁，是医学生成长为临床医生的重要环节，通过学习疾病的基本病变、相应的机能和代谢改变及临床表现，掌握疾病的规律，为临床学习打下坚实的基础。

在临床诊断中，病理诊断是迄今诊断疾病最可靠的方法。细胞学检查在早期发现肿瘤方面有重要作用。尸检对患者的死因和诊断可做出回答，对提高临床诊疗水平大有帮助。

医学科研工作中，病理学是重要的支撑点。各种临床科研均需以正确的病理学诊断为依据，病理的大体标本、石蜡包埋组织和切片等都是科研的重要材料。

总之，病理学在医学教育、临床诊断和科研工作中都起到非常重要的作用，被称为“医学之本”。

（申丽娟）

第一章　细胞和组织的适应与损伤

一、学习目标

（一）掌握

1. 细胞和组织适应性变化的概念、常见类型和病理改变。

2. 细胞和组织可逆性损伤（变性）常见类型（细胞水肿、脂肪变性、玻璃样变性）的概念、原因、发生机制和形态变化。

3. 坏死的概念、类型、病理变化和结局。

（二）熟悉

1. 淀粉样变、黏液样变、病理性色素沉着和病理性钙化的概念和病理变化。

2. 凋亡的概念、形态特征及发生机制。

（三）了解

1. 细胞和组织损伤的原因与机制。

2. 各种病变对机体产生的影响。

3. 细胞老化的概念、形态特征及发生机制。

二、思维导图

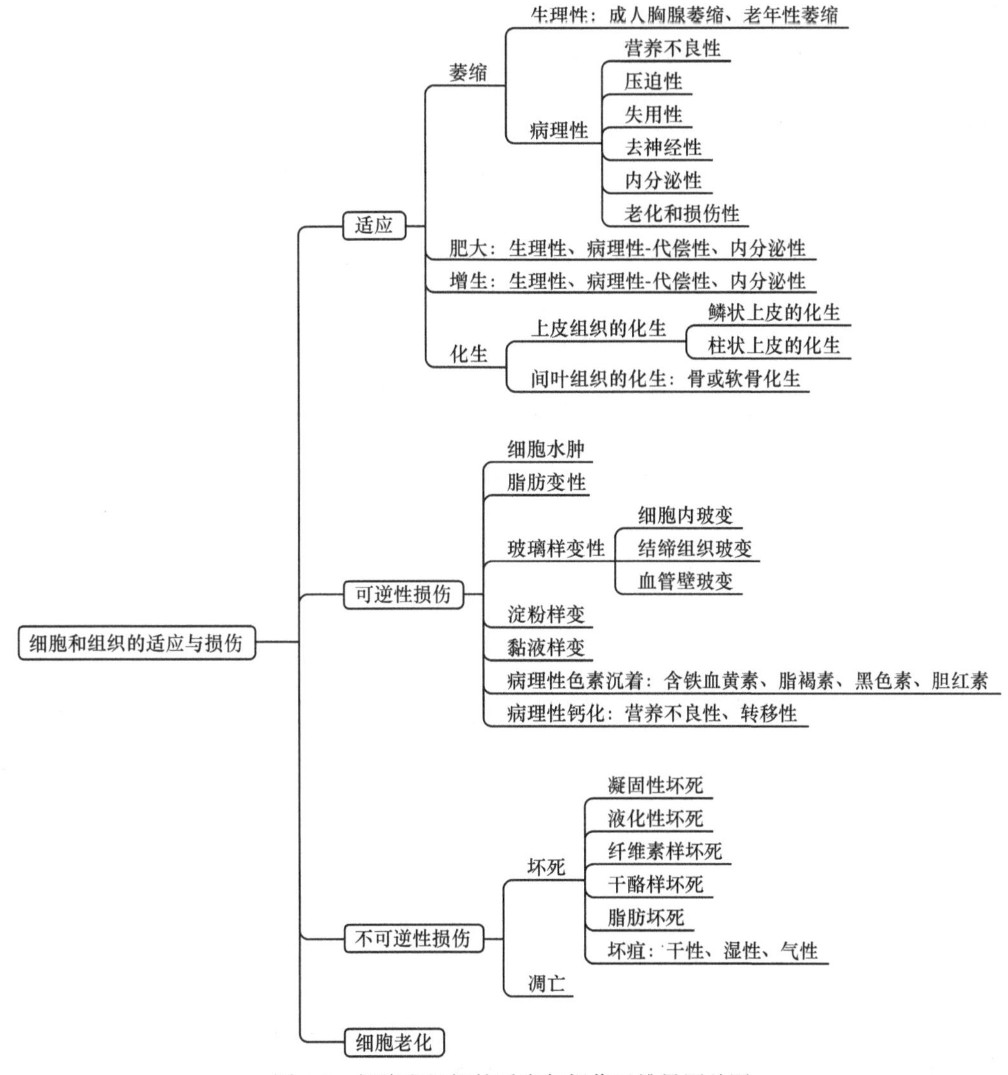

图 1-1　细胞和组织的适应与损伤思维导图总图

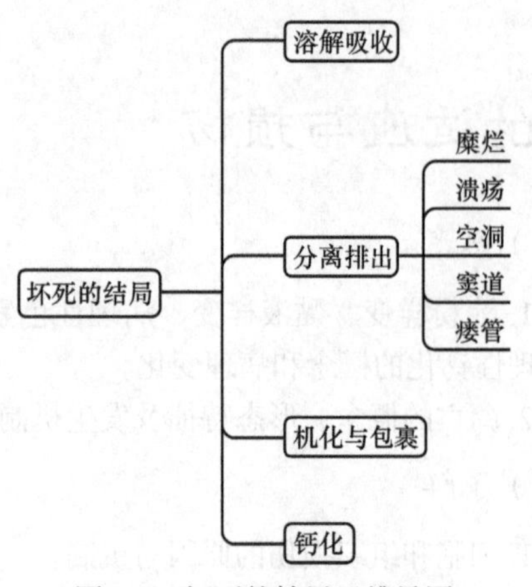

图 1-2 坏死的结局思维导图

三、知识点纲要

（一）适应

适应：细胞和由其构成的组织、器官对于内外环境中的持续性刺激和各种有害因子的非损伤性应答反应（表 1-1）。

萎缩（atrophy）：发育正常的细胞、组织或器官的体积缩小。

肥大（hypertrophy）：由于功能增强，合成代谢旺盛，使细胞体积增大，而导致的组织和器官体积增大。

增生（hyperplasia）：细胞有丝分裂活跃，使细胞数目增多，导致组织和器官体积增大。

化生（metaplasia）：一种分化成熟的细胞类型被另一种分化成熟的细胞类型所取代的过程。

（二）细胞可逆性损伤——变性

变性（degeneration）：因代谢障碍，细胞或细胞间质内出现异常物质或正常物质异常蓄积的现象，通常伴有细胞功能低下，是可逆性损伤的形态表现（表 1-2）。

（三）细胞不可逆性损伤——细胞死亡

1. 坏死（necrosis） 以酶溶性变化为特点的活体内局部组织中细胞的死亡。

基本病变：

（1）细胞核的变化：细胞核的变化是细胞坏死的主要标志，表现为核固缩、核碎裂和核溶解。

（2）细胞质的改变：嗜酸性增强。

（3）间质的改变：基质解聚，胶原纤维崩解。坏死的细胞和崩解的间质融合成片状模糊的颗粒状、无结构的红染物质。

坏疽（gangrene）：大片组织坏死伴腐败菌感染（表 1-3）。

2. 凋亡（apoptosis） 是活体内局部组织中单个细胞程序性细胞死亡（表 1-4）。

表 1-1 适应性反应的病变特点

类型	病变特点
萎缩	细胞：细胞体积缩小和（或）数目减少，细胞器减少；蛋白质合成低下；功能减低 器官：体积减小，功能减低
肥大	细胞：细胞体积增大，细胞器增多，蛋白合成增加，功能增强 器官：体积增大，功能增强
增生	细胞：通过有丝分裂使细胞数量增多，功能增强 器官：体积增大，功能增强 肥大和增生常可共存
化生	一种分化成熟的细胞类型被另一种分化成熟的细胞类型所取代的过程，其形态结构和代谢功能均发生改变

表 1-2 常见变性的病变特点

类型	病变部位	病变性质
细胞水肿	细胞内	水和钠蓄积
脂肪变性	细胞内	甘油三酯蓄积
玻璃样变性	细胞内、细胞间质、血管壁	血浆蛋白、胶原蛋白、免疫球蛋白等蓄积
淀粉样变	细胞内、细胞间质	淀粉样蛋白质和黏多糖复合物蓄积
黏液样变	细胞间质	黏多糖类物质和蛋白质蓄积
病理性色素沉着	细胞内、细胞间质	含铁血黄素、脂褐素、黑色素和胆红素沉着
病理性钙化	细胞间质、细胞内	磷酸钙、碳酸钙沉积

表 1-3 三种坏疽的特点

项目	干性坏疽	湿性坏疽	气性坏疽
好发部位	四肢	四肢和内脏	深在的开放性创伤
发生条件	动脉阻塞，静脉通畅	动静脉阻塞	动静脉阻塞，厌氧菌感染
病变特点	干燥，皱缩，黑色，分界清楚，臭	湿润，肿胀，黑绿色，分界不清楚，恶臭	肿胀，呈蜂窝状，棕黑色，分界不清楚，奇臭

表 1-4 凋亡与坏死的区别

项目	凋亡	坏死
发生原因	生理或病理性	病理性
机制	基因调控的程序化细胞死亡，主动进行（自杀性）	意外事故性细胞死亡，被动进行（他杀性）
细胞数量	单个细胞死亡	成群细胞死亡
膜的完整性	保持到晚期	早期即丧失
形态学特征	凋亡小体	核浓缩、碎裂、溶解
基因组 DNA	有控降解为 180 ～ 200bp 的整数倍的 DNA 片段	随机性降解为任意长度的片段
大分子合成	一般需要	不需要
基因调控	有	无
炎症反应	无	有

四、复习思考题

（一）选择题

【A1 型题】

1. 萎缩的心脏颜色变深是由于萎缩的心肌细胞内含有（　　）
A. 黑色素颗粒　　B. 脂褐素颗粒
C. 含铁血黄素颗粒　　D. 胆红素颗粒
E. 灰尘颗粒

2. 心外膜脂肪细胞长入心肌细胞间称为（　　）
A. 心肌脂肪变性　　B. 心肌脂肪浸润
C. 心肌坏死　　D. 心肌炎
E. 心肌病

3. 下列哪项不是生理性萎缩（　　）
A. 青春期后的胸腺　　B. 更年期后的卵巢
C. 更年期后的子宫　　D. 更年期后的乳腺
E. 卵巢切除后的子宫

4. 坏死组织的结局中，没有以下哪种情况（　　）
A. 溶解吸收　　B. 分离排出
C. 再通　　D. 机化包裹
E. 钙盐沉积

5. 下列哪项不符合干性坏疽（　　）
A. 腐败菌感染较轻
B. 动脉阻塞而静脉回流通畅
C. 与正常组织分界较清
D. 坏死部分干燥皱缩
E. 静脉回流受阻

6. 坏死的主要形态学诊断依据是（　　）
A. 细胞内脂质增多
B. 细胞核浓缩、碎裂、溶解
C. 细胞质嗜酸性增强
D. 细胞内水分增多
E. 细胞体积增大

7. 下列哪个器官体积增大是只由肥大引起的(　　)
A. 分泌期的乳腺　　B. 功能亢进的甲状腺
C. 健美运动员的骨骼肌　D. 妊娠期的子宫
E. 垂体 ATCH 细胞腺瘤时的肾上腺

8. 结缔组织发生玻璃样变性的本质是（　　）
A. 组织坏死　　B. 坏死组织结构崩解
C. 组织的萎缩硬化　　D. 机制不清
E. 组织纤维化及老化

9. 细胞内发生玻璃样变性的本质是（　　）
A. 胞质内脂质增多　　B. 胞质内水分增多
C. 胞质内糖分增多　　D. 胞质内特殊蛋白质增多
E. 以上均不对

10. 动脉壁发生玻璃样变性的本质是（　　）
A. 动脉内膜增生　　B. 动脉中膜增生
C. 动脉外膜增生　　D. 血浆蛋白沉积在动脉内膜

E. 血细胞沉积在动脉内膜

11. 气球样变可见于（　　）

A. 肝细胞水肿

B. 肝细胞萎缩

C. 肝细胞内有大量病毒颗粒

D. 肝细胞脂肪变性

E. 肝细胞玻璃样变性

12. 细胞水肿的发生是由于以下哪个细胞器受损（　　）

A. 溶酶体　B. 内质网　C. 高尔基体

D. 核糖体　E. 线粒体

13. 化生不可能发生在（　　）

A. 膀胱上皮　B. 支气管上皮

C. 致密结缔组织　D. 疏松结缔组织

E. 神经元

14. 下列哪个选项不是真正的坏死（　　）

A. 凝固性坏死　B. 液化性坏死

C. 干酪样坏死　D. 纤维素样坏死

E. 嗜酸性坏死

15. 脑软化灶是指（　　）

A. 局部脑组织质地变软　B. 局部脑组织内水分增多

C. 局部脑组织增生　D. 局部脑组织萎缩

E. 局部脑组织液化性坏死

16. 气性坏疽的病原菌是（　　）

A. 铜绿假单胞菌　B. 草绿色链球菌

C. 金黄色葡萄球菌　D. 产气荚膜杆菌

E. 脑膜炎双球菌

17. 不属于玻璃样变性的病变是（　　）

A. Rusell 小体　B. Mallory 小体

C. Aschoff 小体　D. Negri 小体

E. Lewy 小体

18. 关于化生，以下哪项正确（　　）

A. 化生是细胞的分化方向发生了改变

B. 化生是细胞的增殖能力发生了改变

C. 化生是所有肿瘤的细胞学基础

D. 化生是不可逆性的改变

E. 化生是细胞的基因发生了突变

19. 关于增生，以下哪项正确（　　）

A. 增生是器官组织体积增大的唯一原因

B. 增生只在实质细胞发生

C. 增生只在间质细胞发生

D. 增生不是肿瘤发生的重要基础

E. 生理和病理条件下都可以发生增生

20. 以下说法中正确的是（　　）

A. 脂肪变性是发生在细胞内的变性

B. 玻璃样变性发生在结缔组织和动脉壁

C. 淀粉样变性只发生在细胞外

D. 纤维素样坏死只发生在小血管壁

E. 脂肪坏死会形成钙皂，属于凝固性坏死

【A2 型题】

1. 男，46 岁，因上腹部不适、消化不良就诊。胃镜活检示胃黏膜腺体数量明显减少，可见大量杯状细胞。请问该患者胃黏膜腺体发生了什么改变（　　）

A. 增生和肥大　B. 肥大和化生

C. 萎缩和化生　D. 增生和化生

E. 萎缩和凋亡

2. 女，40 岁，因高血压、血尿、蛋白尿入院，经治疗无明显好转。4 年后，因尿毒症死亡。尸体解剖发现两肾对称性萎缩，表面呈细颗粒状。组织学检查，大量肾小球纤维化，并呈均匀红染半透明小团。这些肾小球的病变属于（　　）

A. 纤维素样坏死　B. 淀粉样变性

C. 玻璃样变性　D. 脂肪变性

E. 水变性

3. 男，76 岁，患高血压 20 余年，自我感觉尚可。心脏病变可能是（　　）

A. 萎缩　B. 肥大　C. 增生

D. 化生　E. 重建

4. 男，56 岁，肥胖，酗酒，喜高脂饮食，余无不适。肝脏可能发生的病变是（　　）

A. 脂肪肝　B. 槟榔肝　C. 肝炎

D. 肝癌　E. 肝硬化

5. 男，35 岁，酗酒约 8 年余，每日饮高度白酒约 200ml。近半年来经常出现恶心、呕吐、食欲缺乏。肝穿刺显示肝细胞广泛脂肪变性，肝细胞灶状坏死。肝细胞内可见大小不等的红染的半透明物质，这些物质称为（　　）

A. Mallory 小体　B. 免疫球蛋白

C. 血浆蛋白　D. 乙型肝炎病毒表面抗原

E. 肝糖原

6. 男，45 岁，左足行走疼痛，休息后好转，因治疗欠佳，足部皮肤逐渐变黑，皱缩，与正常组织分界清楚，你认为该现象可能的原因为（　　）

A. 湿性坏疽　B. 干性坏疽

C. 梗死　D. 局部皮肤营养不良

E. 瘢痕形成

7. 女，12 岁，因发热、咳嗽治疗效果不好而死亡，

尸检见肺组织大片坏死，呈黄色，均匀细腻，状似奶酪。下列原因中哪项可能性最大（ ）

A. 液化性坏死　　B. 干酪样坏死

C. 干性坏疽　　D. 气性坏疽

E. 湿性坏疽

8. 男，65 岁，高血压病史 30 余年。因外伤脾破裂，行脾脏切除术，切片见脾中央细动脉管壁增厚，管腔狭窄，管壁呈均匀红染半透明状。这些半透明物质为（ ）

A. 淀粉样物质

B. 血浆蛋白和基底膜样物质

C. 胶原纤维

D. 免疫球蛋白

E. 脂蛋白

9. 女，33 岁，警察，与歹徒搏斗中被刀刺伤，伤口较深，不久局部组织肿胀，按之有捻发音，有异常气味。可能的诊断是（ ）

A. 气性坏疽　　B. 凝固性坏死

C. 干性坏疽　　D. 液化性坏死

E. 纤维素样坏死

10. 男，70 岁，因结肠癌广泛转移死亡。尸体解剖：心脏重 200g，镜下见心肌细胞核两端有黄褐色细颗粒状色素。此色素是（ ）

A. 黑色素　　B. 胆色素　　C. 含铁血黄素

D. 脂褐素　　E. 前角蛋白聚集

11. 男，25 岁，车祸伤后左下肢骨折，卧床休息 2 月余，伤侧肢体可能发生（ ）

A. 增生　　B. 去神经性萎缩

C. 肥大　　D. 失用性萎缩

E. 化生

12. 男，65 岁，患糖尿病多年，近日发现，右足趾发黑、溃烂、具有特殊的气味，其足趾可能发生了（ ）

A. 液化性坏死　　B. 凝固性坏死

C. 凋亡　　D. 干性坏疽

E. 气性坏疽

13. 女，65 岁，因高血压并慢性左心衰竭 5 年入院。入院后患者自述近来出现咳嗽及咳铁锈色痰，可能的原因是（ ）

A. 红细胞　　B. 脂褐素　　C. 黑色素

D. 钙盐　　E. 含铁血黄素颗粒

【A3 型题】

（1 ～ 2 题共用题干）

女，46 岁。心慌气短、呼吸困难多年，X 线检查示右心增大，肝大，诊断为右心衰竭，肝淤血。镜下肝小叶中央静脉及其周围血窦血液淤积，邻近肝细胞索变窄变细。

1. 这种病变主要属于病理性萎缩的哪种类型（ ）

A. 去神经性萎缩　　B. 失用性萎缩

C. 老化和损伤性萎缩　　D. 压迫性萎缩

E. 内分泌性萎缩

2. 下述情况中同属于此类型病变的是（ ）

A. 青春期性腺退化体积缩小

B. 脑脊液过多使脑室扩张脑回变扁

C. 下肢骨折后肢体肌肉减少

D. 肾小动脉硬化肾小球变小减少

E. 糖尿病患者面容消瘦

（3 ～ 4 题共用题干）

男，53 岁，因腰部不适入院，体检发现右腹部肿块，有波动感，超声检查右肾体积增大，皮质变薄，有液性暗区。

3. 该患者右肾皮质变薄的改变最可能是（ ）

A. 代偿性肥大　　B. 病理性肥大

C. 病理性增生　　D. 压迫性萎缩

E. 生理性增生

4. 为明确诊断，最有价值的检查方法是（ ）

A. 尿常规　　B. 盆腔 MRI

C. 静脉肾盂造影　　D. 血常规

E. 泌尿系统 B 超检查

【A4 型题】

（1 ～ 3 题共用题干）

男，55 岁。无明显诱因腹胀腹痛和消化不良 1 年。胃镜病理检查显示胃黏膜变薄，腺体壁细胞和主细胞减少，出现较多含黏液的杯状细胞。

1. 最符合胃黏膜变薄、腺体壁细胞和主细胞减少的病变是（ ）

A. 变性　　B. 萎缩　　C. 化生

D. 坏死　　E. 凋亡

2. 含黏液的杯状细胞最可能来自胃黏膜的（ ）

A. 主细胞　　B. 壁细胞　　C. 干细胞

D. 大肠细胞　　E. 小肠细胞

3. 病理检查还发现胃黏膜部分腺上皮中有潘氏细胞存在，提示发生了（ ）

A. 胃上皮化生　　B. 柱状上皮化生

C. 大肠上皮化生　　D. 小肠上皮化生

E. 假幽门腺化生

（4 ～ 6 题共用题干）

男，54 岁，因右下腹痛 8 小时入院，体温 38.5℃，右下腹压痛和反跳痛，血常规示 WBC 14.7×10^9/L。入院急诊手术切除阑尾，长 7cm，直径 1.3cm，腔内有粪石，阑尾呈黑色并覆盖有脓苔。

4. 该患者阑尾发生的改变最可能是（　　）
A. 凝固性坏死　B. 湿性坏疽
C. 脂肪坏死　D. 液化性坏死
E. 干酪样坏死

5. 该患者阑尾发生的改变最不可能是（　　）
A. 阑尾穿孔　B. 急性弥漫性腹膜炎
C. 被大网膜包裹　D. 形成阑尾周围脓肿
E. 转变成恶性肿瘤

6. 该患者手术后不需做的治疗是（　　）
A. 静脉注射抗生素　B. 腹腔创口留置引流管
C. 局部热敷　D. 更换敷料
E. 支持治疗

【B 型题】

（1 ～ 4 题共用备选答案）
A. 脂肪变性的心肌纤维与正常心肌纤维相间排列
B. 大量纤维素渗出覆盖在心外膜表面
C. 心外膜增生的脂肪组织伸入心肌细胞间
D. 肺泡腔内出现内有含铁血黄素的巨噬细胞
E. 高血压导致的左心室壁和室间隔增厚

1. 心肌肥大是（　　）
2. 虎斑心是（　　）
3. 绒毛心是（　　）
4. 左心功能不全时（　　）

（5 ～ 7 题共用备选答案）
A. 宫颈阴道部可见柱状上皮
B. 胃黏膜上皮变为肠上皮
C. 心肌细胞慢性缺血改变
D. 肉芽组织变为瘢痕组织
E. 神经元坏死后形成胶质结节

5. 乙型脑炎（　　）
6. 慢性宫颈炎（　　）
7. 慢性萎缩性胃炎（　　）

（8 ～ 10 题共用备选答案）
A. 结缔组织玻璃样变性 B. 血管壁玻璃样变性
C. 细胞内玻璃样变性　D. 脂质沉积
E. 细胞水肿

8. 浆细胞内的 Rusell 小体属（　　）
9. 肝细胞气球样变是（　　）
10. 瘢痕组织可发生（　　）

【X 型题】

1. 肝细胞脂肪变性时不会发生（　　）
A. 脂肪酸分解代谢过多
B. 脂蛋白载脂蛋白合成过多
C. 甘油三酯合成过多
D. 乳酸转化过多
E. 糖酵解代谢增强

2. 能使组织、器官体积增大的适应性改变是（　　）
A. 萎缩　B. 增生　C. 肥大
D. 化生　E. 细胞水肿

3. 以下哪些结构属于玻璃样变性（　　）
A. Mallory 小体　B. Rusell 小体　C. Negri 小体
D. Aschoff 小体　E. 伤寒小体

4. 以下哪些组织或细胞会发生脂肪变性（　　）
A. 脂肪细胞　B. 心肌细胞
C. 肝细胞　D. 肾小管上皮细胞
E. 骨骼肌细胞

5. 以下哪些变性只能发生在细胞内（　　）
A. 细胞水肿　B. 脂肪变性
C. 玻璃样变性　D. 淀粉样变性
E. 黏液样变性

6. 下列哪些变性既可以发生在细胞内，又可以发生在细胞间质（　　）
A. 病理性钙化　B. 脂肪变性
C. 玻璃样变性　D. 病理性色素沉着
E. 黏液样变性

7. 常发生坏疽的器官或组织有（　　）
A. 皮肤　B. 阑尾　C. 肾
D. 子宫　E. 胆囊

8. 下列病灶中，哪些易发生营养不良性钙化（　　）
A. 死亡的寄生虫　B. 血栓
C. 脓肿　D. 干酪样坏死灶
E. 动脉粥样硬化斑块

9. 凋亡的病理特点有（　　）
A. 细胞膜不破裂　B. 细胞不自溶
C. 无炎反应　D. 凋亡小体形成
E. 凋亡小体被巨噬细胞吞噬、降解

10. 关于心肌脂肪浸润下列正确的是（　　）
A. 心包脏层脂肪组织明显增多
B. 脂肪组织向心腔方向的肌层内伸入
C. 心脏肌层变薄
D. 严重者可引发猝死
E. 属严重的心肌脂肪变性

（二）名词解释（中英文对照）

1. 萎缩（atrophy）

2. 肥大（hypertrophy）
3. 增生（hyperplasia）
4. 化生（metaplasia）
5. 变性（degeneration）
6. 坏死（necrosis）
7. 凋亡（apoptosis）
8. 脂肪变性（fatty degeneration）
9. 心肌脂肪浸润（fatty infiltration）
10. 坏疽（gangrene）

（三）填空题

1. 坏死细胞核的改变有____，____和____。
2. 坏疽可以分为____，____和____。
3. ____和____对于内外环境中的持续性刺激和各种有害因子产生的非损伤性应答反应称为____。
4. 支气管____上皮被____上皮所取代，称为____。
5. 细胞或细胞间质____后，由于____，细胞内或细胞间质内出现____或____的现象称为____。
6. 当细胞发生____障碍，便可引起细胞____损伤，即细胞死亡。
7. 局部组织大块____并继发____感染，称为____。
8. 气性坏疽指____的开放性____合并____感染。
9. ____指活体组织内单个细胞____性死亡。
10. 细胞老化指细胞随____而发生的____变化，是生物个体____的基础。

（四）判断题

1. 细胞肥大、细胞水肿和细胞脂肪变性都可造成细胞组织器官体积增大。(　　)
2. 细胞凋亡时经常发生细胞膜和核膜损伤。(　　)
3. 器官组织的体积增大就是细胞肥大的结果。(　　)
4. 器官组织的体积增大就是细胞增生的结果。(　　)
5. 器官组织的体积缩小就是细胞体积缩小所导致的结果。(　　)
6. 变性都是可逆的。(　　)
7. 发生在不同细胞内的玻璃样变性，其发生机制是相同的。(　　)
8. 只要发生了化生，就一定发生肿瘤。(　　)
9. 发生在间叶组织的化生与肿瘤无关。(　　)
10. 适应性改变属于非损伤性应答，在去除病因后一定可以恢复正常。(　　)

（五）简答题

1. 简述坏死的形态特点。
2. 比较干性、湿性和气性坏疽的异同。
3. 简述玻璃样变性的特征及分类。
4. 简述可以引起细胞损伤的病因。
5. 简述萎缩的定义及分类。

（六）论述题

1. 患者骨折后常发生患肢肌肉萎缩，请分析可能的原因。
2. 比较坏死与凋亡的区别。

五、答案及解析

（一）选择题

【A1 型题】

1. B 萎缩的心肌细胞内细胞器与溶酶体结合后形成自噬溶酶体，其中的水解酶如不能将细胞器结构彻底消化溶解而形成富含磷脂的细胞器碎片，即光镜下的脂褐素颗粒，主要位于心肌细胞核两端的细胞质内，使萎缩的心脏变成褐色。
2. B 心外膜脂肪组织长入心肌细胞之间称为心肌脂肪浸润，而心肌细胞内出现脂滴称心肌脂肪变性。
3. E 因为缺乏相应激素而导致靶器官发生的萎缩属于病理性萎缩中的内分泌性萎缩，卵巢切除后，雌孕激素水平大幅下降，导致的子宫萎缩即属于此类。
4. C 在血栓机化过程中，新生血管内皮长入血栓因干燥或部分溶解的裂隙中，并被覆于其上形成新的血管，并相互吻合沟通的过程称为再通，不属于坏死组织的结局。
5. E 干性坏疽发生的条件是动脉阻塞而静脉回流通畅，坏死区干燥皱缩，与正常组织分界较清，腐败菌感染较轻，E 选项为湿性或气性坏疽的发生条件。
6. B 坏死的主要形态学诊断依据是细胞核发生的改变，即细胞核浓缩、碎裂、溶解。
7. C 这个问题涉及各种细胞的增殖潜能，A、B、D、E 选项中器官体积的增大不仅有细胞体积的增大（肥大），还有细胞数量的增多（增生），而骨骼肌细胞为永久细胞，通过肥大来适应增高的功能负荷。

8. E 结缔组织发生玻璃样变性的本质就是纤维组织老化的表现。

9. D 细胞内发生玻璃样变性的本质是胞质内特殊蛋白质增多。A 是细胞脂肪变性，B 是细胞水肿。

10. D 动脉壁发生玻璃样变性的本质是在良性高血压或糖尿病的患者，细小动脉壁屏障功能受损，血浆蛋白大量沉积在血管内膜，导致管壁增厚变硬，管腔狭窄。

11. A 肝细胞高度水肿，细胞体积增大，由多角形变为圆球形，胞质几乎完全透明，称气球样变。

12. E 细胞水肿的发生机制是因细胞线粒体受损，ATP 生成减少，细胞膜上钠钾泵功能障碍，导致细胞内大量 Na^+ 积聚，吸引大量水分子进入细胞质，以维持细胞内外离子等渗。

13. E 化生可以发生在上皮组织，也可以发生在结缔组织，但神经元属于永久细胞，没有增生潜能，也不发生化生。

14. E 嗜酸性坏死指的是在病毒性肝炎时，少数肝细胞发生的凋亡，肝细胞胞核高度浓缩后消失，胞质也高度浓缩形成嗜酸性小体，其本质是凋亡。

15. E 脑软化灶指各种原因造成的脑组织液化性坏死。

16. D 气性坏疽的病原菌是产气荚膜杆菌，在代谢中可以产生气体，使坏死区域含有大量气体，触之有捻发感。其余 A，B，C，E 选项均为化脓菌。

17. C Aschoff 小体是风湿病的特征性病变，中央有纤维素样坏死，周边有风湿细胞，另外还有少量淋巴细胞和浆细胞。故不属于玻璃样变性。A 选项为浆细胞胞质内免疫球蛋白蓄积在粗面内质网中；B 选项为酒精性肝病中肝细胞内中间丝前角蛋白发生变性形成的结构；D 选项为狂犬病毒在神经细胞胞质内形成的包涵体；E 选项为帕金森病患者神经细胞内的特征性结构，A，B，D，E 均为细胞内玻璃样变性。

18. A 化生的定义是一种分化成熟的细胞被另一种分化成熟的细胞所取代，化生是干细胞发生转分化的结果。细胞的增殖能力没有改变。间叶组织发生的化生与肿瘤关系不密切，在去除刺激因子后，多数化生可以恢复正常，细胞的基因没有发生突变。

19. E 增生是细胞有丝分裂活跃而致组织或器官内细胞数目增多的现象，常导致组织和器官体积增大，增生在生理和病理条件下都可以发生，实质和间质细胞都可以发生增生，因为发生条件相似，故常与肥大一起发生。

20. A 脂肪变性常发生在肝细胞内，还可以发生在心肌细胞、骨骼肌细胞和肾小管上皮等；B 选项中玻璃样变性还可以发生在多种细胞质内；C 选项淀粉样变性可发生在细胞内和细胞外；D 选项纤维素样坏死除了可以发生在小血管壁以外，还可发生在结缔组织；E 选项中的脂肪坏死属于液化性坏死，尽管形成的钙皂肉眼可见，但不是凝固性坏死。

【A2 型题】

1. C 胃黏膜腺体数量减少是萎缩，大量杯状细胞是化生。

2. C 肾小球纤维化，并呈均匀红染半透明小团为玻璃样变性。

3. B 患高血压 20 余年，心脏病变可能是肥大。

4. A 肥胖，酗酒，喜高脂饮食，肝脏可能发生的病变是脂肪肝。

5. A 酗酒约 8 年余，每日饮高度白酒约 200ml。肝细胞内可见大小不等的红染的半透明物质为 Mallory 小体。

6. B 左足行走疼痛，休息后好转，足部皮肤逐渐变黑皱缩，与正常组织分界清楚，为干性坏疽所致。

7. B 因发热、咳嗽治疗效果不好而死亡，尸检见肺组织大片坏死，呈黄色，均匀细腻，状似奶酪，为干酪样坏死。

8. B 高血压病史 30 余年，脾中央细动脉管壁增厚，呈均匀红染半透明状，为血浆蛋白和基底膜样物质沉着在细动脉管壁。

9. A 刀伤，较深，局部组织肿胀，按之捻发音，有异常气味。可能的诊断是气性坏疽。

10.D 结肠癌可导致恶病质，全身营养不良性萎缩，心肌萎缩，镜下见心肌细胞核两端的黄褐色细颗粒状色素是脂褐素。

11. D 患者骨折后长期卧床休息，伤侧肢体可发生失用性萎缩。

12. D 患者患糖尿病多年，出现了糖尿病的并发症——糖尿病足。糖尿病足为在糖尿病的基础上出现了足部血管动脉性病变，并发腐败菌感染出现了干性坏疽。

13. E 患者因高血压并发慢性左心衰竭，慢性左心衰竭可以引起慢性肺淤血。慢性肺淤血时，肺泡腔内大量巨噬细胞吞噬降解红细胞，胞质内形成褐色的含铁血黄素颗粒，患者可出现咳嗽、咳铁锈色痰。

【A3 型题】

1. D 右心衰竭时下腔静脉回流受阻，使肝脏血液淤积在肝小叶中央静脉及其周围血窦中，邻近肝索的肝细胞主要因淤血受到挤压而变窄变细，发生压迫性萎缩。

2. B 脑脊液过多时，脑室扩张，脑回受到挤压变扁平，故脑实质变薄，造成脑组织压迫性萎缩。

3. D 超声检查右肾体积增大，皮质变薄，有液性暗区可能是肾盂积水，导致肾皮质压迫性萎缩而变薄。

4. C 为明确诊断，最有价值的检查方法是静脉肾盂造影。

【A4 型题】

1. B 胃黏膜变薄，壁细胞、主细胞减少是萎缩的改变。

2. C 含黏液的杯状细胞应来自干细胞（储备细胞、未分化细胞）。化生并非由一种成熟的细胞类型直接转变为另一种成熟的细胞类型，而是来自干细胞。

3. D 胃黏膜中见有潘氏细胞存在，表明其发生了小肠上皮化生；而大量杯状细胞提示发生了大肠上皮化生；若胃底胃体部腺体被分泌黏液的幽门腺所取代，则称为假幽门腺化生。

4. B 阑尾呈黑色并覆盖有脓苔，最可能是湿性坏疽。

5. E 坏疽性阑尾炎不会转变成恶性肿瘤，而其余选项均有可能发生。

6. C 坏疽性阑尾炎手术切除后不需做局部热敷。

【B 型题】

1. E 高血压细小动脉硬化，导致左心室射血阻力增加，左心室壁和室间隔因心肌细胞代偿性肥大而增厚。

2. A 心肌细胞脂肪变性后呈黄色，与正常心肌的暗红色相交织，形成红黄相间排列的条纹，犹如虎皮斑纹，称虎斑心。

3. B 纤维素性心包炎，渗出的纤维素因心脏跳动牵拉和心包脏壁层摩擦，形成绒毛状，称绒毛心。

4. D 左心功能不全时，肺内毛细血管和小静脉淤血，肺泡腔内巨噬细胞吞噬从血管中漏出的红细胞，降解血红蛋白形成含铁血黄素颗粒，此种巨噬细胞称为心衰细胞。

5. E 乙型脑炎神经元坏死后不能再生，胶质细胞增生形成胶质结节。

6. A 慢性宫颈炎宫颈阴道部由鳞状上皮转变为柱状上皮（柱状上皮化生）。

7. B 慢性萎缩性胃炎胃黏膜上皮变为肠上皮（肠上皮化生）。

8. C 浆细胞内的 Rusell 小体属细胞内玻璃样变性，本质为免疫球蛋白。

9. E 肝细胞气球样变是重度细胞水肿。

10. A 瘢痕组织可发生结缔组织玻璃样变性。

【X 型题】

1. AB 肝细胞脂肪变性时，不会发生脂肪酸分解代谢过多和脂蛋白载脂蛋白合成过多的情况。而是脂肪酸氧化利用降低，甘油三酯合成增多，脂蛋白载脂蛋白合成减少，糖酵解增强，产生的乳酸增多，造成脂肪酸更多蓄积在肝细胞内。

2. BC 增生和肥大发生的原因相似，通过不同的机制使组织、器官体积增大；A 选项萎缩的结果是使组织、器官体积变小；D 选项化生是细胞的分化方向发生改变；E 选项结果是组织、器官体积增大，但不是适应性改变。

3. ABC Mallory 小体是酒精性肝病时肝细胞中间丝前角蛋白变性形成，Rusell 小体是浆细胞胞质中蓄积的免疫球蛋白，Negri 小体则是狂犬病毒在神经细胞内积聚而成，这三个小体在形态学上都属于细胞内的玻璃样变性。Aschoff 小体中央为纤维素样坏死，周边为 Aschoff 细胞、淋巴细胞和浆细胞；伤寒小体则是由伤寒细胞聚集而成，二者都属于肉芽肿性病变。

4. BCDE 脂肪变性的定义是非脂肪细胞内有脂肪积聚，可以发生在心肌细胞、肝细胞、肾小管上皮细胞、骨骼肌细胞等。

5. AB 细胞水肿和脂肪变性只发生在细胞内。玻璃样变性可以发生在细胞内、结缔组织和血管壁；淀粉样变在细胞内及细胞间质均可发生；黏液样变性发生在细胞间质。

6. ACD 病理性钙化、玻璃样变性和病理性色素沉着既可以发生在细胞内，又可以发生在细胞间质。脂肪变性只发生在细胞内；黏液样变性只发生在细胞间质。

7. ABDE 皮肤、阑尾、子宫和胆囊常发生坏疽，肾一般不会发生坏疽。

8. ABDE 死亡的寄生虫、血栓、干酪样坏死灶和动脉粥样硬化斑块易发生营养不良性钙化，脓肿一般不会发生钙化。

9. ABCDE 凋亡的病理特点有细胞膜不破裂、细胞不自溶、无炎反应、凋亡小体形成以及被巨噬细胞吞噬和降解。

10. ABCD 心肌脂肪浸润的特点是心包脏层脂肪组织明显增多、脂肪组织向心腔方向的肌层内伸入和心脏肌层变薄，严重者可引发猝死。心肌脂肪浸润发生在心肌间质，心肌脂肪变性发生在心肌细胞（实质）。

（二）名词解释（中英文对照）

1. 萎缩（atrophy）：已发育正常的细胞、组织或器官的体积缩小。

2. 肥大（hypertrophy）：由于功能增强，合成代谢旺盛，细胞、组织或器官体积增大。

3. 增生（hyperplasia）：细胞有丝分裂增强而致组织或器官内细胞数目增多的现象，常导致组织和器官体积增大、功能活跃。

4. 化生（metaplasia）：一种分化成熟的细胞类型被另一种分化成熟的细胞类型所取代的过程。

5. 变性（degeneration）：细胞或细胞间质受损伤后，由于代谢障碍，细胞内或细胞间质内出现异常物质或正常物质异常蓄积的现象。

6. 坏死（necrosis）：以酶溶性变化为特点的活体内局部组织细胞的死亡。

7. 凋亡（apoptosis）：是活体内局部组织中单个细胞程序性死亡（programmed cell death，PCD）的表现形式，是细胞的主动性死亡方式。

8. 脂肪变性（fatty degeneration）：甘油三酯蓄积在非脂肪细胞的细胞质中。

9. 心肌脂肪浸润（fatty infiltration）：心外膜增生的脂肪组织沿间质伸入心肌细胞之间，又称脂肪心。

10. 坏疽（gangrene）：局部组织大块坏死并继发腐败菌感染。

（三）填空题

1. 核浓缩　核碎裂　核溶解。

2. 干性坏疽　湿性坏疽　气性坏疽。

3. 细胞　由其构成的组织、器官　适应。

4. 假复层纤毛柱状　鳞状　鳞状上皮化生。

5. 受到损伤因子的刺激　代谢障碍　异常物质　正常物质异常蓄积　变性。

6. 致死性代谢、结构和功能　不可逆性。

7. 坏死　腐败菌　坏疽。

8. 深达肌肉　创伤　产气荚膜杆菌等厌氧菌。

9. 凋亡　程序。

10. 生物体年龄增长　退行性　老化。

（四）判断题

1. T 细胞肥大、细胞水肿和细胞脂肪变性都可引起细胞、组织、器官体积增大。不同点在于，肥大属于适应性改变，细胞内细胞器数量增多，蛋白质等合成代谢旺盛，功能增强，组织器官色泽质地均正常。细胞水肿或脂肪变性属于可逆性损伤改变（变性），可见水分或脂质成分异常蓄积在细胞内，造成细胞组织器官肿大，分别呈灰白色浑浊肿胀或淡黄色油腻状外观。

2. F 细胞凋亡时细胞膜和细胞器膜等均完整，而细胞坏死中细胞膜和细胞器膜结构均有溶解破裂。

3. F 器官组织的体积增大通常是细胞肥大和增生的结果，两种适应性反应常相伴发生。

4. F 器官组织的体积增大通常是细胞肥大和增生的结果，两种适应性反应常相伴发生。

5. F 器官组织的体积缩小是细胞体积缩小和（或）数量减少所导致的结果。

6. F 变性在理论上是非致死性的、可逆的改变，但当变性的程度非常严重时也会导致细胞的死亡，如严重的肝细胞水肿会导致肝细胞坏死。

7. F 发生在不同细胞内的玻璃样变性，其形态学改变一致，但其发生机制是不同的，如 Rusell 小体是浆细胞内免疫球蛋白的积聚，而肾小管上皮细胞内的玻璃样变性是小管上皮重吸收了尿液中的蛋白质。

8. F 上皮组织发生的化生是很多肿瘤发生的细胞学基础，但并非就一定发生肿瘤，间叶组织的化生与肿瘤无关。

9. T 发生在间叶组织的化生与肿瘤无关，而上皮组织发生的化生是很多肿瘤发生的细胞学基础。

10.F 适应性改变属于非损伤性应答，在去除病因后多数可以恢复正常，但如果适应性改变非常严重或持续时间过长，可以发展为损伤甚至导致细胞的死亡。

（五）简答题

1. 坏死的形态特点包括细胞核的变化——核固缩，核碎裂，核溶解；细胞质的改变——凝固，崩解，溶解，嗜酸性染色增强（红染）；间质的改变——在各种溶解酶的作用下，间质的基质和胶原纤维崩解、断裂或液化。最后坏死组织的细胞和崩解的间质融合成片状模糊的颗粒状、无结构的红染物质。

2. 比较干性、湿性和气性坏疽的异同：见知识点纲要表 1-3 三种坏疽的特点。

3. 玻璃样变性是一组在形态学上物理性状相同，但化学成分和发生机制各异的病变。依据其发生部位分为 3 类：

（1）实质细胞内的玻璃样变性：Rusell 小体（浆细胞胞质中蓄积的免疫球蛋白，因浆细胞中的粗面内质网在一定条件下形成的免疫球蛋白过多）；肾小管上皮的玻璃样小滴变性（蛋白尿时由原尿中重吸收的蛋白质）等。

（2）结缔组织的玻璃样变性：结缔组织的胶原纤维交联、变性、融合，胶原纤维增粗变宽。

（3）血管壁玻变：高血压或糖尿病时，细动脉壁大量血浆蛋白渗入和基底膜代谢物质沉积，导致血管壁增厚、管腔狭窄、弹性减弱。

4. 可以引起细胞损伤的病因：缺氧、生物因素、物理因素、化学因素、营养失衡、神经内分泌因素、免疫因素、遗传缺陷、社会心理因素（身心疾病）和医源性因素等。

5. 萎缩的概念：已发育正常的细胞、组织或器官的体积缩小［细胞体积缩小和（或）数量减少］。按照其发生条件分为生理性和病理性两大类，病理性萎缩又可再依据其发生原因分为营养不良性萎缩、压迫性萎缩、失用性萎缩、去神经性萎缩、内分泌性萎缩、老化和损伤性萎缩。

（六）论述题

1. 患者骨折后发生患肢肌肉萎缩，可能是多种因素共同作用的结果。①骨折后不仅骨骼完整性和连续性中断，而且可以造成血管的破裂和其后的血栓形成，引起血液供应不足，导致局部营养不良性萎缩。②同时神经组织的受损断裂，有可能造成患肢肌肉丧失神经支配，直接导致肌肉去神经性萎缩。③此外由于骨折患者采用石膏、夹板等器具固定，长期制动，也有可能导致失用性甚至是压迫性萎缩。

2. 比较坏死与凋亡的区别：见知识点纲要表 1-4 凋亡与坏死的区别。

（徐若冰　申丽娟）

第二章　损伤的修复

一、学习目标

（一）掌握

1. 再生和修复的概念、再生方式。
2. 各种组织的再生能力及影响再生的因素。
3. 肉芽组织的概念、形态特征、作用和结局。

（二）熟悉

1. 创伤愈合的概念和类型及影响因素。
2. 骨折愈合的过程。

（三）了解

干细胞在再生中的作用。

二、思维导图

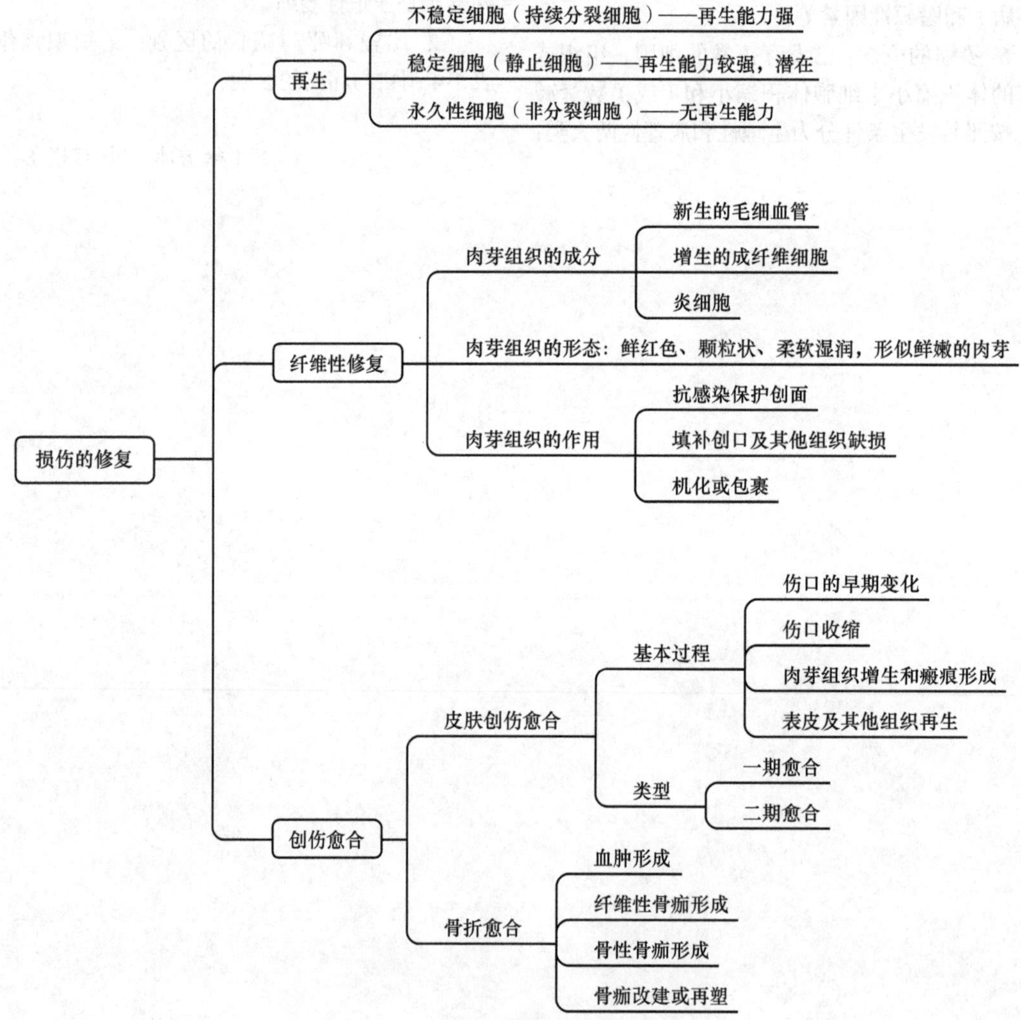

图 2-1　损伤的修复思维导图总图

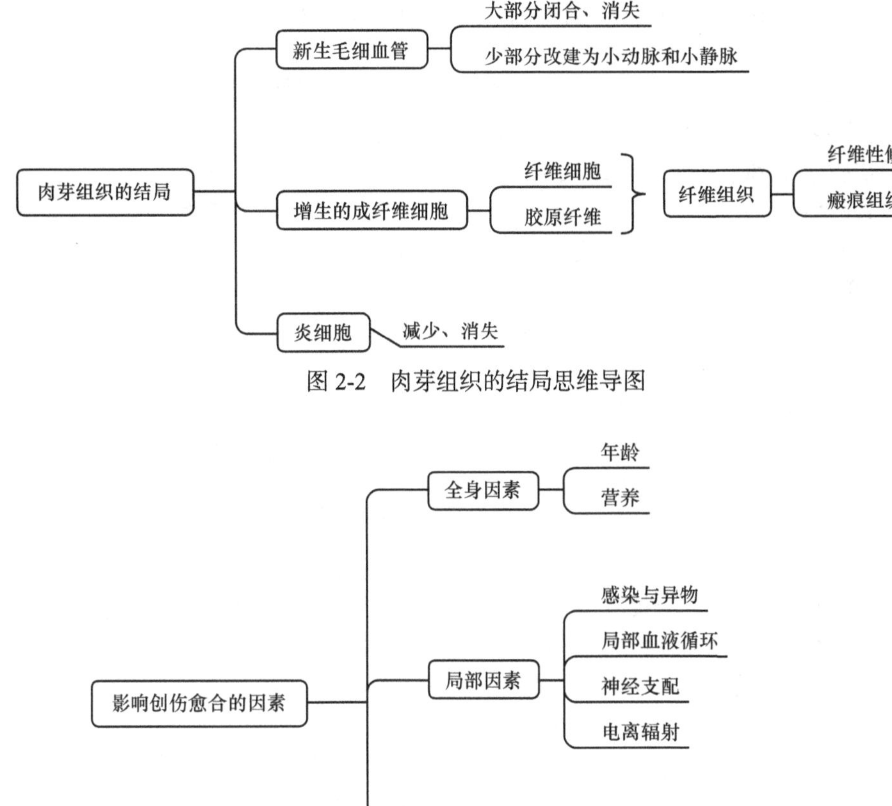

图 2-2　肉芽组织的结局思维导图

图 2-3　影响创伤愈合的因素思维导图

三、知识点纲要

（一）修复

修复（repair）指损伤造成机体部分细胞和组织丧失后，机体对所形成缺损进行修补恢复的过程。

修复的两种形式：再生和纤维性修复，常同时存在。再生由损伤周围的同种细胞分裂增殖进行修复；纤维性修复由肉芽组织进行修复。

（二）再生

再生（regeneration）方式：生理性再生，病理性再生（完全性再生、不完全性再生）。

1. 各种细胞的再生能力

（1）不稳定细胞：被覆上皮（体表、体腔、自然管道），造血细胞。

（2）稳定细胞：腺体及腺样器官的细胞，间叶细胞，平滑肌细胞。

（3）永久性细胞：神经元、心肌细胞、横纹肌细胞。

2. 各种组织的再生过程

（1）上皮组织的再生

被覆上皮再生：由创缘或底部的基底细胞分裂增生，在缺损处先形成单层上皮，以后形成完整上皮。

腺上皮再生：腺体的基底膜完整可完全再生，否则不完全再生。腺器官视情况而定，肝细胞损伤只要肝小叶网状支架完整，可完全修复，否则形成肝细胞再生结节。

（2）纤维组织的再生：损伤刺激使纤维细胞或未分化细胞转变为成纤维细胞，分泌前胶原蛋白，形成胶原纤维，并变为纤维细胞。

（3）血管的再生

毛细血管以生芽方式再生：内皮增生—生芽—细胞索—管腔—新生毛细血管。

大血管离断后，断端由内皮细胞增生连接，平滑肌层由结缔组织增生代替。

（4）肌组织的再生：骨骼肌再生能力很弱，如肌膜未损伤，肌原纤维仅部分坏死时，可完全修复；若完全断离，则由肉芽组织修复。平滑肌受损后几乎均由肉芽组织修复。

（5）神经组织的再生：神经细胞不能再生，但外周神经纤维可完全再生，前提是神经细胞必须存活。若断离的外周神经纤维两端相隔太远，或两端之间有瘢痕或其他组织阻隔，或因截肢失去远端，再生轴突均不能到达远端，而与增生的结缔组织混杂在一起卷曲成团，形成创伤性神经瘤，可导致顽固性疼痛。

（三）纤维性修复

纤维性修复首先通过肉芽组织增生，溶解、吸收损伤局部的坏死组织及其他异物，并填补组织缺损，以后肉芽组织（granulation tissue）转化成以胶原纤维为主的瘢痕（scar）组织，完成修复。

肉芽组织（granulation tissue）由新生的毛细血管及增生的成纤维细胞构成，并伴有炎细胞浸润，肉眼为鲜红色、颗粒状，柔软湿润，形如鲜嫩的肉芽。

肉芽组织的构成：新生毛细血管（输送营养物质，运走代谢废物）、成纤维细胞（形成胶原纤维）和炎细胞（抗感染，吞噬、分解坏死组织）。

瘢痕的作用：

1. 有利 保持组织、器官的完整性与坚固性。

2. 不利 瘢痕收缩，瘢痕性粘连，纤维化和硬化，肥大性瘢痕。

（四）创伤愈合（表 2-1）

表 2-1 一期愈合和二期愈合的主要鉴别点

鉴别点	一期愈合	二期愈合
创口	小	大
创缘	整齐	不整齐
感染	无	有
炎症反应	轻	重
愈合时间	短	长
瘢痕	小	大

四、复习思考题

（一）选择题

【A1 型题】

1. 下列哪项不属于肉芽组织的功能（　　）
A. 填补组织缺损
B. 抗感染
C. 保护创面
D. 机化或包裹坏死组织及异物等
E. 恢复原有结构

2. 由损伤周围同种细胞完成的修复，完全恢复原组织的结构与功能的修复过程称为（　　）
A. 再生　　B. 完全性再生
C. 瘢痕修复　　D. 临床痊愈
E. 不完全性再生

3. 下列细胞属于不稳定细胞的是（　　）
A. 骨骼肌细胞　　B. 肝细胞
C. 胃黏膜上皮　　D. 皮脂腺腺上皮
E. 胰腺细胞

4. 下列细胞属于稳定细胞的是（　　）
A. 鳞状上皮　　B. 淋巴细胞
C. 胸膜间皮细胞　　D. 腮腺腺上皮
E. 神经元

5. 下列细胞属于永久细胞的是（　　）
A. 肝细胞　　B. 肺泡上皮细胞
C. 汗腺细胞　　D. 心肌细胞
E. 室管膜细胞

6. 下列损伤可以发生完全性修复的是（　　）
A. 心肌梗死　　B. 皮肤发生的大面积缺损
C. 表皮擦伤　　D. 深达骨骼肌深处的外伤
E. 脊髓灰质炎导致的下肢肌肉萎缩

7. 下列损伤需要由纤维性修复来完成修复的是（　　）
A. 支气管假膜性炎　B. 结核引起的肠道溃疡
C. 肝细胞点状坏死　D. 月经期子宫内膜的剥脱
E. 浅表性胃炎
8. 以下说法中不正确的是（　　）
A. 被覆上皮的修复过程属于完全再生
B. 上皮组织再生可以完全恢复原来的结构和功能
C. 上皮组织再生主要由创缘或底部基底层细胞增生完成
D. 腺体上皮组织的完全再生依赖于基底膜结构的完整
E. 肝组织无论损伤大小都能够完全再生
9. 以下关于神经组织再生，正确的是（　　）
A. 外周神经纤维的损伤都能被修复
B. 神经元的损伤能够被修复
C. 神经纤维的延伸由神经元胞体决定方向
D. 神经细胞坏死后由胶质细胞形成胶质瘢痕
E. 以上说法均不正确
10. 以下说法中正确的是（　　）
A. 毛细血管的再生又称为血管新生
B. 大血管离断后可自行延伸完成修复
C. 血管内皮可以完全再生
D. 血管中膜可以完全再生
E. 新血管形成后不会再有形态学的改变
11. 一期愈合的特点不包括（　　）
A. 创缘整齐　B. 感染轻微或没有感染
C. 组织缺损较少　D. 能整齐对合
E. 有异物存在
12. 二期愈合的特点不包括（　　）
A. 创缘整齐　B. 炎症反应较为严重
C. 有异物存在　D. 肉芽组织较多
E. 形成较多瘢痕组织
13. 下列哪项不符合肉芽组织向瘢痕组织转变的形态学特征（　　）
A. 间质中水分逐渐减少
B. 炎症细胞逐渐减少
C. 成纤维细胞数量逐渐增多
D. 毛细血管数量逐渐减少
E. 胶原纤维逐渐发生玻璃样变性
14. 下列愈合方式中属于完全再生的是（　　）
A. 大血管的修复　B. 胃溃疡的愈合
C. 结核空洞的开放性愈合
D. 动脉吻合口愈合
E. 复发性口腔溃疡愈合
15. 肉芽组织在创伤修复过程中的意义不包括（　　）
A. 对疾病的病理诊断有鉴别意义
B. 填补组织缺损
C. 缩小创面
D. 形成过多可造成纤维粘连
E. 抗感染
16. 以下关于瘢痕组织的说法，不正确的是（　　）
A. 填补组织缺损，保持组织器官完整性
B. 抗拉强度较好，使组织器官保持坚固
C. 瘢痕组织不会影响组织器官或肢体的功能
D. 瘢痕组织可使相邻器官组织发生粘连
E. 瘢痕疙瘩是瘢痕组织形成过多的结果
17. 瘢痕组织的特点是（　　）
A. 有丰富的毛细血管　B. 有大量的成纤维细胞
C. 有大量的炎症细胞　D. 有大量的肌成纤维细胞
E. 有大量胶原纤维
18. 下列哪项不属于影响创伤愈合的全身因素（　　）
A. 年龄　B. 营养状况
C. 全身用药情况　D. 神经支配
E. 以上均不对
19. 下列关于皮肤创伤愈合的说法，错误的是（　　）
A. 皮肤创伤后早期，伤口会出现炎症反应
B. 2～3 天后，创口会发生明显收缩
C. 大约从第 3 天起，肉芽组织开始形成
D. 表皮细胞在 24 小时内即开始增生修复
E. 皮肤附属器在 24 小时内也开始再生
20. 肉芽组织长入血肿内的过程为（　　）
A. 血凝块的溶解　B. 再通
C. 栓塞　D. 血肿机化
E. 血栓机化

【A2 型题】

1. 男，40 岁，两年前发生左室前壁透壁性梗死，近日感心前区不适就诊，心脏 B 超显示左室前壁局部变薄，心尖略钝圆。以下说法中正确的是（　　）
A. 应首先考虑为心脏原发性肿瘤
B. 应首先考虑为左室离心性肥大
C. 成因是心肌梗死后的瘢痕向外膨出形成室壁瘤
D. 成因是左室壁梗死后，心肌细胞代偿性肥大
E. 以上说法都不对
2. 女，95 岁，在家中洗手间不慎摔倒致右股骨颈骨折，行急诊手术，术后 3 个月复查，见骨折断

端未能相连。该患者骨折愈合不良的最主要原因是（　　）

A. 缺乏蛋白质

B. 年龄大组织再生能力低

C. 手术未能达到预期效果

D. 缺钙

E. 缺乏维生素 C

3. 男，27 岁，在某家具厂打工，因工伤导致右上臂离断伤，断肢断口较整齐，准备送急诊行断肢再植术。以下说法中正确的是（　　）

A. 断肢应用大量自来水冲洗干净，保持断端清洁并适当晾干

B. 清创时应尽量多地保存断端组织

C. 在术中尽量吻合能吻合的血管，以恢复断肢血供

D. 在术中无须吻合离断的神经，因为神经没有再生能力

E. 术后患处动脉通过出芽再生形成新动脉

【A3 型题】

（1 ～ 2 题共用题干）

男，29 岁，轧钢厂工人，不慎被机械压断右前臂，远端断端组织被机器压碎后损伤严重无法行断肢再植手术，急诊手术修整残端，伤后 9 个月患者仍然觉断肢处顽固疼痛，到医院就诊。

1. 急诊手术中对残端进行修整的主要目的不包括（　　）

A. 去除易发生缺血的部分

B. 去除碎骨

C. 去除有可能妨碍神经生长的异物等

D. 使残端更美观

E. 使残端后期能更好地佩戴假肢

2. 患者持续感到顽固疼痛的最可能的原因是(　　)

A. 损伤严重　　B. 癔症

C. 感染　　D. 创伤性神经瘤

E. 创伤未愈

【A4 型题】

（1 ～ 3 题共用题干）

男，13 岁，练习 1000 米跑步时跌倒摔伤左膝及小腿，皮肤伤口长 3cm，深 0.5cm，周围有明显擦伤。到校医院处理伤口，7 天后伤口未愈，周围有明显红肿，有黄白色黏稠液体流出。转诊至医院外科再行处理，两周后伤口愈合。

1. 该患者伤口 7 天未能愈合的可能原因是（　　）

A. 伤口大而深　　B. 伤口内有异物

C. 清创不彻底　　D. 伤口有感染

E. 以上均对

2. 转诊至医院外科再行处理伤口可能有的处理是（　　）

A. 清除异物　　B. 去除感染

C. 修整创面　　D. 以上均对

E. 以上均不对

3. 该创口愈合的方式是（　　）

A. 一期愈合　　B. 二期愈合

C. 痂下愈合　　D. 完全再生

E. 不完全再生

（4 ～ 5 题共用题干）

女，40 岁，参加越野自行车赛意外摔倒致肝损伤行急诊手术。既往曾患肝炎。术中见肝右叶外侧缘裂口长 5cm，深 2cm。术后肝功能恢复正常，肝损伤得以修复。

4. 该过程中主要再生的细胞是（　　）

A. 稳定细胞　　B. 不稳定细胞

C. 成纤维细胞　　D. 永久细胞

E. 以上均不对

5. 如该患者的肝组织病检时见毛玻璃样肝细胞，则患者可能感染的肝炎病毒是（　　）

A. HAV　　B. HBV　　C. HCV

D. HDV　　E. HEV

【B 型题】

（1 ～ 3 题共用备选答案）

A. 神经细胞　　B. 胃黏膜上皮

C. 肝细胞　　D. 平滑肌细胞

1. 增殖能力最强的细胞是（　　）

2. 增殖能力最弱的细胞是（　　）

3. 有潜在较强增殖能力的细胞是（　　）

【X 型题】

1. 下面哪些是肉芽组织的特点（　　）

A. 鲜红色　　B. 颗粒状外观

C. 触之疼痛明显　　D. 触之易出血

E. 表面湿润

2. 下列哪些属于影响创伤修复的局部因素（　　）

A. 感染　　B. 异物

C. 局部血液循环障碍　　D. 电离辐射

E. 患者年龄

3. 骨折愈合的影响因素包括（　　）

A. 断端及时正确的复位　B. 断端及时牢靠的固定

C. 感染与异物　　D. 患者性别

E. 局部血液循环状态

（二）名词解释（中英文对照）

1. 肉芽组织（granulation tissue）
2. 再生（regeneration）
3. 接触抑制（contact inhibition）
4. 一期愈合（primary healing）
5. 二期愈合（secondary healing）
6. 创伤愈合（healing of wound）
7. 瘢痕（scar）
8. 肌成纤维细胞（myofibroblast）
9. 胚胎干细胞（embryonic stem cell）
10. 永久性细胞（permanent cell）

（三）填空题

1. 细胞根据其修复潜能的不同可以被分为____，____和____。
2. 骨折愈合可以分为____，____，____和____四个阶段。
3. 肉芽组织由____，____和____构成。
4. 损伤造成机体部分____和____丧失，机体对其所形成的缺损进行____的过程称为____。
5. 创伤愈合可以分为____和____。

（四）判断题

1. 稳定细胞是指细胞数量非常稳定，不需要活跃的增殖。（　　）
2. 永久性细胞是指细胞一旦形成就永久存在。（　　）
3. 一期愈合完成之后二期愈合继续进行，直到创伤被完全修复。（　　）
4. 完全再生指完全恢复了原组织的结构及功能。（　　）
5. 外周神经纤维损伤都可以被修复。（　　）

（五）简答题

1. 简述肉芽组织的组成及其功能。
2. 简述瘢痕组织的利弊。
3. 患者，男，35 岁，左小腿溃疡，长期不愈，到医院就诊，经过规范治疗，三周后溃疡愈合。试述该病例溃疡长期不愈的可能原因。医院对其可能的处理有哪些？

（六）论述题

1. 什么是一期愈合？什么是二期愈合？如何能够让二期愈合的伤口尽量达到一期愈合？
2. 骨折愈合分为几期？请阐述各期的病变特点。

五、答案及解析

（一）选择题

【A1 型题】

1. E 肉芽组织修复的结局是在创伤部位填补组织缺损并形成瘢痕组织，不能恢复原有组织结构。
2. B 本题考查的是完全性再生的定义，故 B 为正确选项。
3. C 本题考查的是哪些细胞属于不稳定细胞，即体内能持续分裂的细胞，包括表皮细胞、呼吸和消化道黏膜细胞、生殖器官管腔被覆上皮、淋巴细胞、造血细胞、间皮细胞等。
4. D 本题考查的是哪些细胞属于稳定细胞，这类细胞在生理状态下增殖不明显，但在发生损伤后，表现出较强的增殖能力，包括各类腺体或腺样器官的实质细胞。
5. D 本题考查的是哪些细胞属于永久细胞，这类细胞在出生后不能分裂，一旦遭受破坏即形成永久性缺失，包括心肌细胞、神经元、骨骼肌细胞。
6. C 本题考查的是组织再生。表皮擦伤仅为鳞状上皮的损伤，可以完全再生修复。骨骼肌细胞、心肌细胞属于永久性细胞，破坏后为纤维性修复；皮肤发生的大面积缺损涉及多种组织，完全性修复和纤维性修复同时存在。
7. B 结核引起的肠道溃疡多数呈环形，溃疡愈合后由于瘢痕形成和纤维收缩而导致肠腔狭窄。A、E 都是发生在黏膜的缺损，可以完全性再生；C 选项中点状坏死涉及细胞数量较少，可以由邻近肝细胞再生修复；D 选项属于生理性再生，不需要纤维性修复的参与。
8. E 肝组织损伤过大时无法完全再生。
9. D 本题考查的是神经纤维的修复过程。外周神经纤维的损伤在一定条件下可以修复；神经元损伤不能被完全修复，由神经胶质细胞形成胶质瘢痕；神经纤维离断后修复，其延伸方向由增生的神经髓鞘细胞引导，周围微环境也会对其产生影响。故 D 为正确选项。
10. C 本题考查的是血管的修复过程。毛细血管的再生过程称为血管形成；大血管离断后需手术吻合；内皮细胞可以增殖恢复原来的内膜结构；中膜不易完全再生，需纤维性修复的参与；新血管形成后为适应功能需要，可以不断改建。故 C 为正确选项。

11. E 本题考查的是一期愈合的特点。如创伤局部有异物存在则不能达到一期愈合。

12. A 本题考查的是二期愈合的特点，创缘整齐是一期愈合的特点。

13. C 在肉芽组织向瘢痕组织转变过程中，间质中水分逐渐减少，炎症细胞逐渐减少，毛细血管数量逐渐减少，成纤维细胞数量逐渐减少，胶原纤维逐渐发生玻璃样变性。

14. E 复发性口腔溃疡可完全再生而愈合。ABCD 中均需纤维性修复的参与，属于不完全再生。

15. A BCDE 都是肉芽组织的利弊，肉芽组织本身没有鉴别诊断的意义。

16. C 瘢痕组织能够填补组织缺损，保持组织器官完整性；抗拉强度较好，使组织器官保持坚固；在关节附近或重要脏器中的瘢痕组织会影响组织器官或肢体的功能；体腔内瘢痕组织可使相邻器官组织发生粘连；瘢痕疙瘩是瘢痕组织形成过多的结果。故 C 为正确答案。

17. E 瘢痕组织是肉芽组织成熟形成的，毛细血管逐渐减少，成纤维细胞逐渐成熟为纤维细胞并产生大量胶原纤维，炎症逐渐消退，炎症细胞逐渐减少。所以本题正确答案是 E。

18. D 神经支配是影响创伤愈合的局部因素，所以该选项为正确选项。

19. E 皮肤附属器多数由稳定细胞构成，修复的速度远远慢于表皮。

20. D 肉芽组织长入血肿内，从而替代血肿内的血凝块，在局部形成纤维瘢痕，这个过程是血肿机化。血栓存在于血管内，部位与血肿不同。

【A2 型题】

1. C 心肌细胞属于永久细胞，受损后无法再生，只能通过纤维修复在局部形成瘢痕，瘢痕组织与心脏功能不能完全适应，心腔内的压力会导致瘢痕组织向外膨出，形成室壁瘤。

2. B 影响创伤愈合的全身因素中，年龄的影响非常大，该患者 95 岁时发生骨折，导致骨折难于愈合最主要的原因就是组织再生能力非常低。

3. C 在术中尽量吻合能吻合的血管，以恢复断肢血供，有利于手术成功。A 选项中用自来水冲洗不当，而且晾干断肢会导致细胞脱水坏死；B 选项保存尽可能多的断端组织，有可能保留了易于发生缺血的部分，不利于断肢的恢复；D 选项外周神经纤维在条件适合的情况下可以修复，故清创中应吻合离断神经，帮助其修复；E 选项中，动脉的内膜和外膜可以完全修复，而中膜中的平滑肌细胞修复能力相对较弱，可能有纤维修复的参与，而出芽的再生方式见于毛细血管的再生。

【A3 型题】

1. D 使残端更美观不是急诊手术的主要目的。选项中 ABCE 都是急诊手术的主要目的。

2. D 如果在急诊手术后未能很好地完成神经纤维的修复，会在神经离断处形成创伤性神经瘤，导致顽固性疼痛的发生。

【A4 型题】

1. E 按照患者的年龄和伤情，伤口未能愈合的原因是伤口大而深、伤口内有异物、清创不彻底和伤口有感染。

2. D 对于这样的创口需要进行二次清创处理，去除影响愈合的各种局部因素，故 ABC 三个操作都是正确的。

3. B 二期愈合见于创口大并感染的伤口，在治疗感染时开放伤口及后期以外科处理闭合的伤口。

4. A 该过程中主要再生的细胞是肝细胞，属于稳定细胞，正常情况下增殖能力较弱，在肝脏受损时可以表现出较强的增殖能力，修复创伤。

5. B 肝组织病检时见毛玻璃样肝细胞，提示有乙型肝炎病毒感染，肝细胞内红染的细颗粒状物质即乙肝表面抗原。

【B 型题】

1. B 增殖能力最强的是胃黏膜上皮。

2. A 增殖能力最弱的是神经细胞，无增殖能力。

3. C 有潜在较强增殖能力的是肝细胞。

【X 型题】

1. ABDE 肉芽组织的特点是颜色鲜红，表面湿润，呈颗粒状外观，触之易出血，但因肉芽组织不含神经，故触之无痛感。

2. ABCD 感染、异物、局部血液循环障碍和电离辐射都属于影响创伤修复的局部因素。E 选项患者年龄属于影响创伤修复的全身因素。

3. ABCE 骨折愈合的影响因素包括断端及时正确的复位、断端及时牢靠的固定、感染与异物和局部血液循环状态。D 选项患者性别对愈合过程无明显影响。

（二）名词解释（中英文对照）

1. 肉芽组织（granulation tissue）：由新生的毛细血

管及增生的成纤维细胞构成，并伴有炎细胞浸润，肉眼为鲜红色、颗粒状，柔软湿润，形如鲜嫩的肉芽。

2. 再生（regeneration）：由损伤周围的同种细胞来修复。

3. 接触抑制（contact inhibition）：皮肤创伤，缺损部位周围上皮细胞分裂增生迁移，将创面覆盖而相互接触时，或部分切除后的肝脏，当肝细胞增生使肝脏达到原有大小时，细胞停止生长，不致堆积起来，这种现象称为接触抑制。

4. 一期愈合（primary healing）：见于组织缺损少、创缘整齐、无感染、经黏合或缝合后创口对合严密的伤口，修复完成快，形成少量的肉芽组织，最后形成少量的瘢痕组织。

5. 二期愈合（secondary healing）：见于组织缺损较大、创缘不整、无法整齐对合，或伴有感染的伤口，修复完成较慢，炎症反应明显，需要多量的肉芽组织填补缺损，愈合后形成的瘢痕较大。

6. 创伤愈合（healing of wound）：机体遭受外力作用，皮肤等组织出现离断或缺损后的修复过程。

7. 瘢痕（scar）：指肉芽组织经改建成熟形成的纤维结缔组织。

8. 肌成纤维细胞（myofibroblast）：肉芽组织中的一些成纤维细胞胞质中含有细肌丝，除了具有成纤维细胞的功能外，还具有平滑肌细胞的收缩功能，称为肌成纤维细胞。

9. 胚胎干细胞（embryonic stem cell）：在人胚胎发育早期——囊胚中的未分化细胞。

10. 永久性细胞（permanent cell）：又称非分裂细胞，这类细胞在出生后都不能分裂，一旦受损则成为永久性缺失，如神经细胞、心肌细胞和骨骼肌细胞。

（三）填空题

1. 不稳定细胞　稳定细胞　永久性细胞。

2. 血肿形成　纤维性骨痂形成　骨性骨痂形成　骨痂改建或再塑。

3. 新生毛细血管　成纤维细胞　一定量的炎症细胞。

4. 细胞　组织　修补恢复　修复。

5. 一期愈合　二期愈合。

（四）判断题

1. F 稳定细胞是指在受到组织损伤刺激时，表现出较强的再生能力，而不是指细胞数量非常稳定，不需要活跃的增殖。

2. F 永久性细胞又称非分裂细胞，这类细胞在出生后都不能分裂，一旦受损则成为永久性缺失。而不是指细胞一旦形成就永久存在。

3. F 一期愈合和二期愈合是指不同条件下发生的愈合，没有时间顺序上的关系。

4. T 完全再生指完全恢复了原组织的结构及功能。

5. F 外周神经纤维损伤在条件合适的情况下可以被修复，但如果局部存在瘢痕或其他组织隔挡、断端距离太远或因截肢失去远端肢体时神经纤维的损伤就不能完成修复。

（五）简答题

1. 肉芽组织（granulation tissue）由新生的毛细血管、增生的成纤维细胞和炎细胞组成，肉眼表现为鲜红色，颗粒状，柔软湿润，形似鲜嫩的肉芽。肉芽组织在修复过程中的作用：①机化血凝块、坏死组织及其他异物；②抗感染及保护创面；③填补伤口及其他组织缺损。

2. 瘢痕组织的有利方面：填补创口并将其长期地连接起来，保持组织器官的完整性；抗拉力较强，使组织器官保持其坚固性。

瘢痕组织的不利影响：瘢痕收缩，尤其是发生在关节附近或重要脏器的瘢痕，可以引起关节挛缩或活动受限；瘢痕粘连，器官与器官，器官与体腔之间的粘连可以影响其功能，器官内大量纤维瘢痕形成，可以导致器官纤维化；瘢痕过度增生，可以造成肥大性瘢痕或称蟹足肿。

3. 该病例的溃疡长期不愈的可能原因：溃疡有感染或异物；溃疡较深引流不畅及溃疡内形成不良肉芽组织，影响修复等。医院对其可能的处理有：清创去除感染及异物等；扩创并积极引流；去除病灶内不良肉芽；全身和局部应用抗生素等。

（六）论述题

1. 一期愈合见于组织缺损少、创缘整齐、无感染、经黏合或缝合后创面对合严密的伤口，如手术切口。这种伤口中只有少量血凝块，炎症反应轻微，表皮再生在 24 ～ 48 小时内便可将伤口覆盖。肉芽组织在第三天就可从伤口边缘长出并很快将伤口填满，5 ～ 6 天胶原纤维形成（此时可以拆线），2 ～ 3 周完全愈合，留下一条线状瘢痕。一期愈合的时间短，形成瘢痕少。二期愈合见于组织缺损较大、创缘不整、无法整齐对合，或伴有感染的伤口。这种伤口的愈合与一期愈合有以下不同：①由于坏死组织多，或由于感染，继续引起局部组织变性、坏死，炎症反应明显。只有等到感染被控制，坏死组织被清除以后，再生才能开始。②伤口大，伤口收缩明显，从伤口底部及边缘长出多量的肉芽组织将伤口填平。③愈合的时间较长，形成的瘢痕较大。临床上让二期愈合的伤口尽量达到一期愈合的措施主要有：清创去除坏死组织、异物、细菌等；冲洗创口；修整对合创缘；仔细缝合创口；对感染伤口，应早期清创引流，应用抗生素，控制感染。这样可以使本来只能达到二期愈合的创口，愈合时间缩短，甚至可能达到一期愈合。

2. 骨折愈合分为4期：

第一期：血肿形成，在骨折的断端及周围大量出血，形成血肿，数小时后血肿凝固，可有轻度炎症反应。

第二期：纤维性骨痂形成，骨折后的2～3天，血肿开始被肉芽组织机化，继而发生纤维化形成纤维性骨痂，约一周后，增生的肉芽组织及纤维组织进一步分化形成透明软骨。

第三期：骨性骨痂形成，上述纤维性骨痂逐渐分化出骨母细胞，并形成类骨组织，之后出现钙盐沉积，类骨组织转变为编织骨，纤维性骨痂中的软骨也经软骨化骨过程演变为骨组织，至此骨性骨痂形成。

第四期：骨痂改建或再塑，编织骨因为结构不够紧密，骨小梁排列紊乱，不能达到功能要求。通过功能锻炼，进一步改建为成熟板层骨，皮质骨和髓腔的正常关系以及骨小梁的正常排列结构也重新恢复。

（徐若冰　申丽娟）

第三章　局部血液循环障碍

一、学习目标

（一）掌握

1. 淤血的概念及后果。
2. 血栓形成的概念、条件、形态和结局。
3. 栓塞的概念、类型和对机体的影响。
4. 梗死的概念及病变特点。

（二）熟悉

1. 血栓形成的机制及其形成过程。
2. 栓子运行的途径。
3. 梗死形成的原因和条件。

（三）了解

1. 出血的概念、原因、类型、病理变化和对机体的影响。

2. 水肿的发生机制、病理变化及其对机体的影响。

二、思维导图

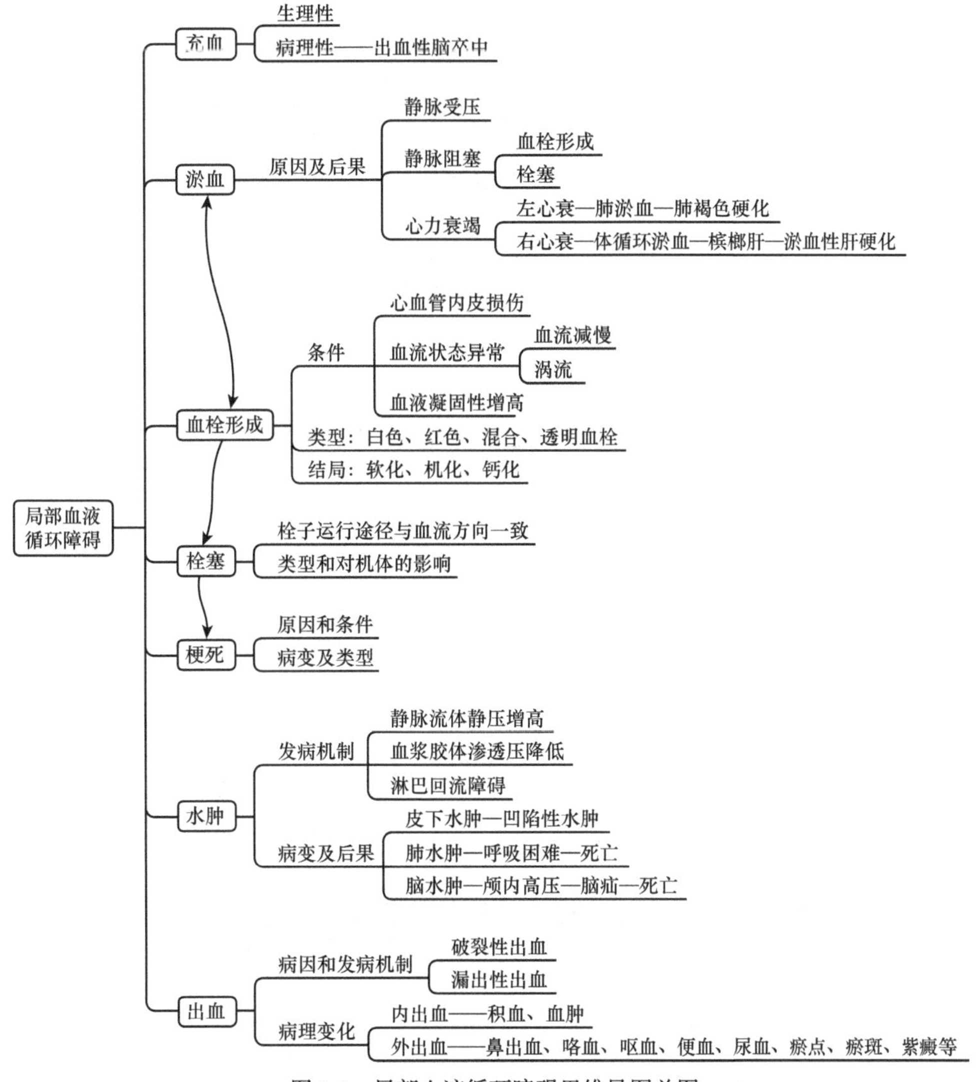

图 3-1　局部血液循环障碍思维导图总图

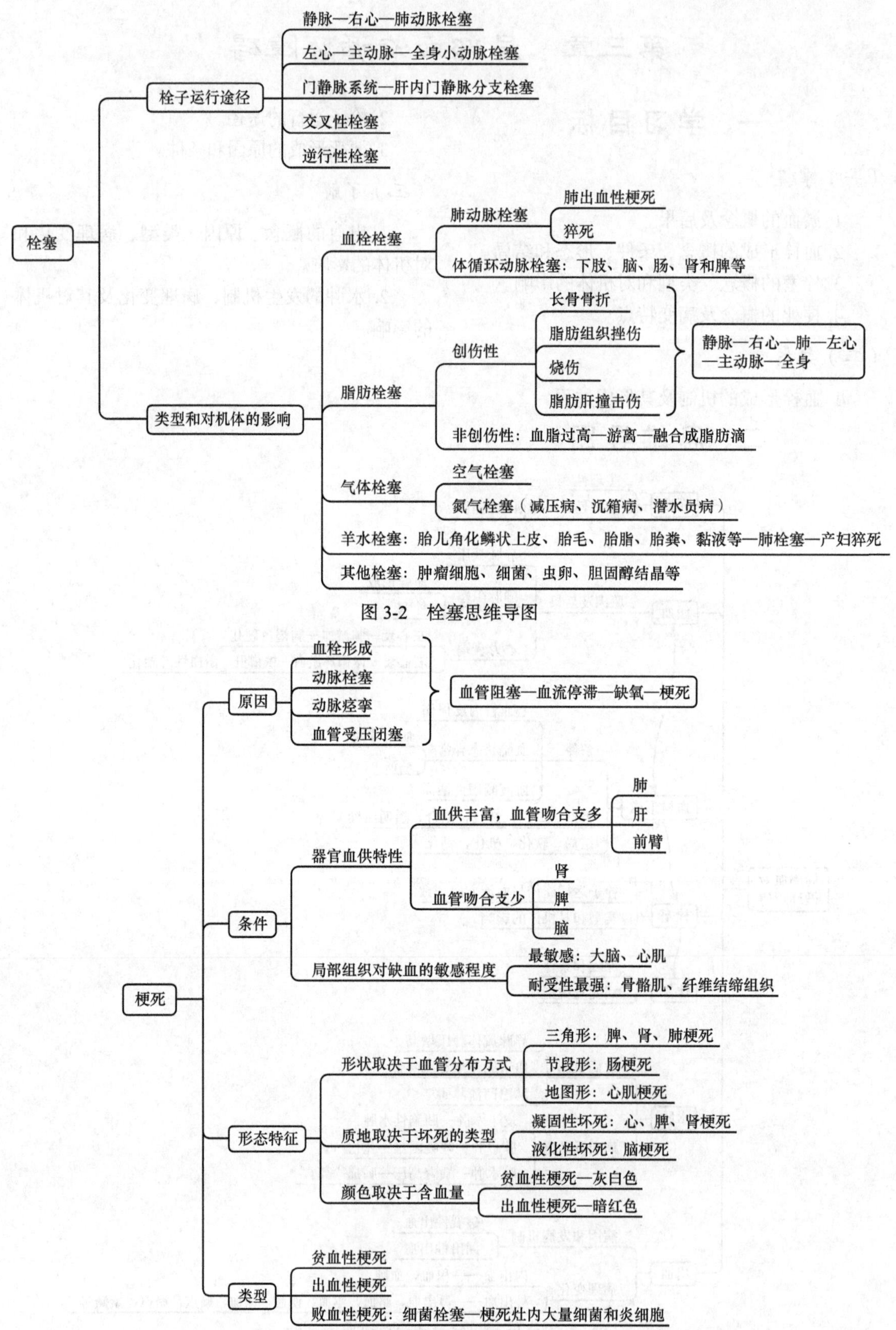

图 3-2 栓塞思维导图

图 3-3 梗死思维导图

三、知识点纲要

（一）充血和淤血

充血和淤血是指局部组织血管内血液含量增多。分为动脉性充血（充血）和静脉性充血（淤血）（表3-1）。

心力衰竭细胞（heart failure cell）：左心衰竭导致慢性肺淤血时，巨噬细胞吞噬漏出到肺泡腔内的红细胞，形成的含铁血黄素细胞，简称心衰细胞。

肺褐色硬化（brown induration of lung）：长期左心衰竭导致的慢性肺淤血，使肺纤维化，质地变硬，加之大量心衰细胞的沉积，使肺组织呈棕褐色。

槟榔肝（nutmeg liver）：慢性肝淤血时，肝小叶中央区因严重淤血呈暗红色，肝细胞因缺氧、受压而萎缩或消失；肝小叶周边肝细胞因脂肪变性呈黄色，故肝脏切面上呈红黄相间的条纹状，形似槟榔。

（二）血栓形成

血栓形成（thrombosis）：活体心血管内，血液发生凝固或血液中某些有形成分凝集形成固体质块的过程，称血栓形成，所形成的固体质块称血栓（表3-2）。

结局：①软化（溶解、吸收）；②机化和再通；③钙化。（三化）

影响：

利：止血、防止感染扩散。

弊：阻塞血管、栓塞、心瓣膜病、出血。

（三）栓塞

栓塞（embolism）：循环血液中出现不溶于血液的异常物质，随血流运行阻塞血管腔的过程称为栓塞。阻塞血管的异常物质称为栓子（表3-3）。

（四）梗死

梗死（infarction）：器官或局部组织由于血管阻塞、血流停滞导致缺氧而发生的坏死（表3-4）。

败血性梗死：含细菌的栓子阻塞血管引起。梗死灶内可见细菌团和大量炎细胞浸润，可有脓肿形成。

梗死对机体的影响取决于发生梗死的器官、梗死灶的大小和部位。心肌梗死可影响心脏功能，严重者可致心功能不全甚至猝死。脑梗死视不同部位而有不同症状，梗死灶大者可致死。肾、脾、肺等梗死影响较小。

表3-1　充血和淤血的特点

项目	充血	淤血
性质	主动（动脉输入血量增多）	被动（静脉回流受阻）
部位	小动脉和毛细血管	小静脉和毛细血管
原因	生理性和病理性（炎性、减压后性、侧支性）	病理性（静脉内塞、外压、心力衰竭）
病变	小动脉和毛细血管扩张充血，局部组织鲜红色，温度增高	小静脉和毛细血管扩张淤血，局部组织暗红色或紫蓝色（发绀），温度降低
后果	一般不严重，但若有高血压和动脉粥样硬化等，易诱发脑出血	取决于淤血的部位、时间和程度，可发生水肿、出血、萎缩、变性、坏死、硬化、血栓形成

表3-2　各型血栓的区别

项目	白色血栓	红色血栓	混合血栓	透明血栓（微血栓）
好发部位	心瓣膜 动脉 静脉血栓头部	静脉血栓尾部	静脉血栓体部 附壁血栓 球形血栓	毛细血管
成分	血小板、纤维素	红细胞、纤维素、白细胞	白色血栓＋红色血栓	纤维素
肉眼观	灰白色，小结节状，黏着紧密不易脱落	暗红色，新鲜时湿润，有弹性，与血管壁无粘连	灰白色与暗红色相间的层状结构，粗糙干燥，与血管壁粘连	只能在显微镜下观察到

表 3-3 栓塞类型及对机体的影响

类型		栓子来源	栓塞部位	对机体的影响
血栓栓塞	肺动脉栓塞	下肢深静脉（95%），盆腔静脉，右心附壁血栓	肺动脉主干或分支	猝死或肺梗死
	体循环栓塞	左心和大动脉，常见于心内膜炎时心瓣膜上赘生物，附壁血栓	体循环动脉栓塞	梗死，多见于脑、肾、脾
气体栓塞	空气栓塞	静脉破裂处大量空气进入（空气从颈胸部破裂的大静脉或分娩过程中破裂的子宫静脉窦进入）	右心、肺动脉、体循环动脉	量少可无明显影响，一次快速进入大量空气（100ml左右）可致猝死
	氮气栓塞（减压病）	从高压迅速进入低压状态时，血液中氮气游离形成气泡	肺动脉、体循环动脉	量少影响小，量大可致循环障碍（减压病、沉箱病）
脂肪栓塞		长骨骨折、严重脂肪组织挫伤、脂肪肝挤压伤时，受压游离的脂肪滴进入破裂的静脉内	肺动脉分支、毛细血管、体循环动脉	量大可致呼吸衰竭和急性右心衰竭导致猝死
羊水栓塞		分娩过程中羊水进入破裂的子宫静脉窦内	肺动脉分支和毛细血管	肺动脉栓塞，DIC，过敏性休克，死亡率＞80%
其他栓塞	肿瘤栓塞	恶性肿瘤细胞进入血管内	肺、肝等器官	肿瘤转移
	细菌及寄生虫栓塞	感染病灶处细菌或寄生虫入血	肺、肝等器官	病原体扩散

表 3-4 贫血性梗死和出血性梗死的区别

项目	贫血性梗死	出血性梗死
好发器官及特点	心、脾、肾、脑等组织结构致密器官，侧支循环不丰富	肺、肠等组织结构疏松器官，侧支循环丰富，或有双重血液供应
原因	动脉阻塞	动脉阻塞伴静脉淤血，或仅有严重静脉淤血
形态特点	地图形、三角形，灰白色，充血出血带明显	三角形、节段状，暗红色，充血出血带不明显

四、复习思考题

（一）选择题

【A1 型题】

1. 心脏附壁血栓属于（　　）

A. 白色血栓　B. 红色血栓
C. 血凝块　D. 透明血栓
E. 混合血栓

2. 局部组织因血流阻断而引起的坏死称为（　　）

A. 栓塞　B. 坏疽
C. 梗死　D. 血栓形成
E. 以上都不是

3. 诊断羊水栓塞的主要病理依据是（　　）

A. 肺泡腔内透明膜形成　B. 微循环内透明血栓
C. 肺泡腔内有水肿液　D. 肺血管内有角化上皮
E. 肺泡腔内广泛出血

4. 最易发生贫血性梗死的器官是（　　）

A. 心、肾、脾　B. 肺、胃、脾
C. 小肠、子宫、胃　D. 肝、胆囊、肺
E. 膀胱、直肠、阑尾

5. 血栓机化是指血栓中有（　　）

A. 血小板凝集成小梁状
B. 纤维蛋白及巨噬细胞
C. 异物巨细胞及纤维细胞
D. 大量淋巴细胞及成纤维细胞
E. 新生毛细血管及成纤维细胞

6. 门静脉内压升高，可使何种脏器发生淤血（　　）

A. 心脏　B. 肺　C. 肾　D. 肝　E. 脾

7.（2015 年考研西医综合真题）使用正压静脉输液时，可能发生的栓塞是（　　）

A. 脂肪栓塞　B. 空气栓塞
C. 肿瘤栓塞　D. 血栓栓塞

8. 槟榔肝是指（　　）

A. 肝慢性炎症　B. 肝慢性淤血
C. 肝水肿　D. 肝硬化
E. 肝脂肪变性

9. 下列一般不会发生气体栓塞的情况是（　　）

A. 颈部外伤及手术　B. 大隐静脉切开输液

C. 分娩或流产时　　D. 胸廓外伤及手术
E. 长骨粉碎性骨折

10. 血栓不会发生（　　）
A. 机化　　B. 钙化　　C. 溶解、吸收
D. 再通　　E. 动脉瘤

11.（2019 年考研西医综合真题）休克死亡者，组织切片中常见的血栓类型是（　　）
A. 混合血栓　　B. 透明血栓
C. 白色血栓　　D. 红色血栓

12. 出血性梗死最常发生在（　　）
A. 心　B. 脾　C. 肺　D. 肾　E. 肝

13. 心力衰竭细胞出现于（　　）
A. 肺栓塞　　B. 慢性肺淤血　　C. 肺梗死
D. 心肌淤血　　E. 心肌梗死

14. 循环血液中出现不溶于血液的异常物质，随血流运行阻塞血管腔的现象称为（　　）
A. 梗死　　B. 血栓形成　　C. 栓子
D. 栓塞　　E. 血管阻塞

15. 最易发生血栓的血管是（　　）
A. 上肢静脉　　B. 脑静脉　　C. 下肢动脉
D. 下肢静脉　　E. 上肢动脉

16. 关于肺出血性梗死，错误的是（　　）
A. 梗死灶多为锥形
B. 梗死周围充血出血带不明显
C. 肺动脉与支气管动脉同时阻塞时才会发生
D. 梗死灶呈暗红色
E. 梗死灶为凝固性坏死

17.（2019 年临床执业医师资格考试真题）引起肺血栓栓塞症的血栓最常来源于（　　）
A. 盆腔静脉　　B. 下肢深静脉
C. 肺静脉　　D. 锁骨下静脉
E. 颈内静脉

18. 引起减压病发生的气体主要为（　　）
A. 氧气　　B. 二氧化碳　　C. 一氧化碳
D. 氮气　　E. 一氧化氮

19. 在机化的血栓中形成与原血管腔相互沟通的新生血管，使部分血流得以恢复，这种现象称为（　　）
A. 血栓脱落　　B. 侧支循环形成
C. 血栓机化　　D. 血栓硬化
E. 再通

20.（2020 年考研西医综合真题）肾贫血性梗死的病理组织分型是（　　）
A. 凝固性坏死　　B. 液化性坏死
C. 溶解性坏死　　D. 纤维素样坏死

21. 梗死灶的形状取决于（　　）
A. 该器官的血管分布　　B. 坏死灶的大小
C. 梗死灶内的含血量　　D. 坏死的类型
E. 侧支循环的建立

22.（2009 年考研西医综合真题）风湿病时，心内膜疣状赘生物属于（　　）
A. 白色血栓　　B. 红色血栓
C. 混合血栓　　D. 透明血栓

【A2 型题】

1. 男，25 岁，突发剧烈腹痛伴恶心、呕吐。腹部平片见肠内充满大量气体，肠管扩张。术中见肠套叠，肠管暗红，局部发黑坏死，可能是（　　）
A. 肠结核　　B. 动脉充血
C. 急性肠炎　　D. 静脉淤血
E. 肠梗死

2.（2014 年考研西医综合真题）女，73 岁。下楼梯时，不慎摔倒，股骨骨折。行手术内固定术时，突然呼吸困难，发绀，血压下降，全身抽搐，昏迷，抢救无效死亡。尸体解剖，肺血管内最可能的发现是（　　）
A. 脂滴　　B. 空气
C. 角化上皮　　D. 血栓

3. 男，70 岁，摔倒后昏迷，入院检查中出现口唇发绀，四肢凉，血压下降而死亡。尸检发现，冠状动脉Ⅳ级狭窄，部分心肌呈灰白色，其死亡原因最可能是（　　）
A. 心力衰竭　　B. 脑出血
C. 动脉瘤破裂　　D. 心肌梗死
E. 肺动脉栓塞

4. 女，75 岁，患高血压 25 年，3 天前排大便时突然昏倒，并出现右侧上下肢不能活动，最可能是（　　）
A. 脑动脉血栓形成　　B. 脑静脉栓塞
C. 脑出血　　D. 脑水肿
E. 脑梗死

5. 女，57 岁，右腿大隐静脉曲张 7 年，行大隐静脉切除术，术中见静脉腔内有多个褐色物堵塞管腔，且与血管壁连接较紧密，该褐色物最可能是下列哪种病变（　　）
A. 静脉内血栓栓子　　B. 静脉内瘤栓
C. 静脉内血凝块　　D. 静脉内血栓
E. 以上都不是

6. 女，52 岁，买菜途中头部向后摔倒，入院后头

部CT显示硬膜下液体积聚，压迫右脑半球，下列哪一项最有可能（ ）

A. 淤血 B. 瘀斑 C. 瘀点 D. 血肿 E. 紫癜

7.（2019年临床执业医师资格考试真题）男，75岁。车祸致多发骨折及脾破裂，行脾切除术后5天，卧床制动。今晨突发胸闷气促，伴意识不清。查体：T 37.4℃，P 105次/分，R 25次/分，BP 94/58mmHg，SaO_2 90%。引起该患者上述表现最可能的原因是（ ）

A. 自发性气胸 B. 急性左心衰竭
C. 心肌梗死 D. 脑出血
E. 肺栓塞

8. 男，62岁，患有原发性高血压和高脂血症多年。4天前早晨醒来后自觉头晕，并有左侧上下肢活动差，逐渐加重求治。患者脑部的病变最可能是（ ）

A. 脑肿瘤 B. 脑动脉栓塞
C. 脓肿 D. 脑水肿
E. 脑动脉血栓形成

9. 女，75岁，患风湿性心脏病二尖瓣狭窄10余年，近日呼吸困难加重，咳泡沫样痰，不符合患者肺部病理变化的是（ ）

A. 肺泡腔内红细胞漏出
B. 肺泡腔内大量纤维素渗出
C. 肺泡壁毛细血管扩张淤血
D. 肺泡腔内大量水肿液
E. 肺泡腔内可见心衰细胞

10. 男，44岁，患风湿性心脏病左心房颤动心衰，长期卧床休息，一天大便后突然感觉右腰部疼痛，去医院检查，尿液内有较多红细胞。患者右腰痛的原因最可能是（ ）

A. 右输尿管结石 B. 肾淤血增大
C. 右输尿管痉挛 D. 右肾梗死
E. 右肾盂肾炎

11. 男，70岁，以心悸、气短、双下肢水肿为主诉入院。查体：颈静脉怒张，三尖瓣听诊区收缩期杂音，肝右肋下2cm，轻度压痛，肝颈静脉回流征（+），AFP值正常。该患者肝脏最可能出现下列哪项病理改变（ ）

A. 慢性肝炎 B. 肝细胞癌
C. 慢性肝淤血 D. 肝脂肪变性
E. 以上都不是

12. 女，28岁，分娩过程中突然呼吸困难，口唇及四肢末端发绀而亡。尸检见肺血管内有角化上皮等物，此患者死因为（ ）

A. 血栓栓塞 B. 气体栓塞
C. 脂肪栓塞 D. 羊水栓塞
E. 瘤细胞栓塞

13. 男，25岁，车祸致长骨骨折，入院后不久感到胸闷气短，后出现咯血。最可能原因是（ ）

A. 肺癌 B. 细菌入侵机体
C. 不明因子所致 D. 大叶性肺炎
E. 脂滴入血形成肺栓塞

14. 女，50岁，患亚急性感染性心内膜炎1月余，近几天出现轻微偏瘫，口角歪斜、吐字不清，最可能的原因是（ ）

A. 脑出血 B. 脑积水
C. 下肢动脉血栓栓塞 D. 脑栓塞
E. 脑血栓形成

15. 男，63岁，患慢性支气管炎、肺气肿10余年，近1年来症状加重，且出现呼吸困难，不能平卧，心率116次/分，心界大，腹部移动性浊音（+），该患者还可能存在何种病变（ ）

A. 下肢、面部水肿 B. 肝颈静脉回流征（+）
C. 颈静脉怒张 D. 槟榔肝
E. 以上都可能出现

16.（2011年考研西医综合真题）女，23岁，足月初产，无妊娠并发症，在阴道分娩过程中，突然呼吸困难，发绀，血压下降，全身抽搐，昏迷，抢救无效死亡。尸体解剖时肺小动脉和毛细血管内最有可能发现的是（ ）

A. 角化上皮 B. 脂滴
C. 气泡 D. 血栓

【A3型题】

（1～4题共用题干）

男，70岁，慢性右心衰竭患者，查体见双下肢水肿，肝在右肋下5cm，脾在左肋下3cm。

1. 患者肝大的原因可能是（ ）

A. 肝门静脉血栓 B. 急性肝炎
C. 肝脂肪变性 D. 肝淤血
E. 慢性肝炎

2. 此肝脏的镜下改变不包括（ ）

A. 中央静脉扩张淤血 B. 小叶周围肝细胞脂肪变性
C. 肝细胞大片坏死 D. 肝窦扩张淤血
E. 小叶中央肝细胞萎缩

3. 患者脾大的原因可能是（ ）

A. 脾淤血 B. 脾内出现大量造血细胞
C. 脾破裂 D. 脾有白血病细胞浸润

E. 脾有寄生虫病

4. 肝淤血可发展为（　　）

A. 坏死后性肝硬化　　B. 门脉性肝硬化

C. 色素性肝硬化　　D. 胆汁性肝硬化

E. 淤血性肝硬化

（5～8 题共用题干）

女，50 岁，因胆囊结石行胆囊切除术，术后 8 天，出现左小腿肿胀，凹陷性水肿，腓肠肌压痛。诊断为左下肢深静脉血栓形成。

5. 该患者左下肢深静脉血栓是（　　）

A. 红色血栓　　B. 混合血栓

C. 白色血栓　　D. 透明血栓

E. 以上都不是

6. 该患者左下肢深静脉血栓形成的条件是（　　）

A. 血管内皮细胞损伤　　B. 血流缓慢

C. 血流中出现涡流　　D. 血液凝固性增高

E. 以上均有

7. 混合血栓的形态学特征是（　　）

A. 血小板和少量纤维蛋白

B. 血小板小梁、纤维蛋白网及红细胞

C. 血液中细胞成分与血浆成分分层

D. 纤维蛋白

E. 纤维蛋白网及白细胞

8. 该血栓如果脱落，最可能栓塞于何处（　　）

A. 肠系膜静脉　　B. 肺动脉

C. 脑动脉　　D. 髂动脉

E. 髂静脉

【A4 型题】

（1～4 题共用题干）

女，25 岁。在分娩过程中突然呼吸困难，口唇及四肢末端发绀，血压下降，抢救无效死亡。临床诊断：羊水栓塞。

1. 羊水栓塞是指羊水进入（　　）

A. 母体体循环动脉

B. 母体肺循环动脉

C. 母体体循环和肺循环动脉

D. 子体和母体的体循环动脉

E. 子体和母体的肺循环动脉

2. 羊水栓子是羊水内的（　　）

A. 胎粪　　B. 角化上皮细胞

C. 胎脂　　D. 胎毛

E. 以上均是

3. 发生羊水栓塞的原因可能是（　　）

A. 分娩时静脉窦破裂　　B. 分娩时羊膜破裂

C. 子宫收缩，宫腔压力增高

D. 羊水经破裂的静脉窦进入产妇血液循环

E. 以上都是

4. 尸体解剖时栓子主要见于（　　）

A. 心冠状动脉和毛细血管

B. 肝小叶间动脉和肝窦

C. 肺小动脉和毛细血管

D. 子宫动脉和毛细血管

E. 肺小静脉和毛细血管

（5～7 题共用题干）

男，73 岁，患有冠心病，冠状动脉造影显示左前降支重度狭窄。某日与人争吵后，出现口唇发绀，四肢冰凉，血压下降而死亡。

5. 其死亡原因最可能是下列哪一项（　　）

A. 心肌梗死　　B. 脑出血

C. 动脉瘤破裂　　D. 肺动脉栓塞

E. 心力衰竭

6. 心肌梗死的类型为（　　）

A. 贫血性梗死　　B. 气性坏疽

C. 干性坏疽　　D. 出血性梗死

E. 败血性梗死

7. 心肌梗死的病变特点为（　　）

A. 梗死灶呈锥形　　B. 梗死灶呈节段形

C. 梗死灶呈地图形　　D. 梗死灶发生出血

E. 梗死灶发生液化

【B 型题】

（1～3 题共用备选答案）

A. 门静脉栓塞　　B. 交叉性栓塞

C. 逆行性栓塞　　D. 肺动脉栓塞

E. 体动脉栓塞

1. 下腔静脉内栓子栓塞下肢静脉属支可造成（　　）

2. 股静脉血栓脱落栓塞于脑可造成（　　）

3. 肠系膜静脉血栓脱落可造成（　　）

（4～6 题共用备选答案）

A. 球形血栓　　B. 附壁血栓

C. 透明血栓　　D. 白色血栓

E. 红色血栓

4. 由纤维蛋白构成的血栓为（　　）

5. 风湿性心脏病二尖瓣狭窄时可发生（　　）

6. 心肌梗死时可形成（　　）

（7～8 题共用备选答案）

A. 血栓　B. 充血　C. 水肿　D. 贫血　E. 出血

7. 血管壁的完整性受到损伤易引起（　　）

8. 局部动脉血管内含血量增多导致（　　）

（9～11题共用备选答案）

A. 动脉性充血　　B. 肺动脉栓塞

C. 淤血　　D. 脑栓塞

E. 脑出血

9. 股静脉血栓脱落可引起（　）

10. 静脉血栓形成可引起（　）

11. 急性炎症时可引起（　）

【X型题】

1. 淤血脏器的特点有（　）

A. 颜色暗红　　B. 局部温度降低

C. 器官体积增大　　D. 包膜皱缩、边缘锐利

E. 切面有暗红色液体流出

2. 慢性肝淤血的病理变化有（　）

A. 肝血窦扩张淤血　　B. 肝细胞脂肪变性

C. 肝细胞萎缩　　D. 肝小叶结构被破坏

E. 中央静脉扩张淤血

3. 出血性梗死发生的条件是（　）

A. 动脉阻塞　　B. 组织疏松

C. 严重的静脉淤血　　D. 脏器有双重血供

E. 有效侧支循环建立后使较多血液流入梗死区

4. 贫血性梗死的病理特点是（　）

A. 形态与脏器的血管分布有关

B. 梗死区呈贫血苍白状

C. 均为凝固性坏死

D. 梗死灶边界不清

E. 梗死边缘常有充血出血带

5. 可引起动脉阻塞的原因包括（　）

A. 动脉粥样硬化　　B. 动脉栓塞

C. 动脉瘤　　D. 血栓形成

E. 肿瘤压迫

6. 下列情况容易引起血栓形成的有（　）

A. 严重烧伤　　B. 长期卧床

C. 产后大出血　　D. 动脉瘤形成

E. 静脉内膜炎

7. 肺动脉栓塞有可能引起（　）

A. 猝死　　B. 肺梗死

C. 右心室压力升高　　D. 右心衰竭

E. 无严重后果

8. 混合血栓的病理特点是（　）

A. 粗糙、干燥　　B. 与血管壁粘连

C. 红白相间，分层　　D. 均质、柔软

E. 湿润

9. 血栓的转归有（　）

A. 钙化　　B. 化生

C. 溶解　　D. 机化，再通

E. 形成栓子

10. 左心房血栓脱落可引起（　）

A. 脑梗死　　B. 肾梗死

C. 肺梗死　　D. 下肢梗死

E. 脾梗死

（二）名词解释（中英文对照）

1. 槟榔肝（nutmeg liver）
2. 心力衰竭细胞（heart failure cell）
3. 肺褐色硬化（brown induration of lung）
4. 血栓形成（thrombosis）
5. 栓塞（embolism）
6. 梗死（infarction）
7. 减压病（decompression sickness）
8. 附壁血栓（mural thrombus）
9. 瘀点（petechia）
10. 瘀斑（ecchymosis）

（三）填空题

1. 血栓形成的条件有____、____、____。
2. 淤血可造成的后果有____、____、____、____、____。
3. 血栓分为____、____、____和____四种类型。
4. 慢性肝淤血常于____时发生。
5. 出血可分为____和____两类。
6. 栓塞类型有____、____、____、____等。
7. 长骨骨折的患者可能发生____栓塞。
8. 肺出血性梗死，多在____的基础上合并肺动脉血栓形成或肺动脉栓塞所致。
9. 造成栓塞的栓子种类很多，其中以____栓子最多见。
10. 梗死的类型有____、____和____。

（四）判断题

1. 肾梗死也属于坏死。（　）
2. 脑梗死属凝固性坏死。（　）
3. 肺褐色硬化是由于慢性右心衰竭所致。（　）
4. 肺与肠多发生出血性梗死。（　）
5. 有血栓形成必定会发生梗死。（　）
6. 肺动脉栓塞的后果取决于栓子的大小、数量和心肺功能状况。（　）
7. 主要由白细胞构成的血栓称白色血栓。（　）
8. 血栓栓塞最常见于肺动脉。（　）

9. 血栓形成可对机体产生某些有利影响。(　　)
10. 潜水员病就是因为血液中重新释放的 CO_2 所造成的栓塞。(　　)

(五) 简答题

1. 简述淤血的后果。
2. 简述血栓的形成条件和对机体的影响。
3. 简述梗死的原因。
4. 简述栓子的运行途径。
5. 简述慢性肝淤血的病变特点。

(六) 论述题

1. 试述贫血性梗死和出血性梗死的区别。
2. 血栓形成、栓塞及梗死之间有何联系?

五、答案及解析

(一) 选择题

【A1 型题】

1. E 发生于心脏的附壁血栓内可见到灰白色和红褐色交替的层状结构，属于混合血栓。
2. C 局部组织因血流阻断而引起的坏死称为梗死。
3. D 羊水栓塞的病理依据是在产妇的肺小动脉和毛细血管内发现羊水成分，如角化上皮、胎毛、胎脂、胎粪和黏液。
4. A 贫血性梗死多发生于组织结构致密、侧支循环不充分的实质器官，如心、肾、脾。
5. E 血栓形成后，肉芽组织（主要由新生毛细血管及成纤维细胞构成）长入血栓，逐渐加以取代而发生机化。
6. E 脾静脉血液经门静脉流入肝脏，当门静脉内压升高时，脾静脉回流受阻，造成脾淤血。
7. B 正压静脉输液时，空气可能经输液管进入静脉而引起空气栓塞。
8. B 慢性肝淤血时，肝小叶中央区因严重淤血呈暗红色，而肝小叶周边部肝细胞则因脂肪变性呈黄色，致使在肝的切面上出现红黄相间的状似槟榔的切面，因而称为槟榔肝。
9. E 含黄骨髓的长骨发生骨折时，脂肪细胞破裂所释出的脂滴可侵入破裂的血管进入血流，多引起脂肪栓塞，一般不会发生气体栓塞。而其余 4 种情况均有可能发生气体栓塞。
10. E 血栓的结局包括溶解吸收、机化、再通及钙化，不会形成动脉瘤。
11. B 休克导致弥散性血管内凝血（DIC），形成透明血栓。休克发生时，有效循环血量不足，组织灌流减少，使局部或全身组织缺氧，导致内皮细胞损伤。同时，休克伴有血液流动缓慢，血液黏滞度升高。此外，休克晚期，由于肠道缺血、淤血，其内细菌极易繁殖，产生大量内毒素，内毒素入血，也促进了 DIC 的发生发展。
12. C 出血性梗死常发生在组织疏松、侧支循环丰富或有双重血供的器官，如肺和肠。
13. B 慢性肺淤血时，肺泡壁毛细血管扩张、淤血，严重时肺泡腔内可出现水肿液，甚至出血。若肺泡腔内的红细胞被巨噬细胞吞噬，其血红蛋白变为含铁血黄素，使痰呈褐色。这种巨噬细胞常在左心衰竭的情况下出现，因而被称为心力衰竭细胞。
14. D 循环血液中出现不溶于血液的异常物质，随血流运行阻塞血管腔的现象称为栓塞。
15. D 血流缓慢是血栓形成的重要因素，静脉血流缓慢，发生血栓的概率约比动脉多 4 倍，以下肢深部静脉，特别是腘静脉、股静脉和髂静脉为多见。
16. C 当肺动脉分支栓塞时，如肺原先已有淤血，致肺静脉压增高，此时支气管动脉是通畅的，但单纯以支气管动脉的压力不足以克服局部范围内的肺静脉阻力，局部肺组织也可以发生梗死。
17. B 造成肺血栓栓塞的血栓栓子 90% 以上来自下肢深静脉，特别是腘静脉、股静脉和髂静脉，偶可来自盆腔静脉或右心附壁血栓。
18. D 减压病时，由于外界气压骤然减低，原来溶于血液内的氧、二氧化碳和氮很快游离，形成气泡，氧气和二氧化碳可再溶于血液，氮气则溶解迟缓，遂形成小气泡或互相融合成较大的气泡，引起气体栓塞。
19. E 血栓机化过程中，新生内皮细胞被覆于血栓内由于血栓干涸产生的裂隙，形成与原血管腔相互沟通的新生血管，使血栓上下游的血流得以部分沟通，这种现象称为再通。
20. A 梗死是局限性组织坏死，发生于实质器官如心、脾、肾的梗死为凝固性坏死。
21. A 梗死的形状取决于该器官的血管分布。多数器官的血管呈锥形分支，如脾、肾、肺等，故其梗死也呈锥形，切面呈扇面形，或三角形，其尖端位于血管阻塞处，底部则为该器官的表面。心冠状动脉分支不规则，故心肌梗死形状亦不规则或呈地图状。

22. A 风湿性心内膜炎时，在瓣膜闭锁缘上有单行排列、直径为 1 ～ 2mm 的疣状赘生物形成，呈灰白色半透明，附着牢固，一般不易脱落。镜下，疣状赘生物由血小板和纤维素构成，属于白色血栓。

【A2 型题】

1. E 肠套叠时可造成动脉和静脉受压，血流中断，发生肠梗死。

2. A 含黄骨髓的长骨发生骨折时，脂肪细胞破裂所释出的脂滴可侵入破裂的血管进入血流，脂肪栓子从静脉进入右心腔，再到达肺，引起肺动脉分支、小动脉或毛细血管的栓塞。

3. D 尸检发现冠状动脉Ⅳ级狭窄，部分心肌呈灰白色，提示存在心肌梗死。

4. C 高血压可导致脑血管疾病和动脉硬化，当患者用力排便时，血压会突然升高，血管破裂形成脑出血，常常会导致患者出现偏瘫、失语等表现。

5. D 静脉曲张可致静脉内皮细胞损伤、血流缓慢、血液凝固性增高等，引起血栓形成，血栓与血管壁连接紧密，而血凝块及血栓栓子与血管壁连接均不紧密。

6. D 发生于组织内的出血，量大时形成血肿。

7. E 骨折及术后患者，卧床制动容易形成血栓，突发胸闷气促，伴意识不清说明并发肺栓塞。

8. E 高血压和高脂血症可致内皮细胞损伤、血流缓慢、血液凝固性增高，引起血栓形成，脑供血不足，出现肢体活动差，并逐渐加重。

9. B 风湿性心脏病二尖瓣狭窄可造成左心衰竭及慢性肺淤血，肺泡壁毛细血管扩张淤血，肺泡腔内大量水肿液，肺泡腔内红细胞漏出，可见心衰细胞，而肺泡腔内大量纤维素渗出多见于大叶性肺炎。

10. D 左心房颤动心衰时，心脏收缩力降低，血流缓慢淤滞，容易导致心脏中出现附壁血栓。一旦出现长期的心房颤动，会使得栓子脱落而引起相应的栓塞。患者腰部疼痛并伴有血尿，说明是发生了肾栓塞，引起肾梗死。

11. C 右心衰竭时主要表现为体循环淤血，如颈静脉怒张，下肢水肿，肝脏淤血，消化道淤血。

12. D 在分娩过程中，如羊膜破裂，尤其又有胎儿头阻塞阴道口时，子宫收缩可将羊水压入破裂的子宫壁静脉窦内，羊水成分（角化上皮、胎毛、胎脂、胎粪和黏液）可由子宫静脉进入肺循环，在肺动脉分支及毛细血管内引起羊水栓塞。

13. E 含黄骨髓的长骨发生骨折时，脂肪细胞破裂所释出的脂滴可侵入破裂的血管进入血流，脂肪栓子随静脉血流到达肺，导致肺栓塞。

14. D 亚急性感染性心内膜炎时，有病损的心瓣膜上有赘生物形成，赘生物与瓣膜的连接不紧密，容易脱落而造成各个器官的栓塞，此患者为赘生物脱落后导致的脑栓塞。

15. E 长期慢性支气管炎、肺气肿可造成肺心病，出现右心衰竭后体循环淤血的表现，包括下肢、面部水肿，肝颈静脉回流征（+），颈静脉怒张及慢性肝淤血（槟榔肝）。

16. A 在分娩过程中，羊水成分可由子宫静脉进入肺循环，在肺动脉分支及毛细血管内引起羊水栓塞，尸体解剖时，在肺小动脉和毛细血管内可发现羊水成分：角化上皮、胎毛、胎脂、胎粪和黏液。

【A3 型题】

1. D 右心衰竭时下腔静脉回流受阻，可造成肝淤血，肝脏体积增大。

2. C 慢性肝淤血时，肝小叶中央静脉和肝窦扩张淤血，小叶周围肝细胞脂肪变性，小叶中央肝细胞萎缩，甚至消失，但不会发生大片坏死。

3. A 右心衰竭时下腔静脉回流受阻，可造成脾淤血，脾脏体积增大。

4. E 长期的严重肝淤血，结缔组织增生，最后形成淤血性肝硬化。

5. B 静脉内的血栓为混合血栓。

6. E 血栓形成的条件包括内皮细胞损伤、血流状态改变及血液凝固性增高，上述血栓形成条件往往是同时存在的。患者手术后卧床既有血液的凝固性增加，又有静卧时血流缓慢和下肢静脉（尤其是腓肠肌内的静脉）受压，血流缓慢可致内皮细胞缺氧发生损伤。

7. B 混合血栓主要由淡红色无结构的呈分支状或不规则珊瑚状的血小板小梁和充满小梁间纤维蛋白网的红细胞构成。

8. B 栓子一般随血流运行，静脉脱落的栓子，随血流运行，栓塞肺动脉干或其分支。

【A4 型题】

1. B 在分娩过程中，羊水可通过破裂的子宫壁静脉窦，经血循环进入母体肺动脉分支，造成羊水栓塞。

2. E 羊水栓塞是羊水内的成分栓塞，包括角化上皮、胎毛、胎脂、胎粪和黏液。

3. E 在分娩过程中，如羊膜破裂，尤其又有胎儿头阻塞阴道口时，子宫收缩可将羊水压入破裂的子宫壁静脉窦内，经血液循环进入产妇肺动脉分支。

4. C 羊水通过破裂的子宫壁静脉窦，经血循环进入母体肺动脉分支，镜下，可在肺小动脉和毛细血管内发现羊水成分。

5. A 冠状动脉造影显示左前降支重度狭窄，在此基础上如情绪激动可造成心肌耗氧量增加，心肌灌流严重不足或血流中断，心肌发生梗死。

6. A 心脏的组织结构致密，侧支循环不充分，缺血后多发生贫血性梗死。

7. C 心冠状动脉分支不规则，故心肌梗死的形状也不规则，呈地图形。梗死多为贫血性梗死，梗死灶内出血少，坏死类型属于凝固性坏死。

【B 型题】

1. C 栓子一般随血流运行，罕见的情况下可发生栓子逆向运行，下腔静脉内的栓子，由于胸、腹腔内压骤然剧增（如咳嗽、呕吐），随一过性逆流的血液栓塞于下腔静脉所属的分支，属逆行性栓塞。

2. B 一般情况下，股静脉脱落的栓子，随血流运行，栓塞于肺动脉干或其分支；在有房间隔或室间隔缺损者，在右心腔内压力升高的情况下，可通过缺损进入左心，再进入体循环系统引起栓塞，如脑栓塞。罕见有静脉脱落的小血栓经肺动脉未闭的动脉导管进入体循环而引起栓塞，属交叉性栓塞。

3. A 肠系膜静脉脱落的栓子，随血流运行，多引起肝内门静脉分支的栓塞。

4. C 透明血栓发生于微循环小血管内，只能在显微镜下见到，主要由纤维蛋白构成。

5. A 在二尖瓣狭窄时，在左心房可形成血栓，由于心房的收缩和舒张，血栓呈球状。

6. B 心肌梗死时可造成心脏内皮细胞受损，在受损处形成附壁血栓。

7. E 血管壁的完整性受到损伤，血管破裂，血液自血管溢出，可引起出血。

8. B 局部动脉血输入量增多导致的血量增多称为充血，而静脉血液回流受阻使血液淤积于小静脉和毛细血管内，导致血量增加，称淤血。

9. B 栓子一般随血流运行，股静脉血栓脱落，随血流运行，多栓塞于肺动脉干或其分支。

10.C 静脉血栓形成可阻碍静脉血液回流，局部出现淤血。

11.A 炎症反应的初始，由于致炎因子的刺激所导致的轴索反射和组胺等血管活性物质的作用，局部组织的细动脉扩张，导致动脉性充血。

【X 型题】

1. ABCE 淤血的组织和器官，可由于血液的淤积而肿胀；由于血液内氧合血红蛋白减少，还原血红蛋白增多，颜色暗红；又由于局部血流淤滞，毛细血管扩张，使得散热增加，该处体表的温度因而降低。镜下见小静脉和毛细血管扩张，充满血液，切开有暗红色液体流出。

2. ABCE 慢性肝淤血时，肝小叶中央静脉和肝血窦扩张淤血，肝小叶周边肝细胞脂肪变性，肝小叶中央肝细胞可发生萎缩，但一般不会导致肝小叶结构破坏。

3. ABCD 出血性梗死多发生于组织疏松、侧支循环丰富或有双重血供的器官，如肺和肠。当器官原有严重淤血时，动脉阻塞引起出血性梗死，如肺淤血。如能建立有效侧支循环，则梗死不会发生。

4. ABE 梗死是局部组织由于血管阻塞、血流停滞导致缺氧而发生的坏死，梗死的形状取决于该器官的血管分布。贫血性梗死发生于组织结构比较致密、侧支循环不充分的器官，如肾、脾、心，梗死灶呈灰白色，在梗死的早期，梗死的周围有明显的充血出血带，与周围正常组织之间分界清楚。肾、脾、心的贫血性梗死灶呈凝固性坏死；脑的贫血性梗死灶为液化性坏死。

5. ABDE 动脉粥样硬化时，血管壁上有粥样斑块形成，可引起动脉阻塞，动脉栓塞、血栓形成及肿瘤压迫也均可造成动脉阻塞，而动脉瘤是血管壁的局部膨出，不会引起动脉阻塞。

6. ABCDE 血栓形成的条件包括内皮细胞损伤、血流状态改变及血液凝固性增高，静脉内膜炎可引起内皮细胞损伤，长期卧床可引起血流缓慢，动脉瘤可引起血液旋涡形成，严重烧伤、产后大出血可造成血液的凝固性增加，这些均易并发血栓形成。

7. ABCDE 肺动脉栓塞的影响取决于栓子的大小和数量。较小的栓子栓塞肺动脉小分支，因肺动脉和支气管动脉之间有丰富的吻合支，支气管动脉的血流可以通过吻合支供应该区肺组织，可避免梗死，无严重后果；但若栓塞前，肺已有严重淤血，微循环内压力升高，使支气管动脉供血受阻，局部遂出现出血性梗死。栓子大，栓塞动脉主干或大分支，患者即发生气促、发绀、休克，甚至急性呼吸循环衰竭而猝死。肺动脉主干或大分支栓塞时，肺动脉内阻力急剧增加，右心室内压力随之升高，造成急性右心衰竭。栓子体积即使不大，但数量多，广泛地栓塞肺动脉分支，也可引起猝死。

8. ABC 混合血栓位于静脉延续性血栓的体部，呈红色与白色条纹层层相间，呈粗糙、干燥、圆柱状，与血管壁粘连。

9. ACDE 血栓的结局包括软化、溶解、吸收，机化、再通和钙化，化生是指一种已分化成熟的细胞类型被另一种分化成熟的细胞类型所取代的过程。

10. ABDE 左心房血栓脱落进入体循环动脉系统，随血流运行，阻塞于各器官的小动脉内，以下肢、脑、肾、脾为常见，而引起肺梗死的栓子多来自于体循环静脉系统或右心。

（二）名词解释（中英文对照）

1. 槟榔肝（nutmeg liver）：慢性肝淤血时，肝小叶中央区因严重淤血呈暗红色，肝小叶周边肝细胞因脂肪变性呈黄色，致使在肝的切面上出现红、黄相间的花纹，似槟榔切面，故称槟榔肝。

2. 心力衰竭细胞（heart failure cell）：左心衰竭导致慢性肺淤血时，肺泡腔巨噬细胞常将红细胞吞噬，红细胞内的血红蛋白被分解为棕黄色颗粒状的含铁血黄素，这种吞噬含铁血黄素的细胞称心力衰竭细胞。

3. 肺褐色硬化（brown induration of lung）：长期慢性肺淤血可引起肺内纤维组织明显增生，使肺质地变硬，且由于含铁血黄素的沉积，肺颜色呈深褐色，称肺褐色硬化。

4. 血栓形成（thrombosis）：活体心血管内，血液发生凝固或血液中某些有形成分凝集形成固体质块的过程。

5. 栓塞（embolism）：循环血液中出现不溶于血液的异常物质，随血流运行阻塞血管腔的现象，称为栓塞。

6. 梗死（infarction）：器官或局部组织由于血管阻塞、血流停滞导致缺氧而发生的坏死，称为梗死。

7. 减压病（decompression sickness）：人体迅速从高压环境转入低压环境，原来溶于血液、组织液和脂肪组织中的气体（主要是氮气）游离形成的气泡所引起的栓塞，称为氮气栓塞，即减压病，又称为沉箱病和潜水员病。

8. 附壁血栓（mural thrombus）：发生于心腔内、动脉粥样硬化溃疡部位或动脉瘤内的混合血栓。

9. 瘀点（petechia）：皮肤、黏膜、浆膜的点状出血，称为瘀点。

10. 瘀斑（ecchymosis）：直径超过 1 ～ 2cm 的皮下出血灶，称为瘀斑。

（三）填空题

1. 心血管内皮的损伤　血流缓慢或有涡流形成　血液凝固性增高。

2. 水肿　漏出性出血　实质细胞萎缩、变性和坏死　间质纤维组织增生　侧支循环建立。

3. 白色血栓　混合血栓　红色血栓　透明血栓。

4. 右心衰竭。

5. 破裂性出血　漏出性出血。

6. 血栓栓塞　脂肪栓塞　气体栓塞　羊水栓塞。

7. 脂肪。

8. 严重肺淤血。

9. 血栓。

10. 贫血性梗死　出血性梗死　败血性梗死。

（四）判断题

1. T 肾梗死是由于肾血流中断后造成的坏死。

2. F 脑梗死时，梗死灶的脑组织坏死、变软、液化，属液化性坏死。

3. F 肺褐色硬化是由于慢性左心衰竭所致。

4. T 肠和肺的组织较疏松，梗死初期时可容纳多量漏出的血液，梗死后期也不能把漏出的血液挤出梗死灶外，故常发生出血性梗死。

5. F 血栓形成是否会造成梗死还与是否有侧支循环建立及局部组织对缺血的敏感程度有关。

6. T 肺动脉栓塞的后果取决于栓子的大小、数量和心肺功能状况。

7. F 白色血栓的主要成分是血小板及少量纤维蛋白。

8. T 血栓形成最常见于下肢深静脉，一旦脱落，随血液运行，常栓塞于肺动脉。

9. T 血栓形成可对机体产生某些有利影响，如止血和防止病原微生物扩散等。

10. F 潜水员病是因为血液中重新释放的氮气所造成的栓塞。

（五）简答题

1. 淤血的后果：①水肿；②漏出性出血；③实质细胞萎缩、变性和坏死；④间质纤维组织增生；⑤侧支循环建立。

2. 血栓的形成条件：①心血管内皮的损伤；②血流状态的改变，包括血流缓慢和涡流形成；③血液凝固性增高。血栓对机体的影响，有利的一面：①防止出血；②防止病原微生物扩散；不利的一面：①血栓阻塞血管可引起组织的缺血、坏死；②血栓脱落形成栓子引起栓塞；③瓣膜上血栓机化引起瓣膜病；④微循环内广泛微血栓形成后可引起广泛出血等严重后果。

3. 任何引起血管管腔阻塞，导致局部组织缺血的原因均可引起梗死。常见原因：①血栓形成是梗死的最常见原因，如冠状动脉和脑动脉的粥样硬化合并血栓形成，可分别引起心肌梗死和脑梗死；②动脉栓塞也是梗死的常见原因，多为血栓栓塞，亦可为气体、羊水、脂肪栓塞，常引起脾、肾、肺和脑的梗死；③动脉痉挛，多数是在动脉粥样硬化已有血管腔狭窄的情况下发生血管强烈而持续的痉挛，可致心肌梗死；④血管受压闭塞，如局部血管受肿瘤或其他机械性压迫而致管腔闭塞时可引起局部组织梗死，肠套叠、肠扭转和嵌顿性疝时肠系膜静脉和动脉受压或血流中断；卵巢囊肿蒂扭转及睾丸扭转致血流供应中断等引起的梗死。

4. 栓子的运行途径：①来自静脉系统及右心的栓子，随血流进入肺动脉主干及其分支，引起肺动脉栓塞；②来自主动脉系统及左心的栓子，随动脉血流运行，阻塞于各器官的小动脉内，引起体动脉栓塞；③来自肠系膜静脉等门静脉系统的栓子，可引起肝内门静脉分支的栓塞；④来自右心或腔静脉系统的栓子，在右心压力升高的情况下通过先天性房（室）间隔缺损到达左心，再进入体循环系统引起交叉性栓塞；⑤下腔静脉内的栓子，在胸腹压突然升高时，栓子随一过性逆流的血液流至肝、肾、髂静脉分支并引起逆行性栓塞。

5. 慢性肝淤血的病变特点：①肉眼：在慢性肝淤血时，肝小叶中央区严重淤血呈暗红色，两个或多个肝小叶中央淤血区可相连，而肝小叶周边部肝细胞则因脂肪变性呈黄色，致使在肝切面上出现红（淤血区）黄（肝脂肪变性区）相间的状似槟榔切面的条纹，称槟榔肝。②镜下：肝小叶中央静脉、肝窦高度扩张淤血、肝细胞萎缩，甚至消失；肝小叶周边肝细胞脂肪变性；网状纤维胶原化，纤维组织增生，可导致淤血性肝硬化。

（六）论述题

1. 贫血性梗死常发生于组织结构致密、侧支循环不丰富的实质器官，如脾、肾、心等。造成贫血性梗死的原因是动脉阻塞，静脉回流正常。梗死灶呈灰白色，早期梗死灶的周围可形成暗红色充血出血带。发生于脾、肾的梗死灶呈锥形，心肌梗死灶呈不规则地图状。出血性梗死常见于组织疏松、侧支循环丰富或具有双重血供的器官，如肺、肠等。造成出血性梗死的原因是动脉阻塞并伴有静脉淤血，或单独严重的淤血。梗死灶呈暗红色，梗死灶周围充血出血带不明显。肺梗死灶呈锥形，肠梗死灶呈节段形。

2. 血栓形成可阻塞血管腔，较大的血栓由于部分软化，易在血流冲击下脱落形成栓子，随血流运行阻塞血管腔，引起栓塞。血栓形成阻塞血管腔或血栓栓塞血管腔，可使局部组织的动脉血流中断，如果侧支循环不能有效建立，则引起部分组织的缺血坏死，造成梗死。

（华海蓉　申丽娟）

第四章　炎　症

一、学习目标

（一）掌握

1. 炎症的概念、分类、原因，炎症的基本病理变化。
2. 炎症局部表现和全身反应。
3. 急性炎症过程中的血管变化。
4. 炎症介质的概念和主要作用。
5. 急性炎症病理类型、病变特征与结局。
6. 非特异性慢性炎症的病理变化。
7. 肉芽肿性炎的概念、病因、类型及病变特点。

（二）熟悉

1. 白细胞吞噬作用及其发生机制。
2. 炎症介质的类型。
3. 急性炎症过程中白细胞渗出的机制。

（三）了解

炎症过程中花生四烯酸的代谢。

二、思维导图

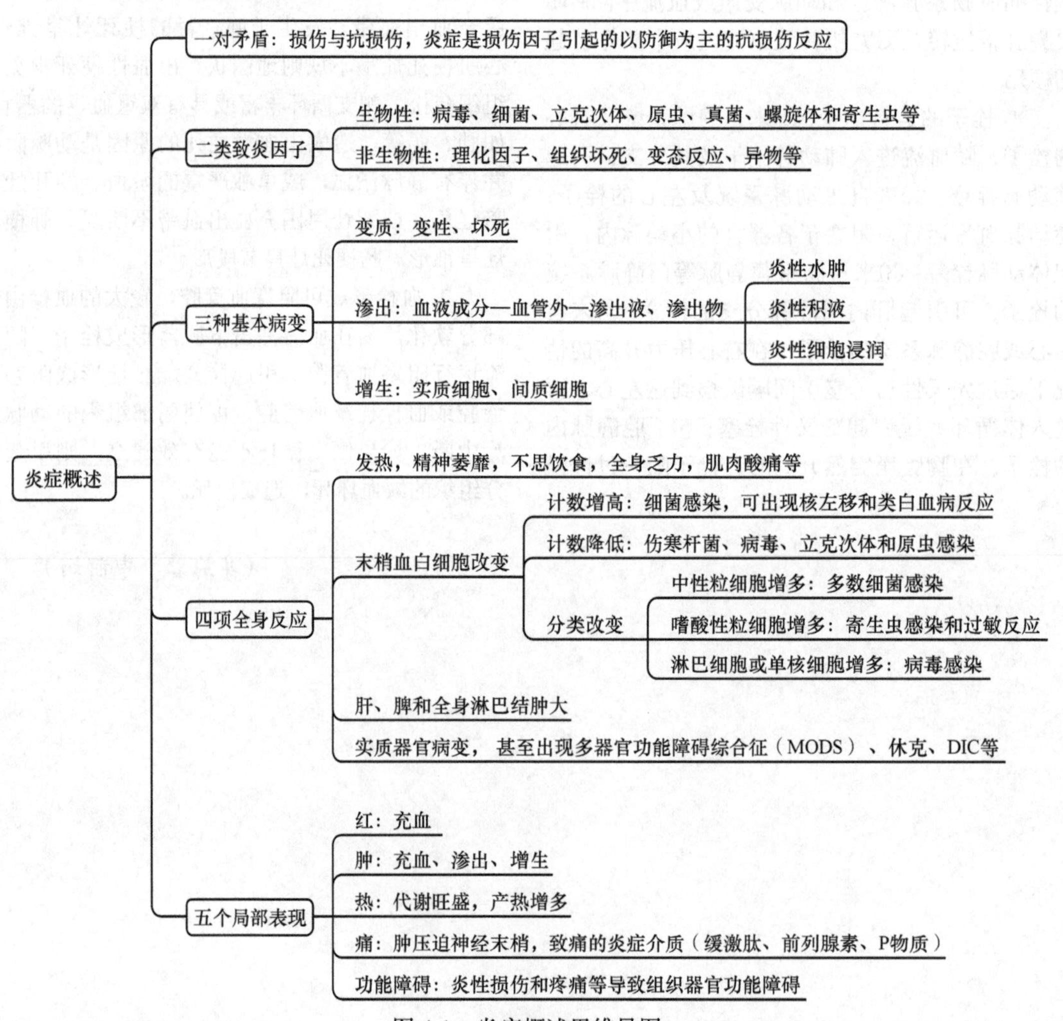

图 4-1　炎症概述思维导图

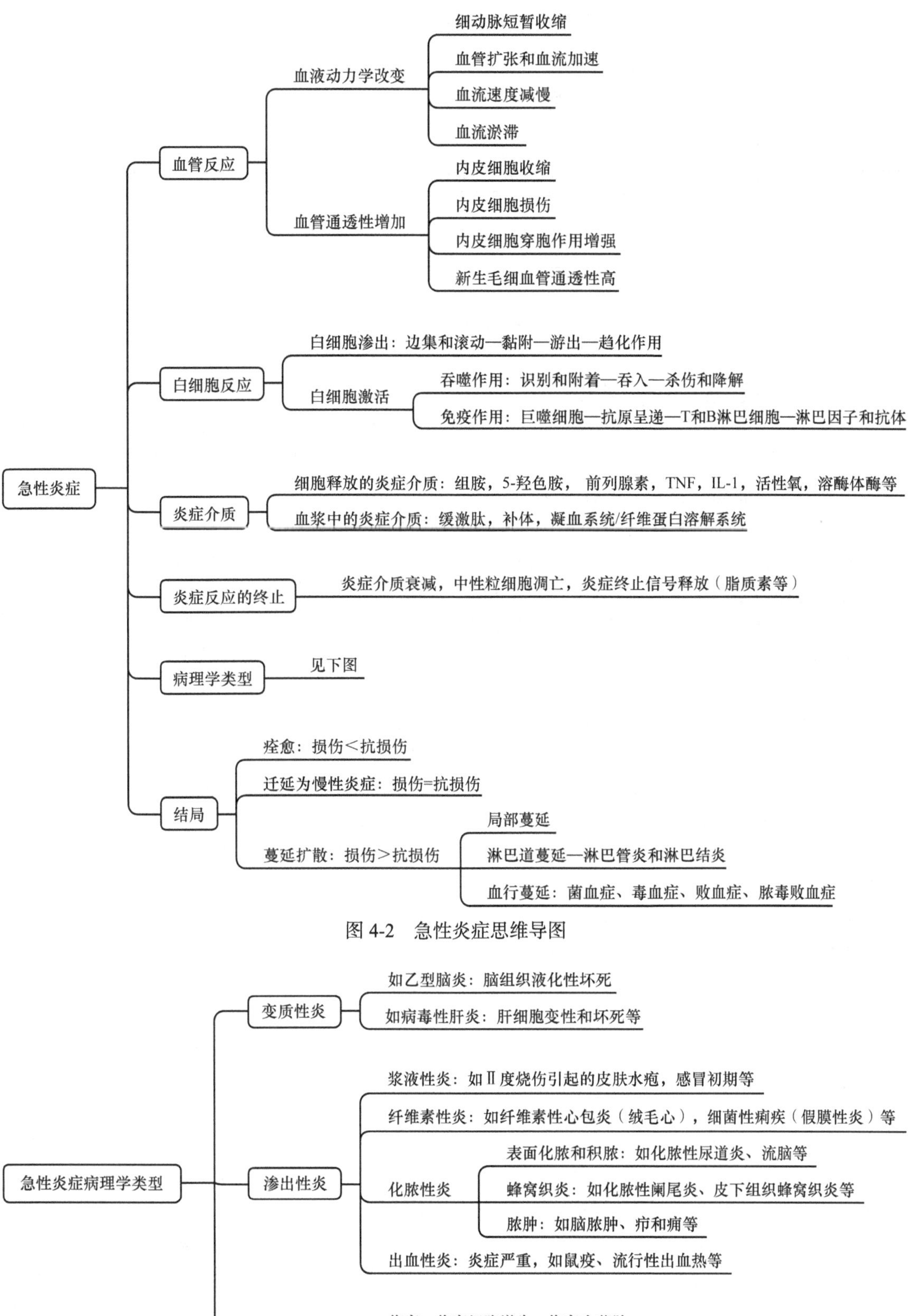

图 4-2 急性炎症思维导图

图 4-3 急性炎症病理学类型思维导图

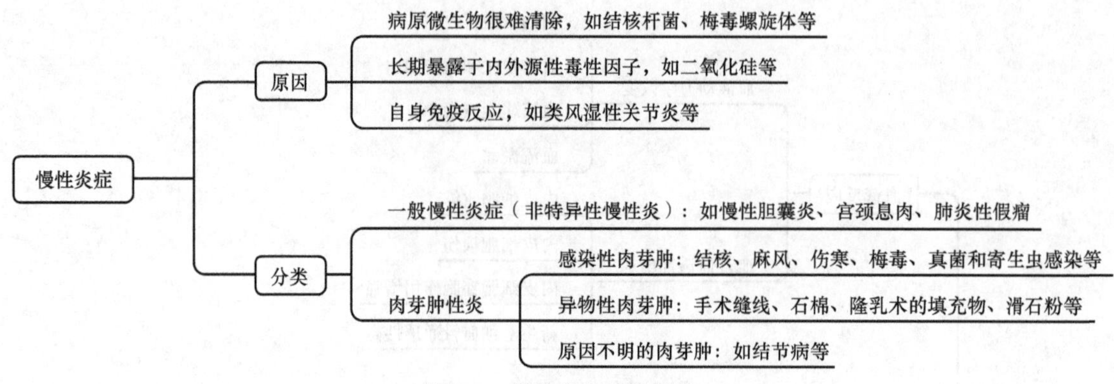

图 4-4 慢性炎症思维导图

三、知识点纲要

（一）炎症概述

1. 炎症（inflammation） 具有血管系统的活体组织对损伤因子所发生的以防御为主的基本病理过程。通过血管的收缩舒张、通透性增加和血管内容物渗出来消除损伤因子和修复损伤，但同时也会造成损失，炎症全过程都存在损伤和抗损伤这对矛盾。

2. 炎症的基本病变 变质、渗出和增生存在于所有的炎症，但由于病因和病变部位等的不同，三种基本病变有所侧重。一般在急性炎症或炎症早期以变质、渗出为主，而慢性炎症或炎症后期以增生为主。

3. 渗出（exudation） 是炎症的中心环节，是在炎症介质的参与下，血管壁通透性增加，血管内液体、蛋白和细胞成分通过血管壁渗出到血管外的过程。渗出到血管外的白细胞称为炎细胞，炎细胞渗出到组织间隙内称为炎细胞浸润（表 4-1）。

表 4-1 渗出液与漏出液的区别

项目	渗出液	漏出液
原因	炎症	非炎症
外观	浑浊	澄清
蛋白含量	＞30g/L	＜30g/L
比重	＞1.018	＜1.018
细胞数	$>500\times10^6$/L	$<100\times10^6$/L
Rivalta 试验	阳性	阴性
凝固性	能自凝	不能自凝

液体渗出的意义：对机体有利有弊。

利：①渗出的液体可以稀释毒素、减轻毒素对组织的损害，为炎症病灶带来葡萄糖、氧和营养物质及带走炎症病灶代谢产物。②渗出物内含有抗体和补体等物质，有利于消灭病原微生物。③渗出物中的纤维蛋白原在坏死组织释放出的组织凝血酶作用下形成纤维蛋白。纤维蛋白交织成网可限制病原微生物的扩散，使病灶局限化，同时也有利于吞噬细胞发挥吞噬作用。④在炎症后期纤维蛋白网架还可成为修复的支架，有利于组织的修复。⑤渗出物中的病原微生物和毒素随淋巴液被带至局部淋巴结，可刺激机体发生细胞免疫和体液免疫，提高机体的免疫力。

弊：①渗出液过多可引起压迫和阻塞，如心包腔积液可压迫心脏；②渗出的纤维蛋白过多，不能完全吸收，可发生机化，引起组织粘连，如心包粘连导致缩窄性心包炎，可使心脏搏动受到严重影响。

炎细胞的种类、功能及临床意义见表 4-2。

4. 炎症介质（inflammatory mediator） 参与和介导炎症反应的化学因子，分为两种类型（表 4-3）。

（1）细胞释放的炎症介质：以细胞内颗粒的形式储存于细胞内，在炎症刺激下分泌或在需要时重新合成。

血管活性胺：包括组胺和 5- 羟色胺（5-HT）。组胺主要存在于肥大细胞，主要作用是使细动脉扩张和细静脉通透性增高，对嗜酸性粒细胞有特异的趋化作用。5- 羟色胺又称血清素，主要存在于血小板和肠嗜铬细胞中，其作用与组

表 4-2 炎细胞的种类、功能及临床意义

炎细胞分类	形态	来源	主要功能	病理学意义
中性粒细胞	核呈杆状或分叶状，胞质含嗜天青颗粒和特殊颗粒	血液	具有活跃的运动和吞噬功能，能吞噬细菌、组织崩解碎片等 释放炎症介质 增加血管壁通透性 趋化单核细胞	小吞噬细胞，见于急性炎症早期，化脓性炎症
单核细胞及巨噬细胞	体积大，胞质多，核呈肾形、马蹄形或卵圆形，胞质中含丰富溶酶体	血液、组织	吞噬非化脓菌、原虫、组织碎片、异物等，可形成上皮样细胞、朗汉斯巨细胞、异物巨细胞等 处理抗原信息，参与特异性免疫反应 释放炎症介质，促进炎症发展	大吞噬细胞，见于急性炎症后期、慢性炎症、非化脓性炎症、病毒和寄生虫感染等
嗜酸性粒细胞	核分叶、杆状，胞质含嗜酸性颗粒	血液	吞噬免疫复合物 受抗原抗体复合物、补体 C3a 与 C5a、组胺趋化	见于寄生虫感染、变态反应性炎症
淋巴细胞	细胞大小不等，核圆或卵圆形，胞质少	血液、组织	发挥特异性免疫功能： T 淋巴细胞：细胞免疫、淋巴因子（趋化、游走抑制等） B 淋巴细胞：体液免疫，分化成浆细胞	见于慢性炎症，病毒、梅毒螺旋体、立克次体等感染
浆细胞	核圆，胞质丰富，核偏位，核异染色质呈轮辐状排列	B 淋巴细胞	产生抗体，发挥特异性免疫功能	慢性炎症
嗜碱性粒细胞及肥大细胞	核分叶，胞质含嗜碱性颗粒	血液、组织	释放肝素、组胺、血小板激活因子	变态反应性炎症

表 4-3 主要炎症介质及其作用

作用	主要炎症介质
血管扩张	组胺、前列腺素、NO
血管通透性增高	组胺、5-HT、缓激肽、C3a、C5a、LTC4、LTD4、LTE4、PAF、P 物质
趋化作用	C3a、C5a、LTB4、细菌产物、阳离子蛋白、IL-1 和 TNF 等
发热	IL-1、IL-6、TNF、前列腺素
疼痛	前列腺素、缓激肽、P 物质
组织损伤	氧自由基、溶酶体酶、NO

胺相似。

花生四烯酸代谢产物：包括前列腺素（PG）、白细胞三烯（LT）、脂质素（LX）等。作用有扩张血管、增加血管壁通透性、对白细胞趋化、致痛、致热等。

血小板激活因子：由嗜碱性粒细胞、肥大细胞、中性粒细胞、单核巨噬细胞、血管内皮细胞及血小板等产生，通过影响血流动力学，增加血管通透性，促进白细胞与内皮细胞黏着，影响趋化作用，促使白细胞脱颗粒等参与炎症。

溶酶体成分：中性粒细胞和单核细胞的溶酶体颗粒含有溶菌酶、胶原酶和碱性磷酸酶、髓过氧化物酶、杀菌肽、酸性水解酶和多种中性蛋白酶。这些酶在吞噬溶酶体内与吞噬物混合，杀伤和降解细菌。

此外，还有细胞因子、一氧化氮（NO）、氧自由基、神经肽等细胞性炎症介质。

（2）血浆中的炎症介质：以前体形式存在，经蛋白酶裂解而激活。包括缓激肽、补体和凝血系统 / 纤维蛋白溶解系统三种相互关联的系统。

缓激肽：是激肽系统的代谢产物，主要作用是增加血管的通透性、扩张血管、收缩平滑肌和引起疼痛。

补体片段 C3a、C5a：是补体系统的代谢产物，可促使肥大细胞释放组胺，使血管扩张和血管壁通透性升高；促使中性粒细胞和单核细胞释放炎症介质；促进白细胞黏着内皮和趋化作用；对细菌细胞壁具有调理素作用。

凝血系统和纤维蛋白溶解系统：产生多种活性物质，如纤维蛋白多肽可增加血管通透性和白细胞的趋化活性；凝血酶可增加白细胞的

黏附性以及促进纤维母细胞的增生；Xa 因子可引起血管壁通透性增加，促进白细胞的渗出等。

（二）急性炎症

急性炎症起病急，持续时间短，基本病变以变质和渗出为主，渗出过程包括血管反应、液体和细胞渗出，机体将抗体和中性粒细胞运送到炎症局部，清除致炎因子，促进损伤修复。

根据渗出物的主要成分和病变特点，渗出性炎分为以下 4 种类型：

（1）浆液性炎：以浆液渗出为主，主要包括液体和白蛋白，仅有少量白细胞。血管通透性轻度增加，见于较轻的炎症或炎症的早期。好发部位是黏膜（如鼻黏膜）、浆膜（如胸膜、腹膜和心包膜等）、皮肤、滑膜（关节囊）和疏松结缔组织。

（2）纤维素性炎：以纤维素渗出为主。炎症较浆液性炎重。好发部位是黏膜（肠、咽、喉、气管）、浆膜（胸膜、腹膜和心包膜）和肺。

假膜性炎（pseudomembranous inflammation）：发生在黏膜的以形成假膜为特征的纤维素性炎。大量纤维素、中性粒细胞和坏死的黏膜组织及病原菌等在黏膜表面形成灰白色膜状物，称为“假膜”。

白喉：发生在咽、喉、气管黏膜的假膜性炎。

细菌性痢疾：发生在结肠黏膜的假膜性炎。

绒毛心（纤维素性心包炎）：由于大量纤维素渗出在心包腔，随着心脏搏动，心包的脏、壁两层相互牵拉，使纤维素在心包膜表面形成灰白色绒毛状。

（3）化脓性炎：以中性粒细胞渗出为主，并有不同程度的组织坏死液化形成脓液。中性粒细胞吞噬细菌而发生变性坏死，称为脓细胞（表 4-4）。

表 4-4　蜂窝织炎和脓肿的区别

项目	蜂窝织炎	脓肿
相同点	化脓性炎，中性粒细胞渗出，脓液形成	
性质	弥漫性化脓性炎	局限性化脓性炎
病因	溶血性链球菌	金黄色葡萄球菌
好发部位	皮下组织、肌肉和阑尾	皮下、内脏器官
病变特征	病变弥漫，分界不清，坏死不明显	病变局限，分界清楚，坏死明显
举例	急性蜂窝织炎性阑尾炎	疖、痈、肺脓肿、脑脓肿

（4）出血性炎：炎性渗出物中含有大量红细胞，提示炎症灶的血管损伤严重。常见于严重传染病，如鼠疫、流行性出血热和钩端螺旋体病等。

（三）慢性炎症

1. 一般慢性炎症　成纤维细胞、血管内皮细胞、组织细胞、上皮细胞、腺体或实质细胞等增生，伴有慢性炎细胞浸润，如慢性胆囊炎。

炎性息肉：炎症局部黏膜上皮、腺体、肉芽组织增生而形成的突出于黏膜表面的赘生物，伴有淋巴细胞和浆细胞浸润，如宫颈炎性息肉。

炎性假瘤：炎症时由肉芽组织、炎细胞、增生的实质细胞及纤维组织构成的境界清楚的瘤样肿块，常发生于眼眶和肺，应注意与真性肿瘤鉴别。

2. 肉芽肿性炎　以炎症局部巨噬细胞及其衍生细胞增生形成境界清楚的结节状病灶（即肉芽肿）为特征的一种特殊类型慢性炎症。

急性炎症和慢性炎症的区别见表 4-5。

表 4-5　急性炎症和慢性炎症的区别

项目	急性炎症	慢性炎症
起病	急	隐匿
病程	短（＜4 周）	长（数周至数年）
临床表现	临床症状明显，常有发热、末梢血白细胞数目改变	临床症状表现不一，时好时坏，病程迁延
基本病变	变质、渗出为主	增生为主
炎细胞浸润	中性粒细胞为主	淋巴细胞、单核细胞、浆细胞为主

四、复习思考题

（一）选择题

【A1 型题】

1.（2017 年临床执业医师考试真题）不会出现肉芽肿性病变的疾病是（　　）

A. 细菌性痢疾　　B. 伤寒

C. 血吸虫病　　D. 结节病

E. 结核病

2.（2017 年临床执业医师考试真题）因毛细血管通透性增加而致胸腔积液的疾病是（　　）

A. 肾病综合征　　B. 肝硬化

C. 类风湿性关节炎　　D. 左心衰竭

E. 缩窄性心包炎

3.（2004 年临床执业医师考试真题）关于炎症，正确的是（　　）

A. 炎症反应均对机体有利

B. 任何机体均可发生炎症

C. 炎症是一种防御反应

D. 损伤必然导致炎症

E. 炎症是活体组织的损伤反应

4.（2004 年临床执业医师考试真题）寄生虫感染时，浸润的炎症细胞主要是（　　）

A. 中性粒细胞　　B. 单核细胞

C. 淋巴细胞　　D. 嗜酸性粒细胞

E. 浆细胞

5.（2003 年临床执业医师考试真题）以变质为主的炎症是（　　）

A. 感冒初期鼻黏膜炎　　B. 假膜性炎

C. 绒毛心　　D. 脓肿

E. 流行性乙型脑炎

6.（2002 年临床执业医师考试真题）蜂窝织炎是指（　　）

A. 发生于皮下组织及阑尾的炎症

B. 一种弥漫性化脓性炎症

C. 以淋巴细胞渗出为主的炎症

D. 由链球菌感染引起的局限性化脓性炎症

E. 没有明显坏死的渗出性炎症

7.（2001 年临床执业医师考试真题）关于纤维素性炎的描述，错误的是（　　）

A. 常发生于浆膜、黏膜和肺

B. 浆膜的纤维素性炎易导致浆膜粘连

C. 心外膜的纤维素性炎常形成绒毛心

D. 肺的纤维素性炎不会导致机化

E. 常伴中性粒细胞浸润

8.（2001 年临床执业医师考试真题）关于慢性肉芽肿性炎的描述错误的是（　　）

A. 指肉芽组织增生形成的结节状病灶

B. 病灶呈结节状，境界清楚

C. 结核病为肉芽肿性炎

D. 肉芽肿性炎由巨噬细胞构成

E. 梅毒为肉芽肿性炎

9.（2001 年临床执业医师考试真题）流行性乙型脑炎的病变类型属于（　　）

A. 渗出性炎　　B. 变质性炎

C. 增生性炎　　D. 出血性炎

E. 肉芽肿性炎

10.（2001 年临床执业医师考试真题）属于化脓性炎症的是（　　）

A. 嗜酸性脓肿　　B. 阿米巴肝脓肿

C. 冷脓肿　　D. 转移性脓肿

E. 炎性肉芽肿

11.（2000 年临床执业医师考试真题）肉芽组织内发挥抗感染作用的主要成分是（　　）

A. 毛细血管内皮细胞　　B. 肌纤维母细胞

C. 炎性细胞　　D. 纤维母细胞

E. 胶原纤维

12.（2000 年临床执业医师考试真题）急性炎症时组织变红的主要原因是（　　）

A. 组织间隙水肿　　B. 炎症灶内炎细胞浸润

C. 炎症灶内血栓形成　　D. 肉芽组织增生

E. 血管扩张，血流加快

13.（2000 年临床执业医师考试真题）炎症介质组胺在炎症灶内最主要的作用是（　　）

A. 白细胞趋化

B. 使血管扩张和通透性增高

C. 引起疼痛

D. 导致发热

E. 造成组织损伤

14.（2000 年临床执业医师考试真题）关于蜂窝织炎的描述错误的是（　　）

A. 病变组织呈马蜂窝状

B. 皮肤、肌肉和阑尾是好发部位

C. 主要由溶血性链球菌引起

D. 病变弥漫与细菌透明质酸酶和链激酶有关

E. 中性粒细胞弥漫浸润组织

15.（2000 年临床执业医师考试真题）属于慢性肉芽肿性炎的是（　　）

A. 结核　　B. 伤寒

C. 肠阿米巴病　　D. 慢性支气管炎

E. 慢性阑尾炎

16.（2018 年考研西医综合真题）炎症细胞自血管内游出后，在组织内作定向运动的现象是（　　）

A. 炎性渗出　　B. 炎性浸润

C. 趋化作用　　D. 阿米巴样运动

17.（2018 年考研西医综合真题）单核巨噬细胞在

局部增生形成的结节状病灶是（　　）

A. 炎性假瘤　　B. 肉芽肿

C. 炎性息肉　　D. 肉芽组织

18.（2018 年考研西医综合真题）下列疾病中，属于化脓性炎的是（　　）

A. 大叶性肺炎　　B. 淋病性尿道炎

C. 肠伤寒　　D. 阿米巴肝脓肿

19.（2017 年考研西医综合真题）下列肉芽肿中常见有朗汉斯巨细胞的是（　　）

A. 风湿小结　　B. 黏液潴留结节

C. 结核结节　　D. 术后缝线反应结节

20. 急性肾盂肾炎的炎症性质是（　　）

A. 变质性炎　　B. 增殖性炎

C. 化脓性炎　　D. 肉芽肿性炎

E. 纤维素性炎

21.（2016 年考研西医综合真题）引起绒毛心的原发疾病是（　　）

A. 浆液性心包炎　　B. 纤维蛋白性心包炎

C. 化脓性心包炎　　D. 结核性心包炎

22.（2015 年考研西医综合真题）严重烧伤时，导致血管通透性增加的主要机制是（　　）

A. 内皮细胞穿胞作用增加

B. 内皮细胞直接损伤

C. 白细胞介导的内皮细胞损伤

D. 新生毛细血管的高通透性

23.（2014 年考研西医综合真题）下列炎性介质中，引起发热的是（　　）

A. 前列腺素　　B. 缓激肽

C. IL-8　　D. NO

24.（2012 年考研西医综合真题）在假膜性炎中，最具有特征性的渗出物是（　　）

A. 血蛋白　　B. 纤维蛋白

C. 淋巴细胞　　D. 中性粒细胞

25.（2011 年考研西医综合真题）下列炎症介质中，具有趋化作用的是（　　）

A. 缓激肽　　B. 前列腺素

C. NO　　D. IL-8

26.（2010 年考研西医综合真题）异物肉芽肿中，最主要的炎症细胞是（　　）

A. 嗜酸性粒细胞　　B. 中性粒细胞

C. 淋巴细胞　　D. 巨噬细胞

27.（2009 年考研西医综合真题）假膜性炎是发生于（　　）

A. 黏膜的化脓性炎　　B. 黏膜的纤维素性炎

C. 黏膜的出血性炎　　D. 黏膜的浆液性炎

28.（2007 年考研西医综合真题）肉芽肿性炎时，最主要的特征性炎症细胞来源于（　　）

A. 中性粒细胞　　B. 巨噬细胞

C. 淋巴细胞　　D. 嗜酸性粒细胞

29. 急性炎症时血流动力学的变化一般按下列哪种顺序发生（　　）

A. 血流速度减慢→血管扩张，血流加速→细动脉短暂收缩→白细胞附壁

B. 血管扩张，血流加速→细动脉短暂收缩→白细胞附壁→血流速度减慢

C. 细动脉短暂收缩→血流速度减慢→血管扩张，血流加速→白细胞附壁

D. 细动脉短暂收缩→血管扩张，血流加速→血流速度减慢→白细胞附壁

E. 细动脉短暂收缩→血流速度减慢→血管扩张，血流加速→白细胞附壁

【A2 型题】

1.（2019 年临床执业医师考试真题）男，45 岁，左膝关节肿胀伴积液，经穿刺抽出清亮液体。2 天后出现寒战、高热、膝关节剧痛。查体：T 39.5℃，膝关节肿胀并有压痛。实验室检查：WBC 15.0×10^9/L。左膝关节 X 线片见软组织肿胀、关节间隙增宽。此关节积液中主要的渗出成分依次是（　　）

A. 纤维素、脓液　　B. 脓液、纤维素

C. 浆液、纤维素　　D. 脓液、浆液

E. 浆液、脓液

2.（2019 年临床执业医师考试真题）男，50 岁。反复咳嗽、咳痰 5 年余，咳白色黏痰，晨起明显，受凉后加重，秋冬季症状明显。本次加重 3 天。吸烟史 10 余年，约 20 支 / 日，饮酒史 20 余年，其支气管黏膜活检最主要的炎症细胞是（　　）

A. 嗜酸性粒细胞　　B. 淋巴细胞

C. 中性粒细胞　　D. 巨噬细胞

E. 肥大细胞

3.（2017 年临床执业医师考试真题）女，30 岁。腹痛、腹泻伴里急后重 3 天。最初为稀便，2 天后为黏液脓血便。偶见片状灰白色膜状物排出，此病变最可能的炎症类型是（　　）

A. 浆液性炎　　B. 化脓性炎

C. 出血性炎　　D. 纤维素性炎

E. 变质性炎

4. 男，7 个月，因为多发性皮肤疖肿后发生脓毒

血症而死亡。剪开心包壁层，见心包脏层及壁层间有部分粘连，脏层表面有灰黄色膜样或绒毛状渗出物被覆，致使心脏表面结构（如血管等）看不清。心包腔内有少量脓液，已在剪开心包时流走。对心包病变的正确诊断是（ ）

A. 化脓性纤维素性心包炎
B. 心包脓肿 C. 心包蜂窝织炎
D. 纤维素性心包炎 E. 表面化脓性炎

5. 女，5岁。在白喉流行期间患病，有咳嗽声嘶、气促，突然呼吸心跳停止，抢救无效死亡。尸体解剖发现咽、喉、气管、支气管黏膜表面有一层灰白色膜样物覆盖，气管黏膜表面的灰白色膜黏着不牢，部分已经脱落，堵塞支气管腔。正确诊断是（ ）

A. 咽、喉、气管、支气管及扁桃体表面化脓性炎
B. 咽、喉、气管、支气管及扁桃体假膜性炎
C. 咽、喉、气管、支气管及扁桃体脓肿
D. 咽、喉、气管、支气管及扁桃体蜂窝织炎
E. 咽、喉、气管、支气管及扁桃体化脓性纤维素性炎

6. 男，19岁。右耳流脓15年，40天前恶寒、高热，20天来有恶心、呕吐，抢救无效死亡。尸体解剖发现右侧颞叶实质内有一个略呈圆形的病灶，境界清楚，其中充满淡黄绿色脓液，切开时已大部分流走，残留部分附着于壁上，呈灰白色片状，病灶外围有一薄层灰红色组织包绕。正确诊断是（ ）

A. 右侧颞叶积脓 B. 右侧颞叶水肿
C. 右侧颞叶痈 D. 右侧颞叶脓液
E. 右侧颞叶脓肿

7. 标本取自阴道壁溃疡组织，切片见该组织主要由大量新生的毛细血管和纤维母细胞构成，并有多量的炎症细胞浸润。毛细血管大都向创面垂直生长，新生毛细血管有的管腔较大、不规则，有的刚以发芽的形式长出，尚无管腔。其内皮细胞较肥大，核呈椭圆形或短梭形。纤维母细胞呈多角形或梭形，胞质较丰富，核呈椭圆形或梭形，染色较浅。炎症细胞主要为淋巴细胞、浆细胞、单核细胞，并有一定量的中性粒细胞。正确诊断是（ ）

A. 疖 B. 痈
C. 炎性肉芽组织 D. 肉芽肿性炎
E. 蜂窝织炎

8. 标本取于子宫颈。镜下见病变组织表面被覆鳞状上皮，部分坏死脱落，上皮所包绕的组织为增生的肉芽组织。部分血管管壁增厚，扩张充血。可见大量慢性炎症细胞浸润。间质疏松水肿，部分切片可见分泌活跃的腺体。正确诊断是（ ）

A. 子宫颈肉芽肿 B. 子宫颈纤维素性炎
C. 子宫颈肉芽肿性炎 D. 子宫颈慢性炎性息肉
E. 子宫颈炎性假瘤

9. 低倍镜下见肝组织散在多数大小不等的局限性病灶。病灶处正常肝组织结构完全破坏，被脓液所代替，脓液主要由脓细胞（即变性坏死的中性粒细胞）及坏死组织所组成，有些病灶内可见蓝染的细菌团。病灶周围的肝细胞索有离断现象，部分肝细胞有萎缩变性。正确诊断是（ ）

A. 脓肿 B. 蜂窝织炎
C. 出血性炎 D. 感染性肉芽肿
E. 积脓

10. 尸检发现肾脏肿大，包膜易剥，表面光滑，呈红色，可见小出血点，切面皮质增厚，皮髓分界尚清，该肾病变最可能是（ ）

A. 变质性炎 B. 渗出性炎
C. 出血性炎 D. 增生性炎
E. 纤维素性炎

11. 有一患者尸检发现脑膜充血、水肿，在蛛网膜下腔内见到黄白色脓样渗出物，此脑病变属于（ ）

A. 脑脓肿 B. 化脓性脑膜炎
C. 结核性脑膜炎 D. 病毒性脑膜炎
E. 乙型脑炎

12. 尸检发现一侧肾体积较小，表面不光滑，有多个大小不等、不规则的瘢痕，切面见瘢痕处质地较硬，肾盂黏膜增厚等，该肾最可能的病理诊断是（ ）

A. 动脉粥样硬化性固缩肾
B. 高血压固缩肾 C. 慢性肾盂肾炎
D. 慢性肾炎 E. 以上都不是

13. 尸检发现一小儿两肺叶均有大小不等的实变病灶，病灶多位于下叶，呈灰白色或灰黄色，病灶边界不清，其病变应属于哪种炎症（ ）

A. 浆液性炎 B. 纤维素性炎
C. 变质性炎 D. 化脓性炎
E. 出血性炎

14. 一小孩右前臂不慎烫伤，局部红、肿、热、痛，随之出现水疱，属于下列哪种炎症（ ）

A. 浆液性炎 B. 纤维素性炎

C. 浆液纤维素性炎　D. 化脓性炎
E. 出血性炎

15. 患者切除的阑尾，病检发现阑尾各层均有大量中性粒细胞浸润，血管明显充血，其诊断是（　）
A. 单纯性阑尾炎　B. 坏疽性阑尾炎
C. 蜂窝织炎性阑尾炎　D. 阑尾类癌
E. 以上都不是

16. 手术切除一段肠管，病检发现肠黏膜表面有肿物，通过细蒂与肠黏膜相连，镜下见腺体增生，无异型性，间质中有大量慢性炎症细胞浸润，可能的病理诊断是（　）
A. 慢性肠炎伴黏膜上皮增生
B. 肠类癌　C. 高分化腺癌
D. 克罗恩病　E. 肠黏膜炎性息肉

17. 男，28 岁，2 天前突然出现发热、寒战，呼吸困难，今天咳嗽，咳铁锈色痰，肺部出现大叶实变体征，该患者病变性质可能为（　）
A. 浆液性炎　B. 化脓性炎
C. 出血性炎　D. 纤维素性炎
E. 肺脓肿

18. 男，36 岁，血吸虫疫区农民，务农活动接触疫水后皮肤瘙痒，出现小丘疹。全血检查显示白细胞分类异常。该患者全血检查中，哪种白细胞可能增多（　）
A. 中性粒细胞　B. 淋巴细胞
C. 单核巨噬细胞　D. 嗜酸性粒细胞
E. 嗜碱性粒细胞

19. 一女性对猫过敏，接触猫几分钟后出现鼻塞、流涕。引起她这些症状最可能的是（　）
A. 缓激肽　B. 组胺　C. TNF　D. IL-1　E. C5a

20. 男，38 岁，呼吸困难逐渐加重 2 天。胸透示双侧大量胸腔积液，从左侧胸腔穿刺抽出 600ml 浑浊的浅黄色液体，细胞学检查见多数中性粒细胞，未见淋巴细胞和红细胞。胸腔积液形成的主要机制是（　）
A. 淋巴管闭塞　B. 中性粒细胞释放溶酶体
C. 血小板黏附抑制　D. 血管内皮细胞收缩
E. 小动脉收缩

【A3 型题】

（1 ～ 3 题共用题干）

女，43 岁，3 个月前因甲状腺癌行甲状腺切除术，现于原手术部位触及一皮下结节。行结节切除，病检见巨噬细胞、胶原、少量淋巴细胞和多核巨细胞，结节中见一定量有折光性的物质。

1. 该患者的情况要考虑（　）
A. 手术切口感染　B. 甲状腺癌复发
C. 异物肉芽肿　D. 水肿
E. 溃疡

2. 患者皮下结节形成中最重要的细胞是（　）
A. 成纤维细胞　B. 中性粒细胞
C. 巨噬细胞　D. 甲状腺癌细胞
E. 浆细胞

3. 患者皮下结节形成中最重要的炎症介质是(　)
A. PGE_2　B. LTB_4　C. TNF　D. IL-8　E. IFN-γ

（4 ～ 5 题共用题干）

男，35 岁，咳嗽、发热 2 个月。查体：体温 37.5℃。听诊，全肺闻及湿啰音。胸透，全肺见数个边界不清的小结节状阴影。纤维支气管镜取材标本病检显示淋巴细胞、浆细胞浸润和上皮样细胞。

4. 患者肺部的病变感染属于（　）
A. 化脓性炎　B. 纤维素性炎
C. 肉芽肿性炎　D. 变质性炎
E. 浆液性炎

5. 该患者最可能是下列哪种感染引起（　）
A. 金黄色葡萄球菌　B. 恶性疟原虫
C. 白念珠菌　D. 结核分枝杆菌
E. 巨细胞病毒

（6 ～ 8 题共用题干）

男，39 岁，咳痰、发热、畏寒 4 日。查体：左肺底部可闻及湿啰音。痰培养肺炎链球菌阳性。受累肺部肺泡腔内有渗出液。

6. 患者最可能的诊断是（　）
A. 肺结核球　B. 肺癌
C. 大叶性肺炎　D. 小叶性肺炎
E. 支气管扩张

7. 渗出液中主要的炎细胞是（　）
A. 嗜碱性粒细胞　B. 嗜酸性粒细胞
C. 淋巴细胞　D. 单核巨噬细胞
E. 中性粒细胞

8. 能趋化这种炎细胞的炎症介质是（　）
A. 缓激肽　B. 组胺　C. 5- 羟色胺
D. IFN-γ　E. IL-8

【A4 型题】

（1 ～ 3 题共用题干）

女，3 岁，头痛、发热 4 天。现在体温 39.3 ℃。腰椎穿刺，脑脊液检查：WBC 910/mm^3，其中 93% 为中性粒细胞，7% 为淋巴细胞。

1. 该患者最可能是下列哪种感染引起（ ）
A. 细菌 B. 病毒 C. 支原体
D. 真菌 E. 寄生虫
2. 该患者的发热可能主要由下列哪种物质引起（ ）
A. 组胺 B. 缓激肽 C. NO D. TNF E. LTB_4
3. 该患者脑部的病变属于（ ）
A. 表面化脓 B. 变质性炎
C. 纤维素性炎 D. 浆液性炎
E. 肉芽肿性炎
（4～5题共用题干）
女，38岁，3年前行双侧乳房硅胶隆胸。术后，患者发现右侧乳房硬度增加，且轻微变形。检查发现，右乳房移植体有硅胶漏出，手术取出移植体。
4. 病检镜下该患者手术取出的组织中最具有特征性的细胞是（ ）
A. 异物巨细胞 B. 成纤维细胞
C. 中性粒细胞 D. 肥大细胞
E. 浆细胞
5. 该患者的病变为（ ）
A. 手术切口感染 B 异物肉芽肿
C. 乳腺癌 D. 乳腺小叶增生
E. 纤维囊性乳腺病

【B型题】

（1～5题共用备选答案）
A. 变质性炎 B. 假膜性炎
C. 浆液纤维素性炎 D. 蜂窝织炎
E. 化脓性炎
1. 阿米巴肝脓肿属于（ ）
2. 急性化脓性阑尾炎属于（ ）
3. 乙型脑炎属于（ ）
4. 渗出性结核性胸膜炎属于（ ）
5. 细菌性痢疾属于（ ）
（6～9题共用备选答案）
A. 蜂窝织炎 B. 脓肿
C. 卡他性炎 D. 纤维素性炎
E. 积脓
6. 大叶性肺炎属于（ ）
7. 疖和痈属于（ ）
8. 急性阑尾炎属于（ ）
9. 黏膜大量浆液渗出属于（ ）
（10～11题共用备选答案）
A. 化脓性炎 B. 纤维素性炎
C. 浆液性炎 D. 浆液纤维素性炎
E. 变质性炎
10. 急性蜂窝状炎性阑尾炎的病理特点是（ ）
11. 风湿性关节炎的病理特点是（ ）
（12～13题共用备选答案）（2016年考研西医综合真题）
A. 小动脉纤维化 B. 假膜性炎
C. 纤维蛋白样变性 D. 细动脉玻璃样变性
12. 纤维蛋白渗出后可形成的病变是（ ）
13. 血管壁受到体液免疫攻击的急性期病变是（ ）
（14～15题共用备选答案）（2015年考研西医综合真题）
A. 鼠疫 B. 梅毒 C. 白喉 D. 艾滋病
14. 属于肉芽肿性炎的是（ ）
15. 属于出血性炎的是（ ）
（16～17题共用备选答案）（2014年考研西医综合真题）
A. 白喉 B. 淋巴结结核
C. 急性蜂窝织性阑尾炎 D. 乙型肝炎
16. 属于变质性炎的是（ ）
17. 属于假膜性炎的是（ ）
（18～20题共用备选答案）
A. 中性粒细胞 B. 巨噬细胞
C. 嗜酸性粒细胞 D. 淋巴细胞
18. 细菌性感染早期浸润的细胞主要是（ ）
19. 寄生虫感染早期浸润的细胞主要是（ ）
20. 病毒感染浸润的细胞主要是（ ）

【X型题】

1. 来源于单核巨噬细胞系统的细胞有（ ）
A. 异物巨细胞 B. 伤寒细胞
C. 心衰细胞 D. 朗汉斯巨细胞
2.（2018年考研西医综合真题）下列疾病中，属于假膜性炎的是（ ）
A. 大叶性肺炎 B. 白喉
C. 细菌性痢疾 D. 风湿性心包炎
3.（2017年考研西医综合真题）下列病变属于肉芽肿性炎的有（ ）
A. 伤寒小结 B. 子宫内膜结核
C. 硅肺结节 D. 新月体性肾小球肾炎
4.（2014年考研西医综合真题）炎性介质的作用包括（ ）
A. 发热 B. 趋化作用
C. 血管通透性降低 D. 疼痛
5.（2013年考研西医综合真题）下列形态改变中，

属于急性炎症的主要病理变化有（ ）

A. 血管反应 B. 肉芽组织形成

C. 炎细胞浸润 D. 上皮细胞增生

6.（2007 年考研西医综合真题）炎症病灶内血管发生速发持续反应时，血管内皮的主要变化是（ ）

A. 细胞穿胞作用增强 B. 细胞变性、坏死

C. 细胞迅速收缩 D. 细胞凋亡

7. 炎症反应的化学介质是（ ）

A. 组胺 B. 5- 羟色胺

C. 激肽类 D. 细胞因子

E. 前列腺素

8. 急性炎症液体渗入组织是由于（ ）

A. 血管壁通透性增高 B. 血浆蛋白不足

C. 组织胶体渗透压升高 D. 肉芽肿形成

E. 血管内流体静压升高

9. 慢性炎症常见浸润的炎细胞为（ ）

A. 淋巴细胞 B. 单核细胞

C. 浆细胞 D. 嗜碱性粒细胞

E. 中性粒细胞

10. 下列有关炎症的理解，正确的是（ ）

A. 对机体损害的任何因素均可为致炎因子

B. 血管反应是炎症的中心环节

C. 炎症对机体有利，又有潜在危害性

D. 凡是炎症都应用抗生素消炎

E. 炎症既有局部反应，又可有全身反应

11. 下列属于渗出性炎症的是（ ）

A. 卡他性炎 B. 阿米巴肝脓肿

C. 假膜性炎 D. 绒毛心

E. 大叶性肺炎

12. 下列属于纤维素性炎的是（ ）

A. 大叶性肺炎 B. 病毒性肝炎

C. 细菌性痢疾 D. 绒毛心

E. 乙型脑炎

13. 能引起疼痛的炎症介质是（ ）

A. 组胺 B. 缓激肽 C. NO

D. C3a E. 前列腺素

14. 能引起发热的炎症介质是（ ）

A. IL-1 B. IL-6 C. 缓激肽

D. TNF E. 前列腺素

15. 下列属于变质性炎的是（ ）

A. 肾盂肾炎 B. 细菌性痢疾

C. 流行性乙型脑炎 D. 阿米巴肝脓肿

E. 病毒性肝炎

16. 下列关于炎症描述正确的是（ ）

A. 中性粒细胞浸润通常是急性炎症标志

B. 慢性炎症细胞主要是淋巴细胞、巨噬细胞和浆细胞

C. 淋巴细胞浸润并非总是慢性炎症特征

D. 中性粒细胞游出后必然引起局部单核细胞增多

E. 白细胞的渗出只见于急性炎症早期

17. 关于炎症的概念较恰当的说法是（ ）

A. 白细胞对细菌的一种作用

B. 炎症对机体有利，但也有可能产生不利影响

C. 细胞生长异常的一种形式

D. 充血、水肿的一种形式

E. 组织对损伤的一种防御为主的反应

18. 渗出液的描述中，哪些是正确的（ ）

A. 血管通透性增高 B. 液体比重高

C. 液体静置后凝固 D. 液体内含纤维蛋白原

E. 液体内含细胞极少

（二）名词解释（中英文对照）

1. 炎症（inflammation）
2. 变质（alteration）
3. 渗出（exudation）
4. 肉芽肿（granuloma）
5. 假膜性炎（pseudomembranous inflammation）
6. 蜂窝织炎（cellulitis）
7. 脓肿（abscess）
8. 炎性息肉（inflammatory polyp）
9. 炎症介质（inflammatory mediator）
10. 脓毒败血症（septicopyemia）

（三）填空题

1. 肉芽肿大致可分为____和____两类。
2. 发生在心外膜的纤维素性炎又称____。
3. 炎症基本病变有____、____、____。
4. 渗出性炎分为____、____、____、____四类。
5. 纤维素性炎好发部位为____、____、____。
6. 化脓性炎的病理类型有____、____、____。
7. 炎症细胞的渗出中，化脓性炎症以____为主；慢性炎症以____、____、____为主；寄生虫感染时以____为主。
8. 根据炎症病变特点急性菌痢属____；阿米巴痢疾属____；乙脑属____；流脑属____。
9. 急性炎症病变以____、____为主，慢性炎症病变是以____为主。

10. 炎症的局部临床表现为____、____、____、____和____。

（四）判断题

1. 炎症病灶中血管腔内的白细胞称为炎症细胞。（　）
2. 化脓性炎不一定是化脓细菌所引起。（　）
3. 阿米巴肝脓肿是以变质为主的非化脓性炎症。（　）
4. 白喉为假膜性炎。（　）
5. 细菌性痢疾的基本病变是纤维素性炎。（　）
6. 增生为主的炎症多见于慢性炎症。（　）
7. 脓肿属于变质性炎。（　）
8. 肉芽肿就是肉芽组织。（　）
9. 肉芽肿主要由巨噬细胞增生形成境界清楚的结节状病灶。（　）
10. 变质性炎是指以变质为唯一病变的炎症。（　）

（五）简答题

1. 渗出液有什么作用？
2. 炎细胞有哪几种？它们与炎症类型有什么关系？
3. 在炎症时，可以增生的细胞有哪些？
4. 炎症的全身反应有哪些？
5. 炎症的局部反应有哪些？

（六）论述题

1. 为什么说炎症是以防御为主的反应？
2. 何谓肉芽肿？请列举出4种肉芽肿，并描述其镜下结构。
3. 白喉是如何形成的？
4. 绒毛心是怎么形成的？

五、答案及解析

（一）选择题

【A1型题】

1. A 细菌性痢疾为假膜性炎，不会出现肉芽肿性病变。而伤寒、血吸虫病、结节病、结核病都属于肉芽肿性炎。
2. C 类风湿性关节炎引起的胸腔积液是因为炎症导致毛细血管通透性增高引起的。肾病综合征和肝硬化所产生的胸腔积液都属于毛细血管的胶体渗透压降低所致。左心衰竭和缩窄性心包炎所产生的胸腔积液都是由于胸膜毛细血管静水压升高所致。
3. C 炎症是具有血管系统的活体组织对各种损伤因子的刺激所发生的一种以防御反应为主的反应。炎症对机体有利，但也可能对机体产生不利影响。
4. D 寄生虫感染时，浸润的炎症细胞主要是嗜酸性粒细胞。
5. E 流行性乙型脑炎是变质性炎。感冒初期鼻黏膜炎属于浆液性卡他性炎，假膜性炎、绒毛心属于纤维素性炎，脓肿属于化脓性炎。
6. B 蜂窝织炎是指发生在疏松结缔组织的化脓性炎症，中性粒细胞弥漫性浸润，边界不清，细胞坏死液化较轻。
7. D 肺的纤维素性炎，如果渗出中性粒细胞数量少或功能缺陷，释放的蛋白溶解酶不足，渗出的纤维素不能完全溶解清除，则由肉芽组织机化，故选D。其余选项均正确。
8. A 肉芽组织是由大量新生毛细血管、一定数量成纤维细胞和少量炎症细胞组成的新生纤维结缔组织，而肉芽肿是炎症局部以巨噬细胞及其衍生细胞增生形成境界清楚的结节状病灶，两者是不同的。以肉芽肿形成为主要特征的炎症称为肉芽肿性炎，常见的肉芽肿性炎包括结核、梅毒、伤寒等。故A错误，其余选项均正确。
9. B 流行性乙型脑炎主要病变为脑组织液化性坏死，故属于变质性炎。
10. D ①转移性脓肿指化脓性细菌由局部病灶入血后，菌栓栓塞器官的小血管引起的多发性脓肿，属于脓肿病变。②嗜酸性脓肿是血吸虫虫卵周围无结构的颗粒状坏死物质及大量嗜酸性粒细胞浸润，状似脓肿，故称为嗜酸性脓肿。③阿米巴性肝脓肿是溶组织阿米巴感染后肝内形成的液化坏死灶，形似脓肿，但并非脓肿。④冷脓肿是指骨结核的结核干酪样坏死物质液化后可在骨旁形成结核性脓肿，局部无红、热、痛，故称“冷脓肿”，但并非脓肿。⑤炎性肉芽肿属于肉芽肿，并非脓肿。
11. C 肉芽组织内发挥抗感染作用的主要成分是炎性细胞。
12. E 急性炎症时组织变红是由局部血管扩张、充血所致。
13. B 组胺在炎症灶内最主要的作用是使血管扩张和通透性增高。
14. A 蜂窝织炎是指疏松结缔组织的弥漫性化脓性炎，常发生于皮肤、肌肉和阑尾。主要由溶血性链球菌引起，链球菌分泌的透明质酸酶，降解结缔组织中的透明质酸，分泌的链激酶能溶解纤维素，因此细菌易于扩散，病变弥漫，表现为病变组织中大量中性粒细胞弥漫性浸润。故 A 选项错误，其余选项均正确。

15. A ①结核属于慢性肉芽肿性炎。②伤寒属于急性肉芽肿性炎。③肠阿米巴病属于变质性炎。④慢性支气管炎、慢性阑尾炎属于一般慢性炎症。

16. C ①趋化作用是指炎症细胞（如白细胞）自血管内游出后，在组织内沿化学物质浓度梯度向化学刺激物作定向移动的现象。②炎性渗出是指炎症局部组织血管内的液体成分、纤维素等蛋白质和各种炎细胞通过血管壁，进入组织间隙、体腔、体表、黏膜表面的过程。③炎性浸润是指炎细胞在炎症灶聚集的现象。④阿米巴样运动是指阿米巴原虫在发育过程的某个阶段可以任意变形，并四处活动，如同白细胞一样伸出伪足的运动形式。

17. B ①肉芽肿是指单核巨噬细胞在局部增生形成的境界清楚的结节状病灶，为肉芽肿性炎的特征性病变。②炎性假瘤是由肉芽组织、炎细胞、增生的实质细胞和纤维结缔组织构成的境界清楚的瘤样病变。③炎性息肉是黏膜组织和肉芽组织过度增生，向黏膜表面突出形成的带蒂赘生物，为黏膜组织的慢性炎症。④肉芽组织由新生的毛细血管、成纤维细胞、炎细胞构成，是组织损伤修复的主要形式。

18. B ①淋病性尿道炎是由淋球菌引起的急性化脓性炎。②大叶性肺炎为纤维素性炎。③肠伤寒为急性增生性炎。④阿米巴肝脓肿为变质性炎。

19. C 结核结节中的多核巨细胞又称为朗汉斯巨细胞，故选 C。

20. C 急性肾盂肾炎是由细菌感染引起的肾小管和肾间质的化脓性炎症。

21. B ①纤维蛋白性心包炎可有大量纤维素渗出，覆盖于心外膜表面的纤维素可因心脏的不停搏动和牵拉而形成绒毛状，称为绒毛心。②浆液性心包炎可有大量浆液渗出，多可完全吸收，不会导致绒毛心。化脓性心包炎、结核性心包炎可导致慢性缩窄性心包炎。

22. B 严重烧伤可直接损伤血管内皮细胞，使之坏死脱落，导致血管通透性明显增加，且这种变化发生迅速，可持续几小时至几天，直至损伤血管形成血栓或内皮细胞再生修复为止。严重烧伤虽然也可通过白细胞介导的内皮细胞损伤等机制，引起血管通透性增加，但不是主要机制。“内皮细胞穿胞作用增强”为血管内皮生长因子（VEGF）导致血管通透性增加的主要原因。“新生毛细血管的高通透性”为炎症修复过程中血管通透性较高的原因。

23. A 可引起发热的炎症介质包括前列腺素、IL-1、TNF。缓激肽可导致血管通透性增高。IL-8 是具有趋化作用的炎症介质。NO 可导致组织损伤。

24. B 纤维素性炎的特征为纤维蛋白原渗出，后形成纤维素，好发于黏膜、浆膜和肺组织。发生于黏膜者，黏膜坏死组织、渗出的纤维蛋白和中性粒细胞共同形成膜状物覆盖在黏膜表面，称假膜性炎。

25. D 具有趋化作用的物质包括可溶性细菌产物、C5a、LTB_4、IL-8 等，故选 D。缓激肽可引起炎症局部血管扩张、血管通透性增高，前列腺素可引起局部疼痛，NO 可引起局部组织损伤。

26. D 异物肉芽肿是由于异物不易被消化，长期刺激而形成的慢性炎症，最主要的炎症细胞是巨噬细胞。嗜酸性粒细胞浸润多见于寄生虫感染，中性粒细胞浸润多见于急性细菌感染，淋巴细胞多见于病毒感染、非特异性慢性炎症。

27. B 假膜性炎是发生于黏膜的纤维素性炎。

28. B 肉芽肿性炎症是以肉芽肿形成为特点的慢性炎症。所谓肉芽肿是指炎症局部由巨噬细胞及其衍生的细胞增生形成的境界清楚的结节状病灶，故肉芽肿性炎特征性炎症细胞为巨噬细胞。

29. D 急性炎症时血流动力学的变化一般按下列顺序发生：细动脉短暂收缩→血管扩张，血流加速→血流速度减慢→白细胞附壁。

【A2 型题】

1. C 考虑患者患风湿性关节炎。风湿性关节炎常侵犯膝、踝、肩、肘等大关节，呈游走性、反复发作。关节局部红、肿、热、痛和功能障碍。关节腔内有浆液及纤维蛋白渗出，病变滑膜充血肿胀。

2. C 该患者为慢性支气管炎急性发作。慢性支气管炎患者支气管的病变为纤毛柱状上皮变性、坏死脱落，杯状细胞增多，发生鳞状上皮化生。黏液腺泡增生、肥大，浆液腺泡部分黏液腺化生。管壁充血水肿，淋巴细胞、浆细胞浸润。急性发作期，可见大量中性粒细胞浸润，故选 C。

3. D 患者患细菌性痢疾性结肠炎，属于假膜性炎，是发生于黏膜的纤维素性炎。

4. A 患儿心包腔内见绒毛状渗出物，心包脏层和壁层间有部分粘连，并有少量脓液，故心包的病变属于化脓性纤维素性心包炎。

5. B 患儿咽、喉、气管、支气管黏膜表面有一层灰白色膜样物覆盖，病变属于发生在黏膜的纤维素性炎，即假膜性炎。

6. E 尸体解剖见右侧颞叶实质内有一个略呈圆形的病灶，境界清楚，其中充满淡黄绿色脓液，判断患者右侧颞叶脓肿形成。

7. C 为炎性肉芽组织。

8. D 标本主要为增生的被覆上皮、肉芽组织、小血管构成，伴慢性炎症细胞浸润，病变符合子宫颈慢性炎性息肉。

9. A 肝内病变主要为局限性化脓性炎症，组织发生溶解坏死，形成充满脓液的脓腔，符合脓肿改变。

10. D 肾脏的肉眼改变为大红肾、蚤咬肾，这是急性弥漫性增生性肾小球肾炎的肾脏改变，该型肾炎属于急性增生性炎。

11. B 化脓性脑膜炎时，脑膜充血、水肿，蛛网膜下腔内可见黄白色脓性渗出物。

12. C 患者肾脏病变符合慢性肾盂肾炎。慢性肾盂肾炎肾脏改变的特征是一侧或双侧肾脏体积缩小，出现不规则的瘢痕，肾脏切面皮髓质界线不清，肾盂和肾盏变形，肾盂黏膜粗糙。

13. D 患者肺部病变符合小叶性肺炎，小叶性肺炎属于化脓性炎。

14. A 皮肤烫伤时，渗出的浆液积聚于表皮内形成水疱，属于浆液性炎。

15. C 蜂窝织炎是指疏松结缔组织的弥漫性化脓性炎，常发生于皮肤、肌肉和阑尾。

16. E 炎性息肉是局部黏膜上皮和腺体及肉芽组织增生而形成的突出于黏膜表面的带蒂的赘生物。患者肠道病变符合肠黏膜炎性息肉。

17. D 患者为大叶性肺炎，属于纤维素性炎。

18. D 患者为血吸虫感染。寄生虫感染引起的炎症中，外周血中嗜酸性粒细胞数量增多。

19. B 患者为过敏性鼻炎。在这类疾病中，肥大细胞接触变应原后脱颗粒释放组胺，引起血管扩张、血管通透性升高，患者出现鼻塞、流涕等症状。

20. D 根据题意，判断患者为化脓性胸膜炎，出现胸腔积液。这类胸腔积液形成的主要机制是血管内皮细胞收缩，致血管通透性升高。

【A3 型题】

1. C 患者 3 个月前有手术史，结合病检，患者的情况考虑缝合口缝线残留引起的异物肉芽肿。

2. C 构成异物肉芽肿最主要的是巨噬细胞。

3. E IFN-γ 可使巨噬细胞转变成上皮样细胞和多核巨细胞，参与皮下结节的形成。

4. C 结合病史，病检见淋巴细胞、浆细胞浸润和上皮样细胞，考虑为结核肉芽肿，属于肉芽肿性炎。

5. D 结核分枝杆菌感染引起的结核肉芽肿。

6. C 结合病史，考虑患者为肺炎链球菌感染引起的大叶性肺炎。

7. E 细菌感染引起的炎症中，浸润的炎症细胞以中性粒细胞为主。

8. E 能趋化中性粒细胞的炎症介质主要包括：C5a、细菌产物、IL-8 等。

【A4 型题】

1. A 结合病史，脑脊液中白细胞增多，以中性粒细胞为主，考虑脑膜炎双球菌感染。

2. D 可引起发热的炎症介质包括：IL-1、TNF、前列腺素。

3. A 患儿为脑膜炎双球菌感染引起的化脓性脑膜炎，病变属于表面化脓。

4. A 结合病史，考虑患者为乳房移植体硅胶漏出引起异物肉芽肿形成，构成异物肉芽肿的主要细胞是异物巨细胞。

5. B 患者为乳房移植体硅胶漏出引起的异物肉芽肿。

【B 型题】

1. A 阿米巴肝脓肿的主要病变为在溶组织酶的作用下，肝细胞坏死液化，故属于变质性炎。

2. D 急性化脓性阑尾炎属于蜂窝织炎。

3. A 乙型脑炎主要病变为脑组织液化性坏死，故属于变质性炎。

4. C 渗出性结核性胸膜炎又称湿性结核性胸膜炎，主要病变为浆液纤维素性炎。

5. B 发生于黏膜的纤维素性炎，渗出的纤维素、中性粒细胞、坏死黏膜组织及病原菌等可在黏膜表面形成一层灰白色膜状物，称为假膜，故又称为假膜性炎，如白喉、细菌性痢疾等。

6. D 大叶性肺炎肺泡腔有大量纤维素渗出，属纤维素性炎。

7. B 疖是毛囊、皮脂腺及其周围组织的脓肿。痈是多个疖的融合，在皮下脂肪和筋膜组织中形成许多相互沟通的脓肿。

8. A 蜂窝织炎是指疏松结缔组织的弥漫性化脓性炎，常发生于皮肤、肌肉、阑尾。

9. C 黏膜的浆液性炎又称浆液性卡他性炎。

10. A 化脓性炎分为表面化脓和积脓、蜂窝织炎、脓肿等类型，因此急性蜂窝织炎性阑尾炎应属于化脓性炎的细分类型。

11. D 风湿性关节炎关节腔内有浆液及纤维蛋白渗出，属于浆液纤维素性炎。

12. B 纤维素性炎常有大量纤维蛋白渗出。发生于黏膜的纤维素性炎，渗出的纤维蛋白、中性粒细胞、坏死黏膜组织及病原菌等可在黏膜表面形成一层灰白色膜状物，称为假膜，故又称假膜性炎。

13. C 纤维蛋白样变性现已改称纤维素样坏死，其发生机制与血管壁受到体液免疫攻击，抗原 - 抗体复合物引发的血浆纤维蛋白渗出变性有关，常见于风湿病、结节性多动脉炎等。

14. B 肉芽肿性炎是以肉芽肿形成为特点的炎症，肉芽肿是由巨噬细胞局部增生构成的境界清楚的结节状病灶。梅毒的特征性病变为树胶样肿，为肉芽肿，故梅毒属于肉芽肿性炎。

15. A 出血性炎属于急性渗出性炎症，是指炎症病灶的血管损伤严重，渗出物中含有大量红细胞，常见于鼠疫、钩端螺旋体病、流行性出血热等。白喉属于假膜性炎。艾滋病由于缺乏免疫力，故炎症病灶不典型。

16. D 以变质为主的炎症，称为变质性炎。乙型肝炎是以肝实质细胞变性、坏死为主的变质性炎。

17. A 发生于黏膜的纤维素性炎，渗出的纤维素、中性粒细胞、坏死黏膜组织及病原菌等可在黏膜表面形成一层灰白色膜状物，称为假膜，故又称为假膜性炎，如白喉、急性细菌性痢疾等。淋巴结结核为慢性肉芽肿性炎。急性蜂窝织性阑尾炎属于化脓性炎。

18. A 细菌性感染早期浸润的主要是中性粒细胞。

19. C 寄生虫感染早期浸润的主要是嗜酸性粒细胞。

20. D 病毒感染浸润的主要是淋巴细胞。

【X 型题】

1. ABCD　巨噬细胞吞噬异物后形成异物巨细胞。巨噬细胞吞噬伤寒杆菌、红细胞、淋巴细胞和细胞碎屑形成伤寒细胞。巨噬细胞吞噬红细胞，降解形成含铁血黄素，称为心衰细胞。巨噬细胞吞噬结核杆菌形成上皮样细胞。多个上皮样细胞相互融合形成朗汉斯巨细胞。

2. BC 发生于黏膜的纤维素性炎，渗出的纤维素、中性粒细胞、坏死黏膜组织、病原菌等可在黏膜表面形成一层灰白色膜状物，称为假膜，故又称假膜性炎，如白喉、细菌性痢疾均属于典型的假膜性炎。大叶性肺炎和风湿性心包炎属于纤维素性炎。

3. ABC ①肉芽肿性炎是指以肉芽肿形成为特征的慢性炎症。伤寒小结的肉芽肿为伤寒小结，子宫内膜结核的肉芽肿为结核结节，硅肺结节的早期为肉芽肿，故 ABC 均属于肉芽肿性炎。②新月体性肾小球肾炎的特征性病变为肾小球壁层上皮细胞增生形成的新月体，无肉芽肿形成，故不属于肉芽肿性炎。

4. ABD 炎症介质的主要作用包括：引起发热、趋化作用、引起疼痛、增加血管通透性。

5. AC ①急性炎症过程中组织发生损伤后，很快发生血流动力学变化，顺序出现：细动脉短暂收缩、血管扩张和血流加速、血流速度减慢，此为急性炎症的血管反应。急性炎症时有明显炎细胞浸润。②肉芽组织形成和上皮细胞增生是一般慢性炎症的特征。

6. ABC 炎症损伤血管内皮细胞时，内皮细胞常发生变性、坏死脱落，血管通透性增加，并在高水平持续几小时至几天，直至血栓形成或内皮细胞修复为止，此过程称为速发持续反应。血管内皮细胞迅速收缩引起的是速发短暂反应。细胞穿胞作用增强常导致血管通透性增加。细胞凋亡与炎症无关。

7. ABCDE 炎症反应中能介导和参与炎症反应过程的化学因子称为炎症介质，该题的所有选项均属于炎症介质。

8. ACE 急性炎症液体渗出的主要原因是血管壁通透性增高，此外，组织胶体渗透压升高和血管内流体静压升高等机制也参与，故 ACE 均是正确答案。血浆白蛋白降低时产生的为漏出液，与炎症所产生的渗出液不同。肉芽肿形成与炎性渗出无关。

9. ABC 慢性炎症常见的炎细胞包括淋巴细胞、单核细胞、浆细胞。嗜碱性粒细胞主要在过敏性炎症反应中出现。中性粒细胞主要出现在由细菌感染引起的急性炎症反应。

10. ABCE 炎症可由各种因素引起，包括理化因子、生物性因子（细菌、病毒、真菌、立克次体、支原体、螺旋体、寄生虫等）、坏死组织、变态反应。抗生素仅用于细菌感染引起的炎症反应，故 D 错。其余选项均正确。

11. ACDE 渗出性炎是以渗出为主要病变的炎症，根据渗出物主要成分的不同，渗出性炎又分为浆液性炎、纤维素性炎、化脓性炎和出血性炎。卡他性炎属于发生在黏膜的渗出性炎，阿米巴肝脓肿属于变质性炎，假膜性炎属于纤维素性炎，绒毛心属于纤维素性炎，大叶性肺炎属于纤维素性炎，故 B 错，其余选项均正确。

12. ACD 纤维素性炎是以纤维素渗出为主要病变的炎症，好发于黏膜、浆膜及肺组织。大叶性肺炎、细菌性痢疾、绒毛心均属于纤维素性炎，病毒性肝炎和乙型脑炎属于变质性炎。

13. BE 能引起疼痛的炎症介质有缓激肽、前列腺素。

14. ABDE 能引起发热的炎症介质有 IL-1、IL-6、TNF、前列腺素。

15. CDE 变质性炎是以变质性改变为主要病变的炎症。流行性乙型脑炎、阿米巴肝脓肿、病毒性肝炎均属于变质性炎。肾盂肾炎属于化脓性炎，细菌性痢疾属于假膜性炎。

16. ABCD 急性炎症早期（24h 内）中性粒细胞首先游出，24 ～ 48h 后则以单核细胞浸润为主。一般慢性非特异性炎症以淋巴细胞、巨噬细胞和浆细胞浸润为主。病毒感染以淋巴细胞浸润为主，故 ABCD 正确。白细胞包括中性粒细胞、淋巴细胞、巨噬细胞、浆细胞、嗜酸性粒细胞、嗜碱性粒细胞等，在整个炎症反应过程中可见到不同的白细胞出现，E 错。

17. BE 炎症是指具有血管系统的活体组织对致炎因子所致损伤的病理性防御性反应，炎症对机体有利，但也有可能产生不利影响，故 BE 正确，其余选项错误。

18. ABCD 血管通透性增高是渗出液产生的主要原因。渗出液比重高，细胞数量多，含纤维蛋白原，液体静置后可凝固。

（二）名词解释（中英文对照）

1. 炎症（inflammation）：具有血管系统的活体组织对损伤因子所发生的以防御为主的基本病理过程。

2. 变质（alteration）：炎症局部组织所发生的变性和坏死。

3. 渗出（exudation）：炎症局部组织血管内的液体、纤维素等蛋白质和细胞成分通过血管壁进入组织间隙、体腔、黏膜表面和体表的过程。

4. 肉芽肿（granuloma）：炎症局部以巨噬细胞及其衍生细胞增生形成境界清楚的结节状病灶。

5. 假膜性炎（pseudomembranous inflammation）：发生黏膜的纤维素性炎时，如果渗出的纤维素、炎细胞、坏死的黏膜组织及病原菌等在黏膜表面形成一层灰白色膜状物（假膜），就叫假膜性炎。

6. 蜂窝织炎（cellulitis）：发生在疏松结缔组织的弥漫性化脓性炎症，中性粒细胞弥漫性浸润，边界不清，细胞坏死液化较轻。

7. 脓肿（abscess）：器官或组织内的局限性化脓性炎症，边界清楚，细胞坏死液化较重。

8. 炎性息肉（inflammatory polyp）：黏膜慢性炎症时，局部黏膜上皮和腺体及肉芽组织增生而形成突出于黏膜表面的赘生物，有明显的慢性炎细胞浸润。

9. 炎症介质（inflammatory mediator）：参与和介导炎症反应的化学因子。

10. 脓毒败血症（septicopyemia）：化脓菌在血液中大量繁殖、产生毒素并在全身多器官形成多发性细菌栓塞性脓肿。

（三）填空题

1. 感染性肉芽肿　异物肉芽肿。
2. 绒毛心。
3. 变质　渗出　增生。
4. 浆液性炎　纤维素性炎　化脓性炎　出血性炎。
5. 黏膜　浆膜　肺。
6. 脓肿　蜂窝织炎　表面化脓和积脓。
7. 中性粒细胞　淋巴细胞　单核细胞　浆细胞　嗜酸性粒细胞。
8. 假膜性炎　变质性炎　变质性炎　化脓性炎。
9. 变质　渗出　增生。
10. 红　肿　热　痛　功能障碍。

（四）判断题

1. F 进入炎症病灶组织中的白细胞称为炎症细胞。

2. T 化脓性炎多由化脓菌感染引起，也可由某些化学物质和机体坏死组织引起。

3. T 阿米巴肝脓肿的主要病变为在溶组织酶的作用下，肝细胞坏死液化，故属于变质性炎。

4. T 白喉的病变属于假膜性炎。

5. T 细菌性痢疾的病变属于发生在黏膜的纤维素性炎，又称假膜性炎。

6. T 慢性炎症病程长，为数月至数年，一般以增生性病变为主。

7. F 脓肿属于渗出性炎而不是变质性炎。

8. F 肉芽肿是炎症局部以巨噬细胞及其衍生细胞增生形成境界清楚的结节状病灶，而肉芽组织是由新生毛细血管、增生的成纤维细胞和炎症细胞组成的新生结缔组织，两者是不同的。

9. T 肉芽肿是炎症局部以巨噬细胞及其衍生细胞增生形成境界清楚的结节状病灶。

10. F 变质性炎是指以变质为主要病变的炎症，还会有一定程度的渗出和增生性改变。

（五）简答题

1. 有利作用：稀释毒素；带来氧、营养物；带来抗体、补体、纤维蛋白原、炎细胞，有利于防御、消灭病原微生物，使病灶局限；带走有害物质。

不利作用：过多的渗出液可压迫组织和器官，渗出液中大量纤维蛋白发生机化粘连，都影响器官功能。

2. 炎细胞包括：中性粒细胞、单核细胞、淋巴细胞、浆细胞、嗜酸性粒细胞、嗜碱性粒细胞。中性粒细胞见于急性炎症，单核细胞见于急性炎症晚期或慢性炎症，淋巴细胞、单核细胞、浆细胞见于慢性炎症。嗜酸性粒细胞见于寄生虫感染和过敏性疾病。嗜碱性粒细胞参与过敏反应。细菌感染，以中性粒细胞浸润为主；病毒感染以淋巴细胞浸润为主。

3. 增生的细胞包括实质细胞和间质细胞（成纤维细胞、血管内皮细胞、巨噬细胞等）。

4. 炎症的全身反应：发热，白细胞计数改变，肝、脾及全身淋巴结肿大，全身中毒性改变。

5. 炎症的局部反应包括：红、肿、热、痛、功能障碍。

（六）论述题

1. 炎症有变质、渗出、增生三个反应过程。其中渗出过程产生的渗出物可以稀释毒素；带来氧、营养物；带来抗体、补体、纤维蛋白原、炎细胞，有利于防御、消灭病原微生物，使病灶局限；带走有害物质，最终清除致炎因素。变质过程中组织坏死崩解释放出的产物可促进渗出，也具有防御作用。增生过程是一个修复过程。所以说炎症是以防御为主的反应。

2. 炎症局部以巨噬细胞及其衍生细胞增生形成境界清楚的结节状病灶称为肉芽肿。常见的肉芽肿举例：结核性肉芽肿（由干酪样坏死、上皮样细胞、朗汉斯巨细胞、成纤维细胞、淋巴细胞等构成）、伤寒小结（主要由伤寒细胞构成，伤寒细胞内可见被吞噬的红细胞、淋巴细胞、细胞碎片等）、血吸虫慢性虫卵结节（由钙化的血吸虫虫卵、上皮样细胞、异物巨细胞、成纤维细胞、淋巴细胞等构成）、梅毒肉芽肿（中心为凝固性坏死，坏死灶周围肉芽组织中富含淋巴细胞和浆细胞，上皮样细胞和朗汉斯巨细胞较少，可见闭塞性小动脉内膜炎和动脉周围炎）、异物肉芽肿（异物巨细胞，结节中见一定量异物）。

3. 咽、喉、气管黏膜发生纤维素性炎时，渗出的纤维素、炎细胞、坏死的黏膜组织及病原菌等在黏膜表面形成一层灰白色膜状物（假膜），就叫白喉。

4. 纤维素性心包炎时，大量纤维素渗出到心包腔内，由于心脏的搏动，心包的脏壁两层相互牵拉，使纤维素在心包膜表面呈绒毛状，形成“绒毛心”。

（解丽琼　申丽娟）

第五章 免疫性疾病

一、学习目标

（一）掌握

获得性免疫缺陷综合征的概念、传染源、传播途径及病理变化。

（二）熟悉

1. 自身免疫病的概念和类型。
2. 系统性红斑狼疮基本病理变化、狼疮小体和狼疮细胞的概念。
3. 类风湿性关节炎的概念和病理变化。
4. 免疫缺陷病的概念。
5. 移植的概念及实体器官移植排斥反应的病理改变。

（三）了解

1. 自身免疫病、系统性红斑狼疮及类风湿性关节炎的发病机制。
2. 口眼干燥综合征、系统性硬化的概念、发病机制及病理变化。
3. 炎性肌病的分型及病理变化。
4. 获得性免疫缺陷综合征的发病机制。
5. 移植的分类，移植排斥反应及机制，实体器官移植排斥反应的分类、发生机制，移植物抗宿主病和移植排斥反应可能的机制。

二、思维导图

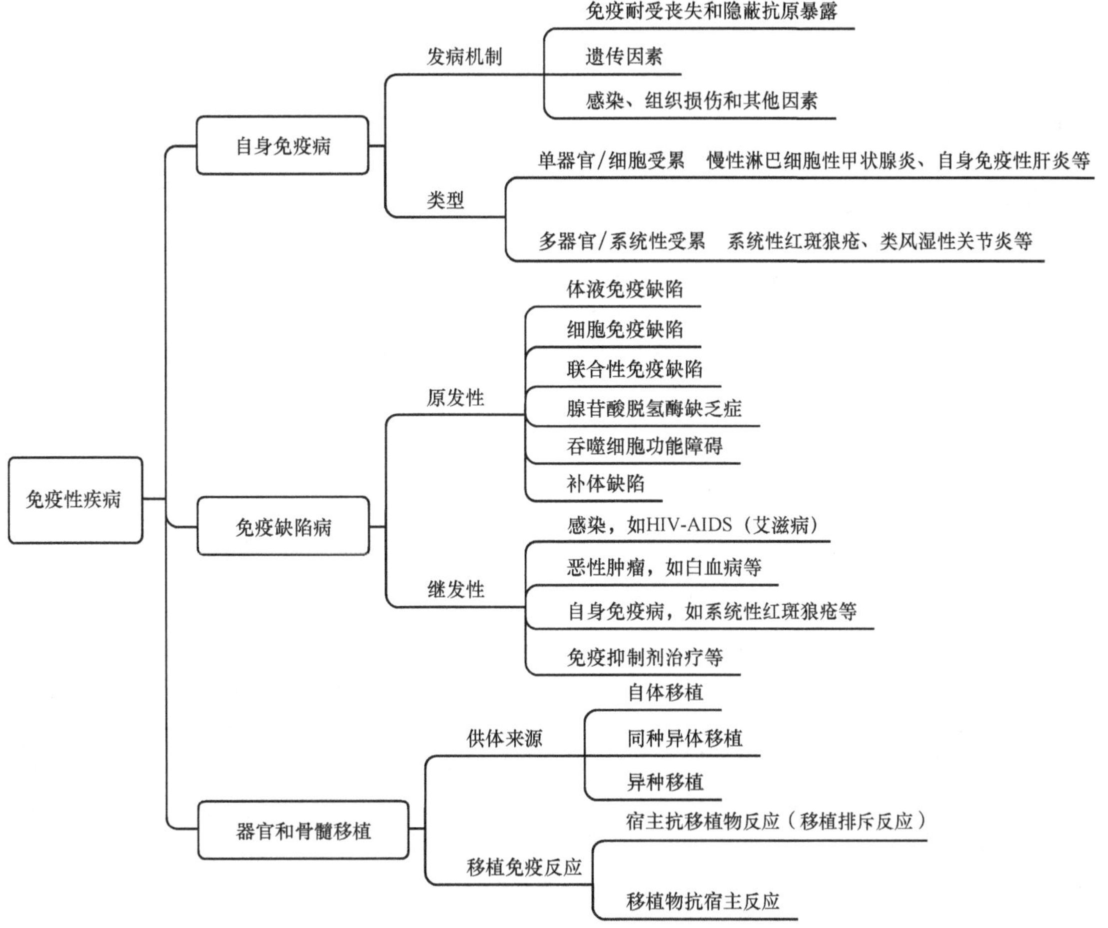

图 5-1　免疫性疾病思维导图

三、知识点纲要

免疫反应是机体在进化过程中获得的“识别自身、排斥异己”的生理功能，但免疫反应异常能引起组织损害，导致疾病。

由内源性或外源性抗原所致的细胞或体液介导的免疫应答导致的组织损伤称免疫损伤（immune injury），通常称为变态反应（allergic reaction）或超敏反应（hypersensitivity）。变态反应按免疫机制的不同可分为Ⅰ、Ⅱ、Ⅲ、Ⅳ型。

Ⅰ型变态反应（过敏反应，速发型超敏反应）：抗原进入机体后与附着在肥大细胞和嗜碱性粒细胞上的IgE结合，触发释放生物活性物质，引起平滑肌收缩、血管通透性增加、浆液分泌增加，如哮喘、食物过敏症、荨麻疹等。

Ⅱ型变态反应（细胞毒性抗体反应）：由抗体（IgG和IgM）与靶细胞表面的抗原结合介导。抗原可以是细胞膜自身成分，也可以是吸附在细胞表面的外源性抗原或半抗原，可通过不同的机制而引起细胞损害，包括补体介导的细胞毒反应、依赖抗体介导的细胞毒反应和抗体介导的细胞功能异常。如某些药物引起的血细胞减少症、输血反应、新生儿溶血、肾小球肾炎等。

Ⅲ型变态反应（免疫复合物介导的超敏反应）：免疫复合物在生理情况下能及时被吞噬系统清除，如免疫复合物沉积于血管壁则引起血管炎症。引起人体免疫复合物疾病的抗原种类繁多，有微生物（细菌、病毒等）、寄生虫、异体蛋白（食物、血清等）、药物（青霉素、普鲁卡因胺等）、自身抗原（变性IgG、核酸等）、肿瘤抗原（肿瘤相关抗原、癌胚抗原等）及其他原因不明性抗原。抗体则限于能被补体固定的IgG和IgM，而非IgA、IgD或IgE。免疫复合物沉积引起组织损伤的主要环节是固定并激活补体，产生生物活性介质，而导致组织损伤及炎症反应。如血清病、类风湿性关节炎、阿蒂斯反应等。

Ⅳ型变态反应（迟发型超敏反应）：是特异性致敏T细胞所介导，其中包括经典的迟发型超敏反应和细胞介导的细胞毒性反应。在迟发型超敏反应中，巨噬细胞为主要的效应细胞，形成肉芽肿。在细胞介导的细胞毒性反应中，致敏T细胞本身具有效应功能，可直接攻击靶细胞。Ⅳ型变态反应是各种细胞内感染，特别是结核杆菌、病毒、真菌和寄生虫感染所致的免疫反应。

（一）自身免疫病

自身免疫病（autoimmune diseases）是指由机体自身产生的抗体或致敏淋巴细胞，破坏自身组织和细胞，导致组织和器官功能障碍的原发性免疫性疾病（表5-1）。

表5-1　自身免疫性疾病常见类型

器官或细胞特异性自身免疫性疾病 单器官/细胞受累	系统性自身免疫性疾病 多器官/系统性受累
慢性淋巴细胞性甲状腺炎	系统性红斑狼疮
自身免疫性溶血性贫血	类风湿性关节炎
恶性贫血伴自身免疫性萎缩性胃炎	口眼干燥综合征
自身免疫性脑脊髓炎	Reiter综合征
自身免疫性睾丸炎	炎性肌病
肺出血肾炎综合征	系统性硬化
自身免疫性血小板减少症	结节性多动脉炎
1型糖尿病（胰岛素依赖型）	
重症肌无力	
弥漫性毒性甲状腺肿	
原发性胆汁性胆管炎	
自身免疫性肝炎	
溃疡性结肠炎	
膜性肾小球肾炎	

1. 器官或细胞特异性自身免疫病　组织器官的病理损害和功能障碍仅限于抗体或致敏淋巴细胞所针对的某一器官或细胞，导致单器官/细胞受累，如慢性淋巴细胞性甲状腺炎、自身免疫性肝炎等。

2. 系统性自身免疫病　自身抗原多为组织器官的共有成分，如线粒体、细胞核等，病变主要出现在多器官的结缔组织或血管内，又称胶原病或结缔组织病，导致多器官/系统性受累。常见类型如下：

（1）系统性红斑狼疮（systemic lupus erythematosus，SLE）：是一种比较常见的系统性自身免疫病，具有以抗核抗体为主的多种自身抗体和广泛的小动脉病变及多系统的受累。抗核抗体可分为四类：抗 DNA 抗体，抗组蛋白抗体，抗 RNA- 非组蛋白抗体和抗核仁抗原抗体。临床表现主要有发热，皮损（如面部蝶形红斑）及关节、肾、肝、心包膜等损害，以及全血细胞的减少。多见于年轻妇女，病程迁延反复，预后差。95% 以上患者抗核抗体阳性，抗核抗体并无细胞毒性，但能攻击变性或胞膜受损的粒细胞，一旦它与细胞核接触，即可使胞核肿胀，呈均质状，并被挤出胞体，形成狼疮（LE）小体，吞噬了 LE 小体的细胞为狼疮细胞。在组织中，LE 小体呈圆形或椭圆形，HE 染色时苏木精着色而蓝染，故又称苏木精小体，主要见于肾小球或肾间质。一般仅在 20% 的患者可检见苏木精小体，为诊断 SLE 的特征性依据。

（2）口眼干燥综合征：为唾液腺、泪腺受免疫损伤所致。组织学表现为腺管周围大量炎细胞浸润，主要是淋巴细胞和浆细胞，有时可形成淋巴滤泡并有生发中心形成。伴腺管上皮增生，引起管腔阻塞。病变晚期腺泡萎缩、纤维化，为脂肪组织所替代。个别病例浸润的淋巴细胞形成淋巴瘤样结构。

（3）类风湿性关节炎：病因不清，可能与感染、免疫和遗传因素等有关。发病机制主要是细胞免疫，其次为体液免疫。病变特点为手足小关节多发性、对称性慢性滑膜炎，常引起关节软骨、关节囊及其下的骨组织破坏，最终导致关节强直和畸形。关节外病变主要是形成类风湿小结，中央为大片纤维素样坏死物，周围有呈栅栏状或放射状排列的上皮样细胞，外围为肉芽组织。多见于皮肤、心瓣膜、心包、肺、大动脉和脾等。绝大多数患者血清和关节滑液中有类风湿因子（rheumatoid factor，RF），其滴度水平与疾病严重程度一致，可作为临床诊断和预后判断的重要依据。

（4）系统性硬化：以全身多器官间质纤维化为特征。95% 以上的患者均有皮肤受累的表现，主要损害横纹肌及许多器官（消化道、肺、肾、心等），病变严重者可导致器官衰竭，威胁生命。

（二）免疫缺陷病

免疫缺陷病（immunodeficiency diseases）是一组由于免疫系统发育不全或遭受损害所致的免疫功能缺陷引起的疾病。有 2 种类型：

1. 原发性免疫缺陷病　又称先天性免疫缺陷病，与遗传有关，多发生在婴幼儿（表 5-2）。

表 5-2　原发性免疫缺陷病常见类型

体液免疫缺陷	细胞免疫缺陷	联合性免疫缺陷
原发性丙种球蛋白缺乏症	Di George 综合征	重症联合性免疫缺陷病
孤立性 IgA 缺乏症	Nezelof 综合征	Wiskott-Aldrich 综合征
普通易变型免疫缺陷病	黏膜皮肤念珠菌病	毛细血管扩张性共济失调症

2. 继发性免疫缺陷病　又称获得性免疫缺陷病，可发生在任何年龄，多因严重感染，尤其是直接侵犯免疫系统的感染（如艾滋病、麻疹、巨细胞病毒感染、结核病等）、恶性肿瘤（如淋巴瘤、白血病、骨髓瘤等）、自身免疫性疾病（如系统性红斑狼疮、类风湿性关节炎等）、免疫球蛋白丧失（肾病综合征）、免疫球蛋白合成不足（营养缺乏）、淋巴细胞丧失（药物、系统感染等）、免疫抑制剂、放射治疗和化疗等原因引起。

获得性免疫缺陷综合征（acquired immunodeficiency syndrome，AIDS）即艾滋病，由人类免疫缺陷病毒（human immunodeficiency virus，HIV）感染引起，特点为严重免疫缺陷，导致机会性感染、继发性肿瘤和神经系统病变。临床表现为发热、乏力、体重下降、腹泻、全身淋巴结肿大及神经系统症状。HIV 主要侵犯免疫系统和中枢神经系统。HIV 感染 $CD4^+$ T 细胞，使 $CD4^+$ T 细胞功能受损及大量破坏，导致细胞免疫缺陷。HIV 可侵袭单核巨噬细胞，复制的病毒储存在胞质内，并不引起单核巨噬细胞的破坏。由于单核巨噬细胞具有游走功能，导致 HIV 扩散，可通过血脑屏障，引起中枢神经系统感染。

传染源为患者和无症状病毒携带者。

传播途径：①性接触传播，最常见；②应用污染的针头作静脉注射；③输血和血制品的应用；④母婴传播：母体病毒经胎盘感染胎儿或通过哺乳、黏膜接触等方式感染婴儿。

病理变化：

（1）淋巴组织的变化：早期——淋巴结肿大，淋巴滤泡明显增生，髓质内较多浆细胞；中期——滤泡外层淋巴细胞减少或消失，小血管增生，副皮质区 $CD4^+$ T 细胞进行性减少，代之以浆细胞浸润。晚期——淋巴细胞几乎消失殆尽，残留少许巨噬细胞和浆细胞。特殊染色可显现大量分枝杆菌、真菌等病原微生物，却很少见到肉芽肿形成等细胞免疫反应性病变。脾和胸腺淋巴细胞减少。

（2）继发性感染：感染的范围广泛，可累及各器官，其中以中枢神经系统、肺、消化道的疾病最为常见。病原种类繁多，一般可有两种以上感染同时存在。约有半数病例有卡氏肺孢子虫感染，对诊断有一定参考价值。由于严重的免疫缺陷，炎症反应往往轻而不典型。如肺部结核菌感染，很少形成典型的肉芽肿性病变，而病灶中的结核杆菌却甚多。约 70% 的病例有中枢神经系统受累，由 HIV 直接引起的有脑膜炎、亚急性脑病、痴呆等；弓形虫或新型隐球菌感染所致的脑炎或脑膜炎；巨细胞病毒和乳多空病毒所致的进行性多灶性白质脑病等。

（3）恶性肿瘤：约有 30% 患者可发生卡波西肉瘤，为血管内皮起源，广泛累及皮肤、黏膜及内脏，以下肢最为多见。肉眼观肿瘤呈暗蓝色或紫棕色结节。镜下显示成片梭形肿瘤细胞，构成毛细血管样空隙，其中可见红细胞。其他常见的肿瘤包括淋巴瘤等，脑原发性淋巴瘤也很常见。

（三）移植免疫反应

在同种异体组织、器官移植时，受者的免疫系统对移植物产生排异反应，涉及细胞和抗体介导的多种免疫损伤机制，都是针对移植物中的人类白细胞抗原（human leucocyte antigen，HLA）的反应。

1. 超急性排斥反应 是受体对移植物的一种迅速而剧烈的反应，一般于移植后数分钟至 24 小时内出现。本型反应的发生与受体血液循环中已先有供体特异性 HLA 抗体存在，或受体、供体 ABO 血型不符有关。主要是由于循环抗体与移植物细胞表面 HLA 抗原相结合并激活补体系统，释放出多种生物活性物质，从而引起局部炎症、血管内皮细胞损害、血栓形成和组织损伤。本质上属Ⅱ型变态反应，但广泛分布的急性小动脉炎、血栓形成和因而引起的组织缺血性坏死，在形态上类似于阿蒂斯反应。移植肾肉眼观表现为色泽迅速由粉红色转变为暗红色，伴出血或梗死，出现花斑状外观。体积明显肿大，质地柔软，无泌尿功能。镜下表现为广泛的急性小动脉炎伴血栓形成及缺血性坏死。受累的动脉壁有纤维素样坏死和中性粒细胞浸润，并有 IgG、IgM、补体沉积。管腔中有纤维蛋白和细胞碎屑阻塞。肾小球肿大，肾小管上皮细胞发生缺血性坏死，间质水肿并有中性粒细胞浸润，有时还可有淋巴细胞和巨噬细胞浸润。

2. 急性排斥反应 较常见，在未经治疗者此反应可发生在移植后数天之内；而经过免疫抑制治疗者，可在数月或数年后突然发生。此种排斥反应可以细胞免疫为主，也可以体液免疫为主，有时两者可同时参与作用。

（1）细胞型排斥反应：常发生在移植后几个月，临床上表现为骤然发生的移植肾衰竭。镜下可见肾间质明显水肿伴有大量细胞浸润，以单核细胞和淋巴细胞为主，并有嗜酸性胞质和水疱状胞核的转化淋巴细胞和浆细胞。免疫组化染色证实有大量 $CD4^+$、$CD8^+$ 细胞存在。肾小球及肾小管周围毛细血管中有大量单核细胞，间质中浸润的淋巴细胞可侵袭肾小管壁，引起局部肾小管坏死。

（2）血管型排斥反应：主要为抗体介导的排斥反应，以血管病变为特征。表现为肾细、小动脉的坏死性血管炎，可呈弥漫或局灶性分布。免疫荧光证实有免疫球蛋白、补体及纤维蛋白沉积，肾小球毛细血管袢亦可受累。纤维蛋白样坏死的血管壁内常有淋巴细胞、泡沫细胞及中性粒细胞浸润，腔内可有血小板凝集、血栓形成。后期的血管内膜纤维化，管腔狭窄。间质内常有不同程度淋巴细胞、巨噬细胞及浆细胞浸润。肉眼观，肾脏常明显肿大，呈暗红色并有出血点，有时可出现黄褐色的梗死灶，可伴有肾盂及肾盏出血。

3. 慢性排斥反应 是反复急性排斥的积累，其突出的病变是血管内膜纤维化，常累及小叶间弓形动脉。动脉内膜纤维化引起管腔严重狭窄，导致肾缺血，表现为肾小球毛细血管袢萎缩、纤维化、玻璃样变性，肾小球萎缩，间质纤维化，有中等量单核细胞、淋巴细胞浸润。肉眼观，肾体积明显缩小，并有多少不等的瘢痕（“小瘢痕肾”）。包膜明显增厚并有粘连。患者肾功能呈进行性减退，其程度与间质纤维化和肾小球、肾小管萎缩的程度成正比。

4. 移植物抗宿主反应（graft versus-host reaction，GVH） 是免疫缺陷患者接受骨髓移植可发生的反应。移植骨髓的部分干细胞分化成 T 细胞或 B 细胞，当其与宿主组织 HLA 相接触时可诱发：① CTL 和淋巴因子形成，导致细胞介导免疫反应；②抗宿主 HLA 抗体形成，导致体液免疫反应，是 GVH 发生的主要机制。临床表现为发热、体重减轻、剥脱性皮炎、肠吸收不良、肺炎及肝脾大等。GVH 的程度与供体和受体的 HLA 差别程度有关。多见于骨髓移植治疗再生障碍性贫血、造血系统恶性肿瘤，特别是经细胞毒性药物或放射治疗后正常造血细胞和白血病细胞均被消灭的病例。

四、复习思考题

（一）选择题

【A1 型题】

1.（2018 年考研西医综合真题）引起系统性红斑狼疮组织损害的物质是（　　）

A. 自身抗体　　B.CD8$^+$ 淋巴细胞
C. 苏木精小体　　D. 狼疮细胞

2.（2017 年考研西医综合真题）系统性红斑狼疮所致的疣状心内膜炎，其赘生物的主要成分是（　　）

A. 纤维素　　B. 血小板凝块
C. 血小板凝块和低毒化脓菌
D. 纤维素网络和血小板小梁

3.（2016 年考研西医综合真题）属于系统性红斑狼疮的特征性病变是（　　）

A. 血管周围大量浆细胞浸润
B. 细动脉管壁玻璃样变性
C. 血管纤维素样坏死
D. 小动脉广泛血栓形成

4.（2015 年考研西医综合真题）类风湿性关节炎滑膜内浸润的特征性细胞是（　　）

A. 嗜酸性粒细胞　　B. 巨噬细胞
C. 浆细胞和淋巴细胞　　D. 中性粒细胞

5.（2014 年考研西医综合真题）对红斑狼疮性肾炎最具有诊断意义的病变是（　　）

A. 免疫复合物沉积　　B. 苏木精小体
C. 基底膜增厚　　D. 系膜增生

6.（2013 年考研西医综合真题）引起系统性红斑狼疮的超敏反应类型是（　　）

A. Ⅰ型　　B. Ⅱ型
C. Ⅲ型　　D. Ⅳ型

7.（2011 年考研西医综合真题）系统性红斑狼疮的狼疮带是指带状免疫荧光出现于（　　）

A. 关节滑膜内　　B. 血管壁
C. 肾小球基底膜　　D. 真皮与表皮交界处

8.（2010 年考研西医综合真题）类风湿性关节炎的滑膜病变特点是（　　）

A. 浆液性炎　　B. 肉芽肿性炎
C. 化脓性炎　　D. 慢性增生性炎

9. 青霉素过敏属于哪种类型的超敏反应（　　）

A. Ⅰ型　　B. Ⅱ型　　C. Ⅲ型
D. Ⅳ型　　E. 以上都不是

10. AIDS 最常见的继发性感染是（　　）

A. 肺孢子虫感染　　B. 弓形虫
C. 隐球菌感染　　D. 结核杆菌
E. 病毒感染

【A2 型题】

1. 女，35 岁。连续数日低热、乏力，腕关节肿胀疼痛，面部出现明显的蝶形红斑，该患者最有可能的诊断是（　　）

A. 类风湿性关节炎　　B. 系统性红斑狼疮
C. 多发性硬化　　D. 风湿性关节炎
E. 炎性肌病

2. 男，35 岁，5 年前有输血史。发热 1 个月，咳嗽、咳痰 1 周，体重减轻约 10kg，痰中可见卡氏肺孢子菌，胸部 X 线片见双侧弥漫性网格影及结节影，白细胞和血小板偏低，CD4$^+$ 淋巴细胞显著减少。请问该患者最有可能患上什么疾病（　　）

A. SLE　　B. AIDS　　C. RA
D. 炎性肌病　　E. 多发性硬化

3. 男，38 岁，全身多发性周围关节肿痛，反复发作 4 余年，发作时伴有晨僵现象，活动后减轻，化验：RF（+）。该患者最有可能的诊断是（　　）

A. 炎性肌病　　B. 多发性硬化

C. 系统性红斑狼疮　　D. 风湿性关节炎
E. 类风湿性关节炎

4. 女，20 岁，因佩戴金属饰品，导致颈部出现红斑、瘙痒。就医后初步判断为接触性皮炎。下列哪种超敏反应主要参与其中（　　）
A. Ⅰ型　　B. Ⅱ型　　C. Ⅲ型
D. Ⅳ型　　E. 以上都不是

5. 女，30 岁。无明显诱因地面部出现蝶状红斑，有时伴有发热，乏力，双膝肿胀疼痛。拟诊断为系统性红斑狼疮，下列有关说法错误的是（　　）
A. 男性多发
B. 属于系统性的自身免疫病
C. 狼疮小体的出现具有明确诊断意义
D. 病变可累及皮肤、肾、心等多个器官
E. 肾衰竭是系统性红斑狼疮患者的主要死亡原因

【A3 型题】
（1～3 题共用题干）
女，22 岁。因恶心、呕吐、咯血、尿量减少 4 天入院。实验室检查尿蛋白（++），RBC（+++）。肾脏穿刺检查发现肾小球球囊壁层上皮细胞增生，形成新月体。免疫荧光检查显示基底膜内存在线性荧光。

1. 该患者的诊断是（　　）
A. 急性弥漫性增生性肾小球肾炎
B. 快速进行性肾小球肾炎
C. 慢性肾小球肾炎
D. 肾盂肾炎
E. IgA 肾病

2. 患者咯血主要是由于下列哪种超敏反应介导的（　　）
A. Ⅰ型　　B. Ⅱ型　　C. Ⅲ型
D. Ⅳ型　　E. 以上都不是

3. 线性荧光的主要成分是（　　）
A. IgG 和 C3　　B. IgG 和 IgA　　C. IgG 和 IgM
D. IgM 和 IgA　　E. IgG 和 IgE

【A4 型题】
（1～3 题共用题干）
男，35 岁，未婚。患者既往有输血史。于半年前无明显诱因出现发热，多呈低热，伴有乏力、全身不适，身体逐渐消瘦。入院查体发现颈部及双侧腋窝触及多个肿大淋巴结，无压痛。辅助检查血清抗 HIV（+）。

1. 该患者最有可能的诊断为（　　）
A. SLE　B. AIDS　C. RA　D. 淋巴瘤　E. 伤寒

2. 该患者罹患该病最有可能的途径是（　　）
A. 血液感染　　B. 唾液感染
C. 性交感染　　D. 飞沫感染
E. 上述均是

3. 该患者最有可能出现的继发性感染是（　　）
A. 肺孢子虫感染　　B. 弓形虫
C. 隐球菌感染　　D. 结核杆菌
E. 病毒感染

【B 型题】
（1～4 题共用备选答案）
A. 脓肿　　B. 结核菌素反应
C. 新生儿溶血症　　D. 荨麻疹
E. 链球菌感染后引起的肾小球肾炎

1. 属于Ⅰ型超敏反应的是（　　）
2. 属于Ⅱ型超敏反应的是（　　）
3. 属于Ⅲ型超敏反应的是（　　）
4. 属于Ⅳ型超敏反应的是（　　）

【X 型题】
1. 对于系统性红斑狼疮具有诊断意义的病变是（　　）
A. 苏木精小体　　B. 蜘蛛痣
C. 狼疮带　　D. 风湿小体
E. 类风湿小体

2. 属于系统性自身免疫病的有（　　）
A. 类风湿性关节炎　　B. 胰岛素依赖型糖尿病
C. 炎性肌病　　D. 系统性红斑狼疮
E. 毒性弥漫性甲状腺肿

3. 临床上常见的Ⅱ型超敏反应性疾病有（　　）
A. 新生儿溶血症　　B. 青霉素过敏
C. 肺出血肾炎综合征　　D. 甲状腺功能亢进症
E. 输血反应

4. AIDS 传播的主要途径包括（　　）
A. 性接触传播　　B. 血道传播
C. 母婴传播　　D. 唾液传播
E. 呼吸道传播

5. AIDS 常见的伴发肿瘤包括（　　）
A. 淋巴瘤　　B. 骨肉瘤
C. 脂肪瘤　　D. 纤维肉瘤
E. 卡波西肉瘤

（二）名词解释（中英文对照）

1. 自身免疫病（autoimmune diseases）
2. 系统性红斑狼疮（systemic lupus erythematosus，SLE）

3. 免疫缺陷病（immunodeficiency diseases）
4. 获得性免疫缺陷综合征（acquired immunodeficiency syndrome，AIDS）
5. 移植排斥反应（transplant rejection）

（三）填空题

1. 系统性红斑狼疮中，抗核抗体是最主要的自身抗体，可分为____，____，____和____四类。
2. 艾滋病是由 HIV 感染引起的，HIV 的主要受体是____分子。
3. 移植免疫反应分为____和____。
4. 免疫缺陷病可分为____和____两种类型。
5. 从自身免疫病的类型上来分，自身免疫性溶血性贫血属于____，类风湿性关节炎属于____。

（四）判断题

1. 对狼疮性肾炎具有明确诊断意义的病理改变是苏木精小体的出现。（　　）
2. 类风湿性关节炎属于器官特异性自身免疫病。（　　）
3. 移植排斥反应主要是由 B 细胞介导的。（　　）
4. 佩戴金属饰品引起的过敏属于Ⅳ型超敏反应。（　　）
5. AIDS 最常伴发的肿瘤是淋巴瘤。（　　）

（五）简答题

简述 AIDS 的主要病变。

（六）论述题

分析比较风湿性关节炎和类风湿性关节炎的异同。

五、答案及解析

（一）选择题

【A1 型题】

1. A 系统性红斑狼疮是由抗核抗体为主的多种自身抗体引起的全身性自身免疫病，其组织损伤与自身抗体的存在有关，所以选择 A 选项。B 选项中与系统性红斑狼疮发病相关的是 $CD4^+$ 淋巴细胞，而不是 $CD8^+$ 淋巴细胞。C、D 选项为诊断系统性红斑狼疮的特征性病变。
2. B 系统性红斑狼疮患者在心内膜上形成的非感染性赘生物，其实质为白色血栓，镜下主要由血小板和少量纤维蛋白构成。由于题干要求回答的是赘生物的“主要”成分，故选择 B 选项。
3. C 系统性红斑狼疮的基本病变是急性坏死性细动脉、小动脉炎。活动期病变以纤维素样坏死为主，慢性期血管壁纤维化明显。
4. C 类风湿性关节炎好发于手足等小关节，常表现为受累关节的慢性滑膜炎，滑膜下结缔组织多量淋巴细胞、巨噬细胞和浆细胞浸润。研究表明，滑膜中浸润的淋巴细胞大部分是活化的 $CD4^+$ Th 细胞，$CD4^+$ Th 细胞可分泌多种细胞因子和生长因子，激活其他免疫细胞和巨噬细胞分泌炎症介质、组织降解因子。因此该题最佳答案为 C 选项。
5. B 苏木精小体（狼疮小体）的形成是狼疮性肾炎具有诊断意义的病变。A 选项“内皮下大量免疫复合物沉积”是狼疮性肾炎急性期的特征性病变。题干问的是最具有诊断意义的病变，因此应该选择 B 选项。
6. C 系统性红斑狼疮（SLE）是以抗核抗体为主的多种自身抗体引起的全身性自身免疫病。SLE 的组织损伤大多为免疫复合物所介导的Ⅲ型变态反应，因此选择 C。
7. D 约 80% 的系统性红斑狼疮患者有不同程度的皮肤损害。镜下，表皮常见萎缩、角化过度、毛囊角质栓形成、基底细胞液化等病变，表皮和真皮交界处水肿。免疫荧光显示真皮与表皮交界处有 IgG、IgM 及补体 C3 的沉积，形成颗粒或团块状的荧光带，即“狼疮带”。
8. D 类风湿性关节炎是以多发性和对称性增生性滑膜炎为主要表现的慢性全身性自身免疫病。
9. A 药物过敏性休克属于常见的Ⅰ型超敏反应性疾病。青霉素过敏就是其中的代表。
10. A 70% ～ 80% 的 AIDS 患者经历过一次或多次肺孢子虫感染，在 AIDS 因机会感染死亡的病例中，约一半死于肺孢子虫感染。

【A2 型题】

1. B 通过持续低热、面部蝶形红斑（50% 的系统性红斑狼疮患者可表现为面部蝶形红斑）、关节肿胀疼痛（95% 的系统性红斑狼疮患者有不同程度的关节受累），可判断为系统性红斑狼疮。
2. B 通过 $CD4^+$ 淋巴细胞数量的减少及肺孢子虫的感染诊断为艾滋病。HIV 感染宿主后，病毒复制的同时可直接导致受感染的 $CD4^+$ 淋巴细胞破坏、溶解，导致 $CD4^+$ 淋巴细胞数量的减少。此外 70% ～ 80% 的 AIDS 患者经历过一次或多次肺孢子虫感染。

3. E 患者关节肿胀，血液中存在类风湿因子（RF），因此判断为类风湿性关节炎。

4. D 接触小分子半抗原物质如油漆、染料、农药、化妆品、金属镍铬等可引起接触性皮炎，属于Ⅳ型超敏反应。

5. A 系统性红斑狼疮多见于年轻女性，男女发病比约为 1 ∶ 10。

【A3 型题】

1. B 快速进行性肾小球肾炎，又称新月体性肾小球肾炎。主要的病理变化是肾小球球囊壁层上皮细胞增生，形成新月体。

2. B 一些快速进行性肾小球肾炎患者的抗 GBM 抗体与肺泡基底膜发生交叉反应，引起肺出血，患者临床上会有咯血的表现，伴有血尿、蛋白尿、高血压等肾炎症状，常发展为肾衰竭，此类病变称为肺出血肾炎综合征，属于Ⅱ型超敏反应。

3. A Ⅰ型快速进行性肾小球肾炎为抗肾小球基底膜抗体引起的肾炎，免疫荧光显示为线性荧光，主要为 IgG 沉积，部分病例还有 C3 沉积。

【A4 型题】

1. B 血清抗 HIV（+）可诊断为 AIDS。

2. A AIDS 的主要传播途径包括性接触传播、血液传播、母婴传播。由题干可知患者未婚且有输血史，判断最可能的感染途径是血液感染。

3. A 70% ～ 80% 的 AIDS 患者经历过一次或多次肺孢子虫感染，在 AIDS 因机会感染死亡的病例中，约一半死于肺孢子虫感染。

【B 型题】

1. D 临床上常见的Ⅰ型超敏反应有药物过敏性休克，如青霉素过敏；呼吸道过敏性咳喘、哮喘、过敏性鼻炎；消化道过敏反应；皮肤过敏反应，包括荨麻疹。

2. C 临床上常见的Ⅱ型超敏反应有输血反应；新生儿溶血症；自身免疫性溶血性贫血；肺出血肾炎综合征；甲状腺功能亢进症（格雷夫斯病）。

3. E 临床上常见的Ⅲ型超敏反应有局部免疫复合物反应，如局部反复注射胰岛素等引起的红肿、出血和坏死等局部炎症反应；链球菌感染肾小球肾炎等。

4. B 临床上常见的Ⅳ型超敏反应有结核菌素反应；接触性皮炎。

【X 型题】

1. AC 苏木精小体和狼疮带是系统性红斑狼疮具有诊断意义的病变。蜘蛛痣是肝硬化的病变，风湿小体是风湿病的病变，类风湿小体是类风湿性关节炎的病变。

2. ACD 属于系统性自身免疫病，B、E 选项属于器官特异性自身免疫病。

3. ACDE 均属于Ⅱ型超敏反应，B 选项青霉素过敏属于Ⅰ型超敏反应。

4. ABC AIDS 的主要传播途径为性接触传播、血道传播和母婴传播。

5. AE 约 30% 的 AIDS 患者可发生卡波西肉瘤，其他常见伴发的肿瘤为淋巴瘤。

（二）名词解释（中英文对照）

1. 自身免疫病（autoimmune diseases）：是指由机体自身产生的抗体或致敏淋巴细胞，破坏自身组织和细胞，导致组织和器官功能障碍的原发性免疫性疾病。

2. 系统性红斑狼疮（systemic lupus erythematosus，SLE）：是一种比较常见的系统性自身免疫病，具有以抗核抗体为主的多种自身抗体和广泛的小动脉病变及多系统的受累。临床表现主要有发热，皮损（如面部蝶形红斑），关节、肾、肝、心包膜等损害，以及全血细胞的减少。多见于年轻妇女，病程迁延反复，预后差。

3. 免疫缺陷病（immunodeficiency diseases）是一组由于免疫系统发育不全或遭受损害所致的免疫功能缺陷引起的疾病。

4. 获得性免疫缺陷综合征（acquired immunodeficiency syndrome，AIDS）即艾滋病，由人类免疫缺陷病毒（HIV）感染引起，其特点为严重免疫缺陷，导致机会性感染、继发性肿瘤和神经系统病变。临床表现为发热、乏力、体重下降、腹泻、全身淋巴结肿大及神经系统症状。

5. 移植排斥反应（transplant rejection）是宿主免疫系统针对移植物的人类白细胞抗原分子产生的由细胞和抗体介导的超敏反应。

（三）填空题

1. 抗 DNA 抗体　抗组蛋白抗体　抗 RNA- 非组蛋白抗体　抗核仁抗原抗体。

2. CD4。

3. 宿主抗移植物反应（移植排斥反应）　移植物抗宿主反应。

4. 原发性免疫缺陷病　继发性免疫缺陷病。

5. 细胞特异性自身免疫病　系统性自身免疫病。

（四）判断题

1. T 狼疮性肾炎具有明确诊断意义的病理改变是苏木精小体。
2. F 类风湿性关节炎属于系统性自身免疫病。
3. F 移植排斥反应主要由 T 细胞介导。
4. T 接触小分子半抗原物质如油漆、染料、农药、化妆品、金属镍铬等可引起接触性皮炎，属于Ⅳ型超敏反应。
5. F AIDS 最常伴发的肿瘤是卡波西肉瘤。约 30% 的 AIDS 患者可发生卡波西肉瘤。

（五）简答题

AIDS 的主要病变：①淋巴组织：早期淋巴结肿大，晚期淋巴细胞减少甚至消失；② AIDS 常伴有多发性的机会感染，可多次发生肺孢子虫感染；③ AIDS 可继发多种恶性肿瘤，以卡波西肉瘤为常见。

（六）论述题

类风湿性关节炎和风湿性关节炎虽然名字相似，但是是两种完全不同的疾病。①病因不同，类风湿性关节炎是以多发性和对称性增生性滑膜炎为主要表现的慢性全身性自身免疫病。而风湿性关节炎的发病与 A 组乙型溶血性链球菌感染有关，寒冷、潮湿等因素可诱发本病。②症状不同，类风湿性关节炎常见于手、足等小关节，受累关节主要表现为慢性滑膜炎。全身多种器官组织可被累及，可形成类风湿小结，多见于皮下，也可见于肺、脾、心包、大动脉和心瓣膜。而风湿性关节炎最常侵犯膝、踝、肩、腕、肘等大关节，呈游走性、反复性发作。关节局部出现红、肿、热、痛、功能障碍。③实验室检查结果不同，类风湿性关节炎实验室检查显示类风湿因子（RF）水平高，风湿性关节炎实验室检查显示抗“O”升高。④病情轻重不同。类风湿性关节炎相对病情较重，晚期可表现为关节僵硬和畸形，功能丧失，除了关节病变以外，还可出现关节外病变。风湿性关节炎一般有明确的前驱感染史，比较容易临床治愈，一般不留后遗症。

（黄柏慧　申丽娟）

第六章　肿　　瘤

一、学习目标

（一）掌握

1. 肿瘤的概念。
2. 肿瘤与非肿瘤性增殖的区别。
3. 肿瘤的一般形态和结构特点。
4. 肿瘤的分化及异型性。
5. 肿瘤的生长方式及转移途径。
6. 肿瘤对机体的影响。
7. 良性肿瘤与恶性肿瘤的区别及交界性肿瘤的特点。
8. 癌前疾病（或病变）、异型增生、上皮内瘤变及原位癌的概念。
9. 肿瘤的命名原则及分类。
10. 癌与肉瘤的区别。

（二）熟悉

1. 常见肿瘤的好发部位、形态特点及对机体的影响。
2. 肿瘤的分级和分期的原则。

（三）了解

肿瘤的病因学和发病学。

二、思维导图

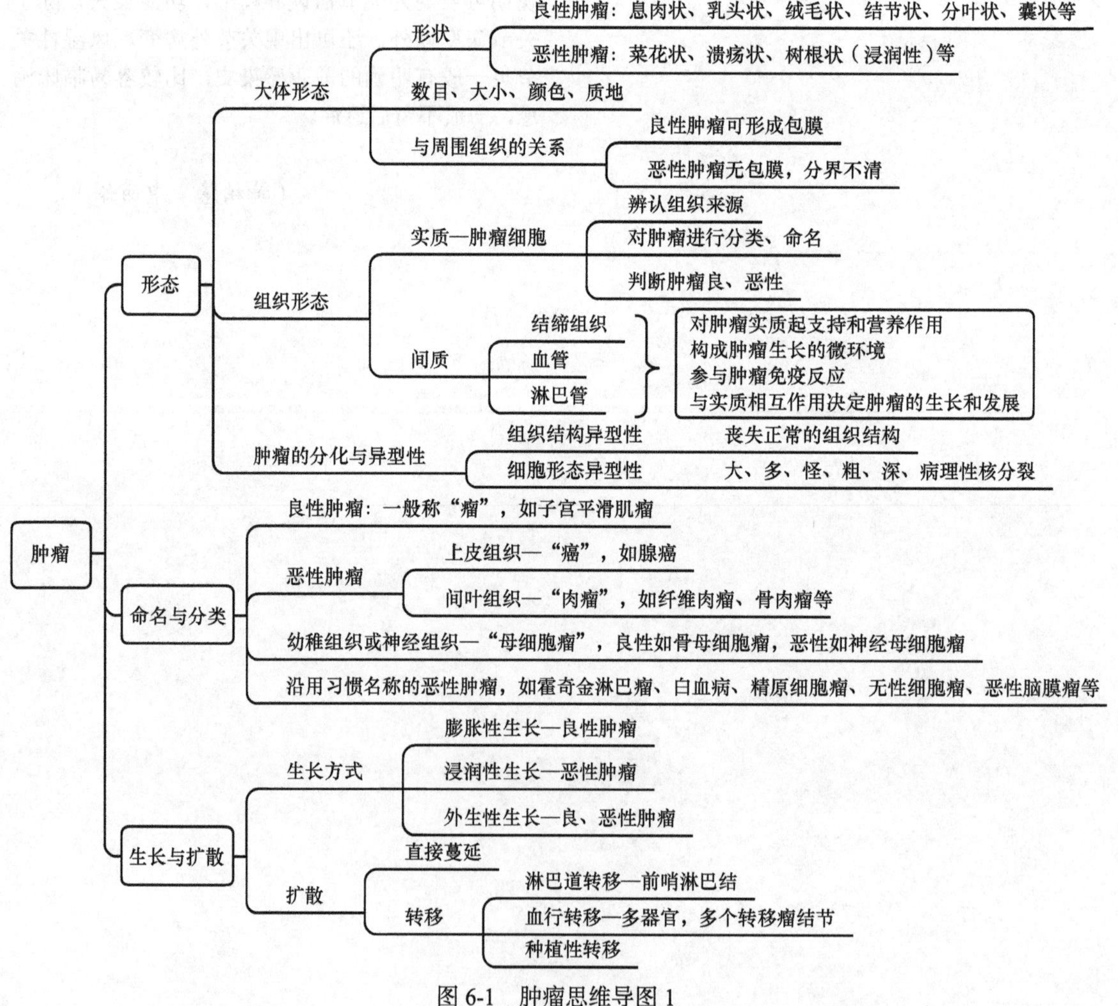

图 6-1　肿瘤思维导图 1

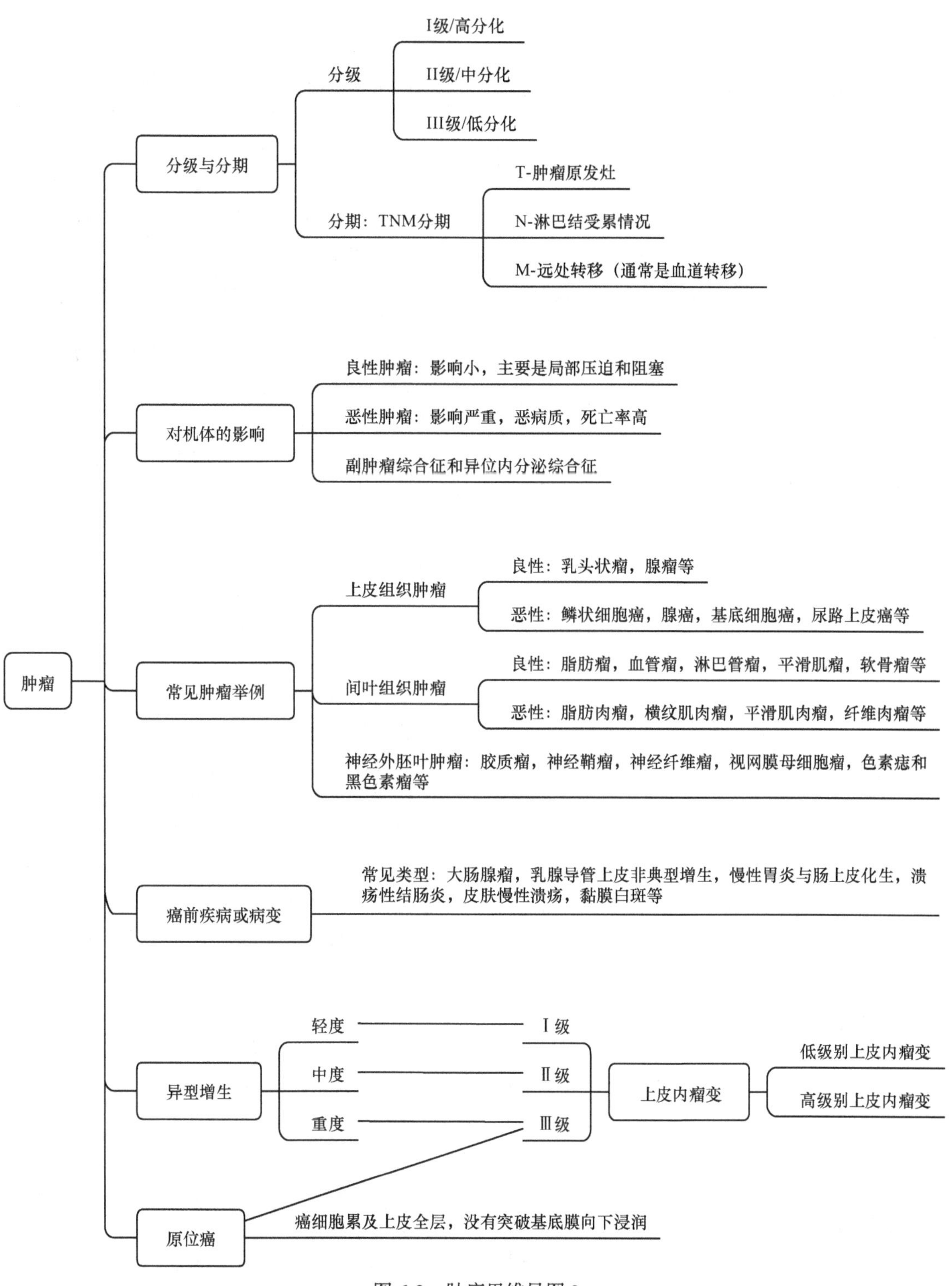
肿瘤
分级与分期
分级
I级/高分化
II级/中分化
III级/低分化
分期：TNM分期
T-肿瘤原发灶
N-淋巴结受累情况
M-远处转移（通常是血道转移）
对机体的影响
良性肿瘤：影响小，主要是局部压迫和阻塞
恶性肿瘤：影响严重，恶病质，死亡率高
副肿瘤综合征和异位内分泌综合征
常见肿瘤举例
上皮组织肿瘤
良性：乳头状瘤，腺瘤等
恶性：鳞状细胞癌，腺癌，基底细胞癌，尿路上皮癌等
间叶组织肿瘤
良性：脂肪瘤，血管瘤，淋巴管瘤，平滑肌瘤，软骨瘤等
恶性：脂肪肉瘤，横纹肌肉瘤，平滑肌肉瘤，纤维肉瘤等
神经外胚叶肿瘤：胶质瘤，神经鞘瘤，神经纤维瘤，视网膜母细胞瘤，色素痣和黑色素瘤等
癌前疾病或病变
常见类型：大肠腺瘤，乳腺导管上皮非典型增生，慢性胃炎与肠上皮化生，溃疡性结肠炎，皮肤慢性溃疡，黏膜白斑等
异型增生
轻度
中度
重度
Ⅰ级
Ⅱ级
Ⅲ级
上皮内瘤变
低级别上皮内瘤变
高级别上皮内瘤变
原位癌
癌细胞累及上皮全层，没有突破基底膜向下浸润

图 6-2 肿瘤思维导图 2

三、知识点纲要

（一）肿瘤的概念

肿瘤（tumor）是机体在各种致瘤因素作用下，局部组织细胞基因调控失常，导致克隆性异常增生而形成的新生物，具有异常的形态、代谢和生长特点，呈相对无限制性生长，与机体的需要不协调，常在局部形成肿块。

根据生物学特征和对机体的危害不同，肿瘤分为良性肿瘤和恶性肿瘤两大类型，恶性肿瘤一般统称为癌症（cancer）。目前恶性肿瘤已成为危害人类健康最严重的疾病之一，死亡率仅次于心血管系统疾病而居第二位。

肿瘤性增生与非肿瘤性增生的区别见表6-1。

表 6-1　肿瘤性增生与非肿瘤性增生的区别

项目	肿瘤性增生	非肿瘤性增生
细胞增生	单克隆性	多克隆性
分化程度	失去分化成熟能力	分化成熟
病因去除	持续生长	停止生长
形态、代谢、功能	异常	正常
与机体协调性	自主性生长，与机体不协调	具有自限性，与机体协调
对机体的影响	有害	有利，损伤和炎症的增生修复

（二）肿瘤的形态

1. 肿瘤的大体形态　肿瘤的形状一般与其发生部位、组织来源、生长方式和肿瘤的良恶性密切相关。

2. 肿瘤的组织形态　一般肿瘤组织的成分都可分为实质和间质两部分，但绒毛膜癌和白血病除外（只有实质而无间质）。实质为肿瘤细胞的总称，是肿瘤的主要成分和特异性成分，不同的肿瘤具有不同的实质。肿瘤的间质不具特异性，不同肿瘤的间质成分基本是相同的。

3. 肿瘤的分化与异型性

（1）肿瘤的分化（differentiation）：肿瘤组织的形态和功能与其来源的正常组织的相似程度。

（2）肿瘤的异型性（atypia）：肿瘤组织结构和细胞形态与其相应的正常组织有不同程度的差异。是肿瘤分化和成熟障碍在形态学上的表现，肿瘤异型性的大小反映了肿瘤的分化程度（成熟程度）。

肿瘤组织结构异型性：指肿瘤组织在空间排列方式上（包括细胞的极性即方向性、排列的结构及其与间质的关系等方面）与其来源的正常组织的差异。恶性肿瘤组织结构异型性明显，失去正常的组织结构，瘤细胞排列紊乱，层次增多和极性消失。

肿瘤细胞形态异型性：恶性肿瘤细胞常具有明显的异型性，表现为肿瘤细胞的多形性、肿瘤细胞核的多形性和肿瘤细胞质的改变（胞质嗜碱性增强）。可用大、多、怪、粗、深、病理性核分裂概括如下：

大：细胞体积大、核体积大、核质比大、核仁体积大。

多：细胞数目增多、核数目增多、核仁数目增多。

怪：细胞、细胞核奇形怪状。

粗：染色质颗粒增粗。

深：核染色加深。

病理性核分裂：不对称性核分裂、多极性核分裂、顿挫性核分裂。

异型性小，说明肿瘤与其来源的正常细胞和组织相似，肿瘤分化程度高；异型性大，说明肿瘤分化程度低。异型性大小是区别肿瘤性增生和非肿瘤性增生、诊断良恶性肿瘤及判断恶性肿瘤的恶性程度高低的主要组织学依据，恶性肿瘤常具有明显的异型性。间变（anaplasia）是指恶性肿瘤细胞缺乏分化的状态，异型性显著，间变性肿瘤多为高度恶性肿瘤。

（三）肿瘤的命名和分类

1. 良性肿瘤的命名　一般称“瘤”。

（1）部位＋组织来源＋瘤：如结肠腺瘤。

（2）部位＋形态＋瘤：如皮肤乳头状瘤。

（3）部位＋形态＋组织来源＋瘤：如卵巢乳头状囊腺瘤。

“瘤病”指多发性或在局部呈弥漫性生长的良性肿瘤，如神经纤维瘤病、脂肪瘤病和血管瘤病等。

2. 恶性肿瘤的命名

（1）来源于上皮组织的恶性肿瘤统称为癌（carcinoma）：如结肠腺癌、卵巢黏液性腺癌。

（2）来源于间叶组织的恶性肿瘤统称为肉瘤（sarcoma）：如纤维肉瘤、子宫平滑肌肉瘤。间叶组织包括纤维结缔组织、脂肪、肌肉、脉管、骨和软骨组织等。

如一个肿瘤中既有癌的成分又有肉瘤的成分，则称为癌肉瘤。

3. 来源于幼稚组织或神经组织——“母细胞瘤” 良性肿瘤和恶性肿瘤都有，良性肿瘤如骨母细胞瘤、软骨母细胞瘤和脂肪母细胞瘤等；大多数为恶性，如视网膜母细胞瘤、小脑髓母细胞瘤、肾上腺神经母细胞瘤和肾母细胞瘤等。

4. 沿用习惯名称的恶性肿瘤 尤因肉瘤，霍奇金淋巴瘤，白血病，精原细胞瘤，无性细胞瘤，颗粒细胞瘤，恶性黑色素瘤，恶性神经鞘瘤等。

5. 转移性肿瘤的命名 转移部位＋转移性＋原发瘤的名称，如肺转移性肝癌，肝转移性结肠癌。

（四）肿瘤的演进与异质化

1. 肿瘤的演进 恶性肿瘤在生长过程中侵袭性增加的现象，表现为生长速度加快、浸润周围组织和远处转移等。主要由于异质化所致。

2. 肿瘤的异质化 肿瘤为单克隆起源，即肿瘤由一个转化细胞不断分裂增生而成。不同的亚克隆（指单克隆瘤细胞的后代）在侵袭能力、生长速度、对激素和抗癌药物的敏感性等方面的差异称为肿瘤的异质化。在肿瘤生长过程中，具有生长速度快、侵袭能力强和耐药等特性的肿瘤细胞亚克隆获得生长优势，导致肿瘤的演进。

（五）肿瘤的扩散

恶性肿瘤呈浸润性生长，不仅在原发部位继续生长，并向周围组织直接蔓延，而且还可以通过淋巴管、血管和体腔转移到身体其他部位。肿瘤扩散是恶性肿瘤的生物学特性之一，包括直接蔓延和转移两种方式。

1. 直接蔓延 指恶性肿瘤连续不断地浸润、破坏周围组织器官的生长状态，也称侵袭。

2. 转移（metastasis） 恶性肿瘤细胞从原发部位侵入淋巴管、血管或体腔，迁徙到他处，继续生长，形成与原发肿瘤同样类型肿瘤的过程。所形成的肿瘤称为转移瘤或继发瘤。常见的转移途径有以下 3 种：

（1）淋巴道转移：癌多经淋巴道转移。癌细胞侵入淋巴管后，随淋巴液首先到达局部淋巴结，如乳腺癌常先转移到同侧腋窝淋巴结。可继续转移至下一站的淋巴结，最后可经胸导管进入血流再继续发生血行转移。有的肿瘤可以发生逆行转移或越过引流淋巴结发生跳跃式转移。如临床最常见的逆行转移是因为胸导管末端阻塞，淋巴液逆流而转移到左锁骨上淋巴结（Virchow 淋巴结），多见于肺癌和胃癌。原发肿瘤区域淋巴结群中接受淋巴引流的第一个或第一组淋巴结称前哨淋巴结，乳腺癌患者前哨淋巴结阴性的可避免腋窝淋巴结清扫术。

（2）血行转移：肉瘤多经血行转移，肾癌、肝癌、甲状腺滤泡性癌和绒毛膜癌及大部分癌的晚期也经常发生血行转移。血行转移的途径与栓子运行途径相同，即全身的各种恶性肿瘤细胞均可进入体循环静脉经右心到肺，在肺内形成转移瘤，如绒毛膜癌的肺转移；肺癌或肺内转移瘤的瘤细胞进入肺静脉，可经左心随主动脉血流到达全身各器官形成转移瘤，如肺癌的脑、骨和肾上腺转移；胃肠系统的恶性肿瘤细胞常侵入门静脉系统，首先发生肝转移，如胃癌和结肠癌的肝转移；胸部、腰部、腹部和盆腔的恶性肿瘤细胞侵入与椎静脉丛有吻合支的静脉内，可引起脑、椎骨和骶尾骨转移，如前列腺癌的椎骨转移。肿瘤的血行转移规律可归纳为口诀：全身到肺，肺到全身，胃肠到肝，椎静脉系到脑和脊椎，逆行交叉也别忘。转移瘤的形态学特点是多个，边界清楚，散在分布，多位于器官表面，由于瘤结节中央坏死和出血而下陷形成“癌脐”。

（3）种植性转移：当恶性肿瘤细胞侵及体腔器官表面时，瘤细胞脱落，种植在体腔内各器官的表面形成转移瘤。如晚期胃癌突破浆膜后，种植在卵巢所形成的转移性黏液癌（Krukenberg 瘤）。常伴有血性体腔积液和脏器间的癌性粘连，积液内含有脱落的癌细胞，可供细胞学检查。

恶性肿瘤浸润和血行转移机制：①局部浸润：肿瘤细胞发生上皮间质转化（EMT），瘤细胞表面黏附分子减少，使瘤细胞彼此分离，瘤细胞与基底膜的黏着增加，细胞外基质降解，瘤细胞迁移。②远部播散：肿瘤细胞降解基底膜，通过细胞外基质侵入血管，与宿主淋巴细胞相互作用，形成肿瘤细胞栓子，与血管内皮黏附，穿过基底膜，浸出血管。③停留、存活和生长：肿瘤细胞穿出血管，发生间质上皮转化（MET），与实质器官组织黏附、生长、增殖形成转移瘤。

（六）肿瘤对机体的影响

1. 良性肿瘤　对机体影响一般较小。主要表现为局部压迫和阻塞，如颅内良性肿瘤（如脑膜瘤）压迫脑组织可引起相应的神经系统症状。可发生继发性改变，如支气管壁的良性肿瘤阻塞气道后引起分泌物潴留可导致肺部感染。内分泌腺的良性肿瘤可出现激素增多症状，如垂体生长激素腺瘤可分泌过多的生长激素而引起巨人症（儿童）或肢端肥大症（成人）。

2. 恶性肿瘤　由于生长快、分化不成熟、浸润破坏器官的结构和功能，并可发生转移，对机体的影响严重，死亡率高。主要表现为：

（1）继发性改变：坏死、出血、感染等常见，如子宫颈癌的组织坏死，阴道流血和合并感染。

（2）恶病质（cachexia）：指恶性肿瘤晚期，机体严重消瘦、无力、贫血和全身衰竭的状态。

（3）异位内分泌综合征和副肿瘤综合征。

异位内分泌综合征指非内分泌腺发生的肿瘤能产生或分泌激素或激素类物质（异位激素），引起内分泌紊乱而出现相应的临床症状，属于副肿瘤综合征。如肺小细胞癌可产生ACTH，临床表现类似库欣综合征。

副肿瘤综合征（paraneoplastic syndrome）指由肿瘤的产物（如异位激素）或异常免疫反应（如交叉免疫）等原因间接引起，可表现为神经、内分泌、消化、造血、骨关节及皮肤等系统的异常。

（七）良性肿瘤与恶性肿瘤的区别

良性肿瘤和恶性肿瘤的生物学特性和对机体的影响完全不同，良性肿瘤一般对机体影响小，易于治疗，疗效好；恶性肿瘤危害较大，治疗措施复杂，疗效也不够理想。如果把恶性肿瘤误诊为良性肿瘤，就会延误治疗或治疗不彻底，造成复发和转移。相反，如把良性肿瘤误诊为恶性肿瘤，可能导致过度治疗，使患者遭受不应有的痛苦、伤害。因此，区别良性肿瘤与恶性肿瘤，对于正确的诊断和治疗具有重要意义（表6-2）。

表6-2　良性肿瘤与恶性肿瘤的区别

项目	良性肿瘤	恶性肿瘤
分化程度	分化好，异型性小	分化不好，异型性大
核分裂象	无或少，不见病理性核分裂象	多，可见病理性核分裂象
生长速度	缓慢	较快
生长方式	膨胀性或单纯外生性生长	浸润性或外生浸润性生长
继发改变	少见	常见，如出血、坏死、感染、溃疡形成等
转移	不转移	可转移
复发	不复发或很少复发	易复发
对机体的影响	较小，主要为局部压迫或阻塞	较大，破坏组织结构，恶病质，病死率高

交界性肿瘤：指组织形态和生物学行为介于良、恶性肿瘤之间。可表现为局部复发，但很少转移。如卵巢交界性黏液性乳头状囊腺瘤，多次复发后可向恶性发展，临床上应加强随访。

（八）常见肿瘤举例

1. 上皮组织肿瘤　包括来源于被覆上皮、腺上皮和导管上皮的肿瘤，最为常见，故癌对人体的危害最大。分化好的鳞癌，细胞间可见到细胞间桥，癌巢的中央可出现层状的角化物，称为角化珠或癌珠。印戒细胞癌黏液聚积在癌细胞内，将核挤向一侧，细胞呈印戒状，早期就可有广泛的浸润和转移，预后不佳。

2. 间叶组织肿瘤　包括来源于纤维结缔组织、脂肪、肌肉、脉管、骨和软骨组织等的肿瘤，种类多，良性的比较常见。骨组织以外的间叶组织肿瘤又称为软组织肿瘤。

癌与肉瘤的区别见表6-3。

表 6-3 癌与肉瘤的区别

项目	癌	肉瘤
组织来源	上皮组织	间叶组织
发病率	较高，约为肉瘤的9倍	较低
好发年龄	多见于40岁以上成人	大多见于青少年
大体特点	质较硬、色灰白、较干燥	质软、色灰红、湿润、鱼肉状
组织学特点	多形成癌巢，实质与间质分界清楚，纤维组织常有增生	肉瘤细胞多弥漫分布，实质与间质分界不清，间质内血管丰富，纤维组织少
网状纤维	癌细胞间多无网状纤维	肉瘤细胞间多有网状纤维
免疫组化	表达上皮标记如细胞角蛋白、上皮膜抗原	表达间叶组织标记如波形蛋白
转移	多经淋巴道转移	多经血行转移

（九）癌前疾病（或病变）、异型增生和原位癌

1. 癌前疾病（precancerous disease）[或病变（precancerous lesion）] 指某些具有癌变潜在可能性的良性病变，如长期存在有可能转变为癌。癌前疾病是临床术语，癌前病变是病理术语。非典型增生既可见于肿瘤性病变，也可见于修复、炎症等非肿瘤性病变。

2. 异型增生（dysplasia） 是癌前病变的形态学改变，指与肿瘤形成相关的非典型增生。增生的上皮细胞形态和结构出现一定程度的异型性，但还不足以诊断为癌。表现为增生的细胞大小不一、形态多样；核大深染，核质比增大，核分裂象增多，但一般不见病理性核分裂；细胞层次增多、排列较乱，极性消失。根据异型性程度和累及范围，可分为轻、中、重度三级，轻、中度异型增生（分别累及上皮层下部的1/3和2/3），病因消除后可恢复正常；而重度异型增生（累及上皮层超过2/3尚未达全层）则很难逆转，常进一步转变为癌。近年来提出的上皮内瘤变的概念，将轻度和中度异型增生称为低级别上皮内瘤变，将重度异型增生和原位癌称为高级别上皮内瘤变。

3. 原位癌（carcinoma in situ） 指异型增生的细胞在形态和生物学特性上与癌细胞相同，常累及上皮的全层，但尚未突破基底膜向下浸润生长。原位癌是一种早期癌，如果早期发现和积极治疗，可防止其发展为浸润性癌，从而提高癌瘤的治愈率。

（十）肿瘤的病因学和发病学

1. 肿瘤发生发展的分子机制

（1）原癌基因激活：通过点突变、基因扩增、染色体重排激活，如 *ras*，*myc*，*sis*，*erB-2*，*Met*，*abl* 等。

（2）肿瘤抑制基因 / 抑癌基因功能丧失：*p53*，*Rb*，*p15*，*p16*，*PTEN*，*DCC*，*APC*，*BRCA-1*，*BRCA-2*，*WT-1*，*NF-1* 等。

（3）凋亡调节基因功能紊乱：*Bcl-2*，*Bax*，*survivin* 等。

（4）DNA 修复调节基因功能障碍：复制过程中出现错误及碱基自发改变。

（5）端粒、端粒酶和肿瘤：大多数恶性肿瘤细胞都有端粒酶活性，使端粒不会缩短，细胞无限增殖，导致瘤细胞永生化。

（6）表观遗传调控与肿瘤：肿瘤抑制基因的过甲基化，癌基因的低甲基化；组蛋白修饰异常等。

2. 环境致癌因素

（1）化学致癌因素：烷化剂，3,4- 苯并芘，多环芳烃，芳香胺类，亚硝胺类，真菌毒素等。

（2）物理致癌因素：电离辐射，紫外线，热辐射，慢性炎症刺激，创伤，异物（如石棉导致胸膜间皮瘤）等。

（3）生物致癌因素（主要为病毒和细菌）：如 RNA 致瘤病毒 HTLV-1（人类 T 细胞白血病 / 淋巴瘤病毒 1），DNA 致瘤病毒 HPV（人乳头瘤病毒）、EBV（EBarr 病毒），HBV（乙型肝炎病毒），幽门螺杆菌（*Hp*）等。

3. 遗传因素 遗传因素对散发性肿瘤的作用表现为对致癌因素的易感性。遗传性或家族性肿瘤综合征患者具有特定的染色体和基因异常。

四、复习思考题

（一）选择题

【A1 型题】

1. 肿瘤性增殖与非肿瘤性增殖的重要区别是(　　)
A. 生长较快　　B. 有肿块形成
C. 对机体有利
D. 细胞不同程度地失去了分化成熟的能力
E. 有炎细胞浸润

2. 肿瘤的实质是（　　）
A. 肿瘤内血管　　B. 肿瘤内淋巴管
C. 肿瘤细胞　　D. 肿瘤内纤维结缔组织
E. 肿瘤内神经组织

3. 肿瘤的异型性是指（　　）
A. 肿瘤外观的多样性　　B. 肿瘤实质与间质的差异
C. 细胞核的多样性　　D. 瘤细胞的多形性
E. 肿瘤组织结构和细胞形态与相应的正常组织有不同程度的差异

4. 诊断恶性肿瘤的主要根据是（　　）
A. 肿瘤细胞异型性明显　B. 有大片坏死
C. 有溃疡形成　　D. 肿瘤体积大
E. 进行性消瘦

5. 良性肿瘤的特点不包括（　　）
A. 膨胀性生长　　B. 分化程度高
C. 生长速度缓慢　　D. 有包膜
E. 可发生远处转移

6. 癌与肉瘤最主要的区别点是（　　）
A. 转移的途径不同　　B. 来源于不同类型的组织
C. 发生的年龄不同　　D. 瘤细胞的排列方式不同
E. 肿瘤内血管多少不同

7. 含有至少两个或三个胚层组织成分的生殖细胞肿瘤称为（　　）
A. 错构瘤　　B. 无性细胞瘤　　C. 畸胎瘤
D. 间叶瘤　　E. 混合瘤

8. 肿瘤组织分化程度越高说明（　　）
A. 有较大的异型性
B. 不容易引起器官的阻塞和破坏
C. 高度恶性的肿瘤
D. 与起源组织相似
E. 肿瘤周围有较多的淋巴细胞浸润

9. 癌前疾病（或病变）是指（　　）
A. 一种恶性病变，不可逆转
B. 恶性肿瘤的早期阶段
C. 有癌变潜在可能的良性病变，有可能逆转
D. 良性肿瘤发生了癌变
E. 有癌变潜在可能的良性病变，但必然会发展为癌肿

10. 癌巢中央出现角化珠（癌珠）可诊断为（　　）
A. 高分化鳞状细胞癌　　B. 高分化腺癌
C. 低分化鳞状细胞癌　　D. 低分化腺癌
E. 未分化癌

11. 诊断骨肉瘤最重要的组织学依据是（　　）
A. 核分裂象多见　　B. 血管内瘤栓
C. 肿瘤性成骨　　D. 细胞核多形
E. 细胞异型性明显

12. 分化程度低的肿瘤（　　）
A. 异型性小　　B. 对化疗效果差
C. 对放射治疗效果差　　D. 恶性程度高
E. 生长速度慢

13. 影响肿瘤生物学行为的主要因素是（　　）
A. 肿瘤的间质　　B. 肿瘤的实质
C. 肿瘤的血管　　D. 肿瘤的被膜
E. 肿瘤内的炎症反应

14. 良性肿瘤与恶性肿瘤最显著的区别在于(　　)
A. 肿瘤生长的速度　　B. 肿瘤生长的方式
C. 是否浸润和转移　　D. 切除后是否复发
E. 用手是否可以推动

15. 下列易经血行转移的肿瘤是（　　）
A. 乳腺癌　　B. 胃癌
C. 食管癌　　D. 皮肤鳞状细胞癌
E. 绒毛膜上皮癌

16. 下列属于良性肿瘤的是（　　）
A. 肾母细胞瘤　　B. 骨母细胞瘤
C. 神经母细胞瘤　　D. 髓母细胞瘤
E. 视网膜母细胞瘤

17. 下列属于上皮组织肿瘤的是（　　）
A. 腺瘤　　B. 毛细血管瘤
C. 神经鞘瘤　　D. 畸胎瘤
E. 脑膜瘤

18. 下列属于间叶组织肿瘤的是（　　）
A. 黑色素瘤　　B. 肉瘤样癌
C. 骨软骨瘤　　D. 乳头状瘤
E. 精原细胞瘤

19. 下列不属于真正肿瘤的是（　　）
A. 白血病　　B. 动脉瘤
C. 管状腺瘤　　D. 透明细胞肉瘤
E. 毛细血管瘤

20. 下列不属于上皮组织肿瘤的是（ ）
A. 肺腺癌 B. 肝腺瘤
C. 宫颈鳞状细胞癌 D. 胃淋巴瘤
E. 尿路上皮乳头状瘤

21. 下列关于恶性肿瘤的描述，哪一项不正确（ ）
A. 恶性肿瘤生长较缓慢
B. 癌多发生于40岁以后成人
C. 乙型肝炎和肝癌相关
D. 肠息肉与大肠癌相关
E. 鼻咽癌与EB病毒关系密切

22. 交界性肿瘤是指（ ）
A. 两个脏器交界处的肿瘤
B. 来源于两种组织的肿瘤
C. 组织形态和生物学行为介于良、恶性之间的肿瘤
D. 位于重要器官的良性肿瘤
E. 有内分泌功能的良性肿瘤

23. Krukenberg瘤是指（ ）
A. 乳腺癌转移至卵巢 B. 卵巢黏液性腺癌
C. 肾细胞癌转移至卵巢 D. 胃黏液癌转移至卵巢
E. 肾上腺癌转移至卵巢

24. 原位癌的概念是（ ）
A. 尚未发生转移的癌 B. 光镜下才能见到的小癌
C. 无症状和体征的癌 D. 早期浸润癌
E. 累及上皮全层，但没有突破基底膜向下浸润

25. 下列哪种形态的肿瘤判断为恶性肿瘤的可能性大（ ）
A. 有被膜 B. 无坏死 C. 体积小
D. 界线不清，伴出血、坏死
E. 质地硬，色灰白

26. 下列关于肿瘤的恶性程度的描述，正确的是（ ）
A. Ⅰ级为高分化，恶性程度高
B. Ⅲ级为低分化，恶性程度低
C. Ⅰ级为高分化，恶性程度低
D. Ⅰ级分化较Ⅲ级分化细胞排列紊乱
E. 高分化较低分化者核分裂多

27. 下列关于肿瘤转移的说法，错误的是（ ）
A. 胃癌可转移至盆腔 B. 交界性肿瘤不出现转移
C. 肺癌可出现骨转移 D. 骨肉瘤可出现肺转移
E. 乳腺癌可转移至腋窝淋巴结

28. 下列哪一项属于抑癌基因（ ）
A. *Rb* B. *HGF* C. *ALK* D. *c-myc* E. *CDK4*

29.（2019年临床执业医师资格考试真题）为检测肿瘤细胞的增生活性，应选用哪种免疫标志（ ）
A. 细胞角蛋白 B. CD79a C. 上皮膜抗原
D. Ki-67 E. 突触小泡蛋白

30.（2019年临床执业医师资格考试真题）肿瘤的特异性免疫治疗是（ ）
A. 注射麻疹疫苗
B. 注射短棒状杆菌疫苗
C. 注射异体肿瘤免疫核糖核酸
D. 注射干扰素
E. 注射转移因子

【A2型题】

1. 男，20岁，股骨下端肿瘤，灰白色，鱼肉状。镜下：肿瘤细胞异型性明显，形成肿瘤性骨样组织。X线表现为日光放射状阴影。考虑诊断为（ ）
A. 软骨肉瘤 B. 骨软骨瘤 C. 骨肉瘤
D. 软骨瘤 E. Ewing肉瘤

2. 女，36岁，腹膜后肿瘤，大体观呈分叶状或鱼肉状，镜下瘤细胞形态多样，以多形性脂肪母细胞为主。考虑诊断为（ ）
A. 平滑肌瘤 B. 平滑肌肉瘤
C. 脂肪瘤 D. 脂肪肉瘤
E. 纤维肉瘤

3. 男，56岁，皮肤黑痣，短期内迅速长大，表面溃破，镜下见瘤细胞多边形，肿瘤细胞内含黑色素，应考虑诊断（ ）
A. 皮肤黑痣 B. 恶性黑色素瘤
C. 交界痣 D. 混合痣
E. 无黑色素性黑色素瘤

4. 女，42岁，卵巢囊性肿物，切面见毛发和皮脂样物，镜下见鳞状上皮、皮脂腺等组织，此肿瘤可诊断为（ ）
A. 成熟畸胎瘤 B. 脂肪瘤
C. 错构瘤 D. 卵黄囊瘤
E. 未成熟畸胎瘤

5. 男，65岁，颈部淋巴结肿大3个月，约蚕豆大小，质稍硬，其可能性最小的病变是（ ）
A. 转移性癌 B. 恶性淋巴瘤
C. 淋巴结结核 D. 转移性肉瘤
E. 淋巴结反应性增生

6. 女，56岁，发现右侧乳房肿块近1年，逐渐长大，直径约为6cm，质硬，界线不清，乳头下陷，皮肤呈橘皮样外观，右侧腋窝淋巴结肿大。应考虑诊断为（ ）
A. 乳腺良性肿瘤 B. 乳腺化脓性炎
C. 乳腺恶性肿瘤 D. 乳腺增生症

E. 乳腺纤维囊性病

7. 男，65 岁，吸烟 40 余年，近半年来出现刺激性干咳，痰中带血，X 线检查发现右上肺有一边界不清肿物，多考虑诊断为（ ）

A. 肺结核　B. 肺脓肿
C. 大叶性肺炎　D. 肺良性肿瘤
E. 肺恶性肿瘤

8. 女，34 岁，半年前人工流产后月经淋漓不净，后出现咳嗽、咯血，住院 3 个月死亡。尸检发现，右肺下叶圆形病灶为大片红染坏死物，周边有滋养层细胞，异型性显著。应考虑诊断为（ ）

A. 肺结核　B. 肺癌
C. 侵蚀性葡萄胎　D. 绒毛膜癌肺转移
E. 绒毛膜癌

9. 某肝脏手术患者，术中见肝脏有一肿物，色暗红，无包膜，界线不清，切开呈筛孔状结构，有红褐色液体流出。镜下见多量管腔扩张迂曲，管腔内有大量红细胞。此肿物考虑诊断为（ ）

A. 夹层动脉瘤　B. 毛细血管瘤
C. 血管瘤　D. 淋巴管瘤
E. 海绵状血管瘤

10. 女，56 岁，绝经后阴道出血，做子宫颈组织病理学检查，镜下见子宫颈异型增生的细胞累及子宫颈黏膜上皮全层，但尚未突破基底膜，应诊断为（ ）

A. 早期浸润癌　B. 宫颈原位癌
C. CIN Ⅰ级　D. 浸润癌
E. CIN Ⅱ级

11. 男，2 岁，眼球内肿物，肿物在眼球后部，呈灰白色，切面出血、坏死。镜下见细胞小圆形，核深染，可见核分裂象，局部瘤细胞形成 Flexener-Wintersteiner 菊形团。此肿瘤最可能诊断为（ ）

A. 恶性黑色素瘤　B. 恶性淋巴瘤
C. 视网膜母细胞瘤　D. 神经纤维瘤
E. 神经母细胞瘤

12. 某肠梗阻患者，术中见肠壁靠浆膜侧有一直径 5cm 球形肿物，包膜完整，质地柔软，切面黄色，似脂肪组织，此肿物可考虑诊断为（ ）

A. 脂肪肉瘤　B. 脂肪瘤
C. 平滑肌肉瘤　D. 纤维肉瘤
E. 横纹肌肉瘤

13. 女，45 岁，B 超发现子宫内肿物近 5 年，逐渐增大，手术切除，术中见肿物呈圆形，有包膜，切面灰白，质地硬韧。镜下瘤细胞呈梭形，形态一致，核呈长杆状，排列呈束状、编织状。此肿瘤可能的诊断是（ ）

A. 纤维瘤　B. 纤维肉瘤
C. 平滑肌瘤　D. 平滑肌肉瘤
E. 横纹肌肉瘤

14. 男，5 岁，腹膜后肿物，质软，无明显包膜，颜色暗红。切面有出血、坏死。镜下细胞小，呈圆形、卵圆形、梭形、蝌蚪状，胞质丰富，红染。应考虑诊断为（ ）

A. 纤维肉瘤　B. 横纹肌肉瘤
C. 脂肪肉瘤　D. 神经纤维瘤
E. 肾上腺皮质肿瘤

15.（2019 年临床执业医师资格考试真题）男，60 岁。进行性吞咽困难 4 月余。无反酸、嗳气、腹痛，无发热。发病以来体重无明显变化。查体：T 36.5℃，P 80 次 / 分，R 18 次 / 分，BP 120/80mmHg。浅表淋巴结未触及。双肺呼吸音清，未闻及干湿啰音，心律齐。腹软，无压痛。胃镜：食管中段可见隆起病变，累及食管 3/4 周，长约 4cm，伴不规则溃疡形成。黏膜粗糙、质硬、易出血。行活组织病理检查。最可能的结果是（ ）

A. 鳞癌　B. 腺癌
C. Barrett 食管　D. 平滑肌瘤
E. 淋巴瘤

【A3 型题】

（1 ～ 2 题共用题干）

男，70 岁，刺激性咳嗽 1 个月，发现痰中带血丝 1 周，胸部 X 线片示右肺上叶周围型结节影，大小约 2.5cm×0.5cm，边界不清，有短毛刺。既往体健，无其他肺部疾病史，吸烟 20 年，10 ～ 20 支 / 日。

1. 该患者最可能的诊断是（ ）

A. 肺脓肿　B. 肺真菌感染
C. 肺结核　D. 肺错构瘤
E. 肺癌

2. 为明确诊断，最有价值的检查方法是（ ）

A. 肺穿刺活检　B. 纵隔镜检查
C. 胸部 B 超检查　D. 胸部 CT 检查
E. 胸腔镜检查

（3 ～ 4 题共用题干）

女，48 岁，已婚，发现右侧乳房包块 1 年余。体检：右乳外上象限触及直径 5.5cm 肿块，活动度差，与周围组织分界不清，同侧腋窝可触及肿大的淋巴结，其他器官系统未见异常。

3. 该患者应考虑诊断为（　　）

A. 乳腺纤维囊性病　　B. 乳腺增生症

C. 乳腺化脓性炎　　D. 乳腺恶性肿瘤

E. 乳腺良性肿瘤

4. 若体检结果 $T_4N_1M_0$，按临床病理分期应属于（　　）

A. Stage Ⅱ A　　B. Stage Ⅱ B　　C. Stage Ⅲ A

D. Stage Ⅰ　　E. Stage Ⅲ B

（5～6 题共用题干）

女，56 岁，绝经后出现不规则阴道流血 3 月余。2 年前曾因“宫颈糜烂”行宫颈冷冻治疗。妇检结果：外阴阴道未见异常，宫颈表面菜花状突起，坏死、溃疡形成、质脆，接触性出血，双侧附件未见异常。

5. 该患者最有可能的诊断是（　　）

A. 慢性宫颈炎　　B. 宫颈糜烂

C. 子宫内膜增生症　　D. 子宫颈癌

E. 子宫内膜异位症

6. 要进一步明确诊断应选择（　　）

A. 腹腔镜检查　　B. HPV

C. 宫颈组织病理活检　　D. TCT

E. 血常规检查

【A4 型题】

（1～4 题共用题干）

女，15 岁。右大腿下端肿物伴疼痛 3 个月，近 1 个月患者疼痛加剧并出现胸痛、咳嗽、咯血。查体：T 36.9 ℃，P 85 次 / 分，R 18 次 / 分，BP 110/60mmHg，双肺呼吸音清，未闻及杂音，腹软，无压痛，未触及包块。右大腿下端肿胀、压痛。X 线检查见股骨下端有界线不清的骨质破坏区、骨膜增生及放射状阴影。

1. 该患者最可能的诊断是（　　）

A. 骨巨细胞瘤　　B. 骨髓炎

C. 骨结核　　D. 骨肉瘤

E. 骨转移瘤

2. 肉瘤的特征除外下列哪项（　　）

A. 多见于青少年　　B. 瘤细胞形成巢状

C. 灰红色、鱼肉状　　D. 多经血行转移

E. 瘤细胞间有网状纤维

3. 患者出现胸痛、咳嗽、咯血，应考虑在哪个器官形成转移（　　）

A. 脑　B. 肝　C. 肺　D. 脾　E. 肾

4. 为明确诊断，最有价值的检查方法是（　　）

A. 细胞学检查　　B. X 线检查

C. MRI　　D. CT

E. 病理活体组织检查

（5～9 题共用题干）

男，75 岁。间歇性反复上腹部疼痛 20 年。加重伴黑便 1 个月。查体：T 36.5℃，P 90 次 / 分，BP 120/80mmHg。消瘦，左锁骨上淋巴结肿大，质地较硬，有压痛。上腹部深压痛，无肌紧张、反跳痛。血常规：Hb 85g/L，WBC 8.6×10^9/L。胃镜检查示胃窦部 4cm×3cm 溃疡，不规则，火山口状，底部不平，见出血、坏死。肝脏 B 超检查和胸部 CT 检查未见异常。

5. 该患者最可能的诊断是（　　）

A. 慢性浅表性胃炎　　B. 溃疡型胃癌

C. 浸润型胃癌　　D. 胃溃疡

E. 疣状胃炎

6. 患者左锁骨上淋巴结肿大，此淋巴结称为（　　）

A. Virchow 淋巴结　　B. Ewing 淋巴结

C. Aschoff 淋巴结　　D. Schwann 淋巴结

E. Krukenberg 淋巴结

7. 如胃癌扩散至横结肠，其最可能的方式属于（　　）

A. 血行转移　　B. 淋巴道转移

C. 直接蔓延　　D. 跳跃转移

E. 种植性转移

8. 患者超声内镜检查示肿瘤浸润至肌层。腹部 CT 提示：幽门上、下淋巴结肿大。该患者 TNM 分期属于（　　）

A. $T_1N_1M_0$　　B. $T_1N_2M_0$　　C. $T_3N_2M_1$

D. $T_2N_1M_1$　　E. $T_2N_3M_0$

9. 为明确诊断，最有价值的方法是（　　）

A. 胃液检查　　B. 钡餐检查

C. 幽门螺杆菌检测　　D. 手术切除病灶

E. 经胃镜取组织病理活检

【B 型题】

（1～4 题共用备选答案）

A. 良性肿瘤　　B. 恶性肿瘤

C. 非肿瘤性良性病变　　D. 癌前病变

E. 交界性肿瘤

1. 无性细胞瘤是（　　）

2. 原位癌是（　　）

3. 乳腺导管上皮非典型增生是（　　）

4. 鳞状上皮化生是（　　）

（5～8 题共用备选答案）

A. 未分化肿瘤　　B. 癌肉瘤

C. 间叶瘤　　D. 畸胎瘤
E. 错构瘤
5. 同时具有癌和肉瘤两种成分的恶性肿瘤属于（　）
6. 形态和免疫表型确定为恶性肿瘤，但缺乏特定分化特征的恶性肿瘤为（　）
7. 肝脏海绵状血管瘤属于（　）
8. 由皮肤、汗腺、脂肪、骨、肠黏膜、支气管等多胚叶组织组成的肿瘤属于（　）
（9～12 题共用备选答案）
A. 印戒细胞　　B. Reed-Sternberg 细胞
C. 角化珠　　D. 朗汉斯巨细胞
E. 透明细胞
9. 鳞状细胞癌可出现（　）
10. 霍奇金淋巴瘤可出现（　）
11. 大肠癌可出现（　）
12. 肾细胞癌可出现（　）
（13～15 题共用备选答案）
A. 淋巴道转移　　B. 血行转移
C. 种植性转移　　D. 直接蔓延
E. 局部浸润
13. 胃癌转移到肝属（　）
14. 胃肠道黏液癌转移到双侧卵巢属（　）
15. 乳腺癌转移至同侧腋窝淋巴结属（　）

【X 型题】

1. 关于肿瘤间质的描述，正确的是（　）
A. 由结缔组织、血管和淋巴细胞组成
B. 是影响肿瘤生物学行为的主要因素
C. 起支持和营养肿瘤实质的作用
D. 参与肿瘤免疫反应
E. 由肿瘤细胞构成
2. 影响肿瘤生长速度的因素包括（　）
A. 生长分数　　B. 肿瘤血管的生成
C. 肿瘤细胞的倍增时间　D. 肿瘤的浸润能力
E. 肿瘤细胞的生成和死亡的比例
3. 下列符合恶性肿瘤细胞特征的是（　）
A. 克隆性增殖
B. 可发生局部浸润和远处转移
C. 生长具有相对自主性
D. 细胞异型性明显
E. 失去分化成熟的能力
4. 与肉瘤相比较，癌的主要特点是（　）
A. 发病率较高　　B. 发病年龄较轻
C. 多形成癌巢　　D. 多经淋巴道转移
E. 质较硬，色灰白
5. 下列较易发生血行转移的肿瘤是（　）
A. 结肠癌　　B. 食管鳞状细胞癌
C. 子宫颈癌　　D. 肾透明细胞癌
E. 绒毛膜癌
6. 下列易发生骨转移的肿瘤是（　）
A. 肾癌　　B. 甲状腺癌　　C. 肝癌
D. 前列腺癌　　E. 胃癌
7. 下列肿瘤属于良性的是（　）
A. 淋巴瘤　　B. 淋巴管瘤
C. 精原细胞瘤　　D. 血管瘤
E. 黑色素瘤
8. 下列符合脂肪肉瘤特点描述的是（　）
A. 多见于青少年　　B. 常由脂肪瘤恶变而来
C. 好发于皮下脂肪层　　D. 常见脂肪母细胞
E. 大体多呈结节状或分叶状
9. 下列符合纤维瘤特点描述的是（　）
A. 低度恶性　　B. 有完整包膜
C. 质硬　　D. 不转移
E. 切面呈编织状
10. 下列好发于儿童的恶性肿瘤是（　）
A. 视网膜母细胞瘤　　B. 髓母细胞瘤
C. 骨母细胞瘤　　D. 脂肪肉瘤
E. 肾母细胞瘤
11. 下列不易发生转移的肿瘤是（　）
A. 中枢神经系统肿瘤　　B. 皮肤鳞状细胞癌
C. 皮肤基底细胞癌　　D. 原位癌
E. 黑色素瘤
12. 引起原癌基因突变的 DNA 结构改变包括（　）
A. 点突变　　B. 插入突变
C. 基因扩增　　D. 基因缺失
E. 染色体易位
13. 关于癌前疾病的描述，正确的是（　）
A. 有癌变的潜能　　B. 早期癌
C. 不一定癌变　　D. 本身不是癌
E. 一定癌变
14. 肿瘤病理诊断的目的在于（　）
A. 明确肿瘤的分期　　B. 明确肿瘤的分级
C. 指导临床治疗　　D. 明确肿瘤的组织来源
E. 明确肿瘤的良、恶性
15. 下列哪些是肿瘤相关抗原（　）
A. PSA　B. ACT　C. hCG　D. CEA　E. AFP

（二）名词解释（中英文对照）

1. 肿瘤（tumor）
2. 肿瘤的分化（differentiation）
3. 肿瘤的异型性（atypia）
4. 间变（anaplasia）
5. 癌（carcinoma）
6. 转移（metastasis）
7. 原位癌（carcinoma in situ）
8. Krukenberg 瘤（Krukenberg tumor）
9. 癌前疾病（precancerous disease）
10. 副肿瘤综合征（paraneoplastic syndrome）

（三）填空题

1. 肿瘤的质地与其组织来源有关，脂肪瘤质地____，骨瘤质地____。
2. 根据肿瘤的命名原则，____的恶性肿瘤统称为癌，____的恶性肿瘤统称为肉瘤，同时具有____的恶性肿瘤，称为癌肉瘤。
3. 肿瘤的生长方式主要有____，____和____三种。
4. 恶性肿瘤通过____，____和____途径转移。
5. 良性肿瘤分化程度____，恶性程度____；恶性肿瘤分化程度____，恶性程度____。
6. 肿瘤的细胞异型性，可表现为____，____，____，____，____，____。
7. 请判断下列肿瘤的良、恶性质，子宫平滑肌瘤属于____，神经母细胞瘤属于____，神经鞘瘤属于____，无性细胞瘤属于____，白血病属于____。
8. 肝癌转移至肺的转移瘤称为____，胃肠道黏液癌种植到双侧卵巢称为____，结肠腺癌转移到肝的转移瘤称为____。
9. 根据肿瘤命名原则，黑色素细胞发生的恶性瘤称为____，胎盘滋养叶细胞发生的良性瘤称为____，造血细胞发生的恶性瘤称为____，脂肪组织发生的良性瘤称为____，血管发生的恶性瘤称为____。
10. 一些组织形态和生物学行为介于良性肿瘤和恶性肿瘤之间的肿瘤称为____。

（四）判断题

1. 肿瘤常表现为机体局部的肿块，局部肿块就是肿瘤。(　　)
2. 肿瘤分化程度越高，其异型性越大，恶性程度也越高。(　　)
3. 恶性肿瘤经血行转移，瘤细胞可侵入肺静脉，进一步经体循环转移到脑、骨、肾及肾上腺等处。(　　)
4. 转移是恶性肿瘤的特点，所有恶性肿瘤都会发生转移。(　　)
5. 浸润性肿瘤没有包膜，与邻近组织无明显分界。(　　)
6. 交界性肿瘤是指本身不是真正的肿瘤，但其临床表现和组织形态类似肿瘤。(　　)
7. 肝转移性癌是指其他部位的癌转移到肝脏，而转移性肝癌则是指转移到其他部位的肝癌。(　　)
8. 肉瘤大多质软、色灰红、鱼肉状，多经血行转移。(　　)
9. 重度异型增生和原位癌属于低级别上皮内瘤变，轻度异型增生和中度异型增生属于高级别上皮内瘤变。(　　)
10. 癌症是指恶性肿瘤。(　　)

（五）简答题

1. 简述肿瘤性增生与非肿瘤性增生的区别。
2. 简述肿瘤的生长方式。
3. 简述恶性肿瘤细胞的异型性。
4. 请列举几种常见的癌前疾病（或病变）。
5. 请说出发生于下肢的良性肿瘤、恶性肿瘤各 10 种。

（六）论述题

1. 请以肠腺瘤与肠腺癌为例，试分析如何区分良、恶性肿瘤。
2. 某肺癌患者，尸解发现胸膜壁层散在癌结节，纵隔、支气管、锁骨下淋巴结转移，脑、肾也发现转移癌结节。请分析可能的转移途径。
3. 男，17 岁，因不慎发生右股骨骨折入院。X 线检查见 Codman 三角和日光放射状阴影。确诊为股骨骨肉瘤。治疗 4 个月后死亡，病理检查发现右股骨下段为骨肉瘤，并见肺和脑转移。请分析该患者骨折能否愈合？肺和脑的转移瘤是如何发生的？

五、答案及解析

（一）选择题

【A1 型题】

1. D 在各种致瘤因素作用下，局部组织细胞生长调控失常，导致异常增生而形成新生物，这种新生物常形成局部肿块，这种导致肿瘤形成的细胞增殖称为肿瘤性增殖，而损伤和炎症的增生修复是非肿瘤性增殖。肿瘤性增殖与非肿瘤性增殖重要的区别在于肿瘤细胞的形态、代谢和功能均有异常，不同程度失去了分化成熟的能力。

2. C 肿瘤组织分为实质和间质两部分，肿瘤细胞构成肿瘤的实质，决定了肿瘤的类型和生物学性质。

3. E 肿瘤组织结构和细胞形态与相应的正常组织有不同程度的差异，称为肿瘤的异型性。

4. A 异型性的大小是确定肿瘤良、恶性的主要组织学依据，恶性肿瘤瘤组织成熟程度低（分化程度低），肿瘤细胞异型性明显。

5. E 良性肿瘤不会发生远处转移，因其分化较成熟，生长缓慢，不浸润，不转移，故一般对机体的影响相对较小。

6. B 根据肿瘤命名的一般原则，来源于上皮组织的恶性肿瘤统称为癌（carcinoma），来源于间叶组织的恶性肿瘤统称为肉瘤（sarcoma）。

7. C 畸胎瘤是来源于卵巢生殖细胞的肿瘤，具有向体细胞分化的潜能，大多数肿瘤含有至少两个或三个胚层组织成分，可分为成熟性畸胎瘤和未成熟性畸胎瘤。

8. D 肿瘤的分化是指肿瘤组织在形态和功能上与某种正常组织的相似之处；相似的程度称为肿瘤的分化程度，肿瘤组织分化程度越高说明与起源组织越相似。

9. C 癌前疾病（或病变）是指某些疾病（或病变）虽然本身不是恶性肿瘤，但具有发展为恶性肿瘤的潜能，这些疾病或病变称为癌前疾病（或病变）。应当注意，癌前疾病（或病变）并不一定会发展为恶性肿瘤。

10. A 鳞状细胞癌简称鳞癌，常发生在身体原有鳞状上皮覆盖的部位，如皮肤、口腔、子宫颈、阴道等处。镜下，分化好的鳞状细胞癌，癌巢中央可出现层状角化物，称为角化珠或癌珠。分化较差的鳞状细胞癌无角化珠形成。

11. E 异型性是区别良、恶性肿瘤的重要标志，骨肉瘤属于恶性肿瘤，故异型性明显。

12. D 肿瘤的分化程度是与某种正常组织的相似程度，分化程度低的肿瘤，与正常组织的相似程度低，异型性大，恶性程度高。

13. B 肿瘤实质是肿瘤细胞的总称，是肿瘤的主要成分。肿瘤的生物学特点以及每种肿瘤的特殊性都是由肿瘤的实质决定的。

14. C 恶性肿瘤不仅可以在原发部位浸润生长、累及邻近器官或组织，而且还可以通过多种途径扩散至身体其他部位（转移）。这是恶性肿瘤最重要的生物学特点。

15. E 绒毛膜上皮癌由于侵袭破坏血管能力很强，极易经血行转移。

16. B 来源于幼稚组织的肿瘤，称为“母细胞瘤”，属于良性肿瘤的是骨母细胞瘤；属于恶性的是肾母细胞瘤、神经母细胞瘤、髓母细胞瘤、视网膜母细胞瘤。

17. A 上皮组织包括鳞状上皮、基底细胞、腺上皮和尿路上皮。因此，腺瘤属于上皮组织肿瘤。

18. C 间叶组织包括纤维组织、脂肪、平滑肌、横纹肌、血管和淋巴管、骨和软骨。因此，骨软骨瘤属于间叶组织肿瘤。

19. B 肿瘤是机体的细胞异常增殖而形成的新生物，常表现为机体局部的肿块。而动脉瘤是由于动脉壁的病变或损伤，形成动脉壁局限性或弥漫性扩张或膨出的表现，故不属于真正肿瘤。

20. D 胃淋巴瘤属于间叶组织恶性肿瘤。肺腺癌、肝腺瘤、宫颈鳞状细胞癌、尿路上皮乳头状瘤属于上皮性肿瘤。

21. A 恶性肿瘤生长较快。不同肿瘤的生长速度差别很大，主要决定于肿瘤细胞的分化成熟程度。一般来讲，成熟程度高、分化好的良性肿瘤生长较缓慢，分化差的恶性肿瘤生长较快。

22. C 组织形态和生物学行为介于良、恶性之间的肿瘤，称为交界性肿瘤。

23. D 胃肠道黏液癌侵及浆膜后，可种植到大网膜、腹膜、盆腔等器官如卵巢处，所形成的卵巢转移性肿瘤称为 Krukenberg 瘤。

24. E 原位癌是指异型增生的细胞常累及上皮的全层，但没有突破基底膜向下浸润生长的病变。如能及时发现和治疗原位癌，可防止其发展为浸润性癌。

25. D 恶性肿瘤表现为浸润性生长，界线不清，由于生长迅速，肿瘤血液供应相对不足，易发生出血、坏死。

26. C 恶性肿瘤是根据其分化程度的高低、异型性的大小及核分裂象的数目来确定恶性程度的级别。Ⅰ级为高分化，分化良好，属低度恶性；Ⅱ级为中分化，属中度恶性；Ⅲ级为低分化，属高度恶性。

27. B 发生转移是恶性肿瘤的特点，可通过淋巴道、血行、种植性等途径转移。交界性肿瘤是组织形态和生物学行为介于良性和恶性之间的肿瘤，故交界性肿瘤也可出现转移，如侵蚀性葡萄胎。

28. A 抑癌基因（肿瘤抑制基因是正常细胞内存在的一大类可抑制细胞生长、促进细胞分化并有潜在抑制癌变作用的基因群），包括 *Rb*、*p53*、*APC*、*WT-1* 等。

29. D 常用 Ki-67 来检测肿瘤细胞的增殖活性。

30. C 注射异体肿瘤免疫核糖核酸。肿瘤的免疫治疗旨在通过替换免疫系统中受到抑制的成分，或者刺激内源性的反应来增加机体的抗肿瘤能力。

【A2 型题】

1. C 患者股骨下端肿瘤，灰白色，鱼肉状。肿瘤细胞异型性明显，形成肿瘤性骨样组织，X 线表现为日光放射状阴影。这些表现都是骨肉瘤的特点，故考虑诊断为骨肉瘤。

2. D 脂肪肉瘤为肉瘤中较常见的一种类型，多发生于腹膜后，大体观呈分叶状或鱼肉样，瘤细胞形态多种多样，以出现脂肪母细胞为特点，患者符合脂肪肉瘤诊断要点。

3. B 恶性黑色素瘤通常由黑痣恶变而来，短期内黑痣迅速长大，瘤细胞呈现多形性，由于体积增大、生长速度加快，局部出现或溃破、出血等表现，应考虑诊断为恶性黑色素瘤。

4. A 畸胎瘤根据其分化成熟度分为成熟畸胎瘤和未成熟畸胎瘤两类。成熟畸胎瘤多见于卵巢，多为囊性，囊腔内有皮脂、毛发等。镜下可见皮肤组织、鳞状上皮、腺体等。未成熟畸胎瘤多为实体性，多见于睾丸，主要由分化不成熟的胚胎样组织组成。本例患者符合成熟畸胎瘤。

5. D 肉瘤主要通过血行转移，故除外。淋巴结肿大可考虑淋巴结反应性增生、淋巴结结核、恶性淋巴瘤及癌通过淋巴道转移至局部淋巴结。

6. C 乳腺癌常发生于 40 ～ 60 岁妇女，主要通过淋巴道转移至同侧腋窝淋巴结，由于癌间质增生的纤维组织收缩，可导致乳头下陷，如癌组织阻塞真皮内淋巴管，皮肤可呈橘皮样外观，故应考虑诊断乳腺恶性肿瘤（乳腺癌）。

7. E 患者年龄超过 40 岁（65 岁），长期吸烟（40 余年），出现刺激性干咳，痰中带血，X 线检查发现右上肺有一边界不清肿物，应考虑诊断为肺恶性肿瘤。

8. D 患者流产后阴道出现持续流血，镜下见有滋养层细胞，且异型性显著，应考虑诊断绒毛膜癌，绒毛膜上皮癌侵袭破坏血管能力很强，极易经血行转移至肺，尸检发现右肺下叶圆形病灶为大片红染坏死物，故应考虑诊断绒毛膜癌肺转移。

9. E 海绵状血管瘤由扩张迂曲、腔大壁薄的大量血管构成。

10. B 原位癌是指异型增生的细胞常累及上皮的全层，但没有突破基底膜向下浸润生长的病变。患者子宫颈异型增生的细胞累及子宫颈黏膜上皮全层，但尚未突破基底膜，应诊断为宫颈原位癌。

11. C 视网膜母细胞瘤绝大多数发生在 3 岁以内的婴幼儿，肉眼观肿瘤为灰白色或黄色的结节状肿物，切面有明显的出血及坏死。镜下见肿瘤由小圆形细胞构成，核圆形、深染、核分裂象多见。有的瘤细胞围绕一空腔作放射状排列，形成菊形团。该患儿符合视网膜母细胞瘤诊断。

12. B 患者肠壁球形肿物，包膜完整，质地柔软，切面黄色，似脂肪组织，可考虑诊断为脂肪瘤。

13. C 平滑肌瘤最多见于子宫，瘤组织由形态比较一致的梭形平滑肌细胞构成。细胞排列成束状，互相编织，核呈长杆状，两端钝圆，同一束内的细胞核有时排列成栅状，核分裂象少见。患者子宫内肿物可能的诊断是平滑肌瘤。

14. B 患儿腹膜后肿物，质软，无明显包膜，切面有出血、坏死。镜下见未分化和低分化的小圆形、卵圆形、梭形、蝌蚪状横纹肌母细胞，考虑诊断为横纹肌肉瘤。

15. A 进行性吞咽困难、食管中段可见隆起病变、不规则溃疡形成，黏膜粗糙、质硬、易出血，首先考虑食管癌，以鳞癌最多见。

【A3 型题】

1. E 刺激性咳嗽、痰中带血丝，右肺上叶周围型结节影，边界不清，有短毛刺，考虑诊断肺部恶性肿瘤，最可能的诊断是肺癌。

2. A 右肺上叶周围型结节影，为明确诊断，最有价值的检查方法是肺穿刺活检。

3. D 乳房包块、活动度差，与周围组织分界不清，同侧腋窝淋巴结肿大，应考虑诊断为乳腺恶性肿瘤。

4. E Stage Ⅲ B。乳腺癌的临床病理分期：Stage0：$T_{is}N_0M_0$；Stage Ⅰ：$T_1N_0M_0$；Stage Ⅱ A：$T_{0\sim2}N_{0\sim1}M_0$；Stage Ⅱ B：$T_{2\sim3}N_{0\sim1}M_0$；Stage Ⅲ A：$T_{0\sim3}N_{1\sim2}M_0$；Stage Ⅲ B：$T_4N_{0\sim2}M_0$。

5. D 绝经后阴道不规则流血，宫颈表面菜花状突起，坏死、溃疡形成、质脆，接触性出血，应首先考虑诊断子宫颈癌。

6. C 宫颈组织病理活检是确诊子宫颈癌最可靠的依据。

【A4 型题】

1. D 患者，15 岁（青少年），有界线不清的骨质破坏区，骨膜增生及放射状阴影，考虑最可能的诊断是骨肉瘤。

2. B 瘤细胞形成巢状是癌的特征。肉瘤是间叶组织恶性肿瘤的统称。肉瘤多见于青少年，大体特点为质软、色灰红、湿润、鱼肉状，镜下肉瘤细胞多弥漫分布，实质与间质分界不清，间质内血管丰富，纤维组织少；肉瘤细胞间多有网状纤维；多经血行转移。

3. C 血行转移最常受累的脏器是肺。患者近 1 个月出现胸痛、咳嗽、咯血，考虑为骨肉瘤发生了肺转移。

4. E 病理活体组织检查是确诊骨肉瘤最可靠的方法。

5. B 患者胃镜检查提示：胃窦部溃疡，不规则，火山口状，底部不平，有出血、坏死，最可能的诊断是溃疡型胃癌。

6. A 晚期胃癌常转移到左锁骨上淋巴结，出现左锁骨上淋巴结肿大，质地较硬，有压痛，此淋巴结称为 Virchow 淋巴结。

7. C 胃癌的扩散与转移：①血行转移：常经门静脉转移至肝。②淋巴道转移：为其主要转移途径。③种植性转移：种植于腹腔及盆腔器官的浆膜上。④直接蔓延：可向周围组织和邻近器官广泛蔓延生长，如向大网膜、横结肠，肝，脾，胰等部位浸润蔓延。

8. E 胃镜检查示胃窦 4cm × 3cm 溃疡，浸润至肌层为 T_2 期，腹部 CT 提示幽门上、下淋巴结肿大，左锁骨上淋巴结肿大，为 N_3 期。未发现血行转移为 M_0。故该患者的临床 TNM 分期是 $T_2N_3M_0$。

9. E 为明确诊断，最有价值的检查方法是经胃镜取组织病理活检。

【B 型题】

1. B 无性细胞瘤是由未分化的、多潜能原始生殖细胞组成的恶性肿瘤。

2. B 原位癌指异型增生的细胞在形态和生物学特性上与癌细胞相同，常累及上皮的全层，但没有突破基底膜向下浸润。

3. D 癌前疾病是指某些疾病虽然本身不是恶性肿瘤，但具有发展为恶性肿瘤的潜能。常见的癌前疾病有：①大肠腺瘤；②乳腺导管上皮非典型增生；③慢性胃炎与肠上皮化生；④溃疡性结肠炎；⑤皮肤慢性溃疡；⑥黏膜白斑。

4. C 化生是为了适应环境的改变或某些理化因素刺激由一种分化成熟的细胞类型被另一种分化成熟的细胞类型所取代的过程，如鳞状上皮化生，属非肿瘤性良性病变。

5. B 同一肿瘤中既有癌又有肉瘤成分者称为癌肉瘤。癌的成分可为鳞状细胞癌、移行细胞癌、腺癌等；肉瘤成分可为纤维肉瘤、平滑肌肉瘤、横纹肌肉瘤等。

6. A 未分化肿瘤是形态和免疫表型确定为恶性肿瘤，但缺乏特定分化特征的恶性肿瘤，从恶性程度来讲，未分化肿瘤的恶性程度相对是较高的。

7. C 间叶组织包括纤维组织、脂肪、平滑肌、横纹肌、血管和淋巴管、骨和软骨。因此，肝脏海绵状血管瘤属于间叶瘤。

8. D 畸胎瘤是来源于有多向分化潜能的生殖细胞的肿瘤，往往含有 3 个胚层的多样组织成分，根据其分化成熟度不同，可分为成熟畸胎瘤和未成熟畸胎瘤两类。成熟畸胎瘤常见有皮肤、汗腺、脂肪、骨、肠黏膜、支气管等多胚叶的各种成熟组织。

9. C 在分化好的鳞状细胞癌癌巢中央可出现层状的角化物，称为角化珠或癌珠。

10. B 霍奇金淋巴瘤的肿瘤细胞是 Reed-Sternberg 细胞，简称 R-S 细胞。

11. A 大肠癌常见的组织学类型有：管状腺癌、黏液腺癌及印戒细胞癌（以形成大片黏液湖为特点）。

12. E 肾细胞癌的组织学分类包括透明细胞癌、乳头状肾细胞癌和嫌色性肾细胞癌等多种类型，其中肾透明细胞癌最多见。

13. B 胃癌经门静脉系统转移到肝属血行转移。

14. C 胃肠道黏液癌侵及浆膜后，可种植到大网膜、腹膜、盆腔等器官如卵巢等处。

15. A 乳腺癌经淋巴道转移至同侧腋窝淋巴结。

【X 型题】

1. ACD 肿瘤的间质一般由结缔组织、血管和淋巴细胞等组成。起着支持和营养肿瘤实质、参与肿瘤免疫反应等作用。

2. ABCDE 影响肿瘤生长速度的因素很多，主要有肿瘤细胞的倍增时间、生长分数（growth fraction）、肿瘤细胞的生成和死亡的比例等。

3. ABCDE 肿瘤性增殖一般是克隆性的，与机体不协调，对机体有害。肿瘤细胞生长旺盛、失去控制，具有相对自主性。恶性肿瘤由于分化不成熟、肿瘤细胞的异型性明显，肿瘤生长速度较快，浸润破坏器官的结构和功能，并可发生转移，因而对机体的影响严重。

4. ACDE 上皮组织的恶性肿瘤统称癌。癌发病率较高，约为肉瘤的9倍，多见于40岁以后成人。质较硬、色灰白，镜下多形成癌巢，实质与间质分界清楚，多经淋巴道转移。

5. DE 癌常见的转移途径为淋巴道转移，但因①绒毛膜上皮癌侵袭破坏血管能力很强；②肾透明细胞癌间质具有丰富的毛细血管和血窦，因此较易发生血行转移。

6. ABD 易发生骨转移的肿瘤称为亲骨性肿瘤，如前列腺癌、肾癌、甲状腺癌、乳腺癌、肺癌和鼻咽癌。

7. BD 根据肿瘤命名的一般原则，不同组织来源的良性肿瘤均称为瘤，如血管瘤、淋巴管瘤。但不能仅仅根据其名称中有“瘤”就判断为良性，如淋巴瘤、精原细胞瘤、黑色素瘤、内胚窦瘤等属于恶性肿瘤。

8. DE 脂肪肉瘤多见于成人，多发生于软组织深部、腹膜后等部位，极少由脂肪瘤恶变而来。大体观，多呈结节状或分叶状，似脂肪瘤，或呈鱼肉样。瘤细胞形态多种多样，以出现脂肪母细胞为特点，胞质内可见多少和大小不等的脂滴空泡。

9. BCDE 纤维瘤为间叶组织的良性肿瘤，其特点是瘤组织内的胶原纤维排成束状，互相编织，外观呈结节状，与周围组织分界明显，有包膜。切面灰白色，可见编织状的条纹，质地硬，常见于四肢及躯干的皮下。此瘤生长缓慢，手术摘除后不再复发。

10. ABE 好发于儿童的恶性肿瘤是视网膜母细胞瘤、髓母细胞瘤、肾母细胞瘤等；骨母细胞瘤是良性肿瘤；脂肪肉瘤多见于成人。

11. CD 发生转移是恶性肿瘤的特点，但并非所有恶性肿瘤都会发生转移。例如，皮肤基底细胞癌，多在局部造成破坏，很少发生转移；原位癌不会转移。

12. ABCDE 原癌基因在各种环境或遗传因素作用下，可发生结构改变（突变）而变为癌基因，引起原癌基因突变的DNA结构改变包括点突变、染色体易位、插入突变、基因缺失和基因扩增。

13. ACD 癌前疾病（或病变）是指某些疾病虽然本身不是恶性肿瘤，但具有发展为恶性肿瘤的潜能，这些疾病如不及时治愈有可能转变为癌。

14. BCDE 肿瘤的病理学检查是肿瘤诊断的金标准，可以确定肿瘤的良恶性质、组织来源、范围、分级、是否有转移等，为临床治疗提供重要依据。而肿瘤的分期需结合临床全面分析来确定。

15. ADE 肿瘤相关抗原在肿瘤中的表达，推测与遗传因素的改变有关。如在胚胎干细胞和肝细胞癌中出现的甲胎蛋白（AFP）以及在胚胎组织和结肠癌中出现的癌胚抗原（CEA），前列腺特异抗原（PSA）见于正常前列腺上皮和前列腺癌细胞。肿瘤相关抗原在肿瘤的诊断上是有用的标记，也可用此制备抗体，用于肿瘤的免疫治疗。

（二）名词解释（中英文对照）

1. 肿瘤（tumor）：是机体在各种致瘤因素作用下，局部组织细胞基因调控失常，导致克隆性异常增生而形成的新生物，具有异常的形态、代谢和生长特点，呈相对无限制性生长，与机体的需要不协调，常在局部形成肿块。

2. 肿瘤的分化（differentiation）：是指肿瘤组织在形态和功能上与其来源的正常组织的相似之处；相似的程度称为肿瘤的分化程度。

3. 肿瘤的异型性（atypia）：肿瘤组织结构和细胞形态与相应的正常组织有不同程度的差异，称为肿瘤的异型性。

4. 间变（anaplasia）：指恶性肿瘤细胞缺乏分化，异型性显著。

5. 癌（carcinoma）：上皮组织的恶性肿瘤统称为癌。

6. 转移（metastasis）：恶性肿瘤细胞从原发部位侵入淋巴管、血管或体腔，迁徙到他处而继续生长，形成与原发肿瘤同样类型肿瘤的过程。

7. 原位癌（carcinoma in situ）：指异型增生的细胞常累及上皮的全层，但没有突破基底膜向下浸润生长的病变。

8. Krukenberg 瘤（Krukenberg tumor）：常见于胃癌晚期癌细胞突破浆膜层，脱落种植到双侧卵巢上，所形成的转移性黏液癌。

9. 癌前疾病（precancerous disease）：某些疾病（或病变）虽然本身不是恶性肿瘤，但具有发展为恶性肿瘤的潜能，这些疾病或病变称为癌前疾病（或病变）。

10. 副肿瘤综合征（paraneoplastic syndrome）：由肿瘤的产物（如异位激素）或异常免疫反应（如交叉免疫）等原因间接引起，可表现为神经、内分泌、消化、造血、骨关节、肾脏及皮肤等系统的异常。

（三）填空题

1. 较软　较硬。
2. 上皮组织　间叶组织　癌和肉瘤两种成分。
3. 膨胀性生长　外生性生长　浸润性生长。
4. 淋巴道　血行　种植性。
5. 高　低　低　高。
6. 核大　核的数目增多　核的多形性　核染色加深　染色质颗粒增粗　病理性核分裂。
7. 良性　恶性　良性　恶性　恶性。
8. 肺转移性肝癌　Krukenberg 瘤　肝转移性结肠腺癌。
9. 恶性黑色素瘤　葡萄胎　白血病　脂肪瘤　血管肉瘤。
10. 交界性肿瘤。

（四）判断题

1. F 肿瘤是机体的细胞异常增殖而形成的新生物，常表现为机体局部的异常组织团块（肿块），但某些肿瘤性疾病（如血液系统的恶性肿瘤）并不一定形成局部肿块。另一方面，临床上表现为“肿块”者也并不都是真正的肿瘤，如炎性假瘤。
2. F 肿瘤的分化是指肿瘤组织在形态和功能上与某种正常组织的相似之处；相似的程度称为肿瘤的分化程度。肿瘤分化程度越高，与某种正常组织的相似程度越高，其异型性越小，恶性程度越低。
3. T 恶性肿瘤的瘤细胞侵入血管后可随血流到达远隔器官继续生长，形成转移瘤。侵入肺静脉的肿瘤细胞或肺内转移瘤通过肺毛细血管而进入肺静脉的瘤细胞，可经左心随主动脉血流到达全身各器官，常转移到脑、骨、肾及肾上腺等处。
4. F 转移是恶性肿瘤的特点，但并非所有恶性肿瘤都会发生转移。例如，皮肤基底细胞癌很少发生转移。
5. T 恶性肿瘤多呈浸润性生长，没有包膜，与邻近的正常组织无明显界线。
6. F 某些肿瘤的组织形态和生物学行为介于良恶性肿瘤之间，称为交界性肿瘤，如卵巢浆液性乳头状囊腺瘤。
7. T 转移性肿瘤的命名：转移部位 + 转移性 + 原发瘤名称，故肝转移性癌是指其他部位的癌转移到肝脏，而转移性肝癌则是指转移到其他部位的肝癌。
8. T 间叶组织的恶性肿瘤统称为肉瘤。肉瘤多发生于青少年。肉眼观，质软，切面多呈灰红色鱼肉状，易发生出血、坏死、囊性变等继发改变。肉瘤间质的结缔组织一般较少，但血管较丰富，故肉瘤多先由血行转移。
9. F 异型增生根据其异型性程度和（或）累及范围可分为轻、中、重三级。

原位癌指异型增生的细胞常累及上皮的全层，但没有突破基底膜向下浸润生长的病变。目前，较多使用上皮内瘤变来描述上皮的异型增生、原位癌，且多采用两级分类法，即低级别上皮内瘤变（轻度异型增生和中度异型增生）、高级别上皮内瘤变（重度异型增生和原位癌）。

10. T 癌症是恶性肿瘤的统称。

（五）简答题

1. 肿瘤性增生与非肿瘤性增生有重要区别：见知识点纲要表 6-1 肿瘤性增生与非肿瘤性增生的区别。

2. 肿瘤的生长方式有外生性生长、膨胀性生长、浸润性生长三种。

①膨胀性生长：实质器官的良性肿瘤多呈膨胀性生长，其生长速度较慢，完整包膜，界线清楚，可推动。手术后一般不易复发。对周围组织的主要影响是挤压和阻塞。膨胀性生长形成肿瘤的大体特点：结节状、分叶状、囊状。②浸润性生长：恶性肿瘤多呈浸润性生长，肿瘤细胞长入并破坏周围组织，与周围组织分界不清，无包膜。肿瘤不易推动，手术后易复发。浸润性生长形成肿瘤的大体特点：树根状、溃疡状。③外生性生长：体表和体腔或管道器官（如消化道，泌尿生殖道等）表面的肿瘤，常突向表面，形成乳头状、息肉状、蕈状或菜花状的肿物。良性肿瘤和恶性肿瘤都可呈外生性生长。但恶性肿瘤在外生性生长的同时，其基底部往往也有浸润。

3. 恶性肿瘤细胞的异型性表现在以下几方面。大：细胞体积大、核体积大、核质比大、核仁体积大；多：细胞数目增多、核数目增多、核仁数目增多；怪：细胞、细胞核奇形怪状；粗：染色质颗粒增粗；深：核染色加深；病理性核分裂：不对称性核分裂、多极性核分裂、顿挫性核分裂。

4. 癌前疾病（或病变）是指某些疾病虽然本身不是恶性肿瘤，但具有发展为恶性肿瘤的潜能。常见的癌前疾病（或病变）有以下几种。①大肠腺瘤：常见，可单发或多发，家族性腺瘤性息肉病几乎均会发生癌变。②乳腺导管上皮非典型增生：常见于40岁左右的妇女，其发展为浸润性乳腺癌的相对危险度为普通妇女的4～5倍。③慢性萎缩性胃炎与肠上皮化生：胃的肠上皮化生与胃癌的发生有一定关系。④溃疡性结肠炎：在反复发生溃疡和黏膜增生修复的基础上可发生结肠腺癌。⑤皮肤慢性溃疡：由于长期慢性刺激，鳞状上皮增生和非典型增生，可进一步发展为癌。⑥黏膜白斑：常发生在口腔、外阴等处。鳞状上皮过度增生、过度角化，可出现异型性。大体观呈白色斑块。长期不愈有可能转变为鳞状细胞癌。

5. 请说出发生于下肢的良性肿瘤、恶性肿瘤各10种。

良性肿瘤	恶性肿瘤
下肢皮肤乳头状瘤	下肢皮肤鳞癌
下肢皮下纤维瘤	下肢皮下纤维肉瘤
下肢皮下脂肪瘤	下肢皮下脂肪肉瘤
下肢皮下血管瘤	下肢皮下血管肉瘤
下肢皮下淋巴管瘤	下肢皮下淋巴管肉瘤
下肢横纹肌瘤	下肢横纹肌肉瘤
下肢血管平滑肌瘤	下肢血管平滑肌肉瘤
下肢骨瘤	下肢骨肉瘤
下肢神经纤维瘤	下肢神经纤维肉瘤
下肢软骨瘤	下肢软骨肉瘤

（六）论述题

1. 肠腺瘤与肠腺癌的区别：

项目	肠腺瘤	肠腺癌
分化程度	分化程度高，异型性小	分化程度低，异型性大
生长速度	缓慢	较快
生长方式	单纯外生性	浸润性、外生-浸润性
继发改变	很少	常见出血、坏死、溃疡、感染
转移	不转移	常转移至肠系膜淋巴结、肝、肺和全身
复发	很少	较多
对机体的影响	较小，主要为阻塞	较大，除阻塞肠腔外，还可破坏肠壁组织，引起出血、坏死、感染等甚至恶病质，死亡率高

2. 肺癌可能的转移途径为：

（1）肺癌细胞可直接蔓延至胸膜脏层。

（2）肺癌细胞可通过淋巴道转移至纵隔、支气管、锁骨下淋巴结。

（3）肺癌细胞可通过种植性转移途径转移至胸膜壁层。

（4）肺癌细胞可通过：动脉系统 ⟶ 脑

椎静脉系 ↗ 脑

（5）肺癌细胞可通过：动脉系统 ⟶ 肾

3. 男，17岁，右股骨下段确诊为骨肉瘤，分析如下：

（1）因为患者骨折两端均为骨肉瘤组织，发生的骨折属于病理性骨折，故患者的骨折不能愈合。

（2）肺和脑的转移瘤发生过程如下：

骨肉瘤细胞可通过下腔静脉 ⟶ 右心 ⟶ 肺 ⟶ 动脉系统 ⟶ 脑

骨肉瘤细胞可通过下腔静脉 ↓ 在房/室间隔缺损或动、静脉短路时，交叉转移 ⟶ 脑

（刘　兰　申丽娟）

第七章　环境和营养性疾病

一、学习目标

（一）掌握

环境污染、药物滥用和肥胖症的基本概念。

（二）熟悉

1. 环境污染和职业暴露性污染的主要污染物及其主要危害。

2. 吸烟、酒精中毒及药物滥用对机体造成的危害。

（三）了解

1. 环境污染的主要来源。

2. 治疗性药物损伤的定义及常见类型。

3. 肥胖的发生机制及其对机体的危害。

4. 营养不良的定义、常见类型及其对机体的危害。

二、思维导图

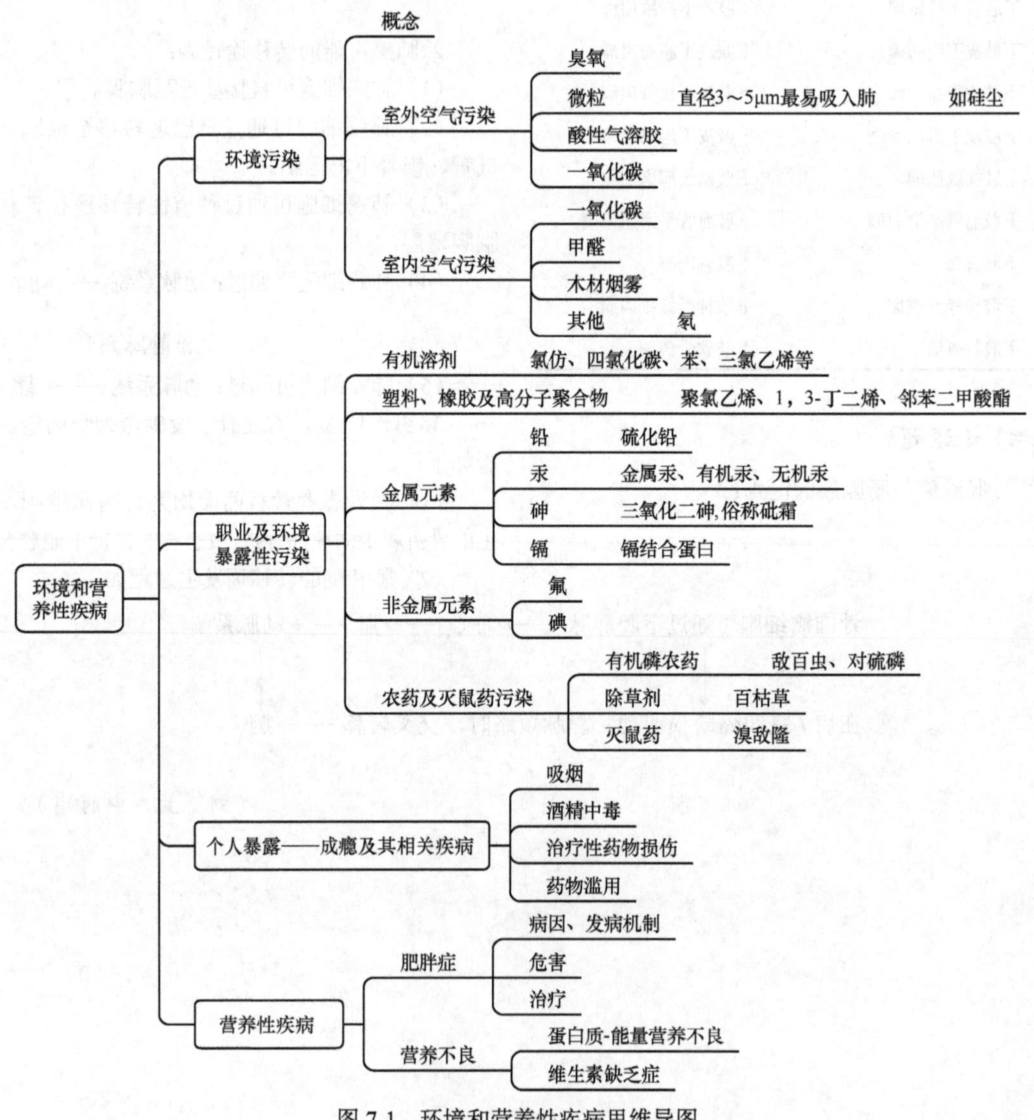

图 7-1　环境和营养性疾病思维导图

三、知识点纲要

（一）环境污染

环境污染是指人类在其社会活动和日常生活中直接或间接地向环境排放超过人类社会自身自净能力的化学物质或能量，造成大气、水、噪声和放射性污染，对人类的生态系统、生存与发展带来不利的影响。

（二）职业暴露

1. 职业暴露　是指人类由于职业关系而暴露在危险因素中，从而有可能损害自身健康或危及生命的一种情况。

2. 职业病　劳动者在职业活动中因接触粉尘、放射性物质和其他有害物质而引起的疾病。包括肺尘埃沉着病（尘肺）、职业性放射病和职业中毒等。

（三）个人暴露—成瘾及其相关疾病

1. 吸烟　吸烟与心血管疾病、肺癌等相关。

2. 酒精中毒　酒精对消化系统、神经系统、心血管系统等的损伤作用。

3. 治疗性药物损伤　①激素替代疗法：最常见的形式是用含有雌激素和孕酮的药物来治疗绝经期和绝经后妇女，缓解更年期症状，但使用此替代疗法 5 年以上的患者，乳腺癌发生率和血栓形成率增加；②口服避孕药：长期使用增加血栓形成的危险性。

4. 药物滥用　如阿片类物质（海洛因、吗啡等），可卡因，苯丙胺类（“冰毒”、摇头丸），致幻剂（大麻、苯环己哌啶）。

（四）营养性疾病

1. 肥胖症　是最常见的过营养性疾病，指人体脂肪过度储存，与其他组织失去正常比例的一种状态。

2. 营养不良　由于摄入不足、吸收不良、过度损耗或膳食不平衡所造成的营养要素不足。

四、复习思考题

（一）选择题

【A1 型题】

1. 以下哪一个不是造成砒霜中毒的原因（　　）

A. 服用含砷药物剂量过大
B. 砷化合物生产加工中吸入含砷的粉末
C. 水源性高碘
D. 误食含砷的杀虫药
E. 过量服用牛黄解毒片

2. 甲醛浓度在（　　）即可引起急性眼和上呼吸道的刺激感。

A. 2.5mg/L　B. 2mg/L　C. 3mg/L
D. 1mg/L　E. 4mg/L

3. 有机磷农药敌百虫的急性中毒机制是（　　）

A. 兴奋琥珀酰胆碱活性
B. 抑制琥珀酰胆碱活性
C. 兴奋乙酰胆碱酯酶活性
D. 抑制乙酰胆碱酯酶活性
E. 产生大量氧自由基

4. 慢性氟中毒的典型表现是（　　）

A. 甲状腺肿　B. 肺纤维化
C. 腕下垂　D. 氟斑牙和氟骨症
E. 足下垂

5. 吸烟后产生成瘾的原因是（　　）

A. 作为一种社交手段
B. 吸烟可以缓解各种压力
C. 吸烟具有遗传性
D. 吸烟者的社会经济状况低下
E. 产生幸福感和放松感

6. 饮入的酒精 80% 经（　　）吸收。

A. 胃　B. 十二指肠和空肠
C. 升结肠　D. 横结肠
E. 降结肠

7. 为缓解更年期的症状，激素替代疗法最常见的形式是用含有（　　）的药物来治疗绝经期和绝经后妇女。

A. 雌激素和雄激素　B. 雌激素和孕酮
C. 干扰素和雌激素　D. 孕酮和孕激素
E. 黄体生成素和雌激素

8. 慢性酒精中毒的每天摄入量一般以大于（　　）为标准（10g 乙醇约等于 25ml 浓度为 52% 的高度酒）。

A. 15g/d　B. 45g/d　C. 30g/d
D. 20g/d　E. 5g/d

9. 下列哪一个疾病与肥胖不相关（　　）

A. 高血压　B. 脂肪肝
C. 缺铁性贫血　D. 胆结石
E. 血脂异常

10. 对于肥胖儿童，有效的减肥方法是（ ）
A. 服用减肥药
B. 服用利尿剂
C. 禁食
D. 限制热量摄入和适量增加运动
E. 手术治疗

【A2 型题】

1. 黑龙江省某农户家，过年期间使用炉灶取暖后，家中一老年男性晨起后感到胸闷、呼吸困难，皮肤黏膜呈樱桃红色，引起这些症状最可能是（ ）
A. 臭氧 B. 微粒 C. 酸性气溶胶
D. 甲醛 E. 一氧化碳
2. 女，35 岁，在温度计厂工作 15 年，近半年来，自觉易激动，易发怒，3 个月前出现唇、手指等细小震颤，现发展为全身震颤，并出现书写震颤，有口腔炎反复发作。该患者的可能诊断为（ ）
A. 汞中毒 B. 铅中毒 C. 苯中毒
D. 镉中毒 E. 砷中毒
3. 男，21 岁，同宿舍同学发现其昏迷倒地，其旁有呕吐物，呈大蒜味。送至急诊科。查体：昏迷，瞳孔缩小，最可能的诊断是（ ）
A. 二氧化碳中毒 B. 安定药物中毒
C. 一氧化碳中毒 D. 酒精中毒
E. 有机磷中毒
4. 女，40 岁，1 小时前服敌百虫 200ml。查体：躁动，瞳孔缩小。四肢强直，肺部可闻及湿啰音。造成患者躁动的原因是（ ）
A. 神经系统处于兴奋状态
B. 神经系统处于抑制状态
C. 药物导泻
D. 清洗呕吐物污染的皮肤
E. 应用解磷定
5. 女，40 岁，急性药物中毒，查体发现昏迷，瞳孔极度缩小、呼吸深度抑制，血压降低，出现上述中毒症状的药物最可能是（ ）
A. 苯妥英钠 B. 苯巴比妥
C. 地西泮 D. 吗啡中毒
E. 氯丙嗪
6. 男，70 岁。痰中带血 1 月余，吸烟 20 年，30 支 / 天，胸部 X 线片示右肺门肿块阴影伴右上肺不张，支气管镜见右肺上叶支气管开口处有新生物完全阻塞管腔。初步诊断首先考虑的肺癌类型是（ ）
A. 中心型 B. 周围型 C. 弥漫型
D. 混合型 E. 结节型
7. 男，65 岁，有饮酒史 40 年，每天饮半斤高度白酒。两年来间断出现上腹隐痛，腹胀乏力，大便不成形，双下肢水肿。B 超示肝回声不均匀增强，脾大，少量腹水。该患者最可能的诊断是（ ）
A. 慢性胰腺炎 B. 胰腺癌
C. 酒精性肝硬化 D. 慢性胆囊炎
E. 胃癌
8. 女，45 岁，长期服用阿司匹林，今晨胃痛，呕吐咖啡样胃内容物 200ml 来诊，既往无胃病史。该患者可能的诊断是（ ）
A. 急性感染性胃炎 B. 慢性胃炎
C. 急性出血性胃炎 D. 胃溃疡
E. 十二指肠溃疡
9. 男，45岁。体检发现血糖升高，空腹血糖8.6mmol/L。查体：血压 150/100mmHg，体重指数 29kg/m^2。该患者的体重指数属于肥胖程度的（ ）
A. 肥胖Ⅱ B. 超重 C. 正常
D. 肥胖Ⅰ E 极度肥胖
10. 男，8 个月。出生后一直人工喂养。近来出现多汗、烦躁、夜惊。查体：方颅，出牙延迟，肋骨串珠样改变，诊断为佝偻病活动期。可能是下列哪种维生素缺乏（ ）
A. 维生素 E 缺乏 B. 维生素 C 缺乏
C. 维生素 A 缺乏 D. 维生素 B 缺乏
E. 维生素 D 缺乏

【A3 型题】

（1 ～ 2 题共用题干）

女，22 岁。口服农药（具体不详）后，呕吐，流涎，走路不稳，视物模糊，呼吸困难，口中有大蒜样气味。

1. 该患者服用的农药可能是（ ）
A. 安眠药 B. 灭鼠药
C. 有机磷农药 D. 可卡因
E. 地西泮
2. 为明确诊断，最重要的实验室检查是（ ）
A. 血液胆碱酯酶活力 B. 血电解质
C. 尿中磷分解产物检测 D. 肝、肾功能检查
E. 血气分析

（3 ～ 5 题共用题干）

女，62 岁，冬季房屋内煤火取暖，次日晨被发现昏迷。查体：呼吸 20 次 / 分，心率 97 次 / 分，昏迷，口唇呈樱桃红色。

3. 首先考虑的诊断是（ ）

A. 二氧化碳中毒　　B. 甲醛中毒
C. 药物中毒　　D. 一氧化碳中毒
E. 一氧化氮中毒
4. 现场急救的首要措施是（　　）
A. 给予呼吸兴奋剂　　B. 保持呼吸道通畅
C. 撤离现场　　D. 口对口人工呼吸
E. 吸入高浓度氧
5. 造成此疾病的发病机制是（　　）
A. 还原血红蛋白增多　　B. 抑制呼吸中枢
C. 形成碳氧血红蛋白　　D. 心肌受损
E. 抑制胆碱酯酶

【A4 型题】

（1 ～ 3 题共用题干）
男，59 岁。有饮酒史 30 年，每日饮半斤高度白酒。2 年来间断出现上腹隐痛，腹胀乏力，大便不成形，双下肢水肿。B 超：肝回声不均匀增强，脾大，少量腹水。
1. 该患者最可能的诊断为（　　）
A. 慢性胰腺炎　　B. 胰腺癌
C. 酒精性肝硬化　　D. 慢性胆囊炎
E. 胃癌
2. 为明确诊断，最有价值的检查方法是（　　）
A. 胸部 CT　　B. 腹部 X 线
C. 腹部核磁　　D. 肝穿刺活检
E. 静脉胆道造影
3. 慢性酒精中毒的标准是每天摄入酒精量大于（　　）
A. 25g/d　B. 35g/d　C. 45g/d　D. 55g/d　E. 65g/d

【B 型题】

（1 ～ 3 题共用备选答案）
A. 骨骼　　B. 肾　　C. 肝
D. 骨髓　　E. 神经组织
1. 铅的主要蓄积部位是（　　）
2. 苯的主要蓄积部位是（　　）
3. 汞的主要蓄积部位是（　　）
（4 ～ 5 题共用备选答案）
A. 烂苹果味　　B. 蒜臭味
C. 腥臭味　　D. 酒味
E. 苦杏仁味
4. 有机磷农药中毒时，患者的呼吸气味可呈（　　）
5. 氰化物中毒时，患者的呼吸气味可呈（　　）

【X 型题】

1. 室外空气污染包含以下哪几种（　　）
A. 一氧化碳　　B. 微粒
C. 酸性气溶胶　　D. 甲醛
E. 臭氧
2. 成人铅中毒累及周围运动神经，可出现以下哪些特征性的体征（　　）
A. 足下垂　　B. 骨擦音
C. 骨盆挤压分离试验阳性　D. 腕下垂
E. 方肩畸形
3. 与吸烟有关的肿瘤是（　　）
A. 肺癌　　B. 膀胱癌
C. 食管癌　　D. 动脉瘤
E. 口腔癌
4. 瘦素、胰岛素和胃促生长激素及其受体通过体内能量平衡的正负反馈作用来调节体重，由三部分构成，即（　　）
A. 传入系统　　B. 传出系统
C. 受体结合　　D. 结合系统
E. 效应系统
5. 维持人体健康所需的 13 种维生素中，以下哪几种是脂溶性的（　　）
A. 维生素 C　　B. 维生素 K
C. 维生素 E　　D. 维生素 D
E. 维生素 A

（二）名词解释（中英文对照）

1. 职业病（occupational disease）
2. 地方性砷中毒（endemic arsenic poisoning）
3. 治疗性药物损伤（injury by therapeutic drugs）
4. 肥胖症（obesity）
5. 蛋白质 - 能量营养不良（protein-energy malnutrition）

（三）填空题

1. 铅中毒性脑病可出现____甚至____形成。
2. 氟是化学性质最活泼、氧化性最强的物质，摄入氟过多可引起氟中毒，可分为____和____。
3. 饮入的酒精主要由肝脏进行代谢，主要经____将乙醇转化为乙醛，然后经____转化为乙酸，最后经枸橼酸循环氧化为水和二氧化碳。
4. 近年来的研究发现，采用激素替代疗法 5 年以上的绝经期和绝经后妇女，其____和____。
5. 一般来说，超过正常体重的 20% 即为肥胖，可分为____、____和____三种。

（四）判断题

1. 氡气被吸入后，在肺部继续衰变产生 α 射线，可致肺癌。（　　）

2. 吸烟是一种可以预防的人类死亡的原因。(　　)

3. 酒精中毒引起肥厚型心肌病，又称为酒精性心肌病。(　　)

4. 阿片类物质包括海洛因、吗啡、氢化吗啡、可待因及氧可酮等。(　　)

5. 肥胖者手术切口愈合快，并发症少。(　　)

（五）简答题

简述铅中毒对机体的影响。

（六）论述题

阐述酒精对全身各系统的作用。

五、答案及解析

（一）选择题

【A1 型题】

1. C 水源性高碘是造成高碘性甲状腺肿流行的主要原因，而不是造成砒霜中毒的原因，故选 C。服用含砷药物剂量过大、砷化合物生产加工中吸入含砷的粉末、误食含砷的杀虫药、过量服用牛黄解毒片均是造成砒霜中毒（砷中毒）的原因。

2. D 甲醛浓度在 1mg/L 即可引起急性眼和上呼吸道的刺激感。

3. D 有机磷农药敌百虫的急性中毒机制是抑制乙酰胆碱酯酶活性，故选 D。

4. D 慢性氟中毒的典型表现是氟斑牙和氟骨症，故选 D。

5. E 烟草中的尼古丁可与脑内的尼古丁受体结合，间接引起脑组织中多巴胺释放增加，产生幸福感和放松感。

6. B 饮入的酒精 80% 经十二指肠和空肠吸收，故选 B。

7. B 激素替代疗法最常见的形式是用含有雌激素和孕酮的药物来治疗绝经期和绝经后妇女，意义在于缓解更年期的症状，故选 B。

8. B 慢性酒精中毒的每天摄入量一般以大于 45g/d 为标准，故选 B。

9. C 缺铁性贫血与肥胖不相关，故选 C。与肥胖相关的疾病有高血压、脂肪肝、胆结石、血脂异常等，故不选 A、B、D、E 选项。

10. D 对于肥胖儿童，有效的减肥方法是限制热量摄入和适量增加运动，故选 D。服用减肥药、服用利尿剂需要十分慎重。手术治疗适用于极度肥胖者。

【A2 型题】

1. E 皮肤黏膜呈樱桃红色是一氧化碳中毒的特征性表现，故选 E。

2. A 汞中毒多有可疑汞接触史，表现为精神系统症状（头痛、失眠、焦虑等）、肌肉震颤（从手、眼睑、舌渐发展至全身）、口腔黏膜溃疡、肾功能减退等症状。该患者在温度计厂工作，有汞接触史，出现症状震颤、口腔炎，符合上述表现，故选 A。

3. E 患者瞳孔缩小，呕吐物中有大蒜臭味，符合有机磷中毒的典型表现，故选 E。

4. A 有机磷农药敌百虫的急性中毒机制是抑制乙酰胆碱酯酶活性，使组织中神经递质乙酰胆碱过量蓄积，神经系统处于兴奋状态，故选 A。药物导泻、清洗呕吐物污染的皮肤、应用解磷定均是敌百虫中毒的常规处理措施。

5. D 吗啡中毒主要特征为意识昏迷、针尖样瞳孔、呼吸深度抑制、发绀及血压下降，故本题选 D。苯妥英钠中毒表现为中神经系统症状如头痛、眩晕、乏力，心血管系统症状如血压下降，以及其他表现如恶心、呕吐、肝功能异常等。苯巴比妥中毒时患者可出现狂躁、惊厥、四肢强直，继而进入抑制期出现瞳孔散大、全身迟缓、浅反射消失、脉搏细速、血压下降等表现，最后可因呼吸抑制或呕吐物吸入而发生窒息而死亡。地西泮中毒主要表现为嗜睡、轻微头痛、乏力、运动失调，重度可见低血压、呼吸抑制、视物模糊、皮疹、尿潴留、忧郁、精神紊乱、白细胞减少、兴奋不安，甚至可出现心血管病变。氯丙嗪中毒表现为血压下降、惊厥、锥体外系症状和昏迷等。

6. A 老年男性，长期吸烟，吸烟量与肺癌发生具有量效关系。X 线和支气管镜检查提示肺癌的可能性大，位于肺段支气管以上的肺癌为中心型，故选 A。

7. C 男性，长期饮用高度酒，出现腹痛腹胀，综合患者 B 超表现，初步考虑酒精性肝硬化的可能性最大，故选 C。

8. C 急性出血性胃炎多因长期服用非甾体抗炎药如阿司匹林引起，患者呕吐咖啡样胃内容物，既往无胃病史。该患者的诊断可能是急性出血性胃炎，故选 C。

9. B 国际上通常用世界卫生组织（WHO）制定的体重指数界限值，健康 18.5 ～ 24.9kg/m^2；超重

$25 \sim 29.9kg/m^2$；Ⅰ度肥胖 $30 \sim 34.9kg/m^2$；Ⅱ度肥胖 $35 \sim 39.9kg/m^2$；极度肥胖Ⅲ $\geq 40kg/m^2$，故选 B。

10. E 患儿人工喂养未补充维生素 D，出现典型的维生素 D 缺乏性改变，早期表现为神经系统兴奋性增高，晚期表现为骨骼畸形。该患者符合维生素 D 缺乏性佝偻病的典型表现，可明确诊断，故选 E。

【A3 型题】

1. C 患者口服农药，口中有大蒜样气味，应诊断为有机磷农药中毒，故选 C。
2. A 为明确诊断，应首选血液胆碱酯酶活力测定，此为确诊有机磷农药中毒的特异性实验室检查，故选 A。
3. D 煤炉取暖后出现昏迷，口唇呈樱桃红色应考虑一氧化碳中毒，故选 D。
4. C 急救时首先将患者搬离现场，转移到空气清新的地方，停止 CO 继续吸入。撤离现场后，应保持呼吸道通畅、吸入高浓度氧。口对口人工呼吸、给予呼吸兴奋剂为呼吸骤停的急救措施，故选 C。
5. C 一氧化碳中毒，CO 吸入体内后，85% 与血液中的血红蛋白（Hb）结合，形成稳定的碳氧血红蛋白（COHb）。CO 与 Hb 的亲和力比氧与 Hb 的亲和力大 240 倍。而 COHb 不能携带氧，且不易解离。可见 CO 中毒的主要机制是形成 COHb 造成的组织缺氧，故选 C。

【A4 型题】

1. C 长期大量酗酒可导致酒精性肝硬化，常表现为右上腹隐痛，腹胀、腹水、脾大，肝脏回声不均，该患者最可能的诊断为酒精性肝硬化，故选 C。
2. D 确诊肝硬化最有价值的检查是肝穿刺活检，故选 D。腹部 CT、腹部 X 线、磁共振均为影像学检查，不能确诊肝硬化。静脉胆道造影常用于诊断胆道疾病。
3. C 慢性酒精中毒的标准是每天摄入酒精量大于 45g/d，故选 C。

【B 型题】

1. A 铅的主要蓄积部位是骨骼，故选 A。
2. D 苯的主要蓄积部位是骨髓，故选 D。
3. B 汞的主要蓄积部位是肾，故选 B。
4. B 有机磷农药中毒时，患者的呼吸气味可呈蒜臭味，故选 B。
5. E 氰化物中毒时，患者的呼吸气味可呈苦杏仁味，故选 E。

【X 型题】

1. ABCE 室外空气污染主要包含一氧化碳、微粒、酸性气溶胶和臭氧，故选 A、B、C、E。甲醛属于是室内空气污染。
2. AD 成人铅中毒累及周围运动神经，由于累及桡神经和腓神经可引起特征性的腕下垂和足下垂，故选 A、D。骨擦音是骨折的特有体征之一。骨盆挤压分离试验阳性是骨盆骨折的特征性表现。方肩畸形主要见于肩关节脱位及肩肌萎缩。
3. ABCE 与吸烟有关的肿瘤包括肺癌、膀胱癌、食管癌、口腔癌，故选 A、B、C、E。动脉瘤是由于动脉壁的病变或损伤，形成动脉壁局限性或弥漫性扩张或膨出的表现，不是肿瘤。
4. ACE 瘦素、胰岛素和胃促生长激素及其受体通过体内能量平衡的正负反馈作用来调节体重，由三部分构成，即传入系统、受体结合、效应系统，故选 A、C、E。
5. BCDE 维生素 A、D、E、K 属于脂溶性维生素，故选 B、C、D、E。维生素 C 属于水溶性维生素。

（二）名词解释（中英文对照）

1. 职业病（occupational disease）：劳动者在职业活动中因接触粉尘、放射性物质和其他有毒有害物质而引起的疾病称为职业病，包括肺尘埃沉着病（尘肺）、职业性放射病和职业中毒等。
2. 地方性砷中毒（endemic arsenic poisoning）：在特定地理环境下的居民长期通过饮水、空气、食物等途径摄入过多的砷可发生地方性砷中毒。
3. 治疗性药物损伤（injury by therapeutic drugs）：用某种药物治疗疾病时产生的与治疗无关，并对患者健康不利的作用，也称为药物不良反应。
4. 肥胖症（obesity）：是最常见的过营养性疾病，是指人体脂肪过度储存，与其他组织失去正常比例的一种状态。一般来说，超过正常体重的 20% 即为肥胖。
5. 蛋白质 - 能量营养不良（protein-energy malnutrition）：是因食物供应不足或疾病因素引起的一种营养缺乏病，临床上表现为营养不良性消瘦和恶性营养不良。

（三）填空题

1. 脑水肿　脑疝。
2. 工业性氟中毒　地方性氟中毒。

3. 乙醇脱氢酶 醛脱氢酶。
4. 乳腺癌发生的危险 血栓形成率增加。
5. 单纯性 继发性 遗传性。

（四）判断题

1. T 氡气吸入量大可致肺癌。
2. T 吸烟是一种可以预防的人类死亡的原因。
3. F 酒精中毒引起扩张型心肌病。
4. T 阿片类物质包括海洛因、吗啡、氢化吗啡、可待因及氧可酮等。
5. F 肥胖者手术切口愈合慢，并发症多。

（五）简答题

铅中毒性脑病可出现脑水肿甚至脑疝形成，镜下可见脑组织充血、点片状出血、神经细胞灶性坏死，病灶附近伴有星形细胞弥漫性增生、血管扩张及毛细血管增生。成人铅中毒还表现为周围运动神经损害，由于累及桡神经和腓神经而引起特征性的腕下垂和足下垂。铅中毒时可引起胃肠道周围神经病变而导致胃肠道疼痛。肾脏的损害主要是近曲小管上皮细胞线粒体和细胞核的改变，肾纤维化和肾小管重吸收障碍；临床上可出现氨基酸尿、糖尿和高磷酸盐尿。儿童慢性铅中毒时可表现有异食癖，重者表现为情绪易怒和共济失调，甚至发生抽搐或意识改变，嗜睡或昏迷。

（六）论述题

酒精对全身各系统的作用如下：

（1）神经系统：慢性酒精中毒者可出现大脑皮质萎缩，重量减轻，脑室扩大。酒精引起的维生素 B_1 缺乏可造成 Wernicke-Korsakoff 脑病；引起的烟酸缺乏可造成糙皮性脑病。临床症状有精神错乱、运动性共济失调、眼球运动异常和多发性神经病等。

（2）消化系统：酒精对肝脏的损害非常严重，慢性酒精中毒时主要表现为脂肪肝和肝硬化。长期大量饮酒可引起谷氨酰转肽酶、丙氨酸转氨酶和天冬氨酸转氨酶活性异常，加速肝纤维化的形成，肝癌的发生危险亦增加。酒精刺激引起的胃腺体分泌胃酸过多，可造成胃和食管黏膜损伤，引起消化性溃疡和反流性食管炎。剧烈的呕吐还引起食管 - 胃结合部的撕裂，甚至造成大出血。小肠黏膜也可被酒精损伤，引起氨基酸、维生素 B_1 和维生素 B_{12} 等物质吸收不良。酗酒可导致急性胰腺炎，其机制与酒精直接刺激胰液和胰酶分泌过量有关；慢性胰腺炎多为长期酒精刺激胃泌素分泌增多，引起胃酸分泌量增加，进而引起胰腺和胰酶分泌亢进。

（3）心血管系统：酒精对外周血管的影响表现为血管运动中枢受抑制，使外周毛细血管扩张，并产生一种特殊的温暖感觉。酒精中毒引起扩张型心肌病，又称为酒精性心肌病，病理形态改变有心肌变性、纤维化及心腔扩张。临床表现为心悸、气急、胸闷、胸痛、心律失常、心力衰竭等，可发生晕厥和猝死。

（4）其他系统：酒精中毒引起叶酸和维生素 B_{12} 吸收不良而导致巨幼细胞性贫血。急性酒精中毒还可引起暂时性的血小板减少症，造成出血。酗酒可造成肌肉萎缩，发生酒精中毒性急性或慢性肌病，病理检查可见肌肉坏死、肌纤维萎缩，临床表现有肌无力和肌萎缩。男性慢性酒精中毒者常可发生不育、性欲下降、男性乳腺发育，其机制与酒精性肝病引起的雌激素灭活减少有关；慢性酒精中毒妇女，常出现骨质疏松症，可能与酒精在体外可抑制骨母细胞的功能有关。酗酒者中，口腔癌、喉癌和食管癌的发病率高于非酗酒者。饮酒可加重慢性肝炎患者肝细胞的损害，促进肝癌的发生。

（5）胎儿酒精综合征：胎儿酒精综合征是母亲在妊娠期间酗酒对胎儿造成的永久出生缺陷，表现为独特的脸部小斑，体质、心智或行为异常，包括记忆力下降、注意力不足、冲动的行为及较弱的理解力等。其机制与酒精通过母体进入胎盘后，阻碍胎儿神经细胞及脑部结构的发育或造成畸形，破坏神经元及脑部结构有关。

（6）多器官衰竭：急性酒精中毒可引起多器官衰竭，饮酒量与器官损害的多少成正比。

酒精导致机体各器官系统损伤的顺序为神经系统、消化系统、肺、心、肾，甚至引起代谢紊乱、休克和 DIC。

（叶 宏 杨志鸿）

第八章 遗传性疾病和儿童疾病

一、学习目标

（一）熟悉

1. 与人类遗传性疾病相关的基因异常。
2. 出生缺陷的类型。
3. 围产期感染的途径。

（二）了解

1. 常见的遗传代谢性疾病、分子病和染色体病的发病机制及临床表现。
2. 儿童肿瘤和肿瘤样病变。

二、思维导图

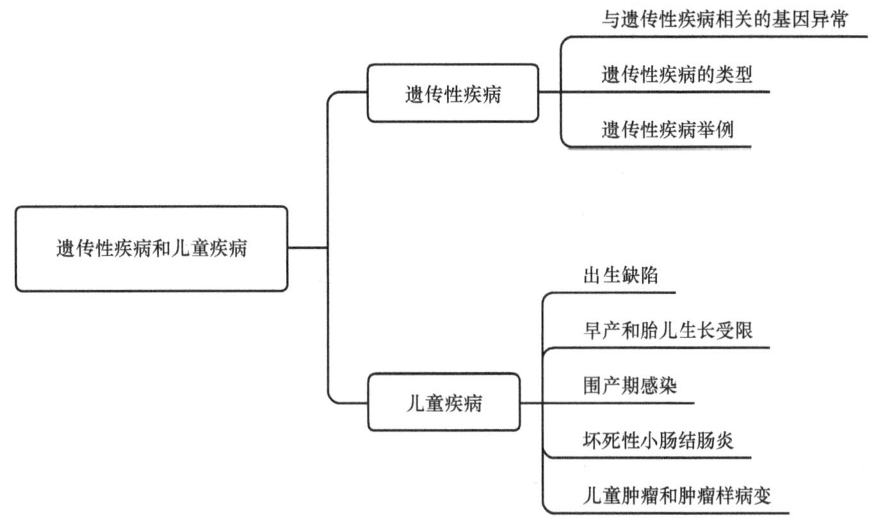

图 8-1 遗传性疾病和儿童疾病思维导图总图

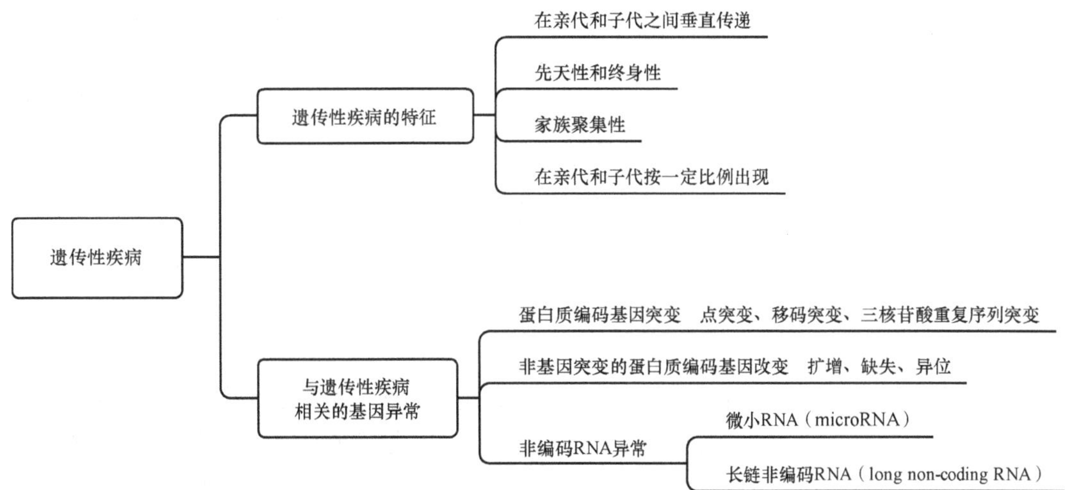

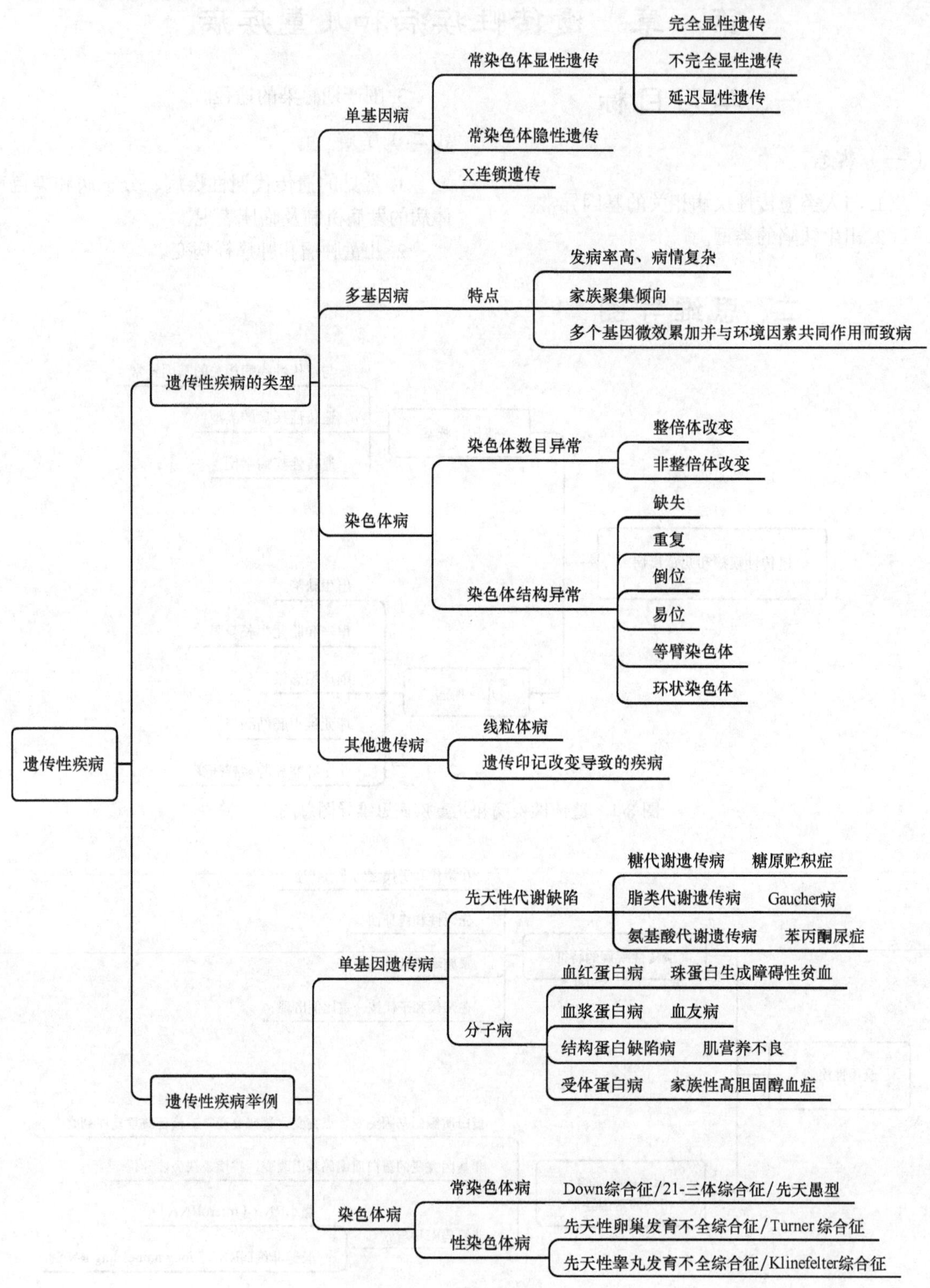

图 8-2　遗传性疾病思维导图

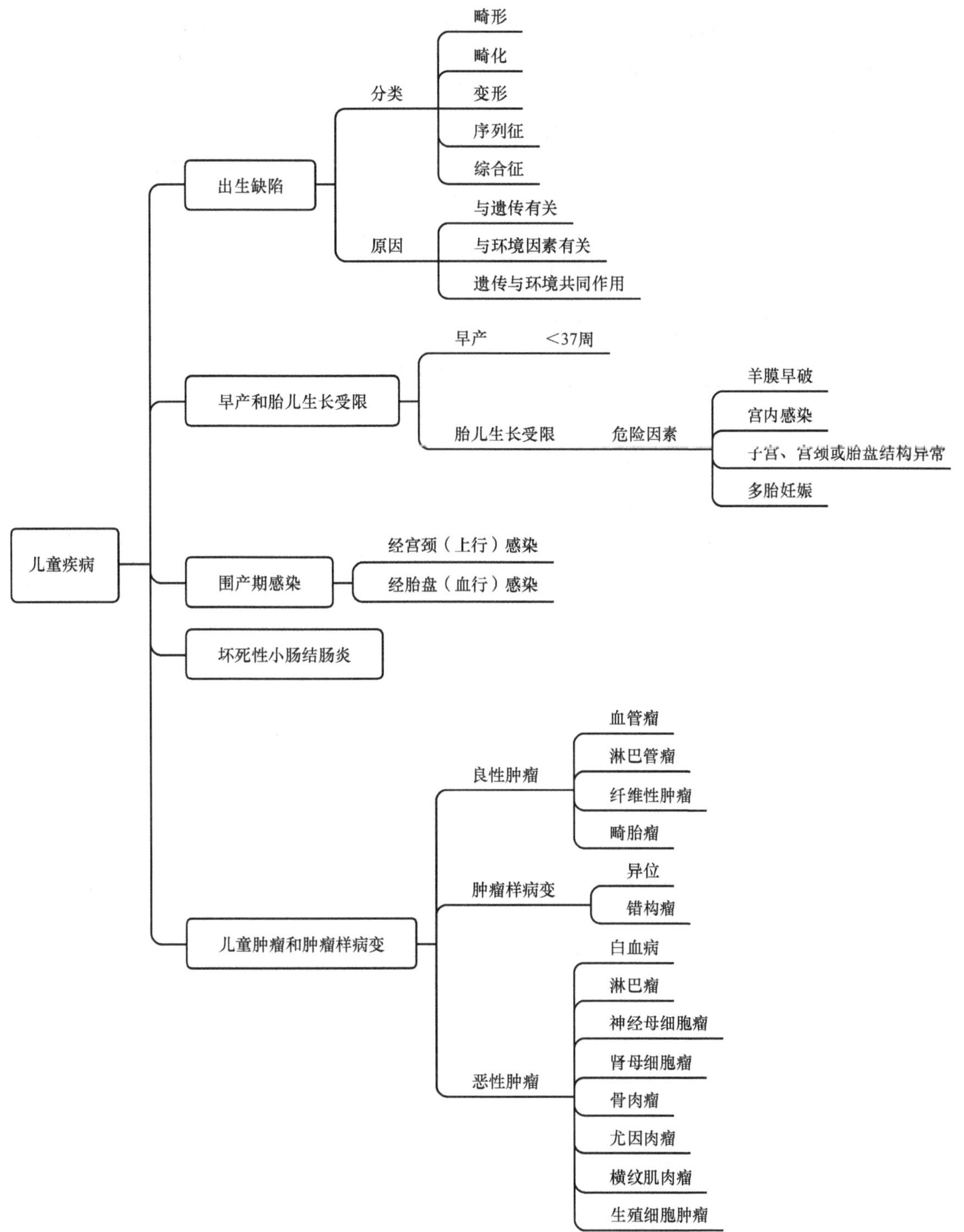

图 8-3　儿童疾病思维导图

三、知识点纲要

（一）蛋白质编码基因突变

点突变（point mutation）：是指 DNA 链中一个碱基对被另一个碱基对替换。

错义突变（missense mutation）：点突变导致编码的蛋白质中一种氨基酸被另一种氨基酸取代。

无义突变（nonsense mutation）：若碱基替换使原来编码某一氨基酸的密码子变成终止密码子，RNA 迅速降解，蛋白质翻译终止，导致蛋白质合成减少或不合成。

移码突变（frameshift mutation）：指在 DNA 编码顺序中插入或缺失一个或两个碱基对，造成这一位置之后的一系列基因发生移位错误，其编码的氨基酸种类和顺序发生改变，影响蛋白质的生物学功能。

三核苷酸重复序列突变（trinucleotide repeat mutations）：指基因组中脱氧三核苷酸串联重复拷贝数增加，而且拷贝数的增加随着世代的传递而不断扩增。

（二）遗传性疾病举例（表 8-1 ～表 8-3）

表 8-1　先天性代谢缺陷疾病举例

	糖代谢遗传病	脂类代谢遗传病	氨基酸代谢遗传病
举例	糖原贮积症	Gaucher 病	苯丙酮尿症（PKU）
发病机制	糖原分解或合成酶缺乏→糖原贮积在肝脏、肌肉、心脏和肾脏等 分为Ⅰ～Ⅸ型，Ⅰ、Ⅲ、Ⅳ、Ⅵ、Ⅸ型以肝脏病变为主，Ⅱ、Ⅴ、Ⅶ型以肌肉病变为主 Ⅰ型：编码基因突变致 G-1-PUT 缺乏→糖原分解障碍→肝、肾糖原贮积 Ⅱ型：编码基因突变致 α-1,4 糖苷酶缺乏→糖原代谢障碍→骨骼肌、心肌糖原贮积	溶酶体内葡萄糖脑苷脂贮积症，属常染色体隐性遗传病 β-GBA 基因突变→ β-GBA 酶活性缺乏→葡萄糖脑苷脂贮积在肝、脾、骨骼、淋巴结内巨噬细胞的溶酶体中→ Gaucher 细胞形成，病灶内活化的巨噬细胞分泌细胞因子	苯丙氨酸代谢障碍性疾病，属常染色体隐性遗传 典型 PKU——定位于 12q24.1 的苯丙氨酸羧化酶（PAH）基因突变 非典型 PKU——辅助因子四氢生物蝶呤生成减少，苯丙氨酸不能被羟化为酪氨酸
临床表现	Ⅰ型糖原贮积症：患儿低血糖，肝肾肿大，严重时酸中毒 Ⅱ型糖原贮积症：患儿心肌收缩无力、心脏扩大，可死于心力衰竭	Ⅰ型：慢性非神经病变型 Ⅱ型：急性婴儿神经病变型 Ⅲ型：慢性神经病变型	大量苯丙酮酸从尿和汗液中排出而有鼠尿臭味 典型 PKU——患儿出生时正常，几个月时出现症状，智力发育落后，行为异常、多动、肌痉挛或癫痫小发作等 非典型 PKU——神经系统症状出现早且重，常见肌张力减低、嗜睡或惊厥，智力发育落后明显

表 8-2　分子病举例

	血红蛋白病	血浆蛋白病	结构蛋白缺陷病	受体蛋白病
举例	地中海贫血（珠蛋白生成障碍性贫血）	血友病	肌营养不良症	家族性高胆固醇血症
发病机制	血红蛋白中珠蛋白合成缺如或不足→溶血性贫血 β 珠蛋白基因突变→ β 珠蛋白生成障碍性贫血 α 珠蛋白基因突变→ α 珠蛋白生成障碍性贫血	血友病 A（因子Ⅷ缺乏） 血友病 B（因子Ⅸ缺乏） 血友病 C（因子Ⅺ缺乏） 相应基因突变使因子Ⅷ、Ⅸ和Ⅺ缺乏→凝血活酶减少→血液凝固障碍、出血倾向	Duchenne 型肌营养不良症（DMD）是最常见的 X 连锁隐性遗传病 DMD 基因缺失→ destrophin 合成障碍→肌细胞膜完整性受影响	细胞膜低密度脂蛋白受体缺陷致病 LDL 受体基因突变→ LDL 受体缺陷→ LDL 不能进入细胞、细胞内胆固醇合成增加并入血→血浆胆固醇堆积
临床表现	不同程度的贫血症状	血友病 A 和 B 患者 2 岁左右发病，终身皮下、肌内出血，关节积血畸形，轻微损伤或小手术后出血等	患儿进行性肌萎缩、肌无力伴小腿腓肠肌假性肥大 3 ～ 5 岁起病，爬楼梯困难、特殊的爬起站立姿势，12 岁前丧失站立和行走能力。20 岁前死于心力衰竭或呼吸衰竭	胆固醇在动脉沉积导致动脉粥样硬化，冠状动脉粥样硬化致心肌缺血、梗死 胆固醇沉积于肌腱或皮下，被组织细胞吞噬形成黄色瘤

表 8-3 染色体病举例

	常染色体病	性染色体病	
举例	唐氏综合征 /21- 三体综合征 / 先天愚型	先天性卵巢发育不全综合征	先天性睾丸发育不全综合征
发病机制	三种核型 ①标准型：占 95%，核型为 47XX（XY），+21 ②易位型：占 2.5% ～ 5%，多为 D/G 异位，核型为 46XX（XY），–14，+t（14q21q） ③嵌合体型：占 2% ～ 4%，核型为 46XX（XY）/47XX（XY），+21	X 染色体完全或部分缺失，女性激素缺乏，第二性征发育不全和原发性闭经	绝大多数患者的核型为 47，XXY；少数为嵌合型 46，XY/47，XXY
临床表现	①智力落后 ②特殊面容 ③生长发育障碍 ④多发畸形	患者卵巢内无滤泡，缺乏女性激素，导致： ①外生殖器和乳房幼稚，乳房间距宽 ②患者身材矮小，后发际低，短颈、蹼颈和肘外翻等 ③原发闭经和不育	①青春期时患者睾丸小，成年后不育 ②第二性征发育不良，胡须、体毛和阴毛少，身材高而四肢瘦长，体表脂肪多 ③典型病例血浆睾酮浓度降低

（三）出生缺陷

出生缺陷（birth defect）：也称先天畸形（congenital deformity），是患儿出生时在外形或体内形成的可识别的结构或功能缺陷。

畸形（malformation）：是某一器官或器官的某一部分原发性缺失。

畸化（disruption）：是由于缺血、感染和外伤等外部干扰因素使原来正常发育的器官出现异常，也称为继发性畸形。

变形（deformation）：是一种因为不正常的机械力扭曲牵拉正常的结构而形成的缺陷。

序列征（sequence）：是指一种异常因素导致一系列继发性畸形。

综合征（syndrome）：指已知致病病因并有一定可识别性的畸形模式。

四、复习思考题

（一）选择题

【A1 型题】

1. 经胎盘患儿感染弓形虫最常见的部位是（　　）

A. 眼　B. 脑　C. 肺　D. 肾　E. 皮肤

2. 慢性粒细胞白血病患者的瘤细胞 22 号染色体长臂易位到（　　）

A. 7 号染色体长臂　B. 8 号染色体长臂
C. 9 号染色体长臂　D. 10 号染色体长臂
E. 11 号染色体长臂

3. 常染色体显性遗传病有（　　）

A. 神经纤维瘤　B. 半乳糖血症
C. 肝豆状核变性　D. 苯丙酮尿症
E. 镰状细胞贫血

4. 常染色体隐性遗传病有（　　）

A. G6PD 缺乏症　B. 白化病
C. 脆性 X 综合征　D. 血友病
E. 色盲

5. X 连锁遗传病有（　　）

A. 家族性高胆固醇血症
B. 珠蛋白生成障碍性贫血
C. 色盲
D. 强直性肌营养不良症
E. 成骨不全

6. 糖原贮积症分为以肝脏病变为主的分型有（　　）

A. Ⅰ型　B. Ⅱ型　C. Ⅴ型　D. Ⅶ型　E. Ⅷ型

7. 糖原贮积症以肌肉病变为主的分型有（　　）

A. Ⅰ型　B. Ⅱ型　C. Ⅲ型　D. Ⅳ型　E. Ⅵ型

8. Gaucher 病中的慢性神经病变型是（　　）

A. Ⅰ型　B. Ⅱ型　C. Ⅲ型　D. Ⅳ型　E. Ⅴ型

9. 苯丙酮尿症是苯丙氨酸不能转变成为（　　）

A. 甘氨酸　B. 丙氨酸　C. 缬氨酸
D. 酪氨酸　E. 亮氨酸

10. 胚胎正处于器官分化期，最容易受到致畸因素侵扰而出现各种严重畸形是（　　）

A. 妊娠前 3 周　B. 妊娠第 4 ～ 9 周
C. 妊娠第 10 ～ 15 周　D. 妊娠第 16 ～ 21 周
E. 妊娠第 22 ～ 27 周

【A2 型题】

1. 患者夜间视力差，眼科检查未见眼球异常体征，考虑诊断为夜盲症，是由于缺乏（　　）

A. 维生素 A　B. 维生素 B　C. 维生素 C
D. 维生素 D　E. 维生素 E

2. 患儿皮肤呈鱼鳞样改变，可见棕黄色斑；肝脾进行性肿大；眼球运动失调、水平注视困难，诊断考虑为 Gaucher 病，病理学检查发现巨噬细胞体积大、胞质呈（　　）

A. 气球样　B. 皱纹纸样
C. 毛虫样　D. 毛玻璃样
E. 颗粒样

3. 患儿血浆低密度脂蛋白胆固醇显著增多，出现动脉粥样硬化。手肘、指关节等处有黄色瘤，病理学检查皮下组织可见大量（　　）

A. 脂褐素颗粒　B. 含铁血黄素细胞
C. 泡沫细胞　D. 泡沫颗粒
E. 角化珠

4. 患儿皮下、肌肉反复自发性出血，有血友病家族史，常见缺乏凝血因子（　　）

A. Ⅵ、Ⅸ和Ⅺ　B. Ⅶ、Ⅸ和Ⅺ
C. Ⅷ、Ⅸ和Ⅹ　D. Ⅷ、Ⅸ和Ⅺ
E. Ⅷ、Ⅹ和Ⅺ

5. 男，4 岁，因出现爬楼梯困难就诊，体检发现肌肉萎缩、肌无力伴小腿腓肠肌假性肥大，考虑诊断为 Duchenne 型肌营养不良症。常影响哪些部位的结构完整（　　）

A. 骨骼肌和心肌细胞膜　B. 骨骼肌和平滑肌细胞膜
C. 心肌和平滑肌细胞膜　D. 骨骼和心肌细胞
E. 骨骼和平滑肌细胞

6. 患儿智力落后，特殊面容，诊断为 21- 三体综合征，标准型的核型为（　　）

A. 46XX（XY），–14，+t（14q21q）
B. 46XX（XY）/47XX（XY），+21
C. 47XX（XY），–21
D. 47XX（XY），+21
E. 49XX（XY），+21

7. 女，21 岁，因从未出现月经前来就诊，诊断为 Turner 综合征，典型核型为（　　）

A. 45，XO　B. 46，XO　C. 47，XO
D. 47，XXY　E. 48，XXY

8. 男，17 岁，因家长发现其阴茎与阴囊发育不全就诊，诊断为 Klinefelter 综合征，典型核型为（　　）

A. 45，XO　B. 46，XO　C. 47，XO
D. 47，XXY　E. 48，XXY

9. 患儿因汗味和尿味有鼠尿味前来就诊，首先考虑诊断为（　　）

A. 糖原贮积症　B. 半乳糖血症
C. G6PD 缺乏症　D. 同型胱氨酸尿症
E. 苯丙酮尿症

10. 患儿因哭闹不止就诊，诊断为新生儿坏死性小肠结肠炎，显微镜下见肠黏膜凝固性坏死，有溃疡和细菌菌落，最常见的病变部位在（　　）

A. 十二指肠和左侧结肠　B. 空肠和左侧结肠
C. 盲肠和左侧结肠　D. 始端回肠和右侧结肠
E. 末端回肠和右侧结肠

【A3 型题】

（1 ～ 5 题共用题干）

男，5 岁，走路常出现蹲踞，口唇发绀，运动和哭闹时加重，平静时减轻。查体见患儿杵状指，胸骨左缘第 2 ～ 4 肋间可听到粗糙的喷射样收缩期杂音，伴收缩期震颤，肺动脉瓣第二心音明显减弱或消失。

1. 考虑诊断为（　　）

A. 房间隔缺损　B. 主动脉狭窄
C. 法洛四联症　D. 艾森曼格综合征
E. 左心室肥厚

2. 基本病变为（　　）

A. 房间隔缺损、肺动脉狭窄、主动脉骑跨和右心室肥厚
B. 室间隔缺损、肺动脉狭窄、主动脉骑跨和右心室肥厚
C. 室间隔缺损、肺动脉狭窄、主动脉骑跨和左心室肥厚
D. 室间隔缺损、主动脉狭窄、动脉导管未闭和右心室肥厚
E. 以上都不对

3. 缺氧发作时，应采取的体位是（　　）

A. 平卧位　B. 侧卧位　C. 半卧位
D. 俯卧位　E. 胸膝位

4. 蹲踞是由于（　　）

A. 缓解肌肉痉挛　B. 减少心脑氧耗
C. 缓解劳累和气促　D. 增加体循环阻力
E. 增加体循环回心血量

5. 最佳手术治疗时机是（　　）

A. 6 个月到 1 岁　B. 1 ～ 2 岁
C. 3 ～ 4 岁　D. 5 ～ 6 岁
E. 6 ～ 7 岁

【A4 型题】

（1 ～ 5 题共用题干）

男，6 岁，上肢扑翼样震颤，说话缓慢、含糊不清、构语困难，肌肉僵直、动作迟缓，情绪不稳定、易激动。体检见角膜有淡蓝色 K-F 环。

1. 考虑诊断为（　　）

A. 青少年性舞蹈病　B. 肌张力障碍

C. 精神分裂早期　D. 肝豆状核变性

E. 帕金森病

2. 基本病理为（　　）

A. 代谢障碍引起的肝硬化为主的肝细胞变性疾病

B.代谢障碍引起的基底节损害为主的脑变性疾病

C. 代谢障碍引起的外周神经损害为主的神经性疾病

D. 代谢障碍引起的角膜损害为主的眼部疾病

E. 代谢障碍引起的骨骼肌损害为主的遗传性疾病

3. K-F 环是沉积在角膜上的（　　）

A. 铁　B. 镁　C. 铜　D. 铬　E. 银

4. 此病是（　　）

A. 线粒体病

B. 是常染色体显性遗传病

C.是常染色体隐性遗传病

D. X 连锁病

E. Y 连锁病

5. 治疗和预后（　　）

A. 关键是早发现、早诊断、早治疗，预后好

B. 放射治疗，预后好

C. 饮食治疗，预后好

D. 对症治疗，预后不良

E. 不可治疗，预后不良

【B 型题】

（1 ～ 5 题共用备选答案）

A. 点突变

B. 移码突变

C. 三核苷酸重复序列突变

D. 错义突变

E. 无义突变

1. 在 DNA 编码顺序中插入或缺失一个或两个碱基对，造成这一位置之后的一系列基因发生移位错误，其编码的氨基酸种类和顺序发生改变，影响蛋白质的生物学功能，称为（　　）

2. 点突变导致编码的蛋白质中一种氨基酸被另一种氨基酸取代称为（　　）

3. 碱基替换使原来编码某一氨基酸的密码子变成终止密码子，RNA 迅速降解，蛋白质翻译终止，导致蛋白质合成减少或不合成，称为（　　）

4. DNA 链中一个碱基对被另一个碱基对替换称为（　　）

5. 基因组中脱氧三核苷酸串联重复拷贝数增加，而且拷贝数的增加随着世代的传递而不断扩增，称为（　　）

【X 型题】

1. 与蛋白质编码基因突变有关的是（　　）

A. 点突变　B. 块突变

C. 移码突变　D. 区突变

E. 三核苷酸重复序列突变

2. 非基因突变的蛋白质编码基因改变有（　　）

A. DNA 序列改变　B. 编码基因拷贝数扩增

C. 编码基因拷贝数缺失　D. 编码基因拷贝数易位

E. 编码基因结构改变

3. 单基因病的遗传方式有（　　）

A. 常染色体显性遗传　B. 常染色体隐性遗传

C. 线粒体病　D. X 连锁疾病

E. Y 连锁疾病

4. 常见的多基因遗传病有（　　）

A. 精神分裂症　B. 糖尿病

C. 原发性高血压　D. 哮喘

E. 肿瘤

5. 出生缺陷的分类有（　　）

A. 畸形　B. 畸化　C. 变形

D. 序列征　E. 综合征

（二）名词解释（中英文对照）

1. 糖原贮积症（glycogen storage disease）

2. 苯丙酮尿症（phenylketonuria，PKU）

3. 分子病（molecular disease）

4. 地中海贫血（thalassemia）

5. 唐氏综合征（Down syndrome）

（三）填空题

1. 常染色体显性遗传包括____，____和____三种形式。

2. 染色体病是染色体____或____，是儿童常见遗传性疾病。

3. 单基因遗传病分为____和____。

4. 坏死性小肠结肠炎常累及末端____，____和____。

5. 围产期感染常见的途径有____和____。

（四）判断题

1. 在出生缺陷中，单个器官的畸形常由单基因遗传引起，而多发性畸形由染色体畸变引起。（　）
2. 先天性畸形是导致新生儿死亡的第一常见原因，早产是第二常见原因。（　）
3. 孕早期感冒可服用利巴韦林抗病毒治疗。（　）
4. 可致畸的病毒感染有风疹、巨细胞病毒感染、水痘和单纯疱疹。（　）
5. 妊娠期糖尿病治疗使用胰岛素是绝对安全有效的。（　）

（五）简答题

简述儿童常见的恶性肿瘤（至少写出 5 种）和相应的原发部位。

（六）论述题

阐述出生缺陷的可能原因和常见的缺陷。

五、答案及解析

（一）选择题

【A1 型题】

1. A 经胎盘患儿弓形虫感染（toxoplasma infection）主要表现为眼的疾患，90% 有脉络膜炎，50% ～ 60% 有癫痫、小头和脑积水。即使感染得到控制，也常遗留眼或脑的损害。

2. C 慢性粒细胞白血病患者的瘤细胞 22 号染色体长臂易位到 9 号染色体长臂，使 22 号染色体的 BCR 基因与 9 号染色体的 ABL 基因序列拼接，形成 BCR-ABL 融合基因。

3. A 常染色体显性遗传病有神经纤维瘤。另外的选项 B 半乳糖血症、C 肝豆状核变性、D 苯丙酮尿症、E 镰状细胞贫血，均为常染色体隐性遗传病。

4. B 常染色体隐性遗传病有白化病。另外的选项 A G6PD 缺乏症、C 脆性 X 综合征、D 血友病、E 色盲，均为 X 连锁遗传病。

5. C 色盲为 X 连锁遗传病。另外的选项 A 家族性高胆固醇血症、B 珠蛋白生成障碍性贫血、D 强直性肌营养不良症、E 成骨不全，均为常染色体显性遗传病。

6. A 糖原贮积症分为Ⅰ～Ⅸ型，其中Ⅰ、Ⅲ、Ⅳ、Ⅵ、Ⅸ型以肝脏病变为主。

7. B 糖原贮积症分为Ⅰ～Ⅸ型，其中Ⅱ、Ⅴ、Ⅶ型以肌肉病变为主。

8. C Gaucher 病是一种溶酶体内葡萄糖脑苷脂贮积症，属于常染色体隐性遗传病，分为Ⅰ、Ⅱ、Ⅲ型，Ⅰ型是慢性非神经性病变，占 90% 以上；Ⅱ型是急性婴儿神经病变型；Ⅲ型是慢性神经病变型，病程进展较Ⅱ型缓慢。

9. D 苯丙酮尿症是一种苯丙氨酸代谢障碍性疾病，因患者尿中排泄大量苯丙酮酸而得名，为常染色体隐性遗传病。典型的苯丙酮尿症缺乏苯丙氨酸羧化酶，不能将苯丙氨酸羟化为酪氨酸而转变为苯丙酮酸和苯乙酸在体内沉积。

10. B 胚胎早期（受孕至妊娠 3 周），各种因素如果引起轻微的细胞损伤，胎儿可能恢复正常，但严重细胞坏死可导致胎儿流产；在妊娠第 4 ～ 9 周（尤其 4 ～ 5 周）胚胎正处于器官分化期，最容易受到致畸因素侵扰而出现各种严重畸形。

【A2 型题】

1. A 夜盲症是指在光线昏暗环境下或夜晚视物不清或完全看不见东西、行动困难的症状。造成夜盲的根本原因是视网膜杆状细胞缺乏合成视紫红质的原料或杆状细胞本身的病变。分为暂时性（缺乏维生素 A）、先天性（视网膜色素变性）、获得性夜盲（弥漫性脉络膜炎、广泛的脉络膜缺血萎缩），眼科检查未见眼球异常体征，则考虑为暂时性夜盲，暂时性夜盲是由于缺乏维生素 A，致使视网膜杆状细胞缺少合成视紫红质的原料而造成夜盲，补充维生素 A 很快就会痊愈。

2. B Gaucher 病是一种溶酶体内葡萄糖脑苷脂贮积症，属于常染色体隐性遗传病，病理学检查发现巨噬细胞体积大、胞质呈“皱纹纸”样，称为 Gaucher 细胞。

3. C 患儿血浆低密度脂蛋白胆固醇显著增多，出现动脉粥样硬化。考虑诊断为家族性高胆固醇血症，是由于细胞膜上低密度脂蛋白受体缺陷而致病，属于常染色体显性遗传病。手肘、指关节等处有黄色瘤，是因为有大量胆固醇沉积，病理学检查皮下组织可见大量吞噬脂质的泡沫细胞聚集。

4. D 血友病是一组遗传性凝血功能障碍的出血性疾病，包括血友病 A（缺乏凝血因子Ⅷ）、血友病 B（缺乏凝血因子Ⅸ）和血友病 C（缺乏凝血因子Ⅺ）。

5. A Duchenne 型肌营养不良症是由于 DMD 基因缺失突变，导致抗肌萎缩蛋白不能合成，常影响骨骼肌和心肌细胞膜的结构完整。其他项均为干扰项。

6. D 21- 三体综合征（唐氏综合征、先天愚型）是生殖细胞在减数分裂的过程中，由于某些因素的影响使染色体不分离所致，有三种核型：①标准型，核型为 47XX（XY），+21，故选 D。②易位型，多为 D/G 异位，核型为 46XX（XY），–14，+*t*（14q21q）。③嵌合体型，核型为 46XX（XY）/ 47XX（XY），+21。另外选项 C、E 为干扰项。

7. A Turner 综合征是先天性卵巢发育不全综合征，由于全部或部分体细胞中一条 X 染色体完全或部分缺失所致的性染色体病，典型的核型为 45，XO，故选 A。

8. D Klinefelter 综合征是先天性睾丸发育不全综合征，是由于生殖细胞在减数分裂中，卵子形成前性染色体不分离，或形成精子时 XY 不分离所致的性染色体病，典型核型为 47，XXY，故选 D。

9. E 苯丙酮尿症是一种苯丙氨酸代谢障碍性疾病，因患者尿中排泄大量苯丙酮酸（鼠尿味）而得名，为常染色体隐性遗传病。

10. E 新生儿坏死性小肠结肠炎，最常见的病变部位在末端回肠、盲肠、右侧结肠，故选 E。其他选项均为干扰项。

【A3 型题】

1. C 法洛四联症。

2. B 室间隔缺损、肺动脉狭窄、主动脉骑跨和右心室肥厚。

3. A 平卧位增加回心血量。

4. D 法洛四联症的患儿会出现蹲踞的典型症状，因蹲下后会觉得症状得到改善。这是因为下肢静脉血流会有所减慢并且会相应地增加患儿的心脏和大脑供血，从而改善缺血缺氧的状态。

5. A 一旦确诊，应尽早手术。

【A4 型题】

1. D 体检见角膜有淡蓝色 K-F 环是肝豆状核变性特有的体征，原因是铜离子代谢障碍，多余的铜沉积在角膜缘形成特异性的角膜色素环。患儿上肢扑翼样震颤，说话缓慢、含糊不清、构语困难，肌肉僵直、动作迟缓，情绪不稳定、易激动，临床表现为有运动障碍、肌张力改变、精神症状，符合肝豆状核变性的脑型。

2. B 肝豆状核变性特点为铜代谢障碍引起基底节损害为主的脑变性疾病。

3. C K-F 环是游离铜沉积在角膜缘，形成淡蓝色角膜色素环。

4. C 肝豆状核变性又称为 Wilson 病，是常染色体隐性遗传病。

5. A 本病治疗的关键是早发现、早诊断、早治疗，一般较少影响生活质量和生存期。但晚期治疗基本无效，少数病情进展迅速或未经治疗出现严重肝脏和神经系统损害者预后不良。治疗方法：①应避免进食含铜量高的食物。②药物治疗，驱铜及阻止铜吸收的药物。③对症治疗，震颤和肌强直可用苯海索口服，肌张力障碍可用苯海索、复方左旋多巴制剂、多巴胺受体激动剂，舞蹈样动作和手足徐动症时，可用氯硝西泮、硝西泮、氟哌啶醇，精神症状明显者可用抗精神病药奋乃静等。④护肝治疗药物。⑤手术治疗，对有严重脾功能亢进者可行脾切除术，严重肝功能障碍时可以考虑肝移植治疗。

【B 型题】

1. B 在 DNA 编码顺序中插入或缺失一个或两个碱基对，造成这一位置之后的一系列基因发生移位错误，其编码的氨基酸种类和顺序发生改变，影响蛋白质的生物学功能，称为移码突变。

2. D 点突变导致编码的蛋白质中一种氨基酸被另一种氨基酸取代称为错义突变。

3. E 碱基替换使原来编码某一氨基酸的密码子变成终止密码子，RNA 迅速降解，蛋白质翻译终止，导致蛋白质合成减少或不合成，称为无义突变。

4. A DNA 链中一个碱基对被另一个碱基对替换称为点突变。

5. C 基因组中脱氧三核苷酸串联重复拷贝数增加，而且拷贝数的增加随着世代的传递而不断扩增，称为三核苷酸重复序列突变。

【X 型题】

1. ACE 蛋白质编码基因突变的形式和效应包括：点突变、移码突变、三核苷酸重复序列突变。

2. ABCDE 非基因突变的蛋白质编码基因改变有：DNA 序列改变、编码基因拷贝数扩增、编码基因拷贝数缺失、编码基因拷贝数易位、编码基因结构改变。

3. ABDE 单基因病的遗传方式：常染色体显性遗传、常染色体隐性遗传、X 连锁疾病、Y 连锁疾病。

4. ABCDE 常见的多基因遗传病：精神分裂症、糖尿病、原发性高血压、哮喘、肿瘤。

5. ABCDE 出生缺陷的分类有：畸形、畸化、变形、序列征、综合征。

（二）名词解释（中英文对照）

1. 糖原贮积症（glycogen storage disease）：是一类糖代谢障碍性遗传病，由于糖原合成或分解过程中缺乏各种酶，导致正常或异常结构的糖原贮积在肝脏、肌肉、心脏、肾脏等组织而致病。糖原贮积症分为Ⅰ～Ⅸ型，其中Ⅰ、Ⅲ、Ⅳ、Ⅵ、Ⅸ型以肝脏病变为主，Ⅱ、Ⅴ、Ⅶ型以肌肉病变为主。

2. 苯丙酮尿症（phenylketonuria，PKU）：是一种苯丙氨酸代谢障碍性疾病，因患者尿中排泄大量苯丙酮酸而得名，为常染色体隐性遗传病。分为典型和非典型。典型的苯丙酮尿症缺乏苯丙氨酸羧化酶，不能将苯丙氨酸羟化为酪氨酸而转变为苯丙酮酸和苯乙酸在体内沉积。两型均出现多巴胺、5-羟色胺、γ-氨基丁酸等重要神经递质缺乏，引起神经系统功能损害。

3. 分子病（molecular disease）：由遗传病或获得性基因突变使蛋白质的分子结构或合成数量异常，导致机体功能障碍的一类疾病。包括血红蛋白病、血浆蛋白病、受体病、膜转运蛋白病、结构蛋白缺陷病、免疫球蛋白缺陷病等。

4. 地中海贫血（thalassemia）：是血红蛋白中珠蛋白合成缺如或不足导致的贫血性疾病，属于常染色体隐性遗传病，表现为溶血性贫血。

5. 唐氏综合征（Down syndrome）：也称为21-三体综合征、先天愚型，大多数病例在妊娠早期流产，少数存活者有明显的智力落后、特殊面容、生长发育障碍和多发畸形。是生殖细胞在减数分裂的过程中，由于某些因素的影响使染色体不分离所致，有标准型、易位型、嵌合体型三种核型。

（三）填空题

1. 完全显性遗传　不完全显性遗传　延迟显性遗传。
2. 数目异常　结构畸变。
3. 先天性代谢缺陷　分子病。
4. 回肠　盲肠　右侧结肠。
5. 经宫颈感染/上行感染　经胎盘感染/血行感染。

（四）判断题

1. F 在出生缺陷中，单个器官的畸形常由多基因遗传引起，而多发性畸形由染色体畸变引起。
2. T 先天性畸形是导致新生儿死亡的第一常见原因，早产是第二常见原因。
3. F 利巴韦林有较强的致畸作用，孕妇禁用。
4. T 可致畸的病毒感染有风疹、巨细胞病毒感染、水痘及单纯疱疹。
5. F 胰岛素可使神经管缺陷增多，还可造成先天性心脏病和肢体缺陷。胰岛素是大分子蛋白，理论上不通过胎盘，对饮食治疗不能控制的糖尿病，胰岛素是主要的治疗药物。可在加强胎儿监护的情况下使用胰岛素治疗。

（五）简答题

儿童常见恶性肿瘤和相应的原发部位如下：

儿童常见恶性肿瘤	原发部位
白血病	骨髓
非霍奇金淋巴瘤	中前纵隔、回盲部、腹腔淋巴结、外周淋巴结
霍奇金淋巴瘤	外周淋巴结、中纵隔
神经母细胞瘤	肾上腺、脊柱两侧交感神经链
肾母细胞瘤	肾
骨肉瘤	长骨干骺端
尤因肉瘤	四肢骨、躯干骨、软组织
横纹肌肉瘤	泌尿生殖道、颌面部软组织、肢体
生殖细胞肿瘤	睾丸、卵巢、骶尾部、盆腔、纵隔、松果体

（六）论述题

出生缺陷的原因复杂，可能有：①与遗传有关：几乎所有的先天畸形综合征都与染色体畸变有关，如唐氏综合征，先天性卵巢（睾丸）发育不全综合征等。②与环境因素有关：母亲妊娠早期病毒感染，如风疹、水痘、单纯疱疹病毒；妊娠期寄生虫感染，如弓形虫；妊娠期服用某些导致畸形的药物，如抗叶酸剂、抗凝剂、过量维A酸等；受到辐射、X线照射，应用同位素，酗酒，患糖尿病等；孕期有吸烟、饮酒等不良嗜好，包括二手烟的污染、毒品均有直接影响。③遗传与环境共同作用是引起先天畸形的常见原因。④尽管出生缺陷与遗传和环境因素有关，还有多达50%的先天畸形原因不明。常见缺陷包括：无脑儿、脑积水、开放性脊柱裂、脑脊膜膨出、唇裂、腭裂、神经管畸形、先天性心脏病等。

（陈苗苗　王　燮）

第九章 心血管系统疾病

一、学习目标

（一）掌握

1. 动脉粥样硬化的基本病变特点及后果；冠状动脉粥样硬化性心脏病的类型、心肌梗死的病理变化及结局。

2. 高血压的基本病理改变、各脏器的病变特点及后果。

3. 风湿病的基本病变及其发展过程；风湿性心内膜炎、风湿性心肌炎、风湿性心外膜炎的病理变化和结局。

4. 感染性心内膜炎的病理变化及临床病理联系。

5. 慢性心瓣膜病的病理基础及对血流动力学的影响。

（二）熟悉

1. 动脉粥样硬化的病因、发病机制。

2. 风湿性关节炎的病理变化及结局。

3. 动脉瘤的主要病理类型及其临床意义。

（三）了解

1. 高血压、风湿病、感染性心内膜炎、慢性心瓣膜病的病因及发病机制。

2. 心肌病及心肌炎的概念及常见类型。

3. 先天性心脏病基本病理类型。

二、思维导图

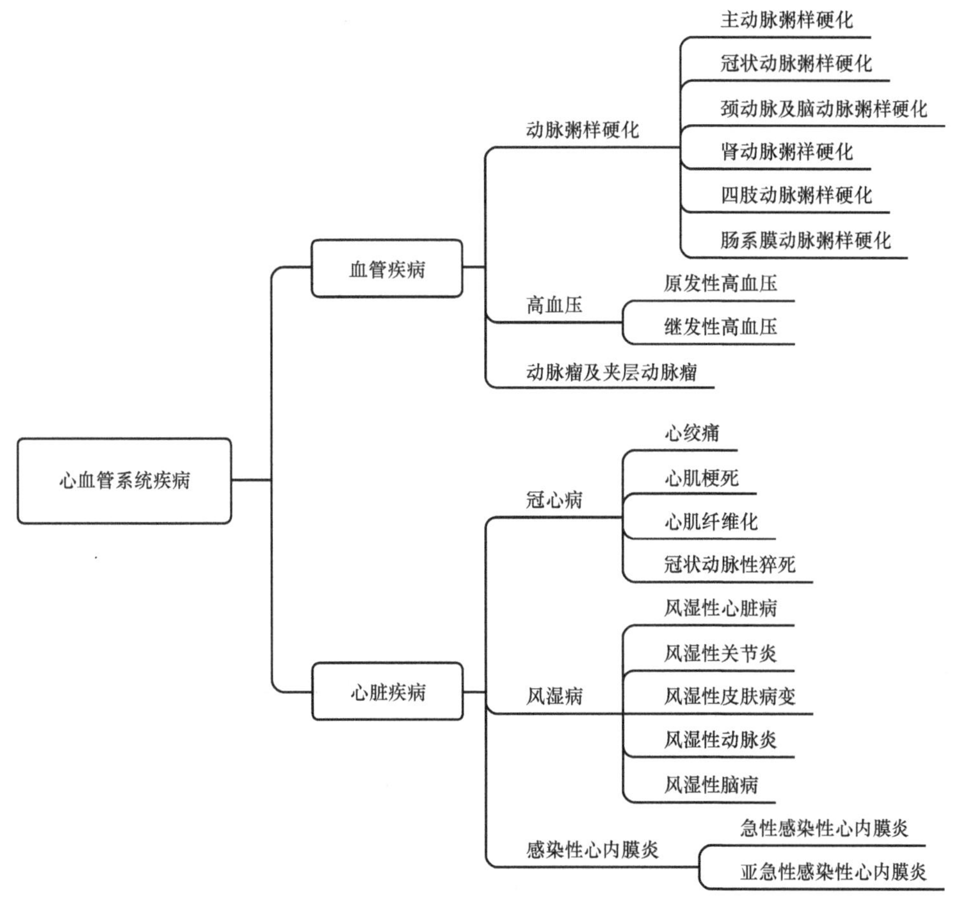

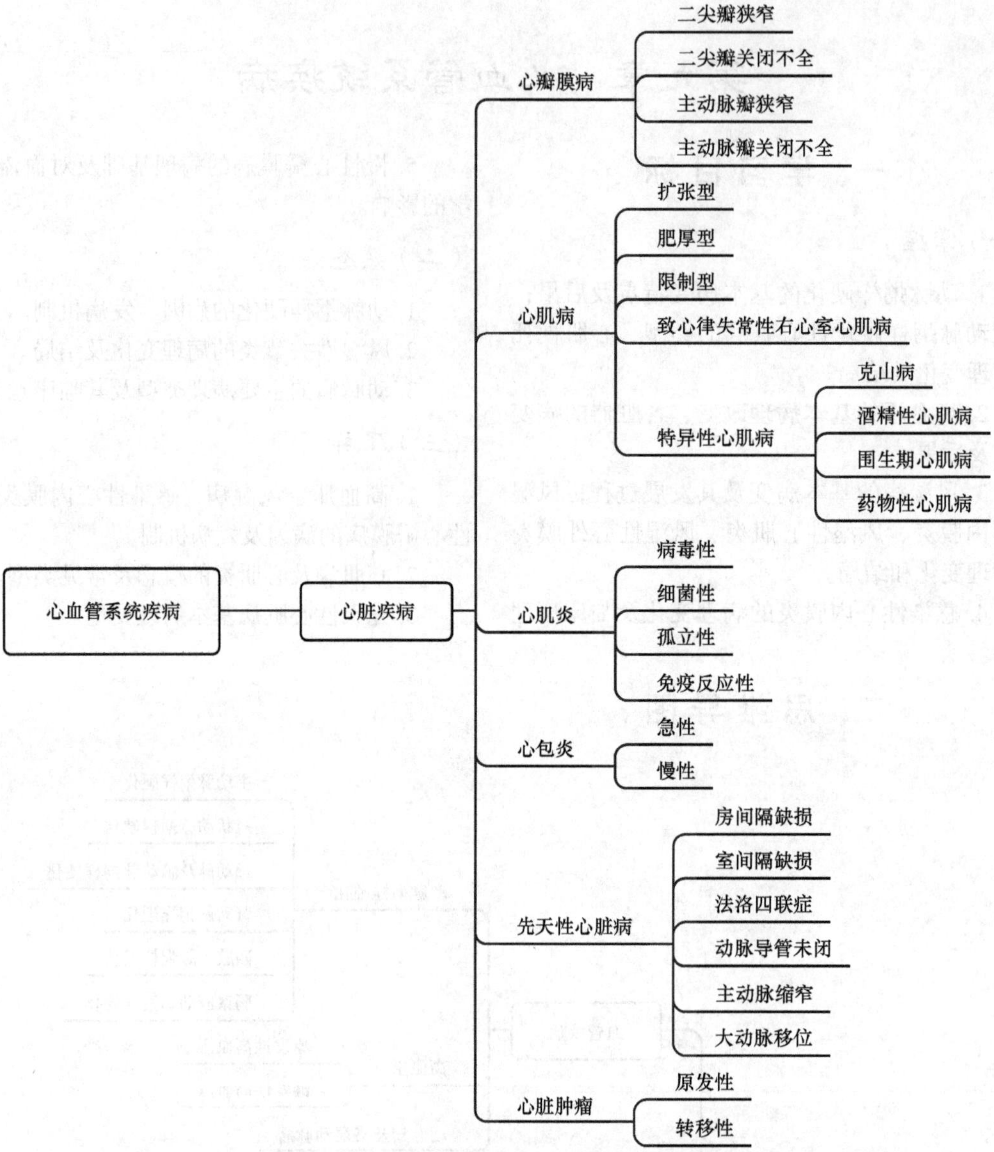

心血管系统疾病
心脏疾病
心瓣膜病
二尖瓣狭窄
二尖瓣关闭不全
主动脉瓣狭窄
主动脉瓣关闭不全
心肌病
扩张型
肥厚型
限制型
致心律失常性右心室心肌病
特异性心肌病
克山病
酒精性心肌病
围生期心肌病
药物性心肌病
心肌炎
病毒性
细菌性
孤立性
免疫反应性
心包炎
急性
慢性
先天性心脏病
房间隔缺损
室间隔缺损
法洛四联症
动脉导管未闭
主动脉缩窄
大动脉移位
心脏肿瘤
原发性
转移性

图 9-1　心血管系统疾病思维导图总图

动脉粥样硬化（AS）
危险因素
高脂血症
高血压
吸烟
致继发性高脂血症的疾病
糖尿病
高胰岛素血症
甲状腺功能减退
肾病综合征
遗传因素
代谢综合征
其他：年龄、性别、肥胖、感染等

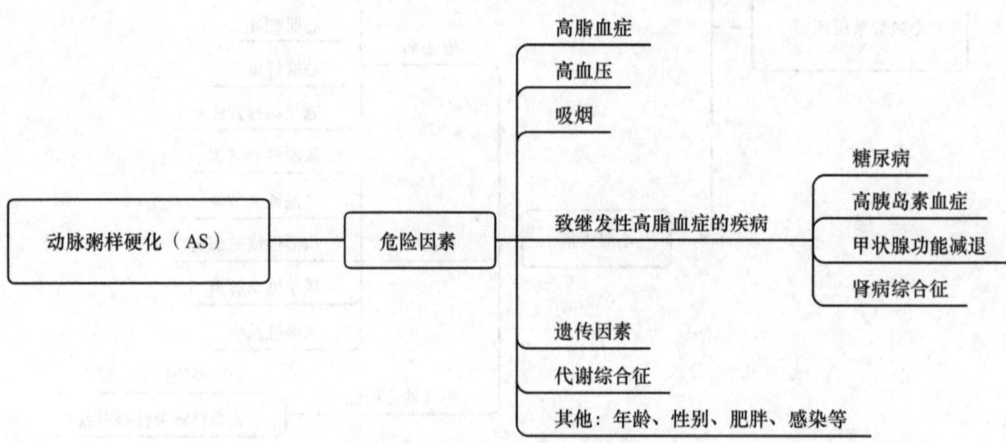

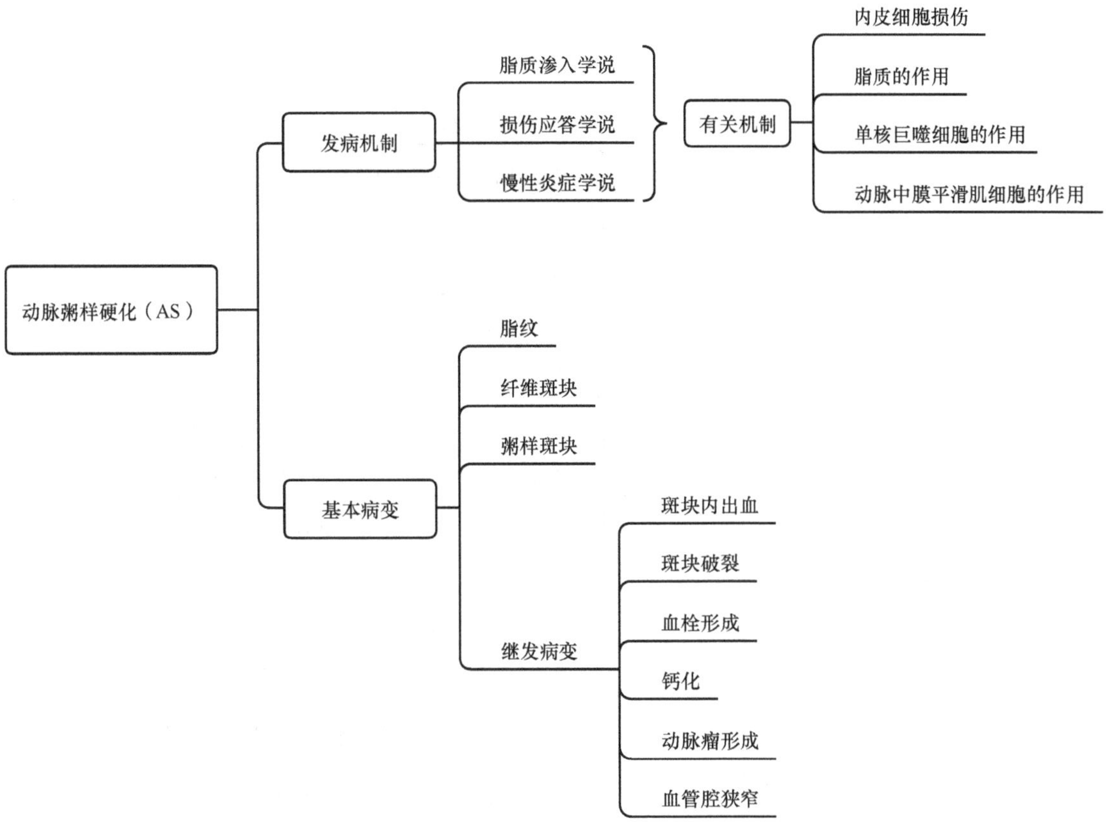

动脉粥样硬化（AS）
发病机制
脂质渗入学说
损伤应答学说
慢性炎症学说
有关机制
内皮细胞损伤
脂质的作用
单核巨噬细胞的作用
动脉中膜平滑肌细胞的作用
基本病变
脂纹
纤维斑块
粥样斑块
继发病变
斑块内出血
斑块破裂
血栓形成
钙化
动脉瘤形成
血管腔狭窄

图 9-2　动脉粥样硬化思维导图

冠状动脉性心脏病——冠心病
原因
冠脉供血不足
冠状动脉粥样硬化最常见
心肌耗氧量剧增
表现
心绞痛
稳定型心绞痛
不稳定型心绞痛
变异型心绞痛
心肌梗死
心力衰竭
心脏破裂
室壁瘤
附壁血栓形成
心源性休克
急性心包炎
心律失常
心肌纤维化
慢性缺血性心脏病
心力衰竭
冠状动脉性猝死

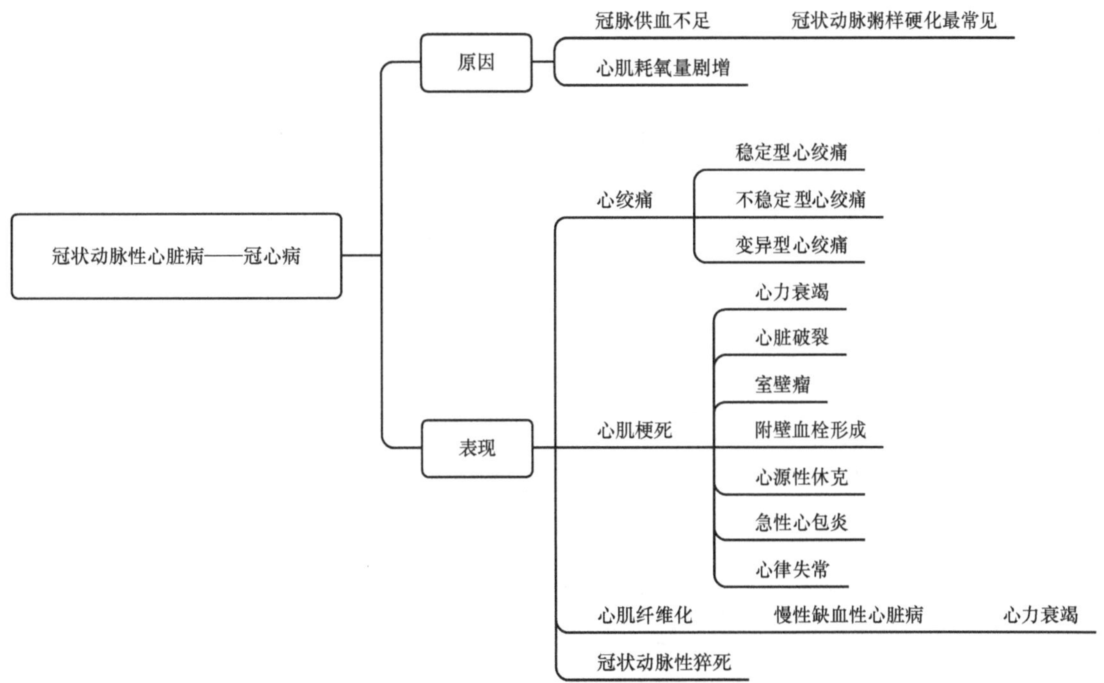

图 9-3　冠心病思维导图

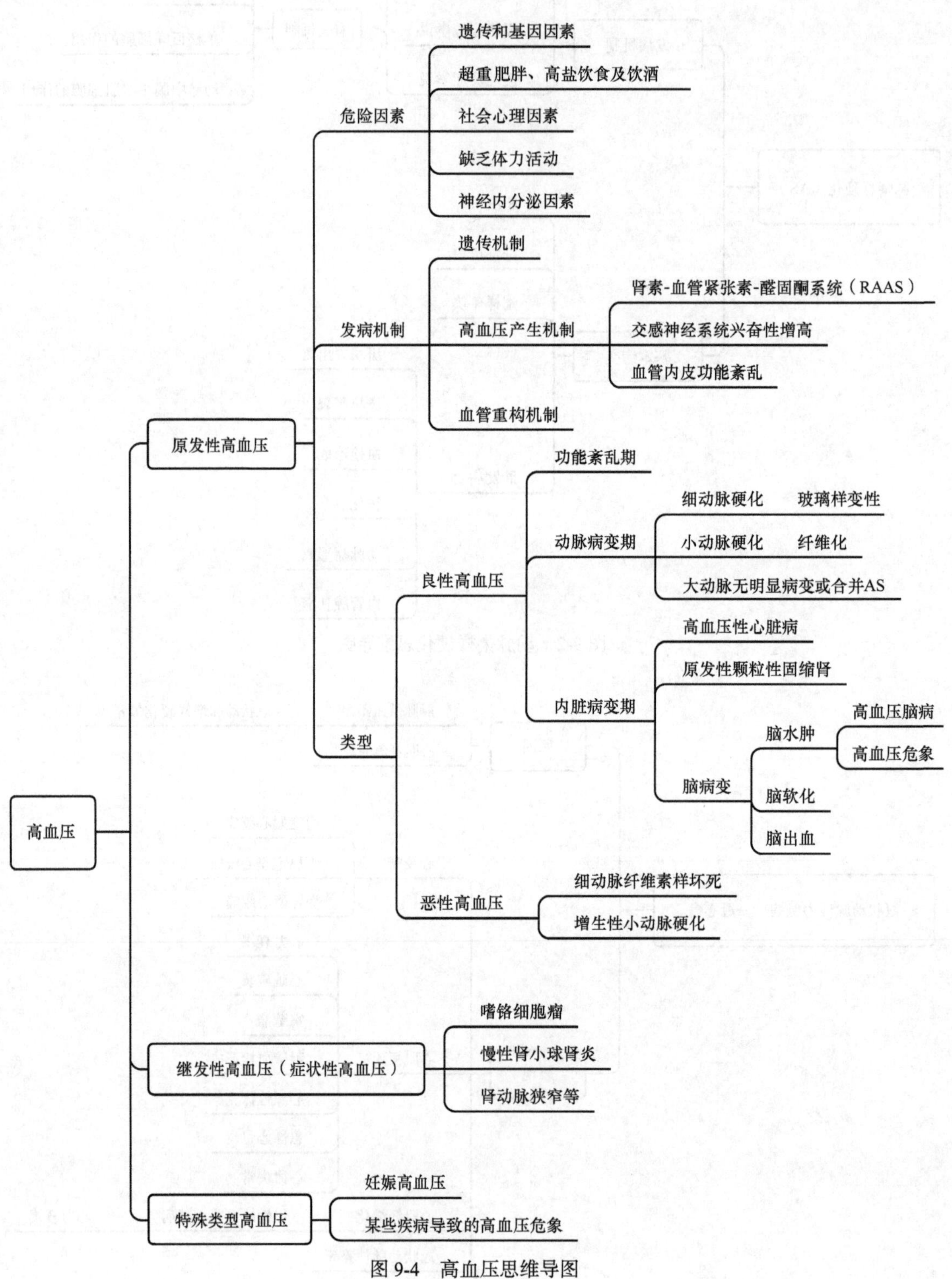
高血压
原发性高血压
危险因素
遗传和基因因素
超重肥胖、高盐饮食及饮酒
社会心理因素
缺乏体力活动
神经内分泌因素
发病机制
遗传机制
高血压产生机制
肾素-血管紧张素-醛固酮系统（RAAS）
交感神经系统兴奋性增高
血管内皮功能紊乱
血管重构机制
类型
良性高血压
功能紊乱期
动脉病变期
细动脉硬化
玻璃样变性
小动脉硬化
纤维化
大动脉无明显病变或合并AS
内脏病变期
高血压性心脏病
原发性颗粒性固缩肾
脑病变
脑水肿
高血压脑病
高血压危象
脑软化
脑出血
恶性高血压
细动脉纤维素样坏死
增生性小动脉硬化
继发性高血压（症状性高血压）
嗜铬细胞瘤
慢性肾小球肾炎
肾动脉狭窄等
特殊类型高血压
妊娠高血压
某些疾病导致的高血压危象

图 9-4 高血压思维导图

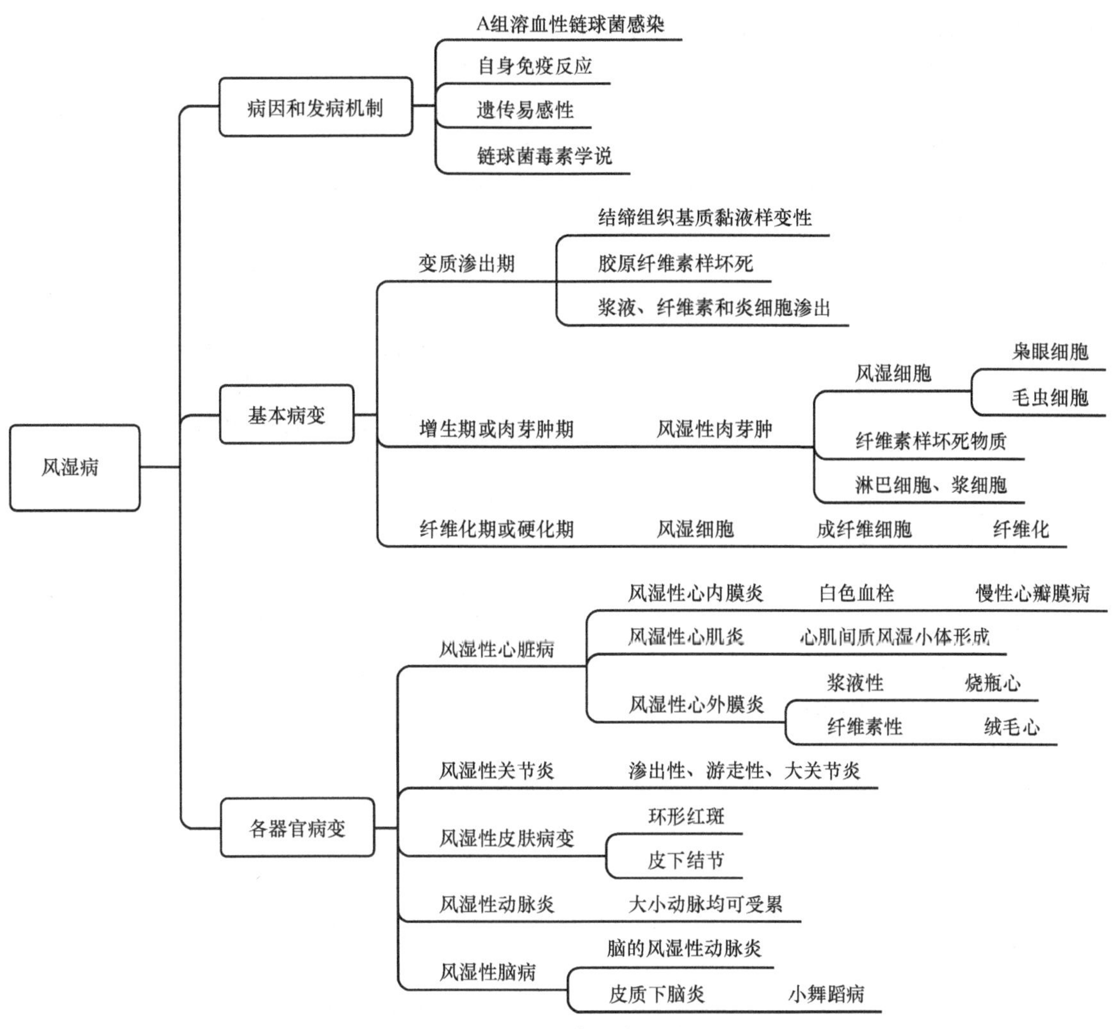

图 9-5　风湿病思维导图

三、知识点纲要

（一）动脉粥样硬化

动脉粥样硬化（atherosclerosis，AS）是一种与脂质代谢障碍有关的全身性疾病，主要累及大、中型动脉，以动脉内膜形成粥瘤或纤维斑块为特征，导致动脉壁变硬、管腔狭窄和弹性减弱，引起相应器官缺血性改变，是心血管系统最常见的疾病（表 9-1）。

基本病变：

1. 脂纹　动脉粥样硬化的早期改变。肉眼观，动脉内膜表面出现宽 1 ～ 2mm，长短不等的黄色斑纹，平坦或稍微隆起。镜下，脂纹是由动脉内膜大量泡沫细胞聚集形成。泡沫细胞为巨噬细胞和平滑肌细胞吞噬脂质后形成。

表 9-1　动脉粥样硬化病变特点

分期	肉眼	镜下
脂纹	黄色的斑点或条纹	泡沫细胞（平滑肌、巨噬细胞）
纤维斑块	瓷白色蜡滴状斑块	纤维帽、泡沫细胞
粥样斑块	粥瘤	纤维帽、粥样坏死物

2. 纤维斑块　肉眼观，内膜面散在不规则隆起的纤维斑块，早期呈黄色。随纤维组织不断增多并玻璃样变性，斑块即变为瓷白色。镜下，表层为纤维帽，由大量胶原纤维、平滑肌细胞、少数弹力纤维及蛋白聚糖形成，胶原纤维可发生玻璃样变性。纤维帽下方为泡沫细胞、平滑肌细胞、细胞外脂质和炎细胞。

3. 粥样斑块（粥瘤）　肉眼观，动脉内膜面见灰黄色斑块，既向内膜表面隆起，又向深部压迫中膜。切面，斑块的管腔面为纤维帽，深层为坏死组织与脂质混合形成的粥样物质。镜下，表层为纤维帽，深层为无定形的坏死崩解物质，内有胆固醇结晶，底部和边缘为肉芽组织和纤维组织，并有少量泡沫细胞聚集和淋巴细胞浸润。

4. 继发病变 是指在纤维斑块和粥样斑块的基础上继发的病变：①斑块内出血；②斑块破裂；③血栓形成；④钙化；⑤动脉瘤形成；⑥血管腔狭窄。

主要动脉病变：

1. 主动脉粥样硬化 以腹主动脉最重，其次为胸主动脉、主动脉弓，而升主动脉则较轻。病变在动脉后壁和分支开口处最明显。可形成主动脉瘤和夹层动脉瘤，可导致患者猝死。

2. 冠状动脉粥样硬化 详见后。

3. 颈动脉及脑动脉粥样硬化 病变最常见于颈内动脉起始部、基底动脉、大脑中动脉和 Willis 环。可导致脑萎缩，患者智力减退，甚至痴呆。并发血栓可致患者失语、偏瘫甚至死亡。脑动脉瘤破裂可引起致命性脑出血。

4. 肾动脉粥样硬化 主要发生在肾动脉主干及大分支。引起肾实质萎缩和间质纤维组织增生；亦可致肾组织梗死，形成动脉粥样硬化性固缩肾。

5. 四肢动脉粥样硬化 多发生于髂动脉、股动脉及前后胫动脉。出现间歇性跛行，甚至足干性坏疽。

6. 肠系膜动脉粥样硬化 可导致肠梗死、麻痹性肠梗阻及休克等。患者出现剧烈腹痛、腹胀和发热。

（二）冠状动脉粥样硬化及冠状动脉性心脏病

1. 冠状动脉粥样硬化

发生部位：以左冠状动脉前降支最常见，其次为右主干、左主干或左旋支、后降支。

分级：Ⅰ级＜25%；Ⅱ级 26% ～ 50%；Ⅲ级 51% ～ 75%；Ⅳ级＞76%。

2. 冠状动脉性心脏病（冠心病）（coronary artery heart disease，CHD） 是指因为冠状动脉狭窄导致心肌缺血所引起的心脏病，也称缺血性心脏病。冠状动脉粥样硬化是冠心病最常见的原因。

心绞痛（angina pectoris）：冠状动脉供血不足和（或）心肌耗氧量骤增致使心肌急剧性、暂时性缺血、缺氧所引起的一种临床综合征。

心肌梗死：由于冠状动脉供血中断，引起供血区持续缺血而导致的较大范围的心肌坏死。

心肌梗死类型：

1. 心内膜下心肌梗死 指梗死仅累及心室壁内侧 1/3 的心肌，并波及肉柱及乳头肌。

2. 透壁性心肌梗死 指梗死病灶较大，最大径在 2.5cm 以上，累及心室壁全层或未累及全层而深达室壁 2/3。

心肌梗死部位：

最常见的是左冠状动脉前降支供血区，即左室前壁、心尖部、室间隔前 2/3 及前内乳头肌。

其次是右冠状动脉供血区，即左室后壁、室间隔后 1/3 及右心室。

再次为左旋支供血区，即左室侧壁、膈面及左房。

（三）原发性高血压（primary hypertension）

高血压诊断标准：收缩压≥ 140mmHg 和（或）舒张压≥ 90mmHg。

高血压性心脏病：代偿期表现为左心室向心性肥大（concentric hypertrophy），病变继续发展，肥大的心肌因供血不足而收缩力降低，发生失代偿，逐渐出现心腔扩张，称为离心性肥大（eccentric hypertrophy），临床表现为心力衰竭。

原发性颗粒性固缩肾：因为肾入球细动脉玻璃样变性，小叶间动脉及弓形动脉纤维性硬化，管腔狭窄或闭塞，导致肾小球因缺血发生纤维化和玻璃样变性，体积缩小，所属肾小管萎缩、消失；间质纤维化及少量淋巴细胞浸润；而相对正常的肾小球和肾小管因功能代偿而肥大和扩张；使肾脏体积缩小、变硬，表面呈细颗粒状。

脑病变：脑水肿、脑软化和脑出血。脑出血是高血压最严重和致命性的并发症。好发于基底节和内囊（因为供应该区域的豆纹动脉从大脑中动脉以直角分出，承受的压力大而容易破裂），其次为大脑白质、脑桥和小脑。

（四）风湿病

风湿病（rheumatism）是一种与A组乙型溶血性链球菌感染有关的变态反应性炎症性疾病。病变主要侵犯全身结缔组织及血管，常形成特征性风湿肉芽肿即阿绍夫（Aschoff）小体，以心脏受累危害最大。风湿病是"舔关节，咬心脏"（表9-2）。

表9-2　风湿性关节炎与类风湿性关节炎的特点

项目	风湿性关节炎	类风湿性关节炎
病程	亚急性	缓慢
部位	膝、踝、肩、肘、腕等大关节，呈游走性	腕、掌指关节、近端指间关节，呈对称性
局部表现	红、肿、热、痛和功能障碍	肿、痛、晨僵、功能障碍
病理变化	滑膜充血肿胀	滑膜炎性渗出、滑膜下血管扩张
渗出性质	浆液及纤维素渗出，易吸收	纤维素渗出，不易吸收
关节畸形	不留关节畸形	遗留关节畸形

基本病理变化：

1. 变质渗出期　是风湿病的早期改变，可持续1个月。表现为结缔组织基质的黏液样变性和胶原纤维的纤维素样坏死。

2. 增生期或肉芽肿期　特征性病变是形成风湿肉芽肿即阿绍夫小体，也称风湿小体，对风湿病具有诊断意义。阿绍夫小体多位于小血管旁，小体中心为纤维素样坏死物质，周围为增生的风湿细胞、少量淋巴细胞和浆细胞。风湿细胞由增生的巨噬细胞吞噬纤维素样坏死物质后转变而来，也称为阿绍夫细胞，细胞体积较大，圆形、多边形，胞质丰富，嗜碱性，单核或多核。核大，核膜清晰，染色质浓集于核中央，纵切面上染色质呈毛虫状，横切面上核呈枭眼状。此期持续2～3个月。

3. 纤维化期或硬化期　阿绍夫小体内残留的纤维素样坏死物质被吸收，风湿细胞转变为成纤维细胞并产生胶原纤维，阿绍夫小体逐渐纤维化，最后形成梭形小瘢痕。此期持续2～3个月。

风湿性心脏病

1. 风湿性心内膜炎　二尖瓣最常受累，其次为二尖瓣和主动脉瓣同时受累，三尖瓣和肺动脉瓣极少受累。在瓣膜闭锁缘上形成串珠状单行排列的赘生物——白色血栓，直径为1～3mm，灰白色，半透明，附着牢固，不易脱落而容易机化，引起纤维组织增生，导致瓣膜增厚、变硬、卷曲、缩短或瓣叶粘连，腱索增粗、短缩，最后形成慢性心瓣膜病。

2. 风湿性心肌炎　主要累及心肌间质结缔组织，以左心室后壁、室间隔、左心耳和左心房最常见。

3. 风湿性心外膜炎　为浆液性或纤维素性炎。当以纤维素渗出为主时，覆盖于心外膜表面的纤维素可因心脏的不停搏动和牵拉而形成绒毛状，称绒毛心。渗出的大量纤维素如不能被溶解吸收，则发生机化，使心包脏层和壁层互相粘连，形成缩窄性心包炎。

风湿性关节炎：多累及大关节，以渗出为主，可完全吸收，一般不留后遗症。

（五）感染性心内膜炎

感染性心内膜炎（infective endocarditis）是由病原微生物直接感染引起的心内膜炎症，特别是心瓣膜的炎症性疾病。分为急性和亚急性感染性心内膜炎（表9-3）。

（六）心瓣膜病

心瓣膜病（valvular vitium of the heart）是指由于各种原因所引起的心脏瓣膜变形，表现为瓣膜口狭窄和（或）关闭不全，最后常导致心力衰竭，引起全身血液循环障碍（表9-4）。

（七）心肌病

心肌病（cardiomyopathy）多指至今病因不明的以心肌病变为主的一类心脏病，称为原发性心肌病（表9-5）。

（八）心肌炎

心肌炎（myocarditis）是指由各种原因引起的心肌局限性或弥漫性炎症病变（表9-6）。

表 9-3 急性、亚急性感染性心内膜炎和风湿性心内膜炎的比较

项目	急性感染性心内膜炎	亚急性感染性心内膜炎	风湿性心内膜炎
病因	由致病力强的金黄色葡萄球菌引起	由致病力弱的草绿色链球菌引起	与A组乙型溶血性链球菌感染有关的变态反应性疾病
病变基础	常累及正常的心瓣膜	常累及已有病变的心瓣膜	常累及正常的心瓣膜
常见部位	二尖瓣和主动脉瓣	二尖瓣和主动脉瓣	二尖瓣
病变性质	化脓性炎	化脓性炎与非化脓性炎	增生性炎
赘生物部位	瓣膜表面	瓣膜表面	瓣膜闭锁缘
赘生物特点	巨大、灰黄色或浅绿色质地松软	大小不一、息肉状或菜花状污秽灰黄色、干燥质松脆	细小、灰白色、半透明呈串珠状单行排列
赘生物脱落	极易脱落	易脱落	不易脱落而易机化
赘生物组成	血小板、纤维素、坏死组织、大量细菌菌落、脓性渗出物	血小板、纤维素、坏死组织、细菌菌落、少量中性粒细胞	血小板和纤维素
瓣膜	瓣膜可形成溃疡、破裂穿孔	瓣膜可形成溃疡、变形导致慢性心瓣膜病	增厚形成慢性心瓣膜病

表 9-4 常见心瓣膜病的特点

项目	二尖瓣狭窄	二尖瓣关闭不全	主动脉瓣狭窄	主动脉瓣关闭不全
主要病因	风湿性心内膜炎	风湿性心内膜炎	风湿性主动脉瓣炎	风湿性主动脉瓣炎
早期心脏改变	左房大左室小	左心房室肥大	左心室肥大	左心室肥大
听诊	心尖区舒张期隆隆样杂音	心尖区收缩期吹风样杂音	主动脉瓣区收缩期喷射性杂音	主动脉瓣区舒张期吹风样杂音
X线检查	梨形心	球形心	靴形心	靴形心

表 9-5 常见心肌病的特点

项目	扩张型心肌病	肥厚型心肌病	限制型心肌病
病因	病毒感染、酗酒、遗传	家族史，约 50% 有基因变化	特发性
特征	进行性心脏肥大、心腔扩张心肌收缩能力下降	左心室显著肥厚、室间隔不对称增厚、舒张期心室充盈异常，左心室流出道受阻	心室充盈受限舒张期容量降低
肉眼	心脏重量增加、心腔明显扩张，心室壁略厚或正常二尖瓣和三尖瓣关闭不全	心脏增大、重量增加。心室肥厚，以室间隔肥厚突出，二尖瓣及主动脉瓣下内膜增厚	心腔狭窄，心室内膜纤维化增厚、以心尖部为重
光镜	心肌细胞不均匀肥大、伸长，细胞核大而浓染，核形不整。肥大和萎缩心肌细胞交错排列	心肌细胞弥漫性肥大，细胞核大、畸形、深染，心肌纤维走行紊乱	心内膜纤维化、玻璃样变性、钙化、伴有附壁血栓形成、心内膜下心肌萎缩、变性
临床	充血性心力衰竭、心肌劳损，心律不齐，可发生猝死	心输出量下降、肺动脉高压、栓塞、心力衰竭	颈静脉怒张、水肿、腹水、肝淤血、心功能不全

表 9-6 常见心肌炎的特点

项目	病毒性心肌炎	细菌性心肌炎	孤立性心肌炎
病因	柯萨奇病毒、埃可病毒、风疹病毒、流感病毒、腮腺炎病毒、肝炎病毒、麻疹病毒	葡萄球菌、链球菌、肺炎双球菌、脑膜炎双球菌	原因不明
好发人群	幼儿	成人	中、青年
病变特点	心肌间质弥漫性淋巴、单核细胞浸润，心肌纤维变性坏死	心肌及间质内多发性小脓肿，心肌有不同程度的变性坏死，中性粒细胞、单核细胞浸润	心肌内灶性坏死及肉芽肿形成，淋巴细胞、浆细胞、单核细胞、嗜酸性粒细胞、多核巨细胞浸润
病变性质	坏死性心肌炎	化脓性心肌炎	间质慢性炎或肉芽肿性炎
预后	良好，但常遗留心律失常	不定，多较好，不留后遗症	不好，可突发心衰致死

（九）心包炎

心包炎（pericarditis）是由病原微生物（主要为细菌）和某些代谢产物引起的脏层、壁层心包发生的炎症，大多数是一种并发性疾病，多继发于变态反应性疾病、尿毒症、心脏创伤和恶性肿瘤转移等。多为急性炎症，少数为慢性炎症。

四、复习思考题

（一）选择题

【A1 型题】

1. 动脉粥样硬化对人体危害最大的血管类型是（　　）
A. 大动脉　B. 中动脉　C. 小动脉
D. 细动脉　E. 毛细血管

2. 动脉粥样硬化粥样斑块形成的首要条件是(　　)
A. 血管内皮细胞损伤　B. 血脂沉积及其氧化作用
C. 炎症细胞渗出　D. 平滑肌细胞增生
E. 泡沫细胞形成

3. 动脉粥样硬化病变最早进入动脉内膜的细胞是（　　）
A. 红细胞　B. 淋巴细胞　C. 脂肪细胞
D. 中性粒细胞　E. 巨噬细胞

4. 早期动脉粥样硬化病变的主要细胞是（　　）
A. 平滑肌细胞　B. 泡沫细胞　C. 成纤维细胞
D. 内皮细胞　E. 巨噬细胞

5.（2004 年考研西医综合真题）造成动脉粥样硬化病灶中纤维增生的主要细胞是（　　）
A. 内皮细胞　B. 泡沫细胞　C. 平滑肌细胞
D. 纤维母细胞　E. 淋巴细胞

6. 关于动脉粥样硬化症的描述下列正确的是(　　)
A. 主动脉脂纹仅见于中年以上人群
B. 粥瘤内泡沫细胞均来自单核细胞
C. 脂纹以主动脉前壁多见
D. 粥瘤内胶原由成纤维细胞产生
E. 氧化低密度脂蛋白（ox-LDL）具有细胞毒性

7. 冠状动脉粥样硬化发生率最高的部位是（　　）
A. 左主干　B. 左旋支　C. 左前降支
D. 右冠脉　E. 后降支

8. 心肌梗死最常发生的部位在（　　）
A. 室间隔后 1/3　B. 左心室后壁
C. 右心室前壁　D. 左心室前壁
E. 左心室侧壁

9.（2015 年临床执业医师资格考试真题）急性心肌梗死最常见并发症是（　　）
A. 体循环栓塞　B. 心梗后综合征
C. 肺动脉栓塞　D. 心室膨胀瘤
E. 心脏乳头肌功能失调或断裂

10.（2014 年临床执业医师资格考试真题）心肌梗死后附壁血栓引起的脑血管疾病最常见的是(　　)
A. 蛛网膜下腔出血　B. 脑血栓形成
C. 脑栓塞　D. 脑出血
E. 脑动脉炎

11.（2019 年临床执业医师资格考试真题）原发性高血压时细动脉可逆性改变是（　　）
A. 血管腔狭窄　B. 血管壁平滑肌萎缩
C. 内膜下蛋白物沉积　D. 血管壁纤维化
E. 血管痉挛

12.（2017 年临床执业医师资格考试真题）符合良性高血压血管病变的是（　　）
A. 小动脉玻璃样变性　B. 细动脉胶原纤维增生
C. 小动脉外膜纤维增生　D. 细动脉平滑肌增生
E. 细动脉玻璃样变性

13. 高血压最严重的病变是（　　）
A. 左心室肥大　B. 颗粒性固缩肾
C. 脑软化　D. 脑出血
E. 视网膜出血

14. 小血管壁纤维素样坏死常见的疾病是（　　）
A. 心肌病　B. 良性高血压
C. 急进型高血压　D. 肺动脉高压
E. 心肌炎

15.（2014 年临床执业医师资格考试真题）高血压脑出血的好发部位是（　　）
A. 脑干　B. 基底节　C. 小脑
D. 脑室　E. 脑叶

16.（2004 年考研西医综合真题）下列关于高血压所致靶器官并发症的叙述，错误的是（　　）
A. 血压急剧升高可形成脑部小动脉的微动脉瘤
B. 高血压脑病的临床表现在血压降低后可逆转
C. 高血压是促使冠状动脉粥样硬化的病因之一
D. 长期持久的高血压可致进行性肾硬化
E. 严重高血压可并发主动脉夹层

17.（2006 年考研西医综合真题）引起原发性颗粒性固缩肾的最主要病变是（　　）
A. 部分肾小球纤维化　B. 肾间质纤维组织增生
C. 肾间质淋巴细胞浸润　D. 入球细动脉玻璃样变性

E. 部分肾小球代偿性肥大

18.（2019 年临床执业医师资格考试真题）不属于慢性风湿性心脏病病变的是（ ）

A. 心肌间质小瘢痕形成

B. 心包纤维素渗出

C. 主动脉瓣增厚、缩短、变形

D. McCallum 斑形成

E. 二尖瓣增厚、缩短、变形

19.（2010 年考研西医综合真题）风湿性心内膜炎时，心瓣膜疣状赘生物的主要成分是（ ）

A. 细菌菌落与炎症细胞 B. 血小板与纤维素

C. 肉芽组织与瘢痕 D. 小血管与风湿肉芽肿

20.（2011 年考研西医综合真题）风湿小体内的阿绍夫细胞来源于（ ）

A. T 淋巴细胞 B. B 淋巴细胞

C. 巨噬细胞 D. 成纤维细胞

21. 反复发作的风湿病主要引起（ ）

A. 关节强直，功能障碍 B. 皮下结节相融合

C. 缩窄性心包炎 D. 慢性心瓣膜病

E. 因舞蹈病导致脑功能障碍

22. 慢性风湿性瓣膜病常见的联合瓣膜损害是（ ）

A. 二尖瓣与三尖瓣 B. 二尖瓣与主动脉瓣

C. 主动脉瓣与肺动脉瓣 D. 主动脉瓣与三尖瓣

E. 二尖瓣与肺动脉瓣

23.（2003 年考研西医综合真题）引起水冲脉的疾病是（ ）

A. 二尖瓣关闭不全 B. 三尖瓣关闭不全

C. 主动脉瓣关闭不全 D. 二尖瓣狭窄

E. 主动脉瓣狭窄

24. 风湿性心肌炎病变主要累及（ ）

A. 心肌细胞 B. 心肌间质结缔组织

C. 心肌间质的小血管 D. 心肌间质神经组织

E. 心肌间质的嗜银纤维

25.（2020 年临床执业医师资格考试真题）下列关于二尖瓣关闭不全患者早期病理生理改变的叙述，正确的是（ ）

A. 左心房压力负荷增加 B. 左心室压力负荷增加

C. 左心室容量负荷增加 D. 肺静脉压力负荷增加

E. 肺静脉容量负荷增加

26. 下列哪项符合原发性心肌病（ ）

A. 炎症性心肌病变

B. 冠状动脉粥样硬化引起的心肌病变

C. 原因不明的代谢性心肌病变

D. 高血压引起的心肌病变

E. 甲状腺功能亢进引起的心肌病变

27. 下述哪项符合限制型心肌病（ ）

A. 心内膜及心内膜下心肌纤维化

B. 心肌间质纤维化

C. 心肌细胞呈旋涡状排列

D. 心肌细胞变性坏死

E. 心肌间质内淋巴细胞浸润

28. 形成肉芽肿的心肌炎是（ ）

A. 特发性巨细胞性心肌炎

B. 病毒性心肌炎 C. 埃可病毒性心肌炎

D. 白喉性心肌炎 E. 葡萄球菌性心肌炎

29. 下列哪种疾病一般不引起左室壁心肌坏死（ ）

A. 克山病 B. 冠状动脉粥样硬化

C. 二尖瓣狭窄 D. 柯萨奇病毒性心肌炎

E. 白喉性心肌炎

30. 下述哪种疾病属于地方性心肌病（ ）

A. 克山病 B. 冠心病

C. 孤立性心肌炎 D. 风湿性心脏病

E. 高血压性心脏病

【A2 型题】

1.（2003 年考研西医综合真题）男，47 岁，10 天前患急性前壁心肌梗死入院，1 天来胸痛再发，呈持续性，在吸气时及仰卧位时加重，坐位或前倾位时可减轻。查体：体温 37.5℃，血压正常，右肺底叩诊浊音，呼吸音减弱，可闻及心包摩擦音，胸部 X 线片示右侧胸腔少量积液。血 WBC 11×10^9/L，血沉 28mm/h。最可能的诊断是（ ）

A. 心肌梗死扩展 B. 不稳定型心绞痛

C. 变异型心绞痛 D. 肺栓塞

E. 心肌梗死后综合征

2.（2014 年临床执业医师资格考试真题）女，62 岁。突然头痛、恶心，伴呕吐，左侧肢体运动障碍 3 小时。头颅 CT 示右侧额叶高密度灶。最可能的诊断是（ ）

A. 脑出血 B. 短暂性脑缺血发作

C. 颅内肿瘤 D. 脑血栓形成

E. 脑栓塞

3.（2019 年考研西医综合真题）男，58 岁。因活动后心悸、胸闷、气短半年来院，15 年前发现血压高，从未诊治。吸烟 30 年。父亲 40 岁死于心肌梗死。查体：P 82 次 / 分，BP 150/70mmHg，肺部（–），心界向左下扩大，心尖部可闻及 3/6 级收缩期吹风样杂音。超声心动图示左心房增大、左室壁增厚，二尖瓣尖稍增厚，室壁运动正常。

该患者应首先考虑的诊断是（　　）

A. 扩张型心肌病　B. 风湿性心瓣膜病

C. 高血压心脏损害　D. 冠状动脉性心脏病

4. 女，60岁，既往有高血压病史。查体：血压160/100mmHg。超声诊断为主动脉夹层动脉瘤。可引起主动脉夹层动脉瘤的是（　　）

A. 巨细胞性动脉炎　B. 高安动脉炎

C. 风湿性主动脉炎　D. 动脉粥样硬化症

E. 动脉中层钙化

5. 男，75岁，既往无高血压病史。4天前突然感觉上楼梯时左脚踢磕楼梯，活动受限。1天前左侧上下肢活动能力完全丧失。符合患者疾病的描述是（　　）

A. 脑出血　B. 脑肿瘤

C. 脑动脉粥样硬化伴血栓形成

D. 脑脓肿　E. 脑囊虫病

6.（2005年考研西医综合真题）男，52岁，1周来出现阵发性夜间心前区闷胀伴出汗，每次持续约10分钟，能自行缓解，白天可正常工作。1小时前在熟睡中再发心前区胀痛，明显压迫感，自服速效救心丸无效，症状持续不缓解而来院。既往体健，无类似发作。入院查心电图呈心前区导联ST段抬高。该患者最可能的诊断是（　　）

A. 劳累性心绞痛　B. 初发性心绞痛

C. 恶化型心绞痛　D. 变异型心绞痛

E. 梗死后心绞痛

7.（2004年考研西医综合真题）男，64岁，在抗洪抢险一线，突获悉其母病故后，当日发生急性下壁心肌梗死。既往有糖尿病病史10年、高血压病史5年，吸烟40余年。该患者急性心肌梗死的病因是（　　）

A. 劳累及情绪激动　B. 高血压

C. 糖尿病　D. 动脉硬化

E. 吸烟过量

8.（2015年临床执业医师资格考试真题）女，20岁。活动后胸闷、气短2天。3周前曾咳嗽、持续发热1周。既往体健。查体：面色苍白、双肺呼吸音清，心界向左下扩大，心率120次/分，频发期前收缩，第一心音减弱，$P_2 > A_2$，心尖区可闻见2/6级收缩期杂音。实验室检查：血肌钙蛋白增高。该患者最可能的诊断是（　　）

A. 病毒性心肌炎　B. 急性心肌梗死

C. 急性肺栓塞　D. 慢性心力衰竭

E. 感染性心内膜炎

9.（2015年临床执业医师资格考试真题）男，26岁，发现高血压1年。查体：双上肢血压180/100mmHg，双下肢血压140/80mmHg，BMI 20kg/m^2，腰围80cm。正力体型。心尖区可闻及2/6级收缩期杂音，肩胛间区可闻及血管杂音，余瓣膜区未闻及杂音。该患者最可能的诊断是（　　）

A. 嗜铬细胞瘤　B. 皮质醇增多症

C. 原发性醛固酮增多症　D. 主动脉缩窄

E. 肾动脉狭窄

10.（2015年临床执业医师资格考试真题）男，46岁，活动耐力进行性下降5年，近半年来平地步行50米左右即感呼吸困难，呼吸道感染后症状加重，伴夜间阵发性呼吸困难。查体：平卧位，颈静脉怒张，肝颈静脉回流征阳性，双肺可闻及细湿啰音，双下肢凹陷性水肿。目前该患者的心衰类型为（　　）

A. 急性左心衰竭　B. 全心衰竭

C. 急性右心衰竭　D. 慢性右心衰竭

E. 慢性左心衰竭

11.（2016年临床执业医师资格考试真题）男，62岁。劳累时气短进行性加重3年。既往无高血压、糖尿病病史，无吸烟史。查体：血压110/70mmHg，双肺呼吸音清，心率79次/分，律齐，胸骨右缘第2肋间可闻及4/6级收缩期喷射样杂音，向颈部传导。超声心动图提示LVEF 60%。该患者气短的最可能原因是（　　）

A. 肺动脉高压　B. 肺血栓栓塞

C. 主动脉瓣狭窄　D. 主动脉瓣关闭不全

E. 肺动脉瓣关闭不全

12.（2016年临床执业医师资格考试真题）女，74岁。5天前诊断为“急性前壁心肌梗死”，今日再感胸痛，随即意识丧失。心电监护和生命体征监测示无脉电活动。该患者意识丧失的最可能原因是（　　）

A. 心脏破裂　B. 心源性休克

C. 乳头肌断裂　D. 再发心肌梗死

E. 室间隔穿孔

13.（2016年临床执业医师资格考试真题）男，50岁。散步时突然倒地。查体：意识丧失，大动脉搏动消失，抽泣样呼吸，随即消失。应首先采取的措施是（　　）

A. 舌下含服硝酸甘油　B. 开放气道

C. 人工呼吸　D. 按压人中

E. 胸外按压

14.（2017 年临床执业医师资格考试真题）男，32 岁。反复活动时气短 3 年余，加重伴双下肢水肿 2 周，无发热。查体：BP 100/60mmHg，颈静脉怒张，双肺可闻及湿啰音，心界明显向两侧扩大，心率 120 次 / 分，心尖部可闻及舒张早期奔马律和 2/6 级收缩期吹风样杂音。该患者最可能的诊断是（　　）

A. 心包炎　　B. 扩张型心肌病

C. 肥厚型心肌病　　D. 风湿性心脏瓣膜病

E. 缺血性心肌病

15.（2017 年临床执业医师资格考试真题）女，43 岁。近 1 个月来发热，乏力，气短。有先天性心脏病史。查体：T 37.2℃，双肺呼吸音清，心率 100 次 / 分，律齐，胸骨左缘第 3 肋间可闻及响亮粗糙的收缩期杂音。实验室检查：血 WBC 13.4×10^9/L，NEU 0.89，Hb 104g/L，尿常规沉渣镜检 RBC 5 个 /HP，该患者需首先考虑的诊断是（　　）

A. 急性肾小球肾炎　　B. 急性心包炎

C. 风湿热　　D. 感染性心内膜炎

E. 急性心肌炎

16. 男，40 岁，既往健康，在与朋友吃饭喝酒时突然昏倒，猝死。尸检：主动脉有广泛的粥样硬化斑块形成，冠状动脉可见粥样硬化斑块，左前降支有血栓形成，左心室前壁部分呈灰白色。符合患者疾病的描述是（　　）

A. 扩张型心肌病　　B. 心肌梗死

C. 克山病　　D. 心绞痛

E. 心肌炎

17. 女，45 岁，高血压病史 10 年。近 1 年来经常出现气喘、心悸。查体：肥胖体型，血压 170/100mmHg，心电图显示左心室肥大。符合患者心脏病变的是（　　）

A. 心肌肥大　　B. 心肌炎

C. 心肌梗死　　D. 心肌纤维化

E. 心肌病

18. 女，42 岁，有风湿病史。2 年来，经常自觉乏力、心悸。查体：血压 100/60mmHg，心前区可闻及舒张期杂音Ⅱ～Ⅲ级，双肺底有少许湿啰音，肝脏肋下 3cm，下肢轻度水肿。符合患者疾病的描述是（　　）

A. 三尖瓣狭窄　　B. 二尖瓣关闭不全

C. 二尖瓣狭窄　　D. 主动脉瓣关闭不全

E. 主动脉瓣狭窄

19. 女，12 岁，室间隔缺损。拔牙后 2 周，出现发热，多汗，消瘦，贫血。查体：心前区闻及杂音，皮肤有散在出血点，甲下线状出血，蛋白尿（+）。符合该患者疾病的描述是（　　）

A. 风湿性心内膜炎　　B. 风湿性心肌炎

C. 赘疣性血栓性心内膜炎

D. 亚急性感染性心内膜炎

E. 病毒性心肌炎

20. 男，55 岁，高血压病史 20 年。近两年来经常头痛、头晕，休息后减轻。查体：肥胖体型，血压 170/105mmHg，左心肥大，眼底动脉普遍硬化，蛋白尿（+）。符合患者肾病变的描述是（　　）

A. 部分肾小球纤维化和玻璃样变性

B. 部分肾小球出血坏死

C. 部分肾小管坏死

D. 部分肾小球新月体形成

E. 部分肾小球纤维素样坏死

【A3 型题】

（1～2 题共用题干）（2011 年西医综合考研真题）男，45 岁。5 天前因压榨性胸痛伴大汗 3 小时来院，诊断为急性前壁心肌梗死。因拒绝介入及溶栓治疗而行常规保守处理，1 天后症状缓解，此后病情平稳。4 小时前，患者再次发作胸痛，持续 50 分钟，心尖部可闻及 3/6 级收缩晚期吹风样杂音。

1. 该患者出现杂音最可能的病因是（　　）

A. 心力衰竭　　B. 腱索断裂

C. 乳头肌功能不全　　D. 室间隔穿孔

2. 下列检查指标升高对诊断再梗死意义最大的是（　　）

A. cTnT　　B. CK-MB　　C. LDH　　D. AST

（3～4 题共用题干）（2017 年西医综合考研真题）男，66 岁。2 个月来稍事活动即出现心悸、气短、呼吸困难，1 周以来反复发生夜间憋醒，需坐起方可缓解。既往有两次急性心肌梗死病史，慢性支气管炎病史 30 年，吸烟 40 年。查体：呼吸 18 次 / 分，血压 140/80mmHg，高枕位，无发绀，轻度桶状胸，双肺底可闻及湿啰音，心率 108 次 / 分，律齐，第一心音低钝，$A_2=P_2$，下肢不肿。

3. 该患者呼吸困难的主要类型是（　　）

A. 肺源性　　B. 心源性

C. 神经精神性　　D. 血源性

4. 该患者呼吸困难主要的病理生理机制为（　　）

A. 血氧分压降低　　B. 肺泡张力增高

C. 小支气管痉挛　　D. 肺淤血

（5～6题共用题干）（2014年临床执业医师资格考试真题）

男，33岁。活动时气短、心前区疼痛1年。查体：BP 146/80mmHg，双肺呼吸音清，心率78次/分，律齐，胸骨左缘第3～4肋间可闻及3/6级收缩期喷射性杂音。超声心动图示舒张期室间隔与左室后壁厚度之比＞1.5。

5. 该患者最可能的诊断是（　　）

A. 高血压性心脏损害　B. 风湿性心脏病
C. 病毒性心肌炎　D. 肥厚型心肌病
E. 扩张型心肌病

6. 该患者最适宜的治疗药物是（　　）

A. 硝酸甘油　B. 地高辛
C. 美托洛尔　D. 氢氯噻嗪
E. 氨茶碱

（7～8题共用题干）（2016年临床执业医师资格考试真题）

男，46岁。突发剧烈疼痛，呈撕裂状，累及胸骨后及上腹部伴大汗，持续1小时不缓解。既往高血压病史5年。查体：BP 200/110mmHg，双肺呼吸音清，心率100次/分，心律齐，心脏各瓣膜区听诊未闻及杂音。心电图：左室高电压伴V_4～V_6导联ST段压低0.1mV。

7. 最有助于明确诊断的检查是（　　）

A. 超声心动图　B. CT大动脉血管造影
C. 心肌损伤标志物　D. 胸部X线片
E. 动态心电图

8. 该患者最可能的诊断是（　　）

A. 张力性气胸　B. 不稳定型心绞痛
C. 急性心肌梗死　D. 肺动脉栓塞
E. 主动脉夹层

（9～10题共用题干）（2007年考研西医综合真题）

男，60岁，因3年来渐进性加重的活动后心悸、气短，无心前区疼痛，半年来不能平卧，伴下肢水肿、腹胀、尿少来诊。吸烟40年。30年前曾有血压升高，未治疗。无关节痛史。查体：血压148/90mmHg，半卧位，颈静脉明显充盈，双肺底均可闻水泡音，心界明显向左扩大，心尖部可闻及3/6级收缩期吹风样杂音，心律齐，心率103次/分，S_1减弱，肝肋下2.0cm，肝颈静脉回流征（+），双下肢水肿（+）。

9. 根据上述临床资料分析，可基本排除的诊断是（　　）

A. 风湿性心脏瓣膜病　B. 冠心病
C. 高心病　D. 扩张型心肌病

10. 为鉴别其他三种疾病，结合患者病情，下列哪项无创性检查意义最大（　　）

A. 胸部X线平片　B. 超声心动图
C. 动态心电图　D. 核素动静态心肌显像

（11～12题共用题干）

女，56岁，经常头晕、头痛，既往有高血压病史20余年。查血压160/100mmHg，胸片示左心室肥大，尿蛋白（+）。

11. 该患者的诊断是（　　）

A. 缓进型高血压　B. 急进型高血压
C. 继发性高血压　D. 恶性高血压
E. 症状性高血压

12. 良性高血压的基本病变是（　　）

A. 大动脉硬化　B. 中动脉硬化
C. 小动脉硬化　D. 细动脉硬化
E. 细小动脉硬化

（13～14题共用题干）

男，67岁，吸烟45年，高血脂23年，高血压21年，左下肢间歇性跛行半年余，左足感觉和运动功能丧失1个月，皮肤逐渐变黑6天。

13. 患者最可能的诊断是（　　）

A. 动脉粥样硬化　B. 血栓闭塞性脉管炎
C. 静脉曲张　D. 静脉炎
E. 静脉血栓形成

14. 患者左足发生的病变最可能的是（　　）

A. 湿性坏疽　B. 干性坏疽
C. 气性坏疽　D. 出血性梗死
E. 贫血性梗死

（15～17题共用题干）

男，48岁，跑步时突然昏倒，猝死。尸检：主动脉广泛粥样硬化斑块形成，冠状动脉有粥样硬化斑块，左冠状动脉前降支有血栓栓子阻塞。左心室前壁和心尖处心肌灰白色，地图形，无光泽。

15. 符合患者的死因是（　　）

A. 心肌梗死　B. 冠状动脉性猝死
C. 克山病　D. 心绞痛
E. 心肌炎

16. 动脉粥样硬化好发的血管是（　　）

A. 细小动脉　B. 大中动脉
C. 毛细血管　D. 细小静脉
E. 大中静脉

17. 与动脉粥样硬化关系最密切的细胞是（　　）

A. 单核细胞　B. 平滑肌细胞

C. 泡沫细胞　　D. 内皮细胞
E. 淋巴细胞
（18 ～ 20 题共用题干）
男，35 岁，体型肥胖，踢足球时突然死亡。尸解所见：心脏重 600g，心脏表面大量脂肪，以右心室明显，右心室壁厚 0.8cm。镜下：心肌间大量脂肪组织，心肌细胞萎缩。
18. 患者应诊断为（　　）
A. 肥厚型心肌病　　B. 左心室向心性肥大
C. 左心室离心性肥大　　D. 心肌脂肪变性
E. 心肌脂肪浸润
19. “虎斑心”是（　　）
A. 心肌脂肪变性　　B. 心肌脂肪浸润
C. 心肌淀粉样变　　D. 心肌水肿
E. 心肌纤维化
20. 脂肪特异性染色是（　　）
A. HE 染色　　B. Ag 染色
C. PAS 染色　　D. Sudan Ⅲ染色
E. Masson 染色

【A4 型题】

（1 ～ 3 题共用题干）（2011 年考研西医综合真题）
女，22 岁，5 年前发现心脏杂音，2 个月来乏力、头晕、食欲下降，四肢关节疼痛。1 周来活动后气短，夜间反复憋醒而来院就诊。查体：体温 37.8℃，脉率 96 次 / 分，血压 120/60mmHg，消瘦，睑结膜苍白，可见小出血点，右肺底少许小水泡音，心界不大，心律整，心尖部 S_1 减弱，胸骨左缘第 3 肋间可闻及舒张期叹气样杂音，肝脾肋下均可及，下肢不肿。血红蛋白 84g/L，白细胞 12.1×10^9/L，红细胞沉降率（血沉）38mm/h，尿常规红细胞 2 ～ 4 个 /HP。
1. 该患者最主要的疾病是（　　）
A. 风湿热　　B. 肺炎
C. 缺铁性贫血　　D. 感染性心内膜炎
2. 对确诊意义最大的检查是（　　）
A. CRP　　B. 胸部 X 线片
C. 血细菌培养　　D. 血清铁蛋白
3. 该患者心脏杂音最可能的瓣膜异常是（　　）
A. 主动脉瓣关闭不全　B. 肺动脉瓣关闭不全
C. 二尖瓣关闭不全　　D. 三尖瓣关闭不全
（4 ～ 6 题共用题干）（2016 年考研西医综合真题）
男，70 岁。3 个月前出现活动后胸闷伴头晕，曾晕厥 1 次，近 1 周来上一层楼即感心前区疼痛，2 小时前因再次感胸痛伴短暂晕厥来院。既往吸烟 35 年，糖尿病史 12 年。入院查体：P 82 次 / 分，BP 100/85mmhg，神清，颈静脉无怒张，双肺（–），心尖搏动呈抬举状，心界向左下扩大，心律整，S_1 低钝，胸骨右缘第 2 肋间可闻及 3 ～ 6 级收缩期吹风样杂音，粗糙，呈喷射状，向颈部放散，$A_2 < P_2$，下肢不肿。
4. 导致患者出现上述临床表现最可能的心脏疾病是（　　）
A. 肥厚型梗阻性心肌病 B. 主动脉瓣狭窄
C. 不稳定型心绞痛　　D. 病态窦房结综合征
5. 对明确诊断意义最大的无创性检查是（　　）
A. 常规体表心电图　　B. 24 小时动态心电图
C. 冠状动脉 CT　　D. 超声心动图
6. 为缓解胸痛、晕厥症状，应选用的最佳治疗方法是（　　）
A. 长期口服硝酸酯类药物
B. 应用大剂量 β 受体拮抗剂
C. 冠状动脉介入治疗
D. 心脏瓣膜置换术
（7 ～ 9 题共用题干）（2019 年考研西医综合真题）
女，49 岁。2 个月来无诱因出现心前区憋闷、气促，持续 10 分钟至半小时不等，发作时伴乏力、四肢麻木，手心出汗，活动不受限。1 小时后症状再发并持续不缓解，步行来院。既往有高血脂，无其他病史。其父患心脏病猝死。查体：P 80 次 / 分，R 16 次 / 分，BP 130/70mmHg。肥胖体型，双肺（–），心界不大，心律齐，心尖部可闻及 2/6 级收缩期杂音，$A_2=P_2$，腹部（–），左下肢水肿（±）。心电图：Ⅲ、aVF、V_5 导联 T 波低平。
7. 根据目前资料，患者最不可能的疾病是（　　）
A. 心脏神经官能症　　B. 急性心肌梗死
C. 不稳定型心绞痛　　D. 肺栓塞
8. 此时给予患者最正确的处理是（　　）
A. 对症处理，临床观察 B. 保证氧供，急诊溶栓
C. 积极抗凝，抗血小板 D. 血运重建，急诊介入
9. 患者症状缓解后 2 周再次来院，为明确诊断，此时应首选的检查是（　　）
A. 超声心动图　　B. 肺通气灌注扫描
C. 运动负荷心电图　　D. 冠状动脉造影
（10 ～ 12 题共用题干）（2014 年临床执业医师资格考试真题）
男，52 岁。2 年来每于剧烈活动时发作剑突下疼痛，向咽部放射，持续数分钟可自行缓解。2 周来发作频繁且有夜间睡眠中发作。2 小时前出现

剑突下剧烈疼痛，向胸部放射，伴憋闷、大汗，症状持续不缓解，急诊平车入院。既往有高血压病史 10 年，糖尿病病史 5 年，有吸烟史。查体：T 36.2℃，BP 160/80mmHg。急性病容，口唇无发绀，双肺呼吸音清，心率 103 次 / 分，律不齐，期前收缩 15 次 / 分，$A_2 > P_2$，腹软，无压痛。

10. 接诊时首先需考虑的诊断是（　　）

A. 消化性溃疡　B. 急性胰腺炎

C. 急性心肌梗死　D. 急性肺栓塞

E. 急性胆囊炎

11. 最可能引起该患者死亡的原因是（　　）

A. 感染中毒性休克　B. 弥散性血管内凝血

C. 恶性心律失常　D. 上消化道出血

E. 急性腹膜炎

12. 接诊该患者需首先完善的检查是（　　）

A. 急诊腹部 B 超　B. 急诊胃镜

C. 心电图　D. 血气分析

E. 血和尿淀粉酶测定

（13 ～ 15 题共用题干）（2008 年考研西医综合真题）

女，34 岁。因 1 个月来发热、乏力、咳嗽，1 天来左眼突然失明来院。既往有心脏杂音。查体：体温 37.9℃，脉率 96 次 / 分，血压 128/75mmHg，左眼视力消失，双肺（–），心界不大，心尖部 3/6 级收缩期吹风样杂音，肝未及，脾肋下可及。化验：Hb 96g/L，WBC 12.8×10^9/L，尿蛋白（±），镜检 RBC 1 ～ 3 个 /HP。

13. 对该患者最可能的诊断是（　　）

A. 肺结核　B. 缺铁性贫血

C. 急性肾小球肾炎　D. 感染性心内膜炎

14. 该患者不可能出现的体征是（　　）

A. Roth 斑　B. 杵状指

C. 水冲脉　D. Osler 结节

15. 为确诊最重要的临床检查是（　　）

A. 胸部 X 线片　B. 血培养加药敏

C. 超声心动图　D. 肾活检

（16 ～ 20 题共用题干）

女，36 岁，牙疼 1 月余。1 周前拔除右下第 8 阻生牙后出现发热，皮肤有出血点。心前区闻及舒张期杂音。有风湿病史 26 年。

16. 该患者最可能的诊断是（　　）

A. 急性感染性心内膜炎　B. 亚急性感染性心内膜炎

C. 风湿性心肌炎　D. 病毒性心肌炎

E. 流行性出血热

17. 为明确诊断，进一步应做何检查（　　）

A. 血培养　B. 免疫学检查

C. 心电图　D. 超声心动图

E. 血常规

18. 最常见的病因是（　　）

A. 草绿色链球菌　B. 金黄色葡萄球菌

C. 大肠埃希菌　D. 肺炎球菌

E. 淋球菌

19. 最常见的好发部位是（　　）

A. 二尖瓣　B. 三尖瓣

C. 主动脉瓣　D. 室间隔缺损

E. 肺动脉瓣

20. 心脏杂音提示（　　）

A. 二尖瓣狭窄　B. 二尖瓣关闭不全

C. 三尖瓣关闭不全　D. 主动脉瓣狭窄

E. 主动脉瓣关闭不全

【B 型题】

（1 ～ 2 题共用备选答案）（2010 年考研西医综合真题）

A. 细动脉壁玻璃样变性

B. 细动脉壁纤维素样坏死

C. 小动脉内膜纤维化

D. 小血管内纤维素样血栓形成

1. 良性高血压的基本病变是（　　）

2. 慢性排斥反应的基本病变是（　　）

（3 ～ 4 题共用备选答案）（2019 年考研西医综合真题）

A. 主动脉瓣狭窄　B. 主动脉瓣关闭不全

C. 二尖瓣狭窄　D. 二尖瓣关闭不全

3. 最易发生左心功能不全临床表现的心脏瓣膜病是（　　）

4. 最易发生左心室肥厚临床表现的心脏瓣膜病是（　　）

（5 ～ 6 题共用备选答案）（2017 年考研西医综合真题）

A. 动脉玻璃样变性　B. 动脉壁纤维素样变性

C. 动脉粥样硬化　D. 动脉中层钙化

5. 高血压常见的血管病变是（　　）

6. 心肌梗死常见的冠状动脉病变是（　　）

（7 ～ 8 题共用备选答案）（2013 年考研西医综合真题）

A. 关节病变　B. 心包内纤维蛋白性炎症

C. 心肌内阿绍夫小体　D. 心内膜炎

7. 对风湿病最有诊断意义的病变是（　　）

8. 对风湿病患者造成最严重危害的病变是（　　）

（9 ～ 11 题共用备选答案）
A. 左心室向心性肥大 B. 阿绍夫小体
C. 泡沫细胞 D. 绒毛心
E. Mallory 小体
9. 主动脉粥样硬化早期血管内膜有（ ）
10. 风湿性心肌炎心肌间质有（ ）
11. 高血压可导致（ ）
（12 ～ 14 题共用备选答案）
A. 由致病力强的化脓菌引起
B. 由致病力弱的草绿色链球菌引起
C. 与 A 组乙型溶血性链球菌感染有关
D. 与系统性红斑狼疮有关
E. 与慢性消耗性疾病有关
12. 风湿性心内膜炎（ ）
13. 亚急性感染性心内膜炎（ ）
14. 急性感染性心内膜炎（ ）
（15 ～ 18 题共用备选答案）
A. 主动脉瓣区可闻及收缩期喷射性杂音
B. 心尖区可闻及收缩期吹风样杂音
C. 心尖区可闻及舒张期隆隆样杂音
D. 主动脉区可闻及舒张期杂音
E. 心尖部可闻及可变性杂音
15. 二尖瓣狭窄（ ）
16. 二尖瓣关闭不全（ ）
17. 主动脉瓣关闭不全（ ）
18. 主动脉瓣狭窄（ ）
（19 ～ 20 题共用备选答案）
A. 球形心 B. 靴形心 C. 梨形心
D. 绒毛心 E. 烧瓶心
19. 风湿性心外膜炎可出现（ ）
20. 二尖瓣狭窄可出现（ ）

【X 型题】

1.（2015 年考研西医综合真题）对急性胸痛患者，鉴别急性心肌梗死与主动脉夹层有意义的临床表现有（ ）
A. 疼痛持续时间 B. 合并消化道症状
C. 心肌坏死标志物 D. 主动脉瓣区杂音
2.（2013 年考研西医综合真题）严重主动脉瓣狭窄引起心肌缺血的机制包括（ ）
A. 冠状动脉灌注压降低
B. 左心室舒张末期容积减小
C. 左心室壁毛细血管密度相对减少
D. 左心室射血时间延长，心肌耗氧增加
3. 在动脉粥样硬化的早期病变中，有大量的泡沫细胞存在，这些细胞的来源有（ ）
A. 内皮细胞 B. 平滑肌细胞
C. 巨噬细胞 D. 成纤维细胞
4. 高血压可引起的脑内病变有（ ）
A. 脑水肿 B. 脑梗死
C. 脑出血 D. 脑内微小动脉瘤
5. 下列选项中，动脉粥样硬化的主要危险因素有（ ）
A. 高脂血症 B. 高血压
C. 吸烟 D. 糖尿病
6.（1996 年考研西医综合真题）动脉粥样硬化斑块可发生（ ）
A. 出血 B. 溃疡
C. 血栓形成 D. 动脉瘤
7. 动脉粥样硬化形成的危险因素有（ ）
A. 高血压 B. 吸烟 C. 高脂血症
D. 肥胖 E. 酗酒
8. 动脉粥样硬化粥瘤的成分包括（ ）
A. 胆固醇结晶 B. 肉芽组织
C. 嗜酸性粒细胞 D. 坏死物质
E. 中性粒细胞
9. 动脉粥样硬化斑块可发生（ ）
A. 出血 B. 溃疡 C. 血栓形成
D. 动脉瘤 E. 钙化
10. 主动脉粥样硬化的特征包括（ ）
A. 好发于主动脉的后壁 B. 主动脉瓣关闭不全
C. 易形成主动脉瘤 D. 以升主动脉病变最重
E. 动脉中层钙化
11. 左冠状动脉前降支阻塞引起心肌梗死的区域包括（ ）
A. 左心室前壁 B. 心尖部
C. 左心室后壁 D. 室间隔前 2/3
E. 右心室前壁
12. 心肌梗死的合并症包括（ ）
A. 心脏肥大 B. 二尖瓣关闭不全
C. 浆液性心外膜炎 D. 心律失常
E. 心肌炎
13. 良性高血压的病理变化有（ ）
A. 心脏肥大 B. 脑软化
C. 颗粒性固缩肾 D. 细动脉纤维素样坏死
E. 细动脉玻璃样变性
14. 原发性高血压的严重后果包括（ ）
A. 心律失常 B. 脑出血
C. 慢性肾功能不全 D. 下肢坏疽

E. 心脏破裂

15. 恶性高血压常见的死亡原因是（ ）

A. 心力衰竭 B. 心肌梗死

C. 脑梗死 D. 尿毒症

E. 肝昏迷

16. 风湿病的基本病理变化包括（ ）

A. 结缔组织的黏液样变

B. 结缔组织的淀粉样变

C. 结缔组织的纤维素样坏死

D. 结缔组织的玻璃样变性

E. 风湿小体

17. 风湿小体含有（ ）

A. Aschoff 细胞 B. 纤维素样坏死

C. 淋巴细胞 D. Langhans 巨细胞

E. 嗜酸性粒细胞

18. 病毒性心肌炎的常见病原体有（ ）

A. 柯萨奇病毒 B. 埃可病毒

C. 流感病毒 D. 腺病毒

E. 风疹病毒

19. 下列哪些病变可引起肺淤血（ ）

A. 左心心肌梗死 B. 二尖瓣狭窄

C. 病毒性心肌炎 D. 主动脉瓣关闭不全

E. 三尖瓣狭窄

20. 可导致左心室肥大的疾病有（ ）

A. 扩张型心肌病 B. 原发性高血压

C. 二尖瓣狭窄 D. 主动脉瓣狭窄

E. 肺心病

（二）名词解释（中英文对照）

1. 粥瘤（atheroma）
2. 冠状动脉性心脏病（coronary artery heart disease，CHD）
3. 心绞痛（angina pectoris）
4. 向心性肥大（concentric hypertrophy）
5. 离心性肥大（eccentric hypertrophy）
6. 风湿病（rheumatism）
7. Aschoff 细胞（Aschoff cell）
8. 感染性心内膜炎（infective endocarditis）
9. 心瓣膜病（valvular vitium of the heart）
10. 心肌病（cardiomyopathy）
11. 心肌炎（myocarditis）

（三）填空题

1. 动脉粥样硬化的危险因素有____、____、____、____、____等。
2. 动脉粥样硬化的基本病理变化包括____、____、____和____。
3. 主动脉粥样硬化以____最重，其后依次为____、____和____。
4. 冠状动脉粥样硬化病变检出率，以____为最高，其后依次为____、____、____、____。
5. 心绞痛分为____、____、____三型。
6. 原发性高血压分为____和____。
7. 高血压最严重的并发症是____，亦是致命性的并发症，常发生在____、____，其次为大脑白质、脑桥和小脑。
8. 风湿病的基本病变包括____、____和____三期。
9. 风湿性心内膜炎主要侵犯心瓣膜，其中____最常受累，其次为____和____同时受累，____和____极少受累。
10. 亚急性感染性心内膜炎赘生物由____、____、____、____和____组成。

（四）判断题

1. 动脉粥样硬化的发生与患者血浆高密度脂蛋白水平（HDL）升高呈正相关。（ ）
2. 冠状动脉粥样硬化是导致冠心病的最常见原因。（ ）
3. 心内膜下心肌梗死仅累及心内膜而不累及心肌。（ ）
4. 心肌梗死最常见的梗死部位是右心室前壁。（ ）
5. 收缩压≥ 130mmHg 和（或）舒张压≥ 85mmHg 可诊断为高血压。（ ）
6. 高血压是以细小动脉硬化为特征的全身性疾病。（ ）
7. 高血压性脑出血多见于基底节区域。（ ）
8. 风湿性心肌炎病变主要发生在心肌细胞。（ ）
9. 亚急性感染性心内膜炎主要由草绿色链球菌引起。（ ）
10. 心瓣膜病主要为二尖瓣受累。（ ）

（五）简答题

1. 简述心肌梗死患者死亡的原因。
2. 简述缓进型高血压的发展过程。
3. 简述风湿病的基本病变。
4. 简述亚急性感染性心内膜炎心脏病变特点。
5. 简述病毒性心肌炎的病变特点。

（六）论述题

1. 试述动脉粥样硬化的基本病变。
2. 试述心绞痛的类型。
3. 试述高血压性心脏病的病变特点。
4. 试述风湿性心内膜炎的发生发展过程。

五、答案及解析

（一）选择题

【A1 型题】

1. B 动脉粥样硬化主要累及大中动脉，对人体危害最大的是累及中动脉，如冠状动脉、脑动脉等，常导致心肌梗死和脑梗死，故本题正确答案为 B。大动脉又称弹力型动脉，是指主动脉及其一级分支。

2. A 血管内皮细胞损伤是动脉粥样硬化粥样斑块形成的首要条件。

3. E 动脉粥样硬化病变最早进入动脉内膜的细胞是巨噬细胞。

4. B 泡沫细胞为早期动脉粥样硬化的特征性细胞，由巨噬细胞和平滑肌细胞吞噬脂质而形成。

5. C 平滑肌细胞是一种多潜能的细胞，具有吞噬能力（吞噬脂质后称泡沫细胞），也可产生胶原纤维、弹力纤维等导致纤维增生，是造成动脉粥样硬化病灶中纤维增生的主要细胞。

6. E 目前认为氧化 LDL（ox-LDL）是最重要的致粥样硬化因子，是损伤内皮细胞和平滑肌细胞的主要因子。动脉脂纹不仅见于中年以上人群，也可见于儿童。粥瘤内的泡沫细胞不仅来自单核细胞，也来自中膜平滑肌细胞。脂纹以主动脉后壁多见。粥瘤内胶原主要由平滑肌细胞产生。

7. C 冠状动脉粥样硬化发生率最高的部位是左前降支。

8. D 心肌梗死最常发生的部位在左心室前壁、心尖和室间隔前 2/3。

9. E 急性心肌梗死并发症最常见的为乳头肌功能失调或断裂，总发生率可高达 50%。体循环栓塞多由左心室附壁血栓脱落所致，而肺动脉栓塞是因下肢静脉血栓脱落所致，两者的总发生率为 1% ～ 6%。心梗后综合征多于心肌梗死数周至数月内出现，发生率约 10%。心室膨胀瘤主要见于左心室，发生率为 5% ～ 10%。

10. C 心肌梗死后，若左心室附壁血栓脱落，可随血液循环到脑，形成脑栓塞。脑血栓形成是脑血管自身的病变所致，而不是心肌梗死的并发症。蛛网膜下腔出血和脑出血是高血压的常见并发症。脑动脉炎是一种因感染、药物或变态反应等因素导致的脑动脉管腔狭窄、闭塞，与心肌梗死关系不大。

11. E 血管痉挛是可逆性改变。

12. E 细动脉玻璃样变性是良性高血压血管病变的特征。

13. D 脑出血是高血压最严重的病变。

14. C 急进型高血压的特征性病变是肾入球动脉纤维素样坏死。心肌病主要累及心肌而不是小血管。良性高血压特征病变是细动脉玻璃样变性。肺动脉高压的典型病变是肺内小血管的构型重建，包括无肌型细动脉肌化、肌型小动脉中膜增厚、内膜下出现纵行平滑肌束等。心肌炎有明显的炎细胞浸润，而血管病变不明显。

15. B 高血压脑出血的好发部位是基底节，又称基底核，主要由尾状核、豆状核、屏状核、杏仁体组成，因供血此区域的豆纹动脉由大脑中动脉呈直角分出，承受的压力大而容易破裂。

16. A 血压急剧升高常导致脑血管破裂出血，而不是形成脑部微动脉瘤。高血压脑病是由于血压过高引起，血压降低后，其临床症状可逆转。高血压是冠状动脉粥样硬化的主要病因之一。长期持续性高血压可导致肾硬化（原发性颗粒性固缩肾）。高血压可导致动脉夹层（夹层动脉瘤），可导致患者突然死亡。

17. D 原发性颗粒性固缩肾发生在原发性高血压，由于入球细动脉玻璃样变性，使肾小球缺血发生纤维化和玻璃样变性，相应的肾小管因缺血而萎缩、消失，间质纤维组织增生和淋巴细胞浸润。病变相对较轻的肾小球代偿性肥大，相应的肾小管代偿性扩张。肉眼观双侧肾脏对称性缩小，质地变硬，肾表面凹凸不平，呈细颗粒状。慢性肾小球肾炎是继发于各型肾小球肾炎的终末阶段，其病理特点是大量肾小球玻璃样变性和硬化。肉眼观两侧肾体积缩小，表面呈弥漫性细颗粒状，称继发性颗粒性固缩肾。当动脉粥样硬化累及肾动脉时，因粥样斑块所在血管管腔狭窄，可导致肾缺血，肾实质萎缩、间质纤维化；如斑块合并血栓形成可导致肾组织梗死，梗死灶机化后遗留较大凹陷瘢痕，多个瘢痕可使肾缩小，称动脉粥样硬化性固缩肾。以上三种“固缩肾”的病变特点不同，请注意区分。

18. B 心包纤维素渗出属于急性炎症，其余均属于慢性炎症。

19. B 风湿性心内膜炎主要累及心瓣膜，瓣膜闭锁缘上可形成单行排列、直径 1 ～ 2mm 的疣状赘生物，为白色血栓，由血小板和纤维素构成。风湿性心内膜炎为变态反应性疾病，无细菌菌落与炎症细胞。心瓣膜疣状赘生物为白色血栓，无肉芽组织与瘢痕。风湿性肉芽肿（风湿小体）为风湿病的特征性病变，多位于心肌间质。

20. C 风湿病主要累及结缔组织的胶原纤维，早期常表现为胶原纤维素样坏死，增生的巨噬细胞吞噬纤维素样坏死物质后，称为风湿细胞（阿绍夫细胞）。风湿病属于细胞免疫性疾病，发病机制可有 T 淋巴细胞参与，而无 B 细胞参与，但这两种细胞均不会形成阿绍夫细胞。在风湿病的纤维化期，风湿小体中的坏死物质逐渐被吸收，阿绍夫细胞可转变为成纤维细胞，使风湿小体逐渐纤维化，最后形成梭形小瘢痕。

21. D 反复发作的风湿病主要引起慢性心瓣膜病，导致瓣膜狭窄和关闭不全。

22. B 慢性风湿性瓣膜病常见的联合瓣膜损害是二尖瓣与主动脉瓣。

23. C 水冲脉的形成原因是脉压增大，即收缩压明显升高而舒张压不变，或收缩压不变或增高，但舒张压明显下降。主动脉瓣关闭不全时，对收缩压的直接影响不大或因心脏代偿而加强收缩能力使收缩压有所升高，而在舒张期时因主动脉瓣关闭不全导致血液从主动脉向左心室内反流，造成舒张期动脉压迅速下降而加大脉压，形成水冲脉。

24. B 风湿性心肌炎病变主要累及心肌间质结缔组织。

25. C 二尖瓣关闭不全患者，收缩期左心室射出的血液经关闭不全的二尖瓣口反流回左心房，与肺静脉回流至左心房的血液汇合，在舒张期充盈左心室，使左心房和左心室容量负荷骤增，左心室舒张末期压急剧上升。左心房压也急剧升高，导致肺淤血，甚至肺水肿，之后可致肺动脉高压和右心衰竭。

26. C 心肌病是指至今病因不明的以心肌病变为主的一类代谢性心肌病，它既不继发于全身性疾病，也不继发于其他器官疾病。

27. A 限制型心肌病以心室充盈受阻为特点，典型病变为心室内膜和内膜下心肌进行性纤维化，心室壁顺应性降低，又称为心内膜心肌纤维化。

28. A 特发性巨细胞性心肌炎心肌内可见灶性坏死和肉芽肿形成。而其他几个选项都无肉芽肿形成，比如病毒性心肌炎（B 和 C 选项）主要是心肌间质内炎细胞浸润和心肌细胞变性或坏死；白喉性心肌炎的特征为心肌间质水肿，心肌纤维变性坏死并伴有单核细胞浸润；葡萄球菌性心肌炎（E 选项）常有心肌及间质内多发性小脓肿。

29. C 二尖瓣狭窄常引起左心房肥大，一般不会引起左室壁心肌坏死。

30. A 克山病属于我国地方性心肌病。

【A2 型题】

1. E 患者 10 天前患心肌梗死，1 天来加重，出现心包摩擦音及胸腔积液，应诊断为心肌梗死后综合征，常发生于心肌梗死后数周至数月内，表现为心包炎、胸膜炎或肺炎，可有发热、胸痛等症状。心肌梗死的胸痛一般持续数小时或 1 ～ 2 天，胸痛与体位及呼吸关系不大，故不选 A。心绞痛患者由于无心肌细胞坏死，常无发热、白细胞升高、血沉增快、心包摩擦音等表现，故不选 B 和 C。急性肺动脉栓塞常表现为胸痛、咯血、呼吸困难三联征，故不选 D。

2. A 老年女性患者，突发头痛、恶心伴呕吐（颅内压增高的症状），左侧肢体运动障碍 3 小时（运动神经元受损症状）。头颅 CT 示右侧额叶高密度灶，提示脑出血可能性大。短暂性脑缺血发作是由于局部脑缺血引起的短暂性神经功能缺损，临床症状一般不超过 1 小时，且 CT 无影像学改变。颅内肿瘤 CT 表现多为低密度灶或复杂密度病灶。脑血栓形成和脑栓塞可导致急性脑梗死，但 24 小时内一般 CT 上无明显改变。

3. C 为高心病引起左心室肥大，导致的相对性二尖瓣关闭不全。扩张型心肌病心界应向两侧扩大；风湿性心瓣膜病所致的二尖瓣关闭不全超声心动图应提示瓣叶增厚、瓣环扩大、左心室扩大，室壁运动异常；冠心病多无心界扩大。

4. D 动脉粥样硬化症常形成粥样溃疡，高血压的血流冲入血管壁引起主动脉夹层瘤。

5. C 符合患者疾病的描述是脑动脉粥样硬化伴血栓形成，从 4 天前突然感觉活动受限，到 1 天前左侧上下肢活动能力完全丧失，是逐渐形成血栓到完全阻塞血管的过程。脑出血是突然发生的，时间短暂；而脑肿瘤、脑脓肿和脑囊虫病则会逐渐出现神经系统相应部位的压迫症状。

6. D 变异型心绞痛是指静息心绞痛，患者发作时出现暂时性 ST 段抬高，硝酸甘油一般无效。劳累性心绞痛是指由劳动诱发的短暂胸痛发作，休息或舌下含服硝酸甘油后疼痛常迅速缓解。初发型心绞痛是指心绞痛首发症状在 1 ～ 2 个月以内，很轻的体力活动也可诱发。恶化型心绞痛是指在相对稳定的劳力性心绞痛基础上胸痛更剧烈、时间更长或更频繁。梗死后心绞痛是指急性心肌梗死发生 1 个月内又出现的心绞痛，随时有再发心肌梗死的可能。

7. D 急性心肌梗死的基本病因为冠状动脉粥样硬化。其他如劳累、情绪激动等都是心肌梗死诱因。高血压、糖尿病、吸烟过量是冠心病的高危因素，不是引起急性心肌梗死的直接原因。

8. A 患者临床表现及检查结果与病毒性心肌炎相符，最可能的诊断是病毒性心肌炎。急性心肌梗死虽可有血肌钙蛋白升高、心率增快，但一般起病急骤，常伴特征性的心电图改变，多无前驱感染病史。急性肺栓塞主要表现为突然发生的呼吸困难、剧烈胸痛、发热、咯血等。慢性心力衰竭多发生于老年患者，主要表现为劳力性呼吸困难、颈静脉怒张、水肿等。感染性心内膜炎多有发热、心脏瓣膜杂音等体征，不会出现血清肌钙蛋白升高。

9. D 患者症状、体征与主动脉缩窄相符。嗜铬细胞瘤典型表现为阵发性血压升高伴心动过速、头痛、出汗、面色苍白；皮质醇增多症多伴有向心性肥胖、满月脸、水牛背、皮肤紫纹、毛发增多、血糖增高等表现；原发性醛固酮增多症临床以长期高血压伴低血钾为特征，可有肌无力、周期性瘫痪、烦渴、多尿等症状；肾动脉狭窄多可在上腹部或背部肋脊角处闻及杂音。这四种病不会出现上下肢血压明显差异等症状。

10. B 该患者的心衰类型为全心衰竭。急性左心衰竭典型表现为突发严重呼吸困难，强迫坐位，频繁咳嗽，咳粉红色泡沫状痰。急性右心衰竭表现为体循环淤血，常见于右心室梗死、急性大面积肺栓塞和右心瓣膜病等。慢性右心衰竭表现为下肢水肿、腹水等。慢性左心衰竭表现为咳铁锈色痰等。

11. C 主动脉瓣听诊区收缩期喷射样杂音向颈部传导提示主动脉瓣狭窄。

12. A 急性心梗引起心脏破裂多在起病 1 周内出现，造成心包积血引起心脏压塞而猝死，意识丧失的最可能原因是急性心梗引起心脏破裂。心源性休克通常不会引起猝死。乳头肌断裂多见于下壁心梗，心衰明显，可迅速发生肺水肿，在数日内死亡。急性心梗致室间隔穿孔可引起心衰和休克而在数日内死亡，少见。

13. E 心搏骤停应采取心肺复苏，心肺复苏顺序 CAB，首选胸外按压。CAB 即：胸外按压（C）30 次，而后开放气道（A），进行两次人工呼吸（B），周而复始，进行 5 个循环。

14. B 本病例中，心界向两侧扩大，青年，考虑为扩张型心肌病。

15. D 心脏杂音伴发热提示感染性心内膜炎。发热在心内科常见于 3 种疾病：感染性心内膜炎、病毒性心肌炎、心梗后综合征。

16. B 冠状动脉粥样硬化左前降支血栓形成，加之喝酒导致冠状动脉痉挛血流完全断绝，心肌梗死而猝死。

17. A 符合患者心脏病变的是心肌肥大，因高血压外周阻力增大，心肌代偿性肥大，导致左心室肥大。

18. C 符合患者疾病的描述是二尖瓣狭窄，心前区可闻及舒张期杂音。

19. D 符合该患者疾病的描述是亚急性感染性心内膜炎，在室间隔缺损的基础上，拔牙导致草绿色链球菌感染，引起亚急性感染性心内膜炎。

20. A 符合患者肾病变的描述是部分肾小球纤维化和玻璃样变性，形成原发性颗粒性固缩肾。

【A3 型题】

1. C 急性心肌梗死后二尖瓣乳头肌可因缺血、坏死而发生收缩功能障碍，造成不同程度的二尖瓣脱垂并关闭不全，于心尖区出现收缩期吹风样杂音。心力衰竭一般不出现心尖部杂音。急性心梗后易发生乳头肌断裂，很少发生腱索断裂。急性心梗后若发生室间隔穿孔，则常在胸骨左缘第 3 ～ 4 肋间出现响亮的收缩期杂音。

2. B 肌酸激酶同工酶（CK-MB）心梗后 4 小时内升高，16 ～ 24 小时达高峰，3 ～ 4 天恢复正常。肌钙蛋白 T（cTnT）常于急性心梗后 3 ～ 4 小时开始升高，24 ～ 48 小时达高峰，10 ～ 14 天后恢复正常。虽然 cTnT 和 CK-MB 都是诊断急性心梗的敏感指标，但本例 5 天前曾发生急性心梗，cTnT 仍未恢复正常，故不能用于本例再发梗死的诊断；CK-MB 如再次升高，表明再发心梗。乳酸脱氢酶（LDH）和天冬氨酸转氨酶（AST）对急性心梗的诊断敏感性低，临床上少用。

3. B 心源性呼吸困难，老年患者，有心肌梗死病史，活动后心悸、气短，反复夜间憋醒，双肺底可闻及湿啰音，端坐位，为左心衰竭导致的慢性肺淤血。肺源性呼吸困难主要由呼吸系统疾病所致，如上呼吸道梗阻、慢性阻塞性肺疾病、重症肺炎等。神经精神性呼吸困难常见于颅内压增高、焦虑症、癔症患者。血源性呼吸困难多因红细胞携带氧减少，血氧含量降低所致，常见于重度贫血、高铁血红蛋白血症等。

4. D 左心衰竭所致呼吸困难的主要机制是肺淤血。血氧分压降低是血源性呼吸困难的主要机制。肺泡张力增高虽可引起心源性呼吸困难，但不属于主要机制，故选 D 而不是 B。小支气管痉挛是肺源性呼吸困难的主要机制。

5. D 综合患者的临床表现、查体和超声心动图检查，该患者最可能的诊断是肥厚型心肌病。高血压性心脏损害多见于老年人，无胸骨左缘第 3 ～ 4 肋间的杂音。风湿性心脏病患者多有风湿热病史，且多在年幼时发病，并伴有相应瓣膜区的心脏杂音。病毒性心肌炎患者发病前多有病毒感染症状，如发热、全身倦怠感和肌肉酸痛等。扩张型心肌病临床主要表现为充血性心力衰竭，超声心动图典型表现为左室扩大，流出道增宽，室壁运动普遍减弱。

6. C 最适宜的治疗药物是美托洛尔，为 β 受体拮抗剂，可改善心肌松弛，增加心室舒张期充盈时间，减少室性及室上性心动过速，为肥厚型梗阻性心肌病的首选用药。硝酸甘油为硝酸酯类药物，扩张小静脉，减轻心脏前负荷，可加重心室流出道梗阻，因此不能用于肥厚型梗阻性心肌病患者的治疗。地高辛为洋地黄制剂，可增强心肌收缩力，而肥厚型梗阻性心肌病主要是舒张功能受损，若服用地高辛可加重患者症状，故患者慎用地高辛。氢氯噻嗪主要用于肥厚型梗阻性心肌病导致的心力衰竭的治疗。氨茶碱多用于支气管哮喘的治疗，也可用于急性心力衰竭的治疗。

7. B 明确诊断需要 CT 大动脉血管造影。超声心动图可识别动脉夹层的真、假腔，但对局限于升主动脉远端和主动脉弓部的病变因受主气道内空气的影响，超声探测可能漏诊。心肌损伤标志物是反映心肌缺血的生化指标，用于冠心病、心肌炎、心包炎等的辅助诊断。胸部 X 线片、动态心电图对主动脉夹层无特异性诊断价值。

8. E 主动脉夹层是指由于内膜局部撕裂，受到强有力的血液冲击，血管壁剥离、扩展，在动脉内形成真、假两腔。典型的急性主动脉夹层患者往往表现为突发的、剧烈的胸背部撕裂样疼痛。严重的可以出现心衰、晕厥甚至突然死亡，多数患者同时伴有难以控制的高血压。

9. A 患者心尖部无舒张期杂音，虽可闻及 3/6 级收缩期吹风样杂音，但很可能是左心室扩大所致的相对性二尖瓣关闭不全引起，因此风湿性心脏瓣膜病的可能性最小。

10. B 超声心动图可显示心脏的形态结构和功能，是鉴别冠心病、高心病和扩张型心肌病最有意义的无创检查方法。患者既往有血压高、吸烟等危险因素，因此冠心病、高心病不能排除。患者起病缓慢、心界向左下扩大，因此扩张型心肌病也不能排除。胸部 X 线平片只能从心脏外形上鉴别，其价值远小于超声心动图。动态心电图、核素动静态心肌显像均无鉴别诊断意义。

11. A 该患者的诊断是缓进型高血压（良性高血压）。有高血压病史 20 余年，血压 160/100mmHg。

12. E 良性高血压的基本病变是细小动脉硬化，表现为细动脉玻璃样变性和小动脉纤维性硬化。

13. A 患者最可能的诊断是动脉粥样硬化。患者吸烟、高血脂和高血压多年，这些都是动脉粥样硬化的常见病因，临床表现符合动脉粥样硬化。

14. B 患者左足发生的病变最可能的是干性坏疽。动脉粥样硬化因血脂沉着在血管壁，使血管壁增厚，管腔狭窄，血供减少，导致间歇性跛行。最后血管腔完全阻塞，血流断绝，而静脉回流通畅，故导致左足干性坏疽，感觉和运动功能丧失，逐渐变黑。

15. A 符合患者的死因是心肌梗死，因冠状动脉粥样硬化，管腔有血栓栓子阻塞，血流断绝，导致心肌梗死，患者猝死。

16. B 动脉粥样硬化好发的血管是大中动脉。

17. C 与动脉粥样硬化关系最密切的细胞是泡沫细胞，由单核细胞和平滑肌细胞吞噬脂质后形成。

18. E 患者应诊断为心肌脂肪浸润，心脏重 600g（正常 250 ～ 300g），右心室壁厚 0.8cm（正常 0.2 ～ 0.3cm），大量脂肪组织增生，而心肌细胞萎缩，为心肌脂肪浸润，导致患者心力衰竭而突然死亡。

19. A“虎斑心”是心肌脂肪变性，而心肌脂肪浸润是心肌间的脂肪组织增生，心肌细胞受压萎缩。

20. D 脂肪特异性染色是 Sudan Ⅲ染色，在冷冻切片染色呈橘红色。

【A4 型题】

1. D 患者心脏病史多年，四肢关节受累，1 周来低热，贫血，睑结膜瘀点，白细胞增高，应诊断为感染性心内膜炎，多在已有慢性风湿性心脏病的基础上发生。风湿热为急性起病，多发生在 5 ～ 15 岁，累及全身的结缔组织，主要累及心脏瓣膜。患者多系统、多部位受累的症状不能用肺炎和缺铁性贫血来解释。

2. C 确诊感染性心内膜炎最有意义的检查是血细菌培养。CRP（C 反应蛋白）增高见于急性感染期。胸部 X 线片对感染性心内膜炎无确诊价值。血清铁蛋白测定可用于缺铁性贫血的辅助诊断。

3. A 胸骨左缘第 3 肋间闻及舒张期叹气样杂音是主动脉瓣关闭不全的典型杂音。肺动脉瓣关闭不全为胸骨左缘第 2 ～ 4 肋间舒张早期叹息样高调递减型杂音。二尖瓣关闭不全为心尖部全收缩期吹风样杂音。三尖瓣关闭不全为胸骨左下缘全收缩期吹风样杂音。

4. B 主动脉瓣狭窄常表现为呼吸困难、心绞痛、晕厥的典型三联征，可有左心室肥厚的体征（心尖抬举样搏动、心界向左下扩大），于胸骨右缘第 1 ～ 2 肋间可闻及 3/6 级以上收缩期吹风样杂音。肥厚型梗阻性心肌病常表现为心脏轻度增大，胸骨左缘第 3 ～ 4 肋间闻及粗糙的收缩期杂音。不稳定型心绞痛常表现为发作性胸痛，心尖部可闻及一过性收缩期杂音。病态窦房结综合征多有心动过缓、心脑供血不足的表现。

5. D 为明确主动脉瓣狭窄的诊断，首选超声心动图检查。常规体表心电图、24 小时动态心电图、冠状动脉 CT 常用于诊断冠心病。

6. D 主动脉瓣狭窄患者一旦出现症状，均需手术治疗，首选人工瓣膜置换术。ABC 都是冠心病的常用治疗方法。

7. B 急性心肌梗死后数分钟，心电图可出现相关导联高大 T 波、ST 段抬高，可持续数小时。本例症状持续 1 小时不缓解，心电图示部分导联 T 波低平，可排除急性心肌梗死。凭题干所给资料，不能排除 ACD 项疾病。

8. A 患者目前诊断不明，尚无心肌急性缺血表现，故应对症处理，临床观察。BCD 均为急性心肌梗死的常规治疗措施。

9. C 为明确冠心病的诊断，在静息期可行运动负荷心电图检查。超声心动图对急性心肌梗死的诊断价值不大。肺通气灌注扫描常用于肺血栓栓塞症的诊断。冠状动脉造影为有创检查，一般不作为首选。

10. C 患者中年男性，既往有高血压病史、糖尿病病史和吸烟史，均为动脉粥样硬化危险因素。剧烈活动时胸痛，数分钟自行缓解，提示为稳定型心绞痛，2 周来心绞痛发作频繁是急性心肌梗死先兆，2 小时前出现剑突下剧烈疼痛，向胸部放射，伴憋闷、大汗，症状持续不缓解，均符合急性心肌梗死的临床症状，故接诊时首先需考虑的诊断是急性心肌梗死。消化性溃疡多以上腹痛或不适为主要症状，可有饥饿痛或餐后痛，多以胃肠道症状为主。急性胰腺炎典型表现为剧烈腹痛，多位于中左上腹，可向背部放射。急性胆囊炎典型临床特征为右上腹阵发性绞痛，伴有明显的触痛和腹肌强直。这三种急症都属于消化系统疾病，多以胃肠道症状和（或）腹部体征为主。急性肺栓塞多有胸痛、咯血和呼吸困难等，且病程较短。

11. C 急性心肌梗死并发心律失常较为常见，多于 24 小时内出现，若发展为恶性心律失常，如心室颤动等，可导致患者猝死。感染中毒性休克可继发于以释放内毒素的革兰阴性杆菌为主的感染，如急性腹膜炎、胆道感染等，临床多表现为神情紧张，面色和皮肤苍白，口唇和甲床轻度发绀，肢端湿冷等。弥散性血管内凝血多表现为自发性、多发性出血及皮肤、皮下、黏膜栓塞性坏死。上消化道出血多有消化道溃疡病史，其特征性表现为呕血和黑粪。急性腹膜炎多表现为腹部压痛、腹肌紧张和反跳痛。

12. C 心电图对急性心肌梗死的诊断、定位、范围、估计病情演变和预后都有帮助，且价格便宜，操作方便，因此为该患者需首先完善的检查。急诊腹部 B 超多用于肝胆疾病的首选检查，如胆结石、胆囊炎等。急诊胃镜多用于消化性溃疡伴大出血。血气分析主要用于判断呼吸衰竭和酸碱失衡的严重程度及指导治疗。血和尿淀粉酶测定多用于诊断急性胰腺炎。

13. D 发热是感染性心内膜炎最常见的症状，一般 < 39℃。部分患者可见杵状指（趾）。患者“左眼突然失明”是由于心脏瓣膜赘生物脱落栓塞视网膜中央动脉所致。15% ～ 50% 患者有脾大。亚急性患者多有轻、中度贫血。免疫复合物沉积可导致局灶性或弥漫性肾小球肾炎，多见于亚急性

患者。

14. C 该患者为感染性心内膜炎，不可能出现的体征是“水冲脉”。水冲脉出现在脉压增大的疾病，常见于主动脉瓣关闭不全。Roth 斑和 Osler 结节都是感染性心内膜炎的体征。

15. B 血培养是诊断感染性心内膜炎最重要的方法。

16. B 该患者最可能的诊断是亚急性感染性心内膜炎。因风湿病所致二尖瓣狭窄导致心前区闻及舒张期杂音。因 1 周前拔牙，导致草绿色链球菌入血，引起亚急性感染性心内膜炎，出现发热，皮肤有出血点。

17. A 为明确诊断，进一步应做血培养。草绿色链球菌毒力较弱，一般只在已有病变的心瓣膜引起亚急性感染性心内膜炎。

18. A 亚急性感染性心内膜炎最常见的病因是草绿色链球菌。

19. A 亚急性感染性心内膜炎最常见的好发部位是二尖瓣。

20. A 心脏杂音提示二尖瓣狭窄。

【B 型题】

1. A 良性高血压又称缓进型高血压，基本病变是细动脉壁玻璃样变性，最易累及肾入球动脉和视网膜动脉。

2. C 慢性排斥反应常表现为慢性进行性的移植器官损害，其突出病变是小动脉内膜纤维化，引起管腔严重狭窄。细动脉壁纤维素样坏死为恶性高血压的病理特点。毛细血管内纤维素样血栓形成为透明血栓的特点，常见于弥散性血管内凝血（DIC）。

3. C 二尖瓣狭窄时左心房血液流入左心室受阻，大量血液淤滞在左心房，造成左心房压力升高，肺静脉、肺毛细血管压升高，导致肺毛细血管扩张、肺淤血，即左心功能不全。

4. A 主动脉瓣狭窄时左心室向主动脉射血受阻，容易导致左心室肥厚。

5. A 原发性高血压分为良性高血压和恶性高血压，平常所说的“高血压病”常指良性高血压，其基本病理变化是细动脉玻璃样变性，最易累及肾入球动脉、视网膜动脉和脾中央动脉。恶性高血压的特征性病变是肾入球动脉纤维素样坏死。

6. C 心肌梗死最常见的病因是冠状动脉粥样硬化，最常累及左冠状动脉前降支。

7. C 风湿病是一种与 A 组乙型溶血性链球菌感染有关的变态反应性疾病，病变分为三期：变质渗出期、肉芽肿期、愈合期。肉芽肿期的特征性病变为阿绍夫（Aschoff）小体，是由巨噬细胞吞噬纤维素样坏死物质后形成的，对风湿病具有病理诊断意义。

8. D 风湿病病变主要累及全身结缔组织，最常侵犯心脏、关节和血管等处，以心脏内膜病变最严重。

9. C 主动脉粥样硬化早期血管内膜有泡沫细胞。

10. B 风湿性心肌炎心肌间质有特征的 Aschoff 小体（风湿小体）。

11. A 高血压代偿期心肌细胞肥大导致左心室向心性肥大。

12. C 风湿性心内膜炎与 A 组乙型溶血性链球菌感染有关。

13. B 亚急性感染性心内膜炎由致病力弱的草绿色链球菌引起。

14. A 急性感染性心内膜炎由致病力强的化脓菌引起。

15. C 二尖瓣狭窄心尖区可闻及舒张期隆隆样杂音。

16. B 二尖瓣关闭不全心尖区可闻及收缩期吹风样杂音。

17. D 主动脉瓣关闭不全主动脉区可闻及舒张期杂音。

18. A 主动脉瓣狭窄主动脉瓣区可闻及收缩期喷射性杂音。

19. E 风湿性心外膜炎渗出液聚积在心包腔，X 线胸片心脏外形呈烧瓶状。

20. C 二尖瓣狭窄左心房明显增大，X 线胸片心脏外形呈梨形。

【X 型题】

1. CD 急性心梗与主动脉夹层均可有持续性胸痛和合并消化道症状，故不能作为两者的鉴别依据。急性心梗常有心肌坏死标志物升高，主动脉瓣区无杂音；但主动脉夹层无心肌坏死标志物升高，常因主动脉瓣关闭不全出现主动脉瓣区杂音。

2. ACD 严重主动脉瓣狭窄引起心肌缺血的机制包括：①严重主动脉瓣狭窄使左心室舒张末压升高，导致舒张期主动脉 - 左心室压差降低，减少冠状动脉灌注压（A）；②左心室肥厚，心肌毛细血管密度相对减少（C）；③舒张期心腔内压力增高，压迫心内膜下冠状动脉；④左心室壁增厚、心室收缩压升高和射血时间延长，增加心肌氧耗（D）。严重主动脉瓣狭窄患者，肥厚的左心房在舒张末期强有力地收缩，可使左心室充盈增加，使左心室舒张末期容量增加，而不是减少，故不选 B。

3. BC 泡沫细胞为平滑肌细胞和巨噬细胞吞噬脂质

形成，因此泡沫细胞不会来源于内皮细胞和成纤维细胞。

4. ABCD ①高血压患者由于脑小动脉硬化和痉挛，局部组织缺血，毛细血管通透性增加，可发生脑水肿，称为高血压脑病。②高血压患者由于脑小动脉硬化和痉挛，也可导致供血区脑组织缺血而梗死。③脑出血是高血压最严重的并发症。④高血压患者血管壁弹性下降，当血压增高时，血管壁局部膨出，可形成小动脉瘤和微小动脉瘤。

5. ABCD ① 高脂血症、高血压是动脉粥样硬化的危险因素，因此可导致高脂血症的疾病，如糖尿病、甲状腺功能减退症等，也是其危险因素。②吸烟能使血中一氧化碳浓度增高，造成血管内皮细胞缺氧性损伤，而且大量吸烟可使血中 LDL 易于氧化，氧化 LDL 可促使血液单核细胞迁入内膜并转为泡沫细胞，从而促进动脉粥样硬化的发生。

6. ABCD 动脉粥样硬化斑块可发生复合性病变，如出血、溃疡、血栓形成、动脉瘤形成和钙化等。

7. ABCD 动脉粥样硬化形成的危险因素有高血压、吸烟、高脂血症和肥胖。

8. ABD 动脉粥样硬化粥瘤的成分包括胆固醇结晶、坏死物质和肉芽组织。

9. ABCDE 动脉粥样硬化斑块的继发病变包括出血、溃疡、血栓形成、动脉瘤和钙化。

10. ABC 主动脉粥样硬化好发于主动脉后壁，可导致主动脉瓣关闭不全，易形成主动脉瘤。

11. ABD 左冠状动脉前降支阻塞引起心肌梗死的区域包括左心室前壁、心尖部和室间隔前 2/3。

12. BCD 心肌梗死的合并症包括心脏破裂（乳头肌断裂导致二尖瓣关闭不全）、浆液（或纤维素）性心外膜炎、心律失常、心源性休克、心力衰竭、附壁血栓和室壁瘤。

13. ABCE 良性高血压的病理变化有心脏肥大、脑软化、颗粒性固缩肾和细动脉玻璃样变性。恶性高血压才有细动脉纤维素样坏死。

14. BC 原发性高血压的严重后果包括脑出血、慢性肾功能不全和心力衰竭。

15. AD 恶性高血压病常见的死亡原因是心力衰竭和尿毒症。

16. ACE 风湿病的基本病理变化包括结缔组织基质的黏液样变性、胶原纤维的纤维素样坏死、风湿小体和纤维组织增生。

17. ABC 风湿小体含有 Aschoff 细胞、纤维素样坏死和淋巴细胞。Langhans 巨细胞见于结核结节。嗜酸性粒细胞多见于寄生虫感染和过敏性炎症病灶。

18. ABCDE 病毒性心肌炎的常见病原体有柯萨奇病毒、埃可病毒、流感病毒、腺病毒、风疹病毒、巨细胞病毒和肝炎病毒等 30 多种。

19. ABCD 可引起肺淤血的包括左心心肌梗死、二尖瓣狭窄、病毒性心肌炎和主动脉瓣关闭不全。三尖瓣狭窄则可导致全身淤血。

20. ABD 可导致左心室肥大的疾病有扩张型心肌病、原发性高血压和主动脉瓣狭窄。二尖瓣狭窄因左心室受血减少而缩小；肺心病则导致右心室肥大。

（二）名词解释（中英文对照）

1. 粥瘤（atheroma）是动脉粥样硬化形成的粥样斑块，使动脉壁变硬、管腔狭窄。

2. 冠状动脉性心脏病（coronary artery heart disease，CHD）简称冠心病，指由于冠状动脉狭窄所致心肌缺血而引起的心脏病，也称为缺血性心脏病（ischemic heart disease，IHD）。

3. 心绞痛（angina pectoris）由于心肌急剧的、暂时性缺血缺氧所引起的一种常见的临床综合征。临床表现为阵发性心前区疼痛或压迫感，可放射至左上肢，持续数分钟，用硝酸酯制剂或休息后症状可缓解。

4. 向心性肥大（concentric hypertrophy）指心脏重量增加，左心室壁明显增厚，乳头肌和肉柱明显增粗，心腔相对缩小，而心脏外形无明显增大。

5. 离心性肥大（eccentric hypertrophy）指肥大的心肌因供血不足而收缩力降低，发生失代偿，逐渐出现心腔扩张，严重者可发生心力衰竭。

6. 风湿病（rheumatism）是一种与 A 组乙型溶血性链球菌感染有关的变态反应性炎症疾病。病变主要侵犯全身结缔组织，常累及心脏、关节、皮肤、血管和脑等器官，其中以心脏受累危害最大。

7. Aschoff 细胞（Aschoff cell）是巨噬细胞吞噬纤维素样坏死物质后转变而来。细胞体积较大，圆形、多边形，胞质丰富，略嗜碱性，单核或多核，核大，核膜清晰，染色质浓集于核中央，纵切面呈毛虫样，横切面呈枭眼状。

8. 感染性心内膜炎（infective endocarditis）由病原微生物直接感染引起的心内膜炎症，特别是心瓣膜的炎症性疾病。

9. 心瓣膜病（valvular vitium of the heart）由于各种原因所引起的心脏瓣膜器质性病变，表现为瓣膜口狭窄和（或）关闭不全，最后常导致心功能不全，引起全身血液循环障碍。

10. 心肌病（cardiomyopathy）指除冠心病、高血压性心脏病、心瓣膜病、先心病和肺心病等以外的以心肌结构和功能异常为主要表现，以进行性心脏肥大、心腔扩张和心肌收缩能力下降为特征的心肌病。

11. 心肌炎（myocarditis）由各种原因引起的心肌局限性或弥漫性炎症病变。

（三）填空题

1. 高脂血症　高血压　吸烟　致继发性高脂血症的疾病（糖尿病、高胰岛素血症、甲状腺功能减退和肾病综合征）　遗传因素等。
2. 脂纹　纤维斑块　粥样斑块　继发病变。
3. 腹主动脉　胸主动脉　主动脉弓　升主动脉。
4. 左冠状动脉前降支　右主干　左主干　左旋支　后降支。
5. 稳定型心绞痛　不稳定型心绞痛　变异型心绞痛。
6. 良性高血压　恶性高血压。
7. 脑出血　基底节　内囊。
8. 变质渗出期　增生期或肉芽肿期　纤维化期或硬化期。
9. 二尖瓣　二尖瓣　主动脉瓣　三尖瓣　肺动脉瓣。
10. 血小板　纤维素　细菌菌落　坏死组织　中性粒细胞。

（四）判断题

1. F 动脉粥样硬化与血浆低密度脂蛋白（LDL）的持续升高呈正相关，而与高密度脂蛋白（HDL）水平的升高呈负相关。
2. T 冠状动脉粥样硬化使血管腔狭窄，导致缺血性心脏病（冠心病）。
3. F 心内膜下心肌梗死是指梗死仅累及心室壁内侧 1/3 的心肌，并波及肉柱及乳头肌。
4. F 心肌梗死最常见的梗死部位是冠状动脉左前降支供血区，即左心室前壁、心尖部、室间隔前 2/3 及前内乳头肌，约占全部心肌梗死的 50%。
5. F 高血压诊断标准为收缩压≥ 140mmHg 和（或）舒张压≥ 90mmHg。
6. T 细小动脉硬化是高血压的病变特征，表现为细动脉玻璃样变性和小动脉纤维性硬化。
7. T 高血压性脑出血多见于基底节区域（尤以豆状核区最多见），是因为供应该区域血液的豆纹动脉是从大脑中动脉呈直角分出，而且比较细，受到压力较高的大脑中动脉血流直接冲击和牵引，导致豆纹动脉破裂。
8. F 风湿性心肌炎病变主要累及心肌间质结缔组织。
9. T 亚急性感染性心内膜炎主要由草绿色链球菌引起，约占 75%。
10. T 心瓣膜病主要为二尖瓣受累，约占 70%。

（五）简答题

1. 心肌梗死常发生以下并发症而导致患者死亡：①心力衰竭；②心脏破裂；③室壁瘤；④附壁血栓形成；⑤心源性休克；⑥心律失常。

2. 缓进型（良性）高血压病程长，进展缓慢，按病变的发展可分为三期。①功能紊乱期：为高血压的早期阶段，主要是细小动脉痉挛；②动脉病变期：表现为细动脉玻璃样变性和小动脉纤维化；③内脏病变期：由于全身细、小动脉硬化，组织供血不足，导致全身各器官的病变，特别是心、肾和脑的病变，高血压性心脏病可导致心力衰竭，原发性颗粒性固缩肾可导致肾衰竭，高血压性脑病及脑出血常导致患者死亡。

3. 风湿病的病变主要发生在全身结缔组织，其基本病变可分为 3 期。①变质渗出期：是风湿病的早期病变，可持续 1 个月。表现为结缔组织基质的黏液样变性和胶原纤维的纤维素样坏死。②增生期或肉芽肿期：特征性病变是形成肉芽肿 - 风湿小体，也称 Aschoff 小体，对风湿病具有诊断意义。风湿小体多位于小血管旁，呈圆形、椭圆形或梭形结节，中心为纤维素样坏死物质，周围为 Aschoff 细胞（风湿细胞），并有少量渗出的淋巴细胞和浆细胞。Aschoff 细胞体积较大，圆形和多边形，胞质丰富，略嗜碱性，单核或多核，核大，核膜清晰，染色质浓集于核中央并有细丝与核膜相连，纵切面呈毛虫样，横切面呈枭眼状。风湿细胞是增生的巨噬细胞吞噬纤维素样坏死物质后形成的。此期可持续 2 ～ 3 个月。③纤维化期或硬化期：随着 Aschoff 小体内残留的纤维素样坏死物质被吸收，风湿细胞和成纤维细胞相继转变为纤维细胞，并产生胶原纤维，Aschoff 小体逐渐纤维化，最后整个风湿小体成为梭形小瘢痕。此期可持续 2 ～ 3 个月。

4. 亚急性感染性心内膜炎心脏病变特点是在已有病变的瓣膜上形成赘生物，呈息肉状或菜花状，污秽灰黄色，质松脆，易破碎、脱落。镜下，赘生物由血小板、纤维素、细菌菌落、坏死组织和中性粒细胞组成。

5. 病毒性心肌炎是由嗜心肌性病毒感染引起的心肌非特异性间质性炎症病变。肉眼观，心脏略增大或无明显变化。镜下，心肌间质水肿，淋巴细胞和单核细胞浸润，将心肌分割成条索状，有的心肌断裂，伴间质纤维化等。

（六）论述题

1. 动脉粥样硬化的基本病变包括 4 种病变。①脂纹：是动脉粥样硬化的早期病变，多见于主动脉后壁和血管分支开口处，呈黄色条纹和斑点，平坦或稍微隆起。镜下，由泡沫细胞聚集形成。②纤维斑块：呈散在蜡滴状隆起的瓷白色斑块。镜下，表层为纤维帽，由大量胶原纤维、散在的平滑肌细胞和蛋白聚糖组成，胶原纤维可发生玻璃样变性。纤维帽下有泡沫细胞、平滑肌细胞、细胞外基质和炎细胞。③粥样斑块（粥瘤）：呈灰黄色明显隆起的斑块。切面，斑块的管腔面为白色纤维帽，深层组织坏死崩解，与脂质混合形成黄白色黏稠的粥样物质。镜下，典型的粥样斑块其表面是一层纤维帽，深层为无定形的坏死崩解物质，内有胆固醇结晶，底部和边缘为肉芽组织和纤维组织，并有少量泡沫细胞和淋巴细胞。④继发病变：指在纤维斑块和粥样斑块的基础上继发的病变，常见有斑块内出血、斑块破裂、血栓形成、钙化、动脉瘤形成和血管腔狭窄。

2. 心绞痛国际上分为 3 型：①稳定型心绞痛（轻型心绞痛）：仅在体力活动过度增加，心肌耗氧量增多时发作，可见冠状动脉粥样硬化斑块阻塞管腔超过 75%，冠状动脉血流量不能满足心肌代谢需要所致。症状持续几分钟，经休息或舌下含服硝酸甘油后往往迅速缓解。②不稳定型心绞痛：是一种进行性加重的心绞痛，通常由冠状动脉粥样硬化斑块破裂并发血栓形成所致。临床表现不稳定，在负荷和休息时均可发作。休息或舌下含服硝酸甘油只能暂时或不完全性地缓解症状。③变异型心绞痛（Prinzmetal 心绞痛）：由于冠状动脉痉挛所致的心绞痛，多无明显诱因，常在休息或梦醒时发作。

3. 高血压性心脏病为长期慢性高血压所导致的心脏病变。主要表现为左心室肥大。早期由于血压持续升高，左心室收缩力加强，克服增高的外周阻力，以维持正常的血液循环。继之，左心室心肌细胞代偿性肥大，心脏重量增加，一般均在 400g 以上，左心室壁明显肥厚，可达 1.5 ～ 2.0cm，乳头肌和肉柱均明显变粗，心腔相对缩小，称左心室向心性肥大。镜下，心肌细胞变粗、变长，伴有较多分支。心肌细胞核肥大，圆形或椭圆形，核深染。病变继续发展，肥大的心肌因供血不足而收缩力降低，发生失代偿，逐渐出现心腔扩张，称为离心性肥大。此时心脏仍然很大，左心室扩大，室壁相对变薄，肉柱和乳头肌变扁平。临床表现为心力衰竭。

4. 风湿性心内膜炎是风湿病最重要的病变，主要侵犯心瓣膜，以二尖瓣最常见，其次为二尖瓣和主动脉瓣同时受累，三尖瓣和肺动脉瓣较少受累。病变早期，受累瓣膜肿胀，瓣膜间质内出现黏液样变性、纤维素样坏死、浆液渗出和炎细胞浸润。数周后，病变瓣膜表面，特别是瓣膜闭锁缘上形成串珠状单行排列、粟粒大小的疣状赘生物，呈灰白色半透明状，附着牢固，不易脱落而容易机化，可累及腱索及邻近内膜。镜下，赘生物主要由血小板和纤维素构成。由于病变反复发作，引起纤维组织增生，病变后期，常导致瓣膜增厚、变硬、卷曲、缩短、瓣膜间互相粘连、腱索增粗及短缩，使瓣膜狭窄和（或）关闭不全，最后形成慢性心瓣膜病，常导致心力衰竭。当炎症病变累及心房或心室内膜时，可引起心内膜灶状增厚及附壁血栓形成。由于病变所致瓣膜口关闭不全，左房后壁受血流反流冲击较重，引起纤维性内膜灶状增厚，称为 McCallum 斑。急性期临床上可因相对性二尖瓣关闭不全在心尖区听到轻度收缩期杂音。慢性心瓣膜病可引起心脏杂音和房室肥大、扩张，肺淤血和全身淤血等心力衰竭表现。

（申丽娟）

第十章　呼吸系统疾病

一、学习目标

（一）掌握

1. 大叶性肺炎、小叶性肺炎、病毒性肺炎的病理变化、并发症及临床病理联系。

2. 慢性阻塞性肺疾病的概念以及慢性支气管炎、肺气肿和支气管扩张症的病理变化及临床病理联系。

3. 硅沉着病的病理变化和并发症。

4. 慢性肺源性心脏病的发病机制和病理变化。

5. 肺癌的病理变化及扩散途径。

（二）熟悉

1. 支气管哮喘的病因、发病机制及其病理变化。

2. 各型肺炎、慢性阻塞性肺疾病、硅沉着病的病因及发病机制。

3. 鼻咽癌的病理变化及扩散途径。

（三）了解

严重急性呼吸综合征及支原体肺炎的病因、发病机制、病理变化及临床病理联系。

二、思维导图

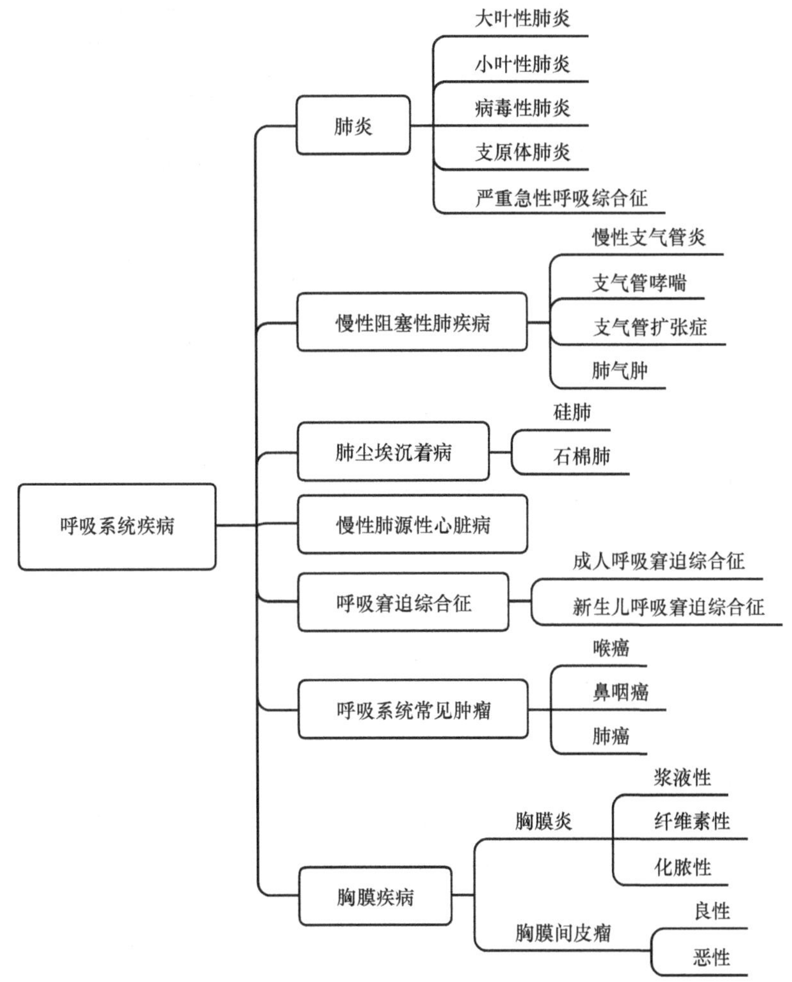

图 10-1　呼吸系统疾病思维导图总图

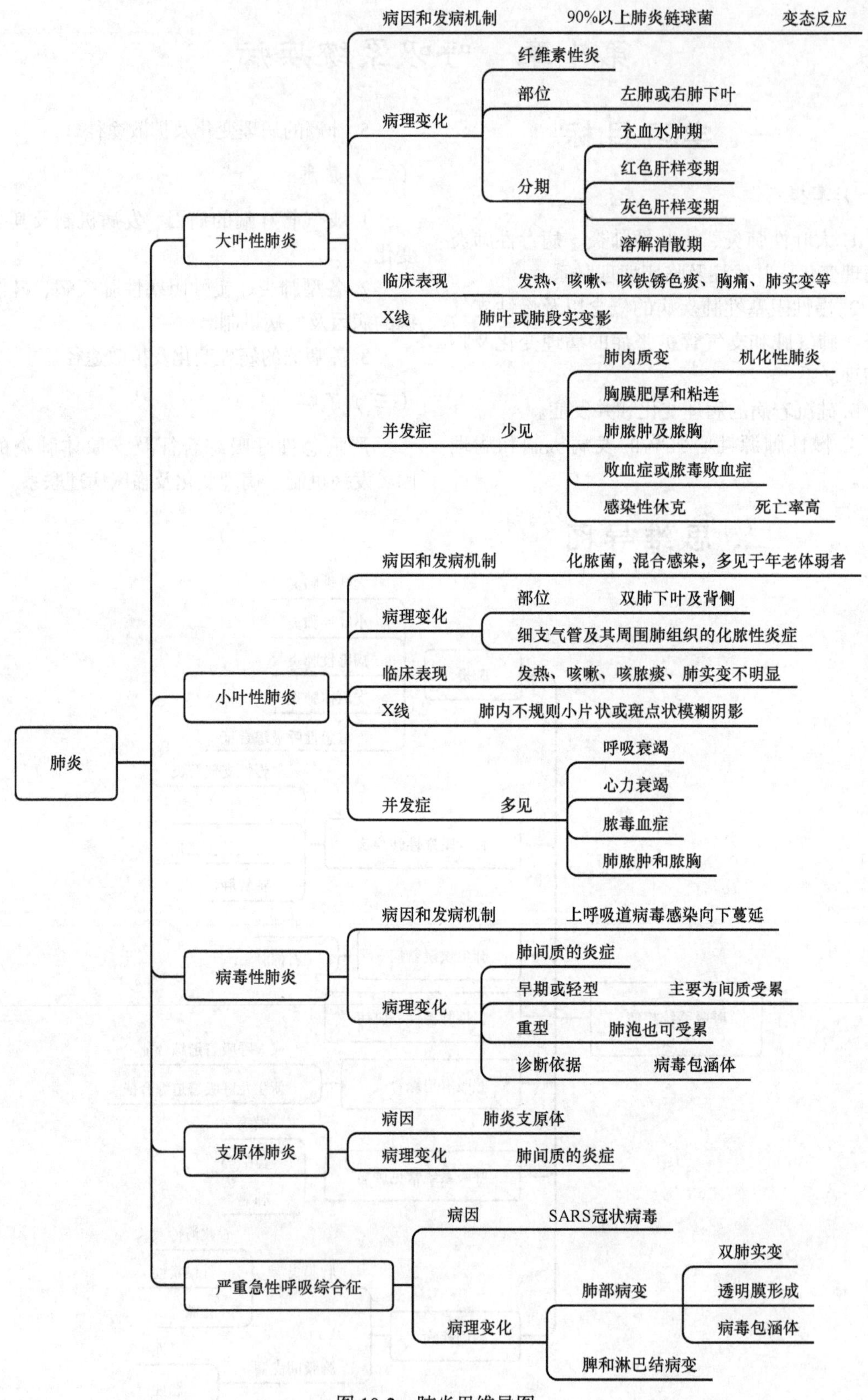
肺炎
大叶性肺炎
病因和发病机制
90%以上肺炎链球菌
变态反应
病理变化
纤维素性炎
部位
左肺或右肺下叶
分期
充血水肿期
红色肝样变期
灰色肝样变期
溶解消散期
临床表现
发热、咳嗽、咳铁锈色痰、胸痛、肺实变等
X线
肺叶或肺段实变影
并发症
少见
肺肉质变
机化性肺炎
胸膜肥厚和粘连
肺脓肿及脓胸
败血症或脓毒败血症
感染性休克
死亡率高
小叶性肺炎
病因和发病机制
化脓菌，混合感染，多见于年老体弱者
病理变化
部位
双肺下叶及背侧
细支气管及其周围肺组织的化脓性炎症
临床表现
发热、咳嗽、咳脓痰、肺实变不明显
X线
肺内不规则小片状或斑点状模糊阴影
并发症
多见
呼吸衰竭
心力衰竭
脓毒血症
肺脓肿和脓胸
病毒性肺炎
病因和发病机制
上呼吸道病毒感染向下蔓延
病理变化
肺间质的炎症
早期或轻型
主要为间质受累
重型
肺泡也可受累
诊断依据
病毒包涵体
支原体肺炎
病因
肺炎支原体
病理变化
肺间质的炎症
严重急性呼吸综合征
病因
SARS冠状病毒
病理变化
肺部病变
双肺实变
透明膜形成
病毒包涵体
脾和淋巴结病变

图 10-2 肺炎思维导图

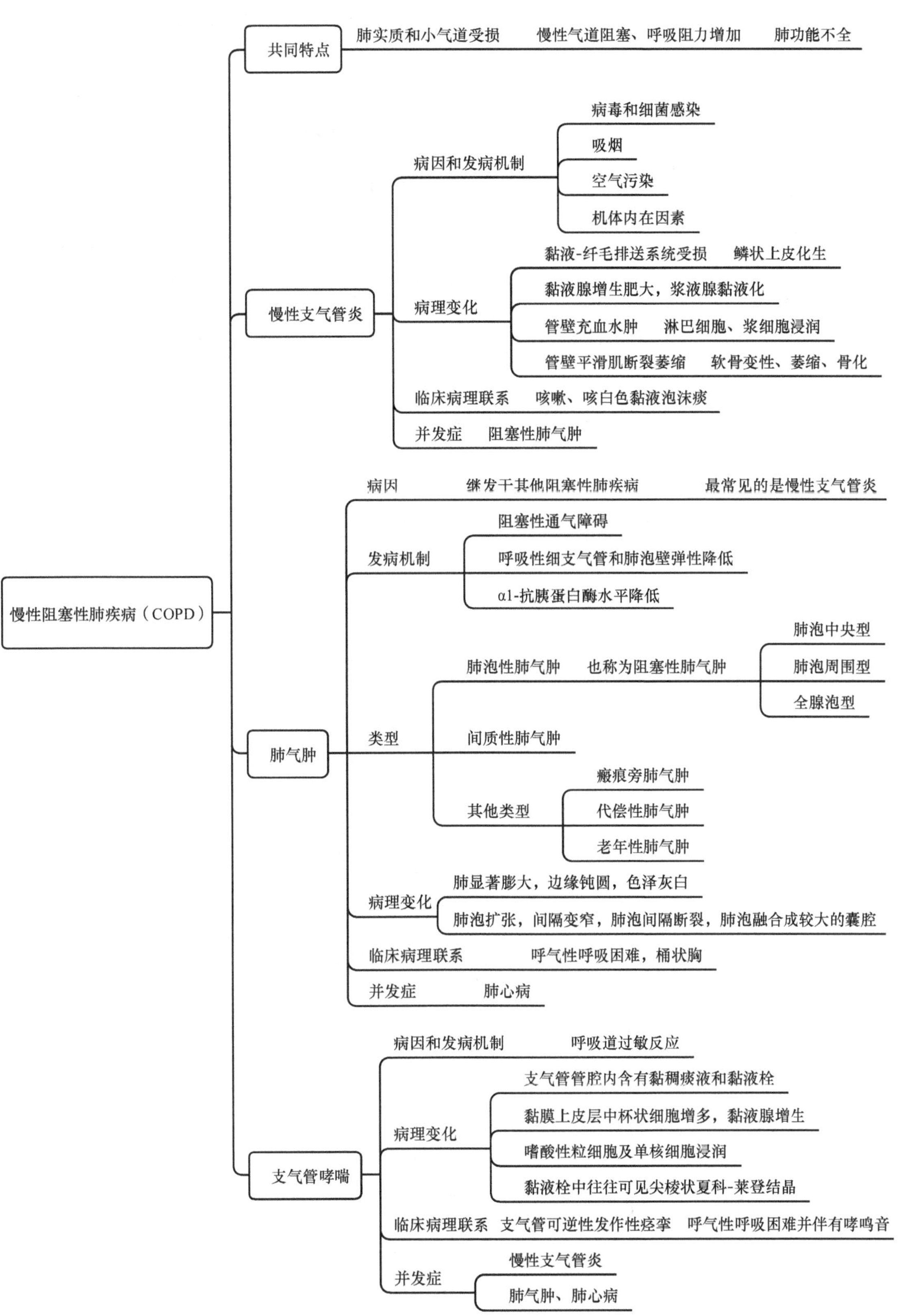
慢性阻塞性肺疾病（COPD）
共同特点
肺实质和小气道受损
慢性气道阻塞、呼吸阻力增加
肺功能不全
慢性支气管炎
病因和发病机制
病毒和细菌感染
吸烟
空气污染
机体内在因素
病理变化
黏液-纤毛排送系统受损
鳞状上皮化生
黏液腺增生肥大，浆液腺黏液化
管壁充血水肿
淋巴细胞、浆细胞浸润
管壁平滑肌断裂萎缩
软骨变性、萎缩、骨化
临床病理联系
咳嗽、咳白色黏液泡沫痰
并发症
阻塞性肺气肿
肺气肿
病因
继发于其他阻塞性肺疾病
最常见的是慢性支气管炎
发病机制
阻塞性通气障碍
呼吸性细支气管和肺泡壁弹性降低
α1-抗胰蛋白酶水平降低
类型
肺泡性肺气肿
也称为阻塞性肺气肿
肺泡中央型
肺泡周围型
全腺泡型
间质性肺气肿
其他类型
瘢痕旁肺气肿
代偿性肺气肿
老年性肺气肿
病理变化
肺显著膨大，边缘钝圆，色泽灰白
肺泡扩张，间隔变窄，肺泡间隔断裂，肺泡融合成较大的囊腔
临床病理联系
呼气性呼吸困难，桶状胸
并发症
肺心病
支气管哮喘
病因和发病机制
呼吸道过敏反应
病理变化
支气管管腔内含有黏稠痰液和黏液栓
黏膜上皮层中杯状细胞增多，黏液腺增生
嗜酸性粒细胞及单核细胞浸润
黏液栓中往往可见尖棱状夏科-莱登结晶
临床病理联系
支气管可逆性发作性痉挛
呼气性呼吸困难并伴有哮鸣音
并发症
慢性支气管炎
肺气肿、肺心病

慢性阻塞性肺疾病（COPD）
支气管扩张症
病因和发病机制
继发于慢性支气管炎、麻疹和百日咳的支气管肺炎、肺结核病等
病理变化
局限于一个肺段或肺叶，也可累及双肺，左肺下叶最多见
病变的支气管囊状或筒状扩张
支气管腔内可见黏液脓性渗出物
支气管壁肥厚，黏膜上皮增生可伴鳞状上皮化生
临床病理联系
慢性咳嗽、大量脓痰或反复咯血
并发症
肺脓肿、脓胸、脓气胸
肺心病

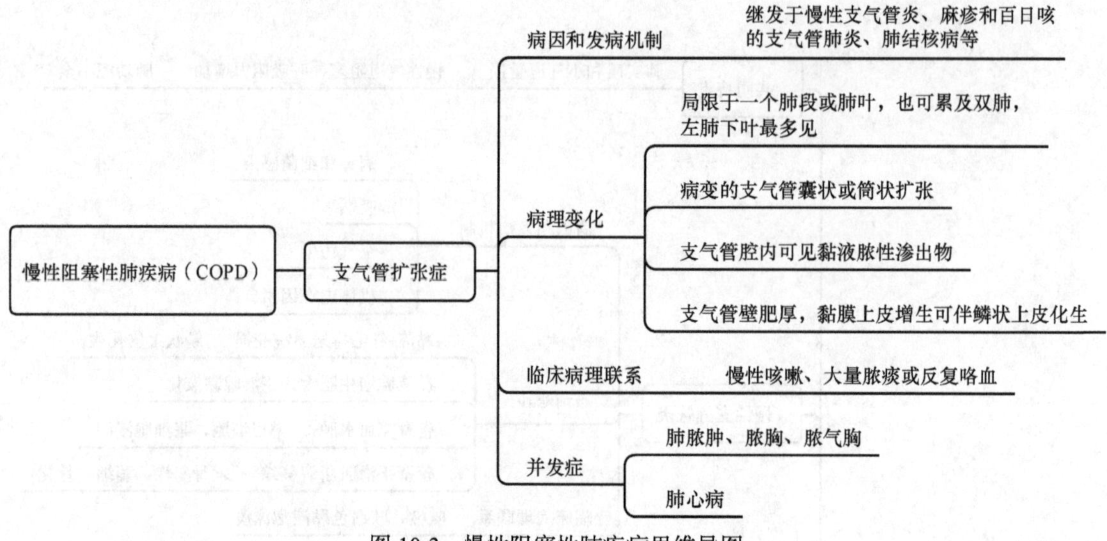

图 10-3　慢性阻塞性肺疾病思维导图

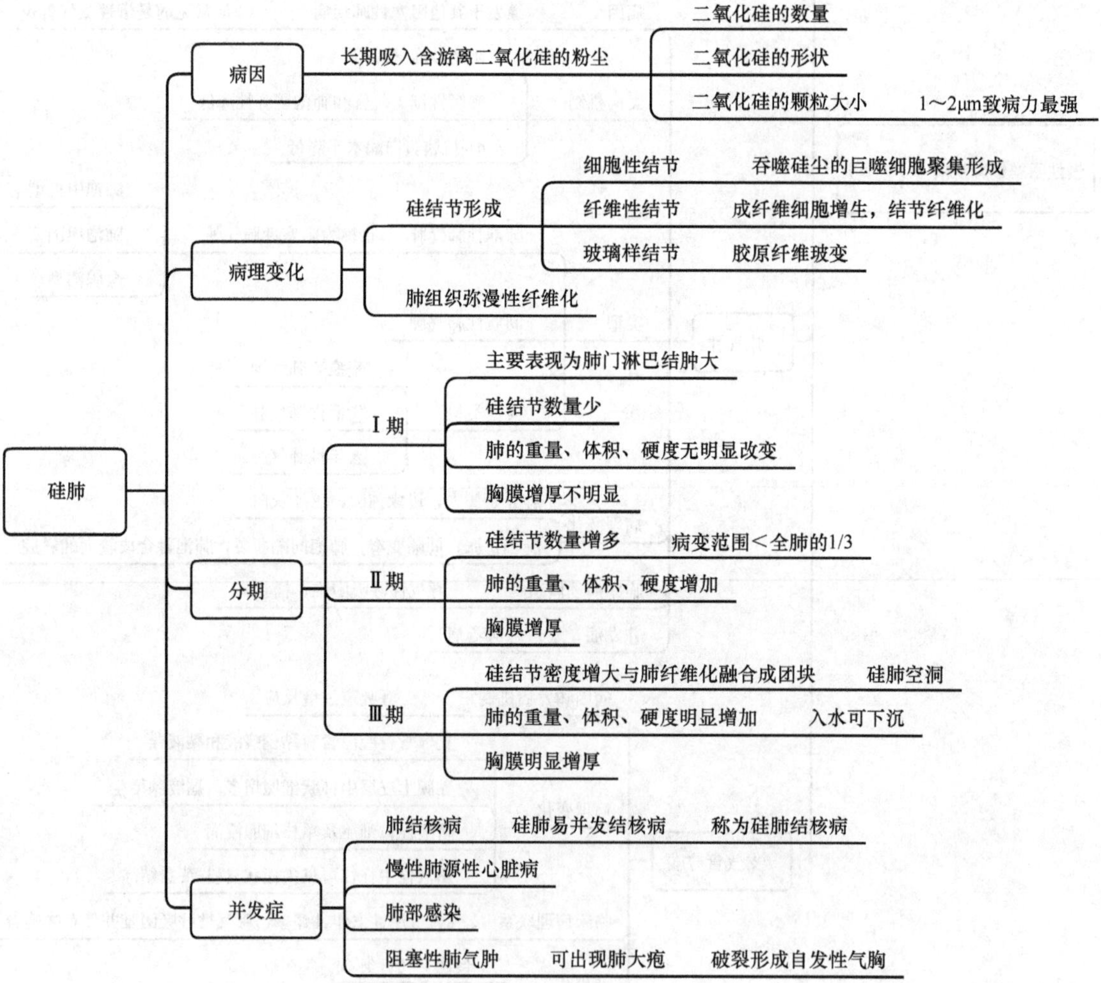

硅肺
病因
长期吸入含游离二氧化硅的粉尘
二氧化硅的数量
二氧化硅的形状
二氧化硅的颗粒大小
1～2μm致病力最强
病理变化
硅结节形成
细胞性结节
吞噬硅尘的巨噬细胞聚集形成
纤维性结节
成纤维细胞增生，结节纤维化
玻璃样结节
胶原纤维玻变
肺组织弥漫性纤维化
分期
Ⅰ期
主要表现为肺门淋巴结肿大
硅结节数量少
肺的重量、体积、硬度无明显改变
胸膜增厚不明显
Ⅱ期
硅结节数量增多
病变范围＜全肺的1/3
肺的重量、体积、硬度增加
胸膜增厚
Ⅲ期
硅结节密度增大与肺纤维化融合成团块
硅肺空洞
肺的重量、体积、硬度明显增加
入水可下沉
胸膜明显增厚
并发症
肺结核病
硅肺易并发结核病
称为硅肺结核病
慢性肺源性心脏病
肺部感染
阻塞性肺气肿
可出现肺大疱
破裂形成自发性气胸

图 10-4　硅肺思维导图

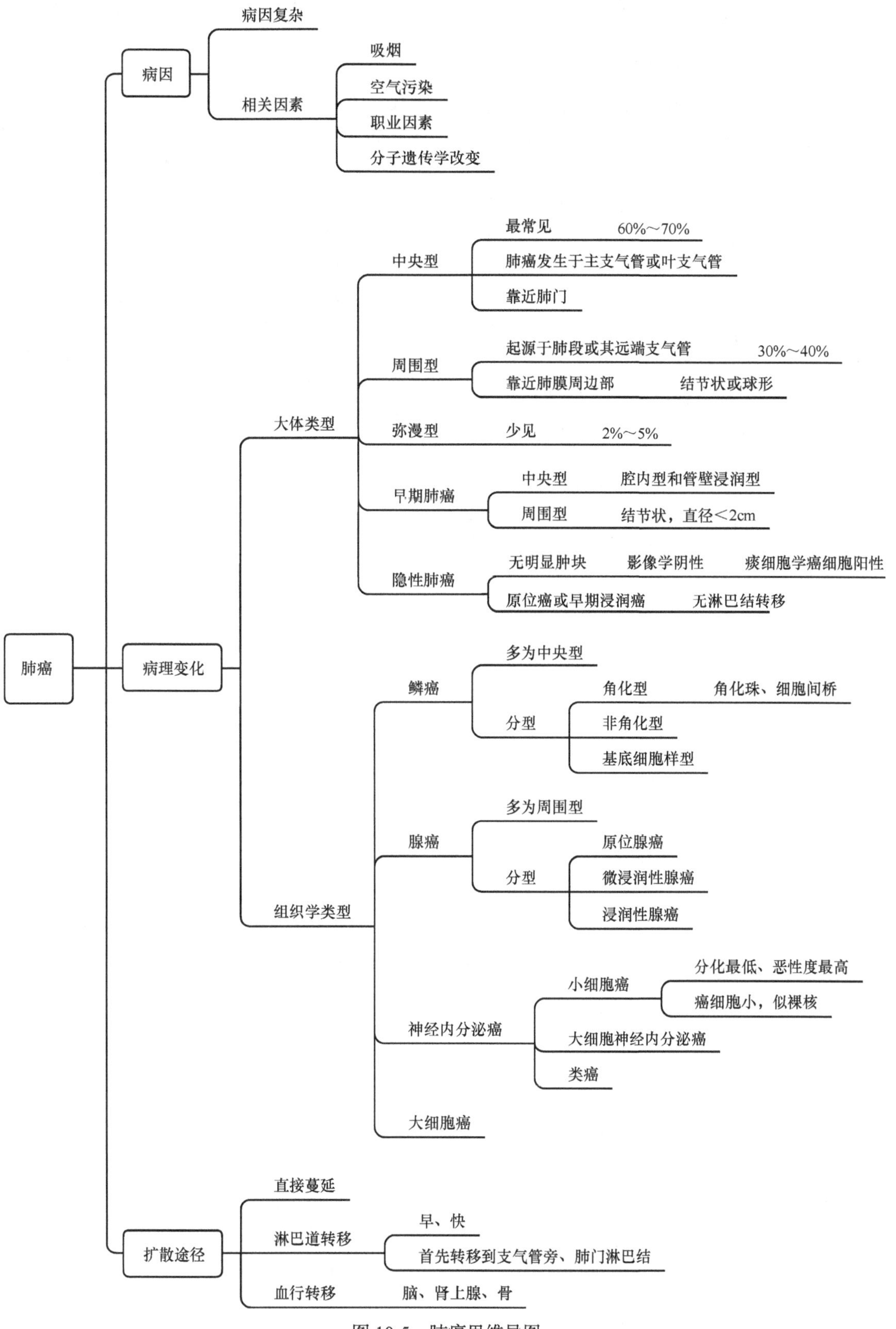
肺癌
病因
病因复杂
相关因素
吸烟
空气污染
职业因素
分子遗传学改变
病理变化
大体类型
中央型
最常见
60%～70%
肺癌发生于主支气管或叶支气管
靠近肺门
周围型
起源于肺段或其远端支气管
30%～40%
靠近肺膜周边部
结节状或球形
弥漫型
少见
2%～5%
早期肺癌
中央型
腔内型和管壁浸润型
周围型
结节状，直径<2cm
隐性肺癌
无明显肿块
影像学阴性
痰细胞学癌细胞阳性
原位癌或早期浸润癌
无淋巴结转移
组织学类型
鳞癌
多为中央型
分型
角化型
角化珠、细胞间桥
非角化型
基底细胞样型
腺癌
多为周围型
分型
原位腺癌
微浸润性腺癌
浸润性腺癌
神经内分泌癌
小细胞癌
分化最低、恶性度最高
癌细胞小，似裸核
大细胞神经内分泌癌
类癌
大细胞癌
扩散途径
直接蔓延
淋巴道转移
早、快
首先转移到支气管旁、肺门淋巴结
血行转移
脑、肾上腺、骨

图 10-5　肺癌思维导图

三、知识点纲要

（一）肺炎（pneumonia）

1. 大叶性肺炎（lobar pneumonia） 主要是由肺炎球菌引起的以肺泡内弥漫性纤维素渗出为主的炎症，病变通常累及肺大叶的全部或大部。大叶性肺炎典型的自然发展过程可分为四期：充血水肿期、红色肝样变期、灰色肝样变期和溶解消散期。合并症较少，可出现肺肉质变等。预后好。

肺肉质变（pulmonary carnification）：亦称机化性肺炎。大叶性肺炎时，因中性粒细胞渗出过少或功能缺陷，释放的蛋白酶量不足，肺泡腔内渗出的纤维素不能被彻底吸收清除，则由肉芽组织加以机化，使病变肺组织呈褐色肉样外观，故称肺肉质变（表 10-1）。

2. 小叶性肺炎（lobular pneumonia） 主要由化脓性细菌引起，以肺小叶为病变单位的急性化脓性炎症，多见于小儿和年老体弱者，两肺下叶背段病变最重，呈灶状分布（表 10-2）。

3. 病毒性肺炎 常常是因上呼吸道病毒感染向下蔓延所致。巨噬细胞增多，常见病毒包涵体。早期或轻型病毒性肺炎表现为间质性肺炎；病变较重者，肺泡也可受累。镜下见病毒包涵体是病理组织学诊断病毒性肺炎的重要依据。

4. 支原体肺炎 是由肺炎支原体引起的一种间质性肺炎；病变主要发生于肺间质，故病灶实变不明显，常呈节段性分布。

表 10-1 大叶性肺炎病变特点及临床表现

病变分期	时间（天）	镜下		肉眼		临床表现
		肺泡壁毛细血管	肺泡腔	肺叶病变	肺膜	
充血水肿期	1～2	炎性充血	浆液渗出为主	红色、肿大、切面可挤出血性浆液	—	1. 发热、寒战等症状 2. 湿啰音 3. X 线：局部肺纹理增粗
红色肝样变期	3～4	炎性充血	红细胞＋纤维蛋白	暗红色、肿大、质实如肝，切面呈细颗粒状	纤维素性炎	1. 咳铁锈色痰 2. 呼吸困难，发绀 3. 胸痛、胸膜摩擦音 4. 明显肺实变体征 5. X 线：大片实变阴影
灰色肝样变期	5～6	受压缺血	中性粒细胞＋纤维蛋白	灰白色、肿大、质实如肝、切面呈细颗粒状	纤维素性炎	1. 咳黏液脓痰 2. 其余同红色肝样变期
溶解消散期	7～10	恢复正常	渗出物崩解、液化、排出或吸收，恢复含气状态	体积、颜色、质地渐恢复正常	—	1. 体温下降，咳嗽减轻 2. 湿啰音 3. X 线：实变阴影渐消退

表 10-2 大叶性肺炎与小叶性肺炎的区别

项目	大叶性肺炎	小叶性肺炎
病因	肺炎链球菌	多种化脓菌混合感染
好发人群	青壮年	小儿、年老、体弱者
发病机制	变态反应	抵抗力低下
基本病变	纤维素性炎	化脓性炎
病变范围	一个肺段至整个大叶	细支气管为中心、小叶为单位，散在分布
临床特点	1. 胸痛 2. 咳铁锈色痰 3. 大叶实变征 4. 大块浓密阴影	1. 呼吸困难、三凹征 2. 咳黏液脓痰 3. 湿啰音 4. 小片散在阴影
预后	好，并发症少见	差，并发症多见

（二）慢性阻塞性肺疾病

概念 慢性阻塞性肺疾病（chronic obstructive pulmonary disease，COPD）是一组以肺实质与小气道受到病理损害后，导致慢性不可逆性气道阻塞、呼气阻力增加、肺功能不全为共同特征的肺部疾病。主要包括慢性支气管炎、肺气肿、支气管哮喘和支气管扩张症等疾病。

1. 慢性支气管炎（chronic bronchitis） 是发生于支气管黏膜及其周围组织的慢性非特异性炎性疾病。临床上以反复发作咳嗽、咳痰或伴有喘息症状为特征，且症状每年至少持续3个月，连续2年以上。

2. 肺气肿（pulmonary emphysema） 是指末梢肺组织（呼吸性细支气管、肺泡管、肺泡囊和肺泡）因含气量过多而伴有肺泡间隔破坏，肺组织弹性减弱，肺体积膨大、通气功能降低的一种病理状态。是支气管和肺部疾病最常见的并发症。

3. 支气管扩张症（bronchiectasis） 是以肺内小支气管管腔持久性扩张伴管壁纤维性增厚为特征的一种慢性呼吸道疾病。

4. 支气管哮喘 是由于过敏反应引起的支气管可逆性发作性痉挛为特征的慢性阻塞性炎性肺疾病，长期反复发作可并发肺气肿。

（三）硅肺

1. 硅肺（silicosis） 是由于长期吸入含游离二氧化硅（SiO_2）粉尘所引起的，以肺部硅结节与弥漫性纤维化为主的疾病。

2. 硅肺是我国目前发患者数多、危害较严重的职业病。

3. 根据肺内硅结节的数量、大小、分布范围及肺纤维化的程度，将硅肺分为三期。

4. 并发症 硅肺结核病（最常见）、肺心病、肺部感染和阻塞性肺气肿。

（四）慢性肺源性心脏病

1. 概念 慢性肺源性心脏病（chronic cor pulmonale）因慢性肺疾病、肺血管及胸廓的病变引起肺循环阻力增加，肺动脉压力升高而导致以右心室壁肥厚、心腔扩张，甚或发生右心衰竭的心脏病，简称肺心病。

2. 病变特点 ①肺部病变：除原有的慢性支气管炎、肺气肿、肺间质纤维化等病变外，肺心病时肺内主要的病变是肺小动脉的变化。②心脏病变：右心室因肺动脉高压而发生代偿性肥厚，心腔扩张。通常以肺动脉瓣下2cm处右心室肌壁厚度超过5mm（正常3～4mm）作为病理诊断肺心病的形态标准。

（五）肺癌

1. 概念 肺癌（lung cancer）指由肺内支气管、腺体及肺泡上皮发生的恶性肿瘤。

2. 大体类型 中央型、周围型、弥漫型。

早期肺癌（early lung cancer）：发生于段支气管以上的大支气管者，为中央型早期肺癌，癌组织仅限于管壁内生长，包括腔内型和管壁浸润型（不突破外膜，未侵犯肺实质），无局部淋巴结转移；发生于小支气管者，称周围型早期肺癌，在肺组织内呈结节状，直径＜2cm，亦无局部淋巴结转移。

隐性肺癌（occult lung cancer）：一般指肺内无明显肿块，影像学检查阴性，而痰细胞学检查癌细胞阳性，手术切除标本经病理检查证实为支气管黏膜原位癌或早期浸润癌而无淋巴结转移者。

3. 组织学类型 鳞癌、腺癌、小细胞癌、大细胞癌。

4. 临床病理联系 肺癌一般发病隐匿，早期症状常不明显，易被忽视。主要表现：①咳嗽、痰中带血、气急或胸痛。②局限性肺萎陷或肺气肿。③侵及胸膜可引起癌性胸腔积液；侵蚀食管可引起支气管食管瘘；侵犯纵隔、气管旁淋巴结，压迫上腔静脉可引起上腔静脉综合征。④位于肺尖部的肺癌易侵犯交感神经链，引起交感神经麻痹综合征（Horner 综合征）。⑤侵犯臂丛神经可出现上肢疼痛及手部肌肉萎缩。⑥副肿瘤综合征：出现类癌综合征、肺性骨关节病、高血钙、低血糖和低钠血症等。

（六）鼻咽癌

1. 鼻咽癌（nasopharyngeal carcinoma，NPC）指鼻咽部上皮组织发生的恶性肿瘤，与EB病毒的感染密切相关。

2. 鼻咽癌最常见部位是鼻咽顶部，其次是外侧壁和咽隐窝，前壁最少。我国南方为高发区，北方为低发区。40 岁以上男性多见。

3. 鼻咽癌早期常发生淋巴道转移，常见于颈上深淋巴结，50% 的鼻咽癌患者因颈部无痛性肿块作为首发症状就诊。

四、复习思考题

（一）选择题

【A1 型题】

1. 慢性支气管炎是（　　）
A. 化脓性炎症　　B. 纤维素性炎症
C. 假膜性炎症　　D. 肉芽肿性炎症
E. 慢性非特异性炎症

2. 慢性支气管炎患者可出现咳嗽、咳痰等临床表现，其病变基础是（　　）
A. 管壁平滑肌萎缩、断裂
B. 支气管壁瘢痕形成
C. 支气管黏膜上皮细胞变性、坏死
D. 管壁充血、水肿
E. 黏膜下腺体增生、肥大，浆液腺的黏液化

3. 支气管哮喘时管壁和黏液栓中可见（　　）的崩解产物夏科 - 莱登结晶
A. 嗜酸性粒细胞　　B. 中性粒细胞
C. 单核细胞　　D. 淋巴细胞
E. 浆细胞

4. 支气管扩张症时黏膜上皮增生，并可伴有（　　）
A. 移行上皮化生　　B. 黏液上皮化生
C. 鳞状上皮化生　　D. 杯状上皮化生
E. 肠上皮化生

5. 下列哪项不是大叶性肺炎的病变特征（　　）
A. 多见于单侧肺下叶
B. 细支气管炎及周围肺泡炎
C. 咳铁锈色痰
D. 纤维素性炎症
E. 可并发肺肉质变

6. 小叶性肺炎的病变特征是（　　）
A. 假膜性炎症　　B. 纤维素性炎症
C. 肉芽肿性炎症　　D. 出血性炎症
E. 化脓性炎症

7. 病毒性肺炎的主要诊断依据是（　　）
A. 检出病毒包涵体
B. 肺泡腔内大量中性粒细胞浸润
C. 肺泡腔内大量淋巴细胞浸润
D. 肺泡腔内大量纤维素渗出
E. 肺泡上皮增生

8. 引起慢性肺源性心脏病最常见的疾病是（　　）
A. 肺结核病　　B. 肺脓肿
C. 支气管哮喘　　D. 支气管扩张
E. 慢性支气管炎并阻塞性肺气肿

9. 大叶性肺炎主要由下列哪种细菌感染引起（　　）
A. 大肠埃希菌　　B. 肺炎球菌
C. 铜绿假单胞菌　　D. 金黄色葡萄球菌
E. 溶血性链球菌

10. 硅肺的基本病变是（　　）
A. 硅肺空洞
B. 胸膜增厚
C. 肺的体积缩小质地变硬
D. 肺门淋巴结肿大
E. 硅结节和肺组织弥漫性纤维化

11. 下列关于周围型肺癌的描述，错误的是（　　）
A. 多为鳞癌
B. 可侵犯胸膜
C. 起源于肺段或其远端支气管
D. 多为结节状或球形
E. 淋巴结转移较中央型晚

12. 与肺癌的发生关系最密切的危险因素是（　　）
A. 空气污染　　B. 支气管的慢性炎症
C. 吸烟　　D. 职业因素
E. 基因改变

13. 关于大叶性肺炎红色肝样变期，下列错误的是（　　）
A. 肺泡壁毛细血管扩张充血
B. 肺泡腔内可见大量红细胞
C. 病变肺叶肿大、暗红色
D. 患者可出现肺实变的体征
E. 渗出物中不能检出致病菌

14. 具有神经内分泌功能的肺癌是（　　）
A. 鳞癌　　B. 大细胞癌
C. 小细胞癌　　D. 腺癌
E. 腺鳞癌

15. 慢性肺源性心脏病以哪个心腔的病变为主（　　）
A. 左心室　　B. 左心房
C. 右心室　　D. 右心房
E. 四个心腔同时受累

16. 下列哪项不符合硅肺的病变特征（　　）
A. 硅结节中以淋巴细胞为主
B. 肺间质弥漫纤维化

C. 肺门淋巴结肿大有硅结节形成
D. Ⅲ期硅肺时可见硅肺空洞
E. Ⅱ期硅肺时胸膜增厚
17. 下列关于鼻咽癌的描述，不正确的是（ ）
A. 与 EB 病毒感染有关
B. 好发于鼻咽顶部
C. 分化性鳞癌常见
D. 颈部淋巴结转移一般发生在对侧
E. 多来源于鼻咽黏膜柱状上皮的储备细胞
18. 支原体肺炎的主要诊断依据是（ ）
A. X 线：肺纹理增多 B. 痰查细菌阴性
C. 顽固而剧烈的咳嗽 D. 咳白色泡沫痰
E. 血清冷凝集试验阳性
19. 下列哪种疾病以肺泡腔内纤维素渗出为主（ ）
A. 支气管哮喘 B. 病毒性肺炎
C. 支原体肺炎 D. 大叶性肺炎
E. 支气管扩张
20. 支气管扩张症好发于（ ）
A. 右肺上叶 B. 左肺上叶
C. 双肺下叶 D. 右肺下叶
E. 左肺下叶

【A2 型题】

1. 男，65 岁，吸烟史 40 余年，长期咳嗽、咳痰，1 天前加重，伴呼吸困难，气促、胸闷、发绀而来诊。查体：桶状胸，语音震颤减弱，叩诊呈过清音，心浊音界缩小，肝浊音界下降。呼吸音减弱，呼气延长。肺底可闻及干湿啰音，心音遥远。X 线片可见肺野扩大、横膈下降、透明度增加。请问该患者最可能的病理改变是（ ）
A. 腺泡中央型肺气肿 B. 腺泡周围型肺气肿
C. 全腺泡型肺气肿 D. 间质性肺气肿
E. 老年性肺气肿
2. 男，45 岁，20 余年前曾在石英粉厂长期工作。近 3 年来长期咳嗽、咳痰、气促，并进行性加重。X 线片示肺门区淋巴结肿大，肺野内可见少量类圆形和不规则形小阴影。请问该患者肺内最基本的病理改变是（ ）
A. 检出石棉小体 B. 硅结节形成
C. 空洞 D. 细支气管炎
E. 脱屑性肺泡炎
3. 男，55 岁，吸烟史 30 余年，长期咳嗽、咳痰，症状加重伴呼吸困难 1 天来诊。行支气管镜活检示纤毛柱状上皮减少、脱落，被鳞状上皮替代，杯状上皮细胞增多，黏膜下腺体增生肥大。该患者可能患有（ ）
A. 肺结核 B. 慢性支气管炎
C. 肺癌 D. 肺气肿
E. 支气管扩张症
4. 女，5 岁，因感冒后出现发热，咳嗽，咳脓痰，伴气喘 3 天入院，X 线检查示双肺下叶散在分布边界不清的阴影。此患儿最可能的诊断是（ ）
A. 原发性肺结核 B. 支气管哮喘
C. 病毒性肺炎 D. 支原体肺炎
E. 小叶性肺炎
5. 女，59 岁，体检行胸部 X 线检查时发现右肺中下叶近胸膜处 4cm×3cm 高密度影，边缘模糊可见“毛刺”，患者自述近半年来偶有胸痛、气急。该患者最可能的诊断是（ ）
A. 肺鳞癌 B. 肺腺癌
C. 肺小细胞癌 D. 硅肺
E. 肺大细胞癌
6. 男，30 岁，受凉感冒后发热，咳嗽，咳铁锈色痰，并伴胸痛和呼吸困难，X 线检查示右肺下叶大片致密阴影，边界模糊。该患者最可能的诊断是（ ）
A. 硅肺 B. 大叶性肺炎
C. 病毒性肺炎 D. 肺癌
E. 小叶性肺炎
7. 女，35 岁，多年来咳嗽、咳脓痰，有咯血史，偶有胸痛，该患者应首先考虑（ ）
A. 慢性支气管炎 B. 支气管扩张症
C. 肺腺癌 D. 肺鳞癌
E. 硅肺
8. 女，63 岁，因胸闷气急 3 天入院。查体：口唇发绀，桶状胸；既往咳嗽、咳白色黏痰多年。请问该患者最可能的诊断是（ ）
A. 支气管扩张症
B. 肺腺癌
C. 慢性支气管炎并阻塞性肺气肿
D. 支气管哮喘
E. 肺癌
9. 男，50 岁，因体检发现肺门部有一结节而入院。入院完善相关检查后进行手术；手术切除标本病检示癌细胞呈巢状分布，可见角化珠。请问该患者应诊断为（ ）
A. 肺腺癌 B. 肺高分化鳞癌
C. 肺小细胞癌 D. 肺大细胞癌
E. 肺腺鳞癌

10. 男，45 岁，今日突感左上胸部疼痛，伴呼吸困难入院。查体：半卧位，左肺呼吸音明显减弱，桶状胸。该患者可能的诊断是（　　）

A. 胸膜炎　B. 肺栓塞
C. 肺气肿并自发性气胸　D. 心绞痛
E. 支气管哮喘急性发作

11. 女，23 岁。因车祸伤后长期卧床，近 3 天来体温升高，听诊双下肺有散在湿啰音，请问该患者可能的诊断是（　　）

A. 大叶性肺炎　B. 肺结核
C. 肺栓塞　D. 小叶性肺炎
E. 支气管炎

12. 男，46 岁。因发现颈部无痛性肿块而就诊。查体：颈部淋巴结肿大，边界不清，质硬，活动度差。追问病史，患者自述近期鼻塞、鼻涕中带血丝。请问该患者应考虑为（　　）

A. 鼻咽癌　B. 鼻咽良性肿瘤
C. 鼻炎　D. 鼻咽淋巴瘤
E. 鼻咽部结核

13. 男，35 岁，矿工。近期出现咳嗽、咳痰，偶有胸痛。X 线示肺内多个类圆形小阴影，边界清。肺穿刺活检：见同心圆排列的玻璃样变性的胶原纤维结节。请问该患者可能的疾病是（　　）

A. 肺结核　B. 肺转移性癌
C. 弥漫型肺癌　D. 硅肺
E. 肺脓肿

14. 男，62 岁。咳嗽，咳白色黏痰，伴痰中带血 1 个月。无发热，抗菌药物治疗无效。查体：左下肺呼吸音减弱。该患者应首先考虑的诊断是(　　)

A. 肺癌　B. 支气管扩张
C. 支气管哮喘　D. 肺结核
E. 硅肺

15. 女，55 岁，因进行性胸闷，气短 2 周入院。查体：右肺叩诊呈实音，听诊右肺呼吸音减弱。X 线检查示右肺尖边界不清的占位性病变，右侧胸腔积液。胸穿抽出血性胸腔积液 500ml。该患者可能的疾病是（　　）

A. 恶性胸膜间皮瘤　B. 肺腺癌伴胸膜转移
C. 肺小细胞癌　D. 肺大细胞癌
E. 肺鳞癌

【A3 型题】

（1～2 题共用题干）

男，56 岁，反复咳嗽、咳白色黏液和浆液泡沫性痰，偶可带血，伴有喘息 2 年。现咳嗽、咳痰、喘息等症状突然加重 1 天来诊。

1. 患者可能的疾病是（　　）

A. 结核　B. 慢性支气管炎
C. 哮喘　D. 支气管扩张
E. 肺气肿

2. 该患者咳嗽咳痰的主要病理基础是（　　）

A. 黏液腺增生肥大分泌增加
B. 气道扩张和瘢痕形成
C. 平滑肌肥大增生
D. 肺泡壁破坏过度膨胀
E. 干酪样坏死物形成

（3～4 题共用题干）

男，40 岁，车祸致上、下肢多发骨折。伤后 24 小时突发呼吸功能不全、发绀和严重的动脉低氧血症，氧疗无效。

3. 该患者最可能并发了（　　）

A. 肺栓塞　B. ARDS　C. 气胸
D. 失血性休克　E. 脓毒症

4. 导致严重低氧血症的主要病变基础是（　　）

A. 肺泡上皮细胞坏死
B. 间质和肺泡内水肿和出血
C. 肺泡壁透明膜形成
D. Ⅱ型肺泡上皮细胞增生
E. 黏液分泌腺肿大

（5～6 题共用题干）

男，55 岁，长期吸烟。因咳嗽、痰中带血及胸痛 1 周入院。X 线片可见肺门处有一直径约 5cm 团块影，压迫支气管，肺门周围淋巴结肿大。

5. 患者最可能的诊断是（　　）

A. 腺癌　B. 鳞癌　C. 大细胞癌
D. 腺鳞癌　E. 肺结核

6. 为明确诊断，最佳的检查方法是（　　）

A. MRI　B. CT
C. 痰细胞学检查　D. 纤维支气管镜活检
E. 血清学检查

（7～8 题共用题干）

男，65 岁，长期吸烟，因咳嗽、咳痰、痰中带血伴胸痛来诊。CT 示肺门处直径 9cm 肿块，向肺实质浸润性生长。行纤维支气管镜活检，镜下见癌细胞小，呈梭形或燕麦形，胞质少，似裸核。

7. 患者最可能的诊断是（　　）

A. 肺鳞癌　B. 肺腺癌
C. 肺大细胞癌　D. 肺小细胞癌
E. 肺转移性癌

8. 最具特征性的免疫组化染色阳性标记是（ ）
A. 波形蛋白 B. CgA 和 Syn C. 角蛋白
D. TTF-1 E. 增殖指数
（9 ～ 10 题共用题干）
男，54 岁。因活动后突发右侧胸痛伴呼吸困难 2 小时入院。查体：口唇发绀，右上肺呼吸音明显减弱，心率 98 次 / 分，律齐。既往有慢性支气管炎肺气肿病史 10 余年。
9. 患者最可能的诊断是（ ）
A. 肺栓塞 B. 胸腔积液 C. 肺不张
D. 自发性气胸 E. 急性心梗
10. 为明确诊断，首选的检查方法是（ ）
A. 支气管镜 B. 胸部 CT
C. 胸部 X 线检查 D. 心电图
E. 胸部 MRI

【A4 型题】

（1 ～ 3 题共用题干）
女，58 岁，汉族，不吸烟，1 个月前体检发现右肺中叶外周直径 1cm 的毛玻璃结节影。入院完善相关检查后行肺穿刺活检。
1. 最有可能的肺穿刺活检病理结果是（ ）
A. 肺鳞癌 B. 肺腺癌
C. 肺大细胞癌 D. 肺小细胞癌
E. 肺结核球
2. 病理结果可能具有的组织学特征是（ ）
A. 角化珠和细胞间桥
B. 腺样结构
C. 梭形的小细胞，细胞质稀少
D. 结核性肉芽肿
E. 干酪样坏死
3. 患者诊断明确后行基因突变检测，最有可能出现突变的基因是（ ）
A. *KRAS* B. *BRAF* C. *HER2*
D. *EGFR* E. *ALK*
（4 ～ 6 题共用题干）
女，35 岁。咳嗽、咳脓痰 10 余年，伴有间歇性咯血。幼年时曾患过百日咳。
4. 该患者可能的诊断是（ ）
A. 慢性支气管炎 B. 肺结核
C. 肺癌 D. 肺脓肿
E. 支气管扩张症
5. 此病的主要病变特征是（ ）
A. 纤维素性炎症
B. 支气管壁可见嗜酸性粒细胞浸润
C. 支气管呈囊状或筒状扩张
D. 肺泡间隔破坏
E. 支气管壁黏膜下腺体增生肥大
6. 为明确诊断，最佳的检查方法是（ ）
A. 支气管镜 B. 胸部 CT
C. 胸部 X 线检查 D. 支气管碘油造影
E. 胸部 MRI
（7 ～ 9 题共用题干）
女，25 岁，到植物园游玩后出现咳嗽、咳痰伴喘息 2 天就诊。查体：双肺偶可闻及散在哮鸣音。患者自述为过敏体质。
7. 该患者可能的诊断是（ ）
A. 急性支气管炎 B. 肺炎
C. 支气管哮喘 D. 肺脓肿
E. 支气管扩张症
8. 患者此次发病最可能的诱因是（ ）
A. 尘螨 B. 花粉 C. 感染
D. 劳累 E. 动物皮毛
9. 此病的主要病变特征是（ ）
A. 肺泡间隔破坏
B. 支气管壁黏膜下腺体增生肥大
C. 支气管呈囊状或筒状扩张
D. 鳞状上皮化生
E. 支气管腔内可见黏液栓，管壁可见嗜酸性粒细胞浸润

【B 型题】

（1 ～ 3 题共用备选答案）
A. 化脓性炎症 B. 出血性炎症
C. 纤维素性炎症 D. 间质性炎症
E. 肉芽肿性炎症
1. 支原体肺炎为（ ）
2. 小叶性肺炎为（ ）
3. 大叶性肺炎为（ ）
（4 ～ 7 题共用备选答案）
A. 血性胸腔积液
B. 易并发肺结核
C. 可并发肺肉质变
D. 支气管管腔持久性扩张伴管壁纤维性增厚
E. 支气管可逆性发作性痉挛
4. 硅肺（ ）
5. 大叶性肺炎（ ）
6. 支气管哮喘（ ）
7. 支气管扩张（ ）

（8 ～ 10 题共用备选答案）
A. 痰细胞学检查癌细胞阳性，临床及 X 线检查阴性
B. 常为中央型
C. 常位于肺周边部，呈孤立结节
D. 多由支气管黏膜上皮的嗜银细胞发生
E. 常为弥漫型
8. 肺腺癌（　　）
9. 隐性肺癌（　　）
10. 肺鳞癌（　　）

【X 型题】

1. 下列哪些属于间质性肺炎（　　）
A. 病毒性肺炎　　B. 支原体肺炎
C. 大叶性肺炎　　D. 小叶性肺炎
E. 吸入性肺炎
2. 下列哪些疾病可以引起慢性肺源性心脏病(　　)
A. 慢性支气管炎　　B. 支气管哮喘
C. 慢性阻塞性肺气肿　　D. 胸廓运动障碍性疾病
E. 硅肺
3. 大叶性肺炎灰色肝样变期肺泡腔内的渗出物有（　　）
A. 大量中性粒细胞　　B. 大量纤维素
C. 大量红细胞　　D. 大量巨噬细胞
E. 大量肺炎球菌
4. 可引起肺门淋巴结肿大的疾病有（　　）
A. 硅肺　　B. 肺癌
C. 原发性肺结核　　D. 慢性支气管炎
E. 小叶性肺炎
5. 关于肺癌的描述，下列错误的是（　　）
A. 小细胞癌生长迅速，恶性程度高
B. 腺癌大体上以中央型多见，常转移到肺门淋巴结
C. 鳞癌、小细胞癌均与吸烟关系密切
D. 大细胞癌生长迅速，转移早而广泛
E. 鳞癌大体上以周围型多见，易手术，预后好
6. 支气管扩张症的病变特点是（　　）
A. 支气管壁肥厚，黏膜上皮增生可伴鳞状上皮化生
B. 支气管腔内可见黏液脓性渗出物
C. 病变的支气管呈囊状或筒状扩张
D. 病变可局限于一个肺段或肺叶，也可累及双肺，左肺下叶最多见
E. 支气管的慢性化脓性炎症
7. 下列哪些是支气管哮喘的特点（　　）
A. 发作时可以引起呼气性呼吸困难并伴有哮鸣音
B. 管壁各层可见中性粒细胞浸润
C. 支气管管腔内可见黏液栓，内有夏科 – 莱登结晶
D. 长期反复发作可并发肺气肿
E. 由呼吸道过敏反应引起
8. 肺癌患者可出现（　　）
A. 血性胸水　　B. 肺肉质变
C. 类癌综合征　　D. 肺性骨关节病
E. 局限性肺气肿
9. 关于鼻咽癌的描述，下列正确的是（　　）
A. 泡状核细胞癌对放疗敏感
B. EB 病毒与鼻咽癌的关系密切
C. 鼻咽癌最常发生于鼻咽前壁
D. 鼻咽癌多数起源于鼻咽黏膜柱状上皮的储备细胞
E. 发生直接蔓延时，向后可侵犯下段颈椎、脊髓
10. 下列关于小叶性肺炎的描述,不正确的是(　　)
A. 主要发生于年老体弱者
B. 肺泡腔内大量纤维素渗出
C. 以细支气管为中心的化脓性炎症
D. 由多种细菌的混合感染引起
E. 病变区域肺泡壁结构完整

（二）名词解释（中英文对照）

1. 慢性阻塞性肺疾病（chronic obstructive pulmonary disease，COPD）
2. 慢性支气管炎（chronic bronchitis）
3. 肺气肿（pulmonary emphysema）
4. 支气管扩张症（bronchiectasis）
5. 慢性肺源性心脏病（chronic cor pulmonale）
6. 肺尘埃沉着病（pneumoconiosis）
7. 硅沉着病（silicosis）
8. 急性呼吸窘迫综合征（acute respiratory distress syndrome，ARDS）
9. 新生儿呼吸窘迫综合征（neonatal respiratory distress syndrome，NRDS）
10. 大叶性肺炎（lobar pneumonia）
11. 小叶性肺炎（lobular pneumonia）
12. 肺肉质变（pulmonary carnification）
13. 严重急性呼吸综合征（severe acute respiratory syndrome，SARS）
14. 早期肺癌（early lung cancer）
15. 隐性肺癌（occult lung cancer）

（三）填空题

1. 大叶性肺炎典型的发展过程可分为四期，分别为____，____，____和____。

2. 小叶性肺炎的病变特征是以____为中心的肺组织____炎症。

3. 病毒性肺炎主要表现为____的炎症，检见____是病理组织学诊断病毒性肺炎的主要依据。

4. 支气管哮喘是一种由呼吸道过敏引起的以支气管____痉挛为特征的慢性阻塞性炎性疾病。

5. 最常引起肺心病的是____，其中以____并发____最常见。

6. 鼻咽癌最常发生于____，其次是____和____。

7. 根据肿瘤在肺内的分布部位，可将肺癌分为____，____和____三个主要类型。

8. 硅肺的基本病变是____和____。

9. 鼻咽癌早期常发生____转移，常转移至____。

10. NRDS 以患儿肺内形成____为主要病变特点，故又称____。

（四）判断题

1. 通常以肺动脉瓣下 2cm 处右心室前壁肌层厚度超过 3mm 作为诊断肺心病的病理形态标准。（ ）

2. 患者只要有反复发作的咳嗽、咳痰或伴有喘息症状，就可以诊断为慢性支气管炎。（ ）

3. 硅肺最常见的并发症是肺部感染。（ ）

4. Ⅱ期硅肺时硅结节数量增多，总的病变范围不超过全肺的 1/3。（ ）

5. 支原体肺炎主要表现为肺间质的炎症。（ ）

6. 硅尘颗粒越大致病力越强。（ ）

7. 肺炎通常指肺的急性渗出性炎症，以细菌性肺炎最常见。（ ）

8. 隐性肺癌为支气管黏膜原位癌或早期浸润癌，伴有淋巴结转移。（ ）

9. 位于肺尖部的肺癌可以使患者出现病侧眼睑下垂、瞳孔缩小、胸壁皮肤无汗等交感神经麻痹症状。（ ）

10. 肺癌的大体类型分为中央型、多结节型、弥漫型。（ ）

（五）简答题

1. 简述大叶性肺炎红色肝样变期的病变（肉眼、镜下）并解释其临床症状及 X 线检查表现。

2. 简述慢性支气管炎的病变特点。

3. 简述硅肺的分期和各期的病变特点。

4. 简述肺气肿的类型及各型的特点。

5. 简述肺癌的临床病理联系。

（六）论述题

1. 试述慢性肺源性心脏病的病变特点和病理临床联系。

2. 患儿，男，4 岁。因感冒后出现咳嗽、咳痰，气急入院。查体：体温 39℃，呼吸急促，面色苍白，口唇发绀，鼻翼扇动，精神差。双肺下部可闻及散在湿啰音。X 线检查：左右肺下叶可见散在灶状阴影。请做出初步诊断，并说明所诊断疾病的病变特点。

五、答案及解析

（一）选择题

【A1 型题】

1. E 慢性支气管炎是发生于支气管黏膜及其周围组织的慢性非特异性炎性疾病。

2. E 慢性支气管炎时黏膜下腺体增生、肥大，浆液腺的黏液化，导致黏液分泌增多，而出现咳嗽、咳痰等症状。

3. A 支气管哮喘时管壁和黏液栓中可见嗜酸性粒细胞的崩解产物夏科－莱登结晶。

4. C 支气管扩张症时管壁明显增厚，黏膜上皮增生伴鳞状上皮化生。

5. B 大叶性肺炎主要是由肺炎球菌引起的以肺泡内弥漫性纤维素渗出为主的纤维素性炎症；多见于左肺或者右肺下叶；患者可以咳铁锈色痰，有 3% 的患者可能并发肺肉质变。小叶性肺炎为细支气管炎及周围肺泡炎。

6. E 小叶性肺炎是化脓性炎症。

7. A 检出病毒包涵体是病毒性肺炎的主要诊断依据。

8. E 慢性支气管炎并阻塞性肺气肿是引起慢性肺源性心脏病最常见的原因。

9. B 大叶性肺炎 90% 以上是由肺炎球菌感染引起。

10. E 硅结节形成和肺组织弥漫性纤维化是硅肺的基本病变。

11. A 周围型肺癌多为腺癌。

12. C 吸烟是与肺癌的发生关系最密切的危险因素。

13. E 大叶性肺炎红色肝样变期时渗出物中能检出致病菌。

14. C 小细胞癌是具有神经内分泌功能的肺癌，电镜下可见肿瘤细胞胞质内有神经分泌颗粒。

15. C 慢性肺源性心脏病以右心室的病变为主，心室壁肥厚，心腔扩张，扩大的右心室占据心尖部。

16. A 硅结节中以巨噬细胞为主。

17. D 颈部淋巴结转移一般发生在同侧，对侧极少发生。

18. E 血清冷凝集试验可协助诊断支原体肺炎。

19. D 大叶性肺炎是纤维素性炎症，肺泡腔内有大量纤维素渗出。

20. E 支气管扩张症好发于左肺下叶。

【A2 型题】

1. A 该患者症状和体征符合慢性支气管炎继发阻塞性肺气肿，其主要病理改变是腺泡中央型肺气肿，病变特点是腺泡中央呼吸性细支气管呈囊性扩张，而肺泡管和肺泡囊扩张不明显。

2. B 该患者症状和影像符合硅肺。其基本的病理改变是硅结节形成和肺组织弥漫性纤维化。

3. B 该患者的症状和病变符合慢性支气管炎。慢性支气管炎患者临床上以反复发作咳嗽、咳痰或伴有喘息症状为特征。主要病变：①呼吸道黏液 - 纤毛排送系统受损，纤毛柱状上皮变性、坏死脱落，纤毛倒伏、脱失；上皮再生时，杯状细胞增多，可伴鳞状上皮化生。②黏膜下腺体增生肥大，浆液性上皮发生黏液腺化生，黏液分泌增多。③管壁充血水肿，淋巴细胞、浆细胞浸润。④管壁平滑肌束断裂、萎缩，软骨变性、萎缩或骨化。

4. E 小叶性肺炎的临床表现为发热，咳嗽，咳脓痰，X线检查可见双肺下叶散在分布边界不清的阴影。

5. B 肺腺癌多为周围型，靠近胸膜，呈孤立的结节状或球形癌结节，X 线检查可见高密度影，边缘模糊，有“毛刺”征。

6. B 大叶性肺炎多见于青壮年男性，有咳嗽、咳铁锈色痰等临床表现。

7. B 支气管扩张症表现为慢性化脓性炎症，患者可出现咳嗽、咳脓痰、咯血等表现。

8. C 因患者咳嗽、咳白色黏痰多年，桶状胸，所以考虑其患慢性支气管炎并阻塞性肺气肿。

9. B 肺高分化鳞癌时，癌巢中可见角化珠。

10. C 患者查体发现桶状胸，故可能患有肺气肿，肺气肿的患者可以并发自发性气胸，表现为突发的呼吸困难，伴有呼吸音减弱。

11. D 小叶性肺炎好发于双肺下叶及背侧，多见于儿童、体弱者及久病卧床者。

12. A 鼻咽癌的早期常发生淋巴道转移，最常见于颈上深淋巴结；50% 的鼻咽癌患者会因颈部无痛性肿块作为首发症状而就诊。

13. D 硅肺的基本病变特征是硅结节形成，镜下可见同心圆排列的玻璃样变性的胶原纤维结节。

14. A 老年男性，咳嗽，咳痰，痰中带血，无发热，抗菌药物治疗无效。查体：左下肺呼吸音减弱，应首先考虑肺癌。

15. B 肺腺癌多为周围型，常侵犯胸膜，出现胸腔积液等。

【A3 型题】

1. B 主要症状为咳嗽、咳白色黏痰，伴有喘息 2 年，符合慢性支气管炎的诊断标准。

2. A 慢性支气管炎时黏膜下腺体增生、肥大，浆液腺的黏液化，导致黏液分泌增多，而出现咳嗽、咳痰等症状。

3. B 成人急性呼吸窘迫综合征（ARDS）是在脓毒症、严重创伤或弥漫性肺部感染的情况下，由弥漫性肺泡损伤引起的进行性呼吸功能不全的临床综合征。创伤（包括脑损伤、腹部手术和多发骨折）是呼吸窘迫综合征的常见诱因。其临床表现为突发呼吸功能不全、发绀和严重的动脉低氧血症，氧疗无效。

4. C ARDS 的病理特征是肺泡和肺泡导管内衬有透明膜，是导致严重低氧血症的主要病理改变。镜下可见毛细血管充血，肺泡上皮细胞坏死，间质和肺泡内水肿和出血，毛细血管中（特别是脓毒症时）中性粒细胞聚集。

5. B 鳞癌是肺癌中最常见的类型之一，主要表现为中央型肺癌。患者绝大多数为中老年人，且大多有吸烟史。吸烟最初会导致支气管黏膜鳞状上皮化生。如果引起上皮化生改变的影响因素持续存在，则易于恶性转化为鳞癌。因此，肺鳞癌主要来源于支气管黏膜鳞状上皮化生区域，为中央型肺癌，且与吸烟密切相关。影像学主要表现为近肺门处的团块状阴影和受累支气管阻塞。

6. D 为明确诊断，最佳的检查方法是纤维支气管镜活检，进行病理学检查。

7. D 肺小细胞癌的镜下特点是癌细胞小，呈梭形或燕麦形，胞质少，似裸核。

8. B 肺小细胞癌免疫组化染色显示癌细胞神经内分泌标记如嗜铬蛋白 A（CgA）、突触素（Syn）等呈阳性反应。波形蛋白是间叶组织肿瘤标志物。角蛋白是上皮组织肿瘤标志物。TTF-1 和增殖指数也会呈阳性，但不具有特征性。

9. D 自发性气胸表现为突发的呼吸困难，伴有呼吸音减弱。肺气肿的患者可以并发自发性气胸。

10. C 自发性气胸通过胸部X线检查可以明确诊断。

【A4型题】

1. B 肺腺癌是常见的肺癌类型，多发生于亚裔女性、不吸烟者，多为周围型。

2. B 肺腺癌具有腺样结构。

3. D *EGFR* 突变常发生于亚裔、不吸烟女性腺癌患者。

4. E 支气管扩张症可继发于百日咳，患者可出现咳嗽、咳脓痰，并可伴有间歇性咯血。

5. C 支气管扩张症主要的病变特征是支气管呈囊状或筒状扩张。

6. D 为明确诊断，最佳的检查方法是支气管碘油造影。

7. C 患者为过敏体质，植物园游玩后出现咳嗽、咳痰伴喘息，可闻及散在哮鸣音，故可能的诊断是支气管哮喘。

8. B 患者植物园游玩后发病，最可能诱因是花粉。

9. E 支气管哮喘的主要病变特征是支气管腔内可见黏液栓，管壁可见嗜酸性粒细胞浸润。

【B型题】

1. D 支原体肺炎是由肺炎支原体引起的一种间质性肺炎。

2. A 小叶性肺炎主要由化脓性细菌引起，是以肺小叶为病变单位的急性化脓性炎症。

3. C 大叶性肺炎主要是由肺炎球菌引起的以肺泡内弥漫性纤维素渗出为主的纤维素性炎症。

4. B 硅肺最常见的并发症是肺结核，称为硅肺结核病。

5. C 大叶性肺炎时，因中性粒细胞渗出过少或功能缺陷，释放的蛋白酶量不足，肺泡腔内渗出的纤维素不能被彻底吸收清除，则由肉芽组织加以机化，使病变肺组织呈褐色肉样外观，称肺肉质变。

6. E 支气管哮喘时支气管发生可逆性发作性痉挛。

7. D 支气管扩张时支气管管腔持久性扩张伴管壁纤维性增厚，黏膜上皮增生。

8. C 肺腺癌多为周围型，常位于肺周边部，呈孤立结节。

9. A 隐性肺癌是指肺内无明显肿块，影像学检查阴性，而痰细胞学检查癌细胞阳性，手术切除标本经病理检查证实为支气管黏膜原位癌或早期浸润癌而无淋巴结转移者。

10. B 肺鳞癌常为中央型，靠近肺门。

【X型题】

1. AB 早期或轻型病毒性肺炎表现为间质性肺炎；支原体肺炎是由肺炎支原体引起的一种间质性肺炎。大叶性肺炎、小叶性肺炎、吸入性肺炎是发生于肺实质的炎症。

2. ABCDE 慢性肺源性心脏病的病因：肺疾病（慢性支气管炎、支气管扩张、支气管哮喘、硅肺、肺气肿等）；胸廓运动障碍性疾病；肺血管疾病。

3. AB 大叶性肺炎灰色肝样变期，肺泡腔内可见大量中性粒细胞和纤维素。

4. ABC 硅肺时肺门淋巴结内也有硅结节形成和弥漫性纤维化及钙化，淋巴结因而肿大、变硬；肺癌沿淋巴道转移时，首先至肺门支气管旁淋巴结，故淋巴结肿大；原发性肺结核时结核杆菌可侵入淋巴管，循淋巴引流到肺门淋巴结，引起结核性淋巴管炎和淋巴结炎，表现为淋巴结肿大和干酪样坏死。

5. BE 腺癌大体上以周围型多见；鳞癌大体上以中央型多见，常转移到肺门淋巴结。

6. ABCDE 支气管扩张症表现为支气管的慢性化脓性炎症，病变可局限于一个肺段或肺叶，也可累及双肺，左肺下叶最多见；病变的支气管呈囊状或筒状扩张，支气管腔内可见黏液脓性渗出物，支气管壁肥厚，黏膜上皮增生可伴鳞状上皮化生。

7. ACDE 支气管哮喘是由于过敏反应引起的支气管可逆性发作性痉挛为特征的慢性阻塞性炎性肺疾病，长期反复发作可并发肺气肿；发作时可以引起呼气性呼吸困难并伴有哮鸣音。肉眼观：肺过度膨胀，柔软疏松而有弹性，支气管管腔内含有黏稠痰液和黏液栓，偶尔可有支气管扩张。镜下观：可见黏膜上皮层中杯状细胞增多，黏液腺增生，黏膜的基底膜增厚并发生玻璃样变性，管壁平滑肌肥大，黏膜下及肥厚的肌层内有嗜酸性粒细胞及单核细胞浸润；黏液栓中往往可见尖棱状夏科–莱登结晶。

8. ACDE 肺癌的癌组织阻塞或压迫支气管时，可引起局限性肺萎陷或肺气肿。癌组织侵及胸膜可引起癌性胸腔积液（血性胸水）；小细胞肺癌和腺癌可因5-羟色胺分泌过多而引起类癌综合征；肺性骨关节病也是肺癌最常见的肺外症状，表现为伴有疼痛的骨、关节肥大和杵状指。

9. ABD 鼻咽癌是鼻咽部上皮组织发生的恶性肿瘤，与EB病毒的感染密切相关；癌细胞多数起源于鼻咽黏膜柱状上皮的储备细胞；多见于鼻咽顶部，其次是外侧壁和咽隐窝，发生于前壁者最少；泡状核细胞癌对放疗敏感；鼻咽癌可发生直接蔓延、淋巴道转移和血行转移，其中直接蔓延向后可侵犯上段颈椎、脊髓。

10. BE 小叶性肺炎主要由化脓性细菌引起，是以肺小叶为病变单位的急性化脓性炎症；多见于小儿和年老体弱者；病变呈灶状分布，病灶中可见细支气管壁充血、水肿，支气管、细支气管腔及其周围的肺泡腔内有大量中性粒细胞和脓细胞，病变区域肺泡壁结构破坏形成脓液。

（二）名词解释（中英文对照）

1. 慢性阻塞性肺疾病（chronic obstructive pulmonary disease，COPD）：是一组以肺实质与小气道受到病理损害后，导致慢性不可逆性气道阻塞、呼气阻力增加、肺功能不全为共同特征的肺部疾病。主要包括慢性支气管炎、肺气肿、支气管哮喘和支气管扩张症等疾病。

2. 慢性支气管炎（chronic bronchitis）：是发生于支气管黏膜及其周围组织的慢性非特异性炎性疾病。临床上以反复发作咳嗽、咳痰或伴有喘息症状为特征，且症状每年至少持续 3 个月，连续 2 年以上。

3. 肺气肿（pulmonary emphysema）：是指末梢肺组织（呼吸性细支气管、肺泡管、肺泡囊和肺泡）因含气量过多而伴有肺泡间隔破坏，肺组织弹性减弱，肺体积膨大、通气功能降低的一种病理状态。是支气管和肺部疾病最常见的并发症。

4. 支气管扩张症（bronchiectasis）：是以肺内小支气管管腔持久性扩张伴管壁纤维性增厚为特征的一种慢性呼吸道疾病。临床表现为慢性咳嗽、大量脓痰或反复咯血等症状。

5. 慢性肺源性心脏病（chronic cor pulmonale）：简称肺心病。因慢性肺疾病、肺血管及胸廓的病变引起肺循环阻力增加，肺动脉压力升高而导致以右心室壁肥厚、心腔扩张，甚或发生右心衰竭的心脏病。

6. 肺尘埃沉着病（pneumoconiosis）：简称尘病。是长期吸入有害粉尘在肺内沉着，引起以粉尘结节和肺纤维化为主要病变的常见职业病。临床常伴有慢性支气管炎、肺气肿和肺功能障碍。

7. 硅沉着病（silicosis）：简称硅肺（曾称矽肺），是长期吸入含游离二氧化硅粉尘沉着于肺组织，所引起的以肺部硅结节与弥漫性纤维化为主的疾病。

8. 急性呼吸窘迫综合征（acute respiratory distress syndrome，ARDS）：是指全身遭受严重创伤、感染及肺内严重疾患时，出现的一种以进行性呼吸窘迫和低氧血症为特征的急性呼吸衰竭综合征。因本病多发生在创伤性休克之后，也称休克肺或创伤后湿肺；又因可由弥漫性肺泡毛细血管损伤引起，故又称弥漫性肺泡损伤。

9. 新生儿呼吸窘迫综合征（neonatal respiratory distress syndrome，NRDS）：指新生儿出生后仅出现数分钟至数小时的短暂自然呼吸便发生进行性呼吸困难、发绀等急性呼吸窘迫症状和呼吸衰竭，多见于早产儿、过低体重儿或过期产儿。

10. 大叶性肺炎（lobar pneumonia）：主要是由肺炎球菌引起的以肺泡内弥漫性纤维素渗出为主的炎症，病变通常累及肺大叶的全部或大部。

11. 小叶性肺炎（lobular pneumonia）：主要由化脓性细菌引起，以肺小叶为病变单位的急性化脓性炎症；病变常以细支气管为中心，故又称支气管肺炎（bronchopneumonia）。

12. 肺肉质变（pulmonary carnification）：亦称机化性肺炎。大叶性肺炎时，因中性粒细胞渗出过少或功能缺陷，释放的蛋白酶量不足，肺泡腔内渗出的纤维素不能被彻底溶解清除，则由肉芽组织加以机化，使病变肺组织呈褐色肉样外观，故称肺肉质变。

13. 严重急性呼吸综合征（severe acute respiratory syndrome，SARS）：是 2003 年由世界卫生组织命名的以呼吸道传播为主的急性传染病，国内又称传染性非典型肺炎。本病传染性极强，病原体为 SARS 冠状病毒。

14. 早期肺癌（early lung cancer）：发生于段支气管以上的大支气管者，为中央型早期肺癌，癌组织仅限于管壁内生长，包括腔内型和管壁浸润型（不突破外膜，未侵犯肺实质），无局部淋巴结转移；发生于小支气管者，称周围型早期肺癌，在肺组织内呈结节状，直径＜2cm，亦无局部淋巴结转移。

15. 隐性肺癌（occult lung cancer）：一般指肺内无明显肿块，影像学检查阴性，而痰细胞学检查癌细胞阳性，手术切除标本经病理检查证实为支气管黏膜原位癌或早期浸润癌而无淋巴结转移者。

（三）填空题

1. 充血水肿期　红色肝样变期　灰色肝样变期　溶解消散期。

2. 细支气管　化脓性。
3. 肺间质　病毒包涵体。
4. 可逆性和发作性。
5. 慢性阻塞性肺疾病　慢性支气管炎　阻塞性肺气肿。
6. 鼻咽顶部　外侧壁　咽隐窝。
7. 中央型　周围型　弥漫型。
8. 硅结节形成　肺组织弥漫性纤维化。
9. 淋巴道　颈上深淋巴结。
10. 透明膜　新生儿肺透明膜病。

（四）判断题

1. F 通常以肺动脉瓣下 2cm 处右心室前壁肌层厚度超过 5mm（正常 3 ～ 4mm）作为诊断肺心病的病理形态标准。
2. F 慢性支气管炎是发生于支气管黏膜及其周围组织的慢性非特异性炎性疾病。临床上以反复发作咳嗽、咳痰或伴有喘息症状为特征，且症状每年至少持续 3 个月，连续两年以上。
3. F 硅肺的并发症有肺结核病、慢性肺源性心脏病、肺部感染和阻塞性肺气肿；其中肺结核病最常见，称硅肺结核病。
4. T Ⅱ期硅肺时硅结节数量增多，体积增大，伴有较明显的肺纤维化，硅结节散布于双肺，总的病变范围不超过全肺的 1/3。
5. T 支原体肺炎是由肺炎支原体引起的一种间质性肺炎；病变主要发生于肺间质，故病灶实变不明显，常呈节段性分布。
6. F 硅尘颗粒以直径 1 ～ 2μm 者致病力最强。
7. T 肺炎通常指肺的急性渗出性炎症，以细菌性肺炎最常见，大约占肺炎的 80%。
8. F 隐性肺癌一般指肺内无明显肿块，影像学检查阴性，而痰细胞学检查癌细胞阳性，手术切除标本经病理检查证实为支气管黏膜原位癌或早期浸润癌而无淋巴结转移者。
9. T 位于肺尖部的肺癌常侵犯交感神经链引起 Horner 综合征，患者可出现病侧眼睑下垂、瞳孔缩小、胸壁皮肤无汗等交感神经麻痹症状。
10. F 根据肿瘤在肺内的分布部位，可将肺癌分为中央型、周围型和弥漫型。

（五）简答题

1. 大叶性肺炎红色肝样变期的病变特点：肉眼观病变肺叶肿大，呈暗红色，质地变实似肝，故称红色肝样变期。胸膜有纤维蛋白性渗出物覆盖。镜下：肺泡壁毛细血管扩张充血，肺泡腔内充满大量红细胞和纤维素，其中的纤维素连接成网并常穿过肺泡间孔与相邻肺泡中的纤维素网相接。临床上可出现：发绀（肺泡通气和换气功能障碍，氧分压降低）；咳铁锈色痰（肺泡中红细胞被巨噬细胞吞噬降解成含铁血黄素）；胸痛（胸膜纤维素渗出引起纤维素性胸膜炎）。X 线片致密阴影为肺大叶实变所致。

2. 慢性支气管炎是发生于支气管黏膜及其周围组织的慢性非特异性炎性疾病。早期，病变限于较大的支气管，随病情进展逐渐累及细支气管。其主要病变为：①呼吸道黏液 - 纤毛排送系统受损，纤毛柱状上皮变性、坏死脱落，纤毛倒伏、脱失；上皮再生时，杯状细胞增多，可伴鳞状上皮化生。②黏膜下腺体增生肥大，浆液性上皮发生黏液腺化生，黏液分泌增多。③管壁充血水肿，淋巴细胞、浆细胞浸润。④管壁平滑肌束断裂、萎缩，软骨变性、萎缩或骨化。

3. 硅肺根据肺内硅结节的数量、大小、分布范围及肺纤维化的程度，将硅肺分为三期：① Ⅰ期硅肺：主要表现为肺门淋巴结肿大，有硅结节形成和纤维化改变。肺组织中硅结节数量较少，直径一般在 1 ～ 3mm，主要分布在双肺中、下叶近肺门处；X 线检查，肺门阴影增大，密度增强，肺野内可见一定数量的类圆形或不规则形小阴影；肺的重量、体积和硬度无明显改变；胸膜上可有硅结节形成，但胸膜增厚不明显。② Ⅱ 期硅肺：硅结节数量增多、体积增大，可散布于双肺，但仍以肺门周围中、下肺叶较密集，总的病变范围不超过全肺的 1/3，同时伴有明显纤维化；X 线表现为肺野内有较多量直径小于 1cm 的小阴影，分布范围广；肺的重量、体积和硬度均有增加，胸膜也增厚。③Ⅲ期硅肺（重症硅肺）：硅结节密集融合成块，形成硅肺团块；病灶之间的肺组织常有明显的肺气肿或肺不张；X 线检查，肺内出现直径大于 2cm 的大阴影；肺的重量和硬度明显增加；新鲜肺标本可竖立不倒，入水下沉，切开时阻力甚大，并有砂粒感；团块状病灶的中央可有硅肺空洞形成。

4. 肺气肿根据病变部位、范围和性质的不同，可分为以下类型：①肺泡性肺气肿：病变常发生于肺腺泡内，常合并小气道阻塞性通气功能障碍，故也称为阻塞性肺气肿，又分为腺泡中央型、腺泡周围型、全腺泡型。腺泡中央型肺气肿：最常见，特点是位于肺腺泡中央的呼吸性细支气管呈囊状扩张，肺泡管和肺泡囊扩张不明显；腺泡周围型肺气肿：腺泡的呼吸性细支气管基本正常，而远侧端位于其周围的肺泡管和肺泡囊扩张；全腺泡型肺气肿：呼吸性细支气管，肺泡管和肺泡囊均扩张。②间质性肺气肿：是由于肺泡间隔或细支气壁破裂，气体逸入肺间质内，在小叶间隔与肺膜连接处形成串珠状小气泡，呈网状分布于肺膜下。③其他类型：代偿性肺气肿是指因肺萎陷、肺叶切除后剩余肺组织或肺实变病变周围肺组织的肺泡代偿性过度通气。通常不伴有气道和肺泡壁的损伤破坏。老年性肺气肿是因老年人肺组织弹性回缩力下降，呼吸时肺泡不能充分扩张和回缩，由于储气过多导致肺膨胀。瘢痕旁肺气肿，也称不规则型肺气肿，病变主要发生在瘢痕附近的肺组织，由肺泡破裂融合形成。发生的具体部位不定，大小形态不一。

5. 肺癌一般发病隐匿，早期症状常不明显，易被忽视。患者可有咳嗽、痰中带血、气急或胸痛。有时咯血，是最易引起注意而就医的症状。癌组织阻塞或压迫支气管时，可引起局限性肺萎陷或肺气肿。癌组织侵及胸膜可引起癌性胸腔积液；侵蚀食管可引起支气管食管瘘；侵犯纵隔内、气管旁淋巴结，压迫上腔静脉可引起上腔静脉综合征，表现为面颈部水肿及颈、胸部静脉曲张。位于肺尖部的肺癌易侵犯交感神经链，引起病侧眼睑下垂，瞳孔缩小和胸壁皮肤无汗等交感神经麻痹综合征（Horner 综合征）；侵犯臂丛神经可出现上肢疼痛及手部肌肉萎缩。小细胞肺癌和腺癌可因 5- 羟色胺分泌过多而引起类癌综合征；肺性骨关节病也是肺癌最常见的肺外症状，表现为伴有疼痛的骨、关节肥大和杵状指。此外，还可发生神经肌肉病变（肌无力综合征）、高血钙、低血糖和低钠血症、库欣综合征及男性乳房发育症等副肿瘤综合征。

（六）论述题

1. 慢性肺源性心脏病是因慢性肺疾病、肺血管及胸廓的病变引起肺循环阻力增加，肺动脉压力升高而导致以右心室壁肥厚、心腔扩张，甚或发生右心衰竭的心脏病，简称肺心病。病变特点：①肺部病变：除原有的慢性支气管炎、肺气肿、肺间质纤维化等病变外，肺心病时肺内主要的病变是肺小动脉的变化，表现为肌型小动脉中膜增生、肥厚，内膜下出现纵行肌束，无肌型细动脉肌化。还可发生肺小动脉炎，肺小动脉弹力纤维和胶原纤维增生以及肺小动脉血栓形成和机化。②心脏病变：右心室因肺动脉高压而发生代偿性肥厚，心腔扩张，扩张的右心室使心脏的横径增大，形成横位心；心尖钝圆、肥厚，重量达 800g 以上。右心室前壁肺动脉圆锥显著膨隆，通常以肺动脉瓣下 2cm 处右心室肌壁厚度超过 5mm（正常 3 ～ 4mm）作为病理诊断肺心病的形态标准。镜下，可见心肌细胞肥大，核大深染，也可见缺氧所致的心肌纤维萎缩、肌浆溶解、横纹消失，以及间质水肿和胶原纤维增生等现象。临床病理联系：肺心病发展缓慢，临床表现除原有肺疾病的症状和体征外，逐渐出现呼吸衰竭和右心衰竭的临床表现；主要有心悸、肝脾大、下肢水肿等；继发肺部感染者，可并发酸中毒和肺性脑病，出现头痛、烦躁不安、嗜睡甚至昏迷等症状。

2. 初步诊断：小叶性肺炎。病变特点：小叶性肺炎主要由化脓性细菌引起，以肺小叶为病变单位的急性化脓性炎症，病变常以细支气管为中心，故又称支气管肺炎。肉眼观，病变散布于双肺各叶，尤以背侧和下叶多见。病灶大小不等，直径多在 0.5 ～ 1cm（相当于肺小叶范围），形状不规则，色暗红或带黄色。严重者，病灶相互融合，形成融合性支气管肺炎。镜下，可见病变呈灶状分布，病灶中可见细支气管壁充血、水肿，细支气管腔及其周围的肺泡腔内有大量中性粒细胞、脱落的黏膜上皮和肺泡上皮细胞，细支气管和肺泡结构破坏形成脓液。病灶周围肺组织充血，部分肺泡呈不同程度扩张（代偿性肺气肿）。

（杨志鸿　奎　翔）

第十一章　消化系统疾病

一、学习目标

（一）掌握

1. 慢性萎缩性胃炎、消化性溃疡的病理变化及消化性溃疡的并发症。

2. 病毒性肝炎的基本病变及临床病理类型。

3. 肝硬化的基本病变、不同病因引起肝硬化的病变特点及临床病理联系。

4. 早期胃癌和早期肝癌的定义。

（二）熟悉

1. 消化性溃疡、病毒性肝炎、肝硬化的病因。

2. 常见消化道恶性肿瘤的好发部位、病理特点及转移途径。

3. 阑尾炎的类型、病变特点及并发症。

（三）了解

1. 消化性溃疡、病毒性肝炎、肝硬化的发病机制。

2. 非特异性肠炎的类型及病理变化特点。

二、思维导图

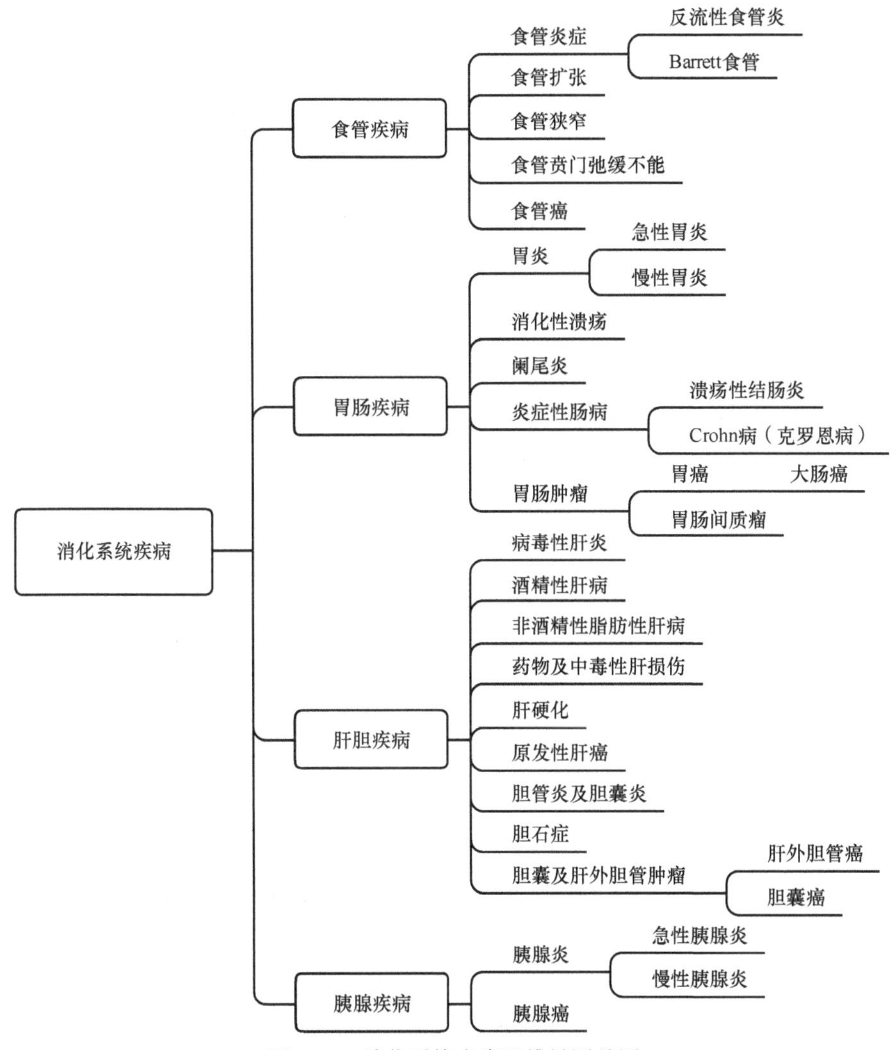

图 11-1　消化系统疾病思维导图总图

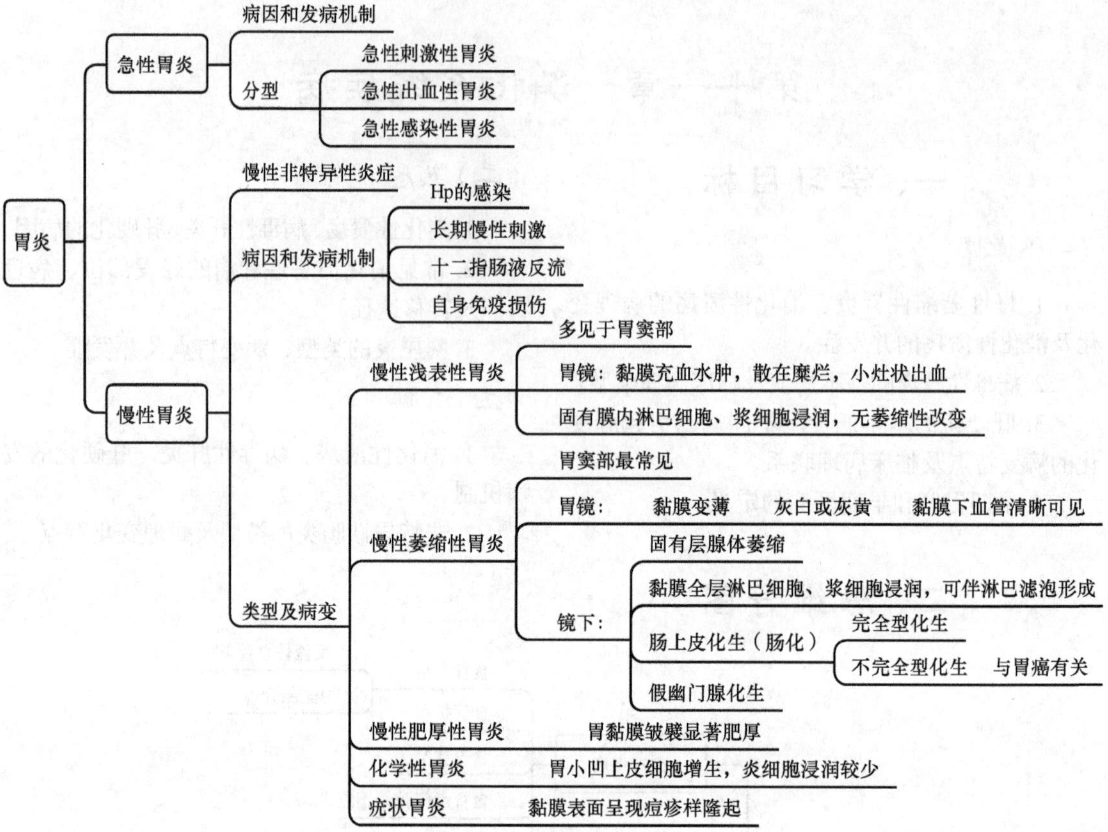

胃炎
急性胃炎
病因和发病机制
分型
急性刺激性胃炎
急性出血性胃炎
急性感染性胃炎
慢性胃炎
慢性非特异性炎症
病因和发病机制
Hp的感染
长期慢性刺激
十二指肠液反流
自身免疫损伤
类型及病变
慢性浅表性胃炎
多见于胃窦部
胃镜：黏膜充血水肿，散在糜烂，小灶状出血
固有膜内淋巴细胞、浆细胞浸润，无萎缩性改变
慢性萎缩性胃炎
胃窦部最常见
胃镜:
黏膜变薄
灰白或灰黄
黏膜下血管清晰可见
镜下:
固有层腺体萎缩
黏膜全层淋巴细胞、浆细胞浸润，可伴淋巴滤泡形成
肠上皮化生（肠化）
完全型化生
不完全型化生
与胃癌有关
假幽门腺化生
慢性肥厚性胃炎
胃黏膜皱襞显著肥厚
化学性胃炎
胃小凹上皮细胞增生，炎细胞浸润较少
疣状胃炎
黏膜表面呈现痘疹样隆起

图 11-2　胃炎思维导图

消化性溃疡病
概念
病因和发病机制
胃、肠黏膜防御屏障破坏
病理变化
部位及大小
胃溃疡
胃小弯近幽门处
直径一般<2cm
十二指肠溃疡
球部的前壁或后壁
直径多<1cm
肉眼观
圆形或卵圆形，边缘整齐，底部平坦
深浅不一，深者可达肌层或浆膜层
溃疡周围黏膜皱襞呈轮辐状向溃疡处集中
镜下
由内向外分4层
渗出层
坏死层
肉芽组织层
瘢痕层
结局和并发症
愈合
出血
穿孔
急性弥漫性腹膜炎
幽门梗阻或狭窄
癌变
胃溃疡癌变率一般小于1%
十二指肠溃疡一般不癌变

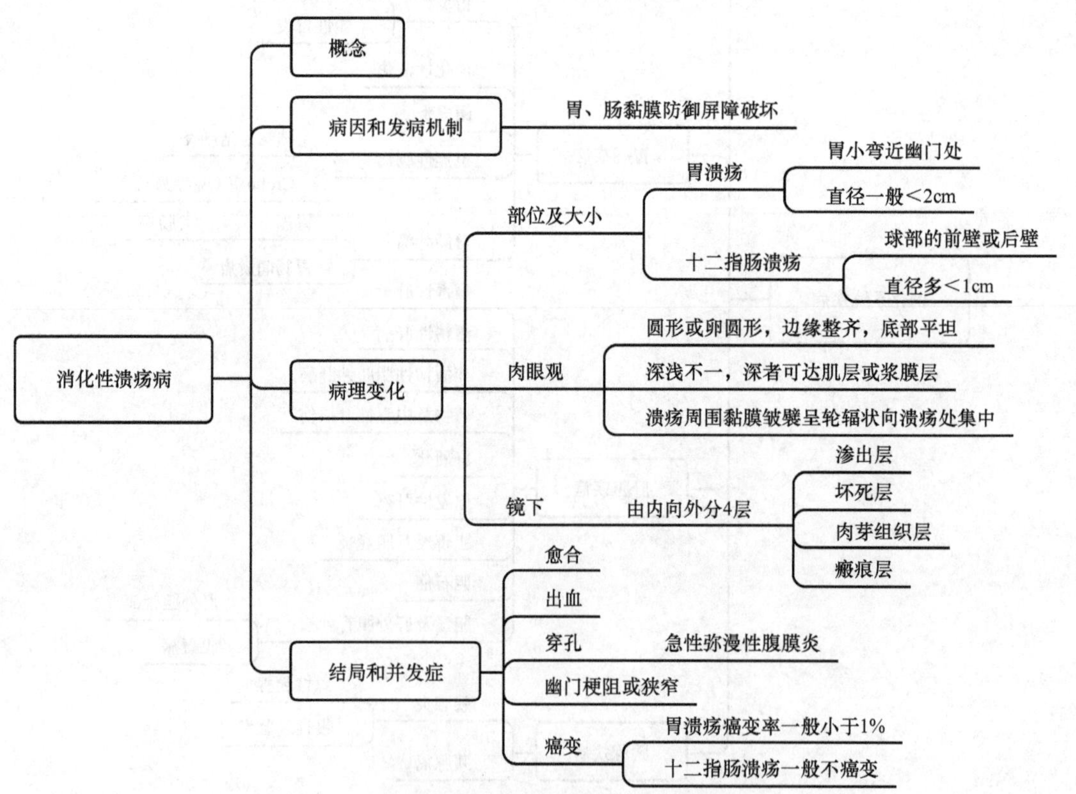

图 11-3　消化性溃疡病思维导图

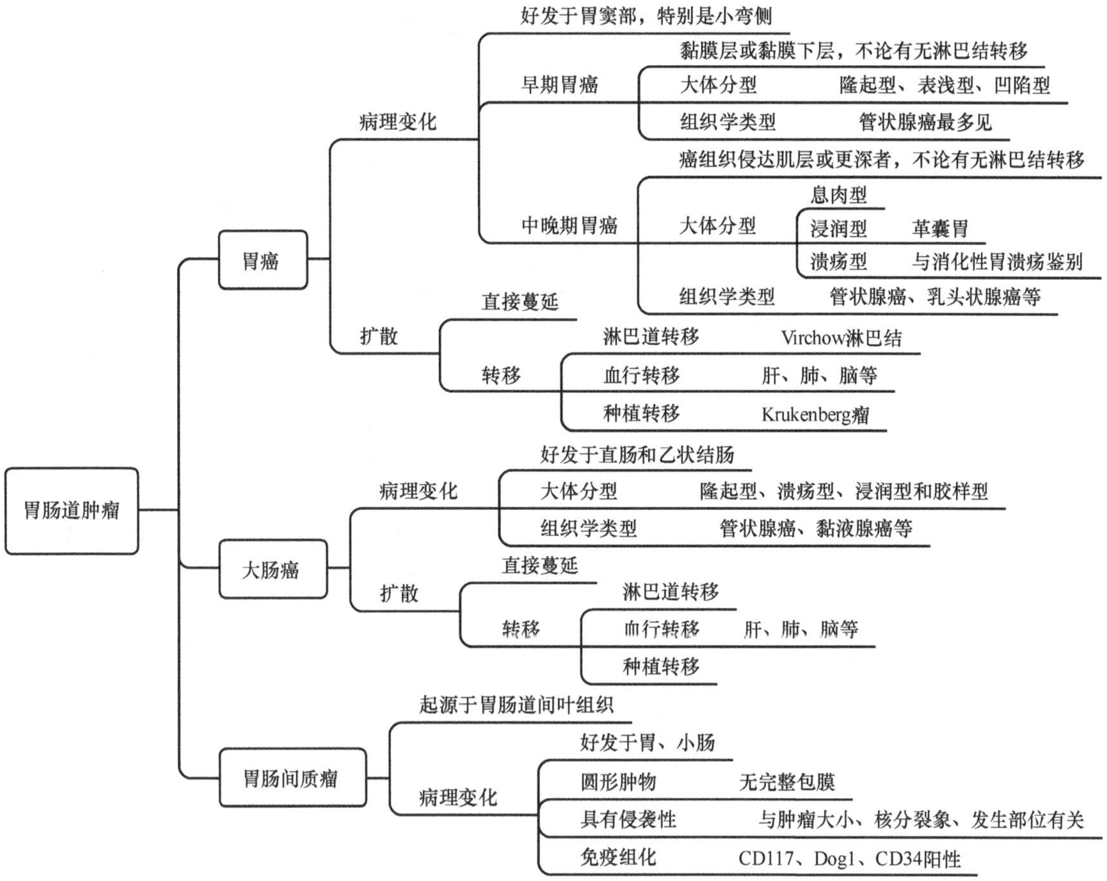

胃肠道肿瘤
胃癌
病理变化
好发于胃窦部，特别是小弯侧
早期胃癌
黏膜层或黏膜下层，不论有无淋巴结转移
大体分型
隆起型、表浅型、凹陷型
组织学类型
管状腺癌最多见
中晚期胃癌
癌组织侵达肌层或更深者，不论有无淋巴结转移
大体分型
息肉型
浸润型
革囊胃
溃疡型
与消化性胃溃疡鉴别
组织学类型
管状腺癌、乳头状腺癌等
扩散
直接蔓延
转移
淋巴道转移
Virchow淋巴结
血行转移
肝、肺、脑等
种植转移
Krukenberg瘤
大肠癌
病理变化
好发于直肠和乙状结肠
大体分型
隆起型、溃疡型、浸润型和胶样型
组织学类型
管状腺癌、黏液腺癌等
扩散
直接蔓延
转移
淋巴道转移
血行转移
肝、肺、脑等
种植转移
胃肠间质瘤
起源于胃肠道间叶组织
病理变化
好发于胃、小肠
圆形肿物
无完整包膜
具有侵袭性
与肿瘤大小、核分裂象、发生部位有关
免疫组化
CD117、Dog1、CD34阳性

图 11-4　胃肠道肿瘤思维导图

病毒性肝炎
病因及发生机制
肝炎病毒感染
变质性炎
基本病变
肝细胞变性
细胞水肿
胞质疏松化
气球样变
嗜酸性变
胞质脱水
细胞小而嗜酸性染色增强
肝细胞凋亡
凋亡小体
嗜酸性小体
肝细胞坏死
点状坏死
碎片状坏死
桥接坏死
大片坏死
炎细胞浸润
淋巴细胞、单核细胞
肝细胞再生
结节状再生
间质反应性增生和小胆管增生
Kupffer细胞增生
间叶细胞及成纤维细胞的增生
小胆管增生

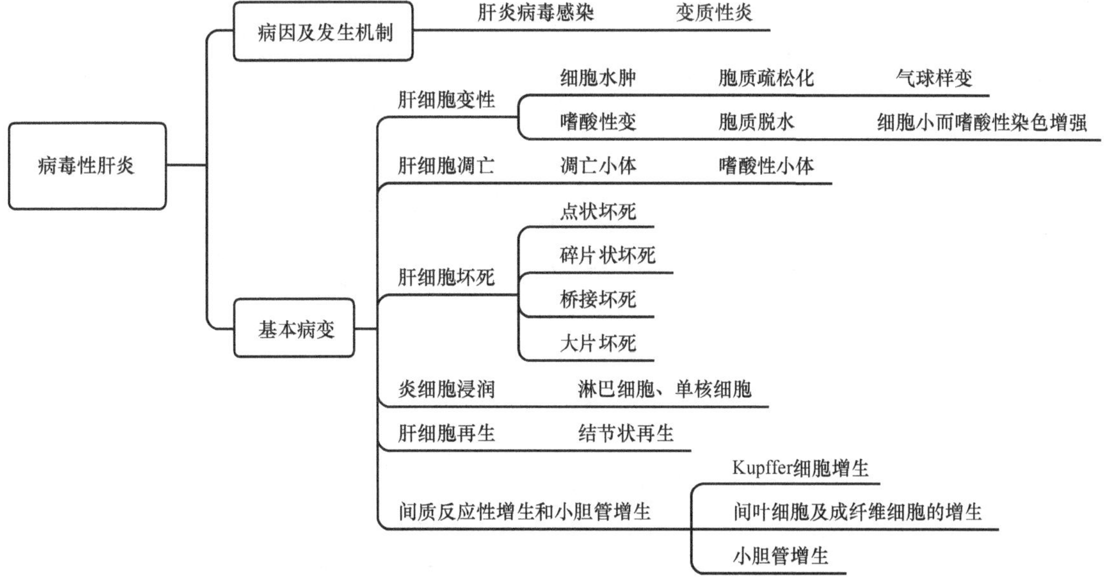

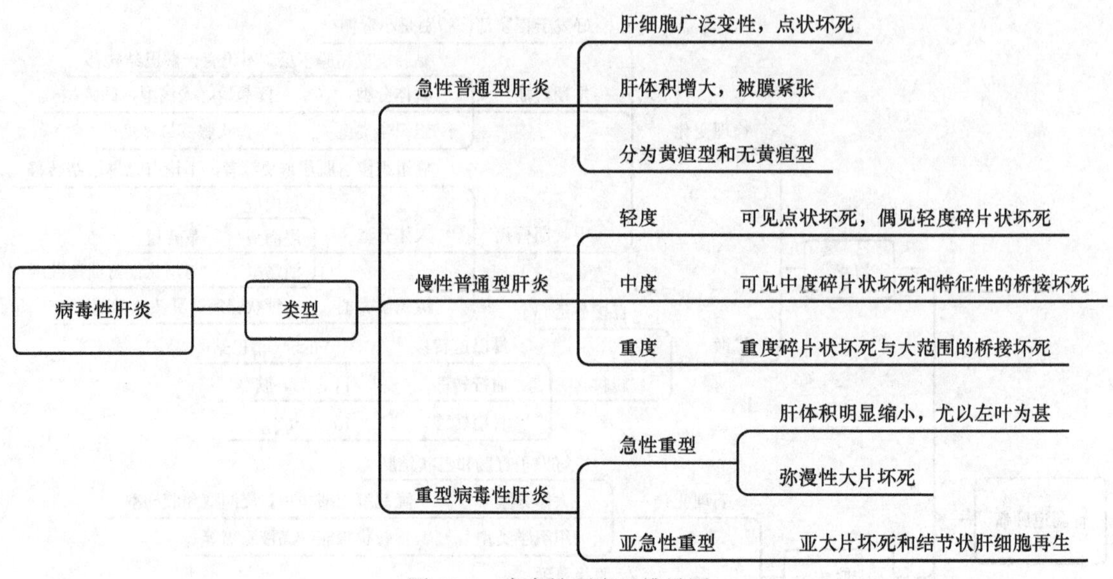

病毒性肝炎
类型
急性普通型肝炎
肝细胞广泛变性，点状坏死
肝体积增大，被膜紧张
分为黄疸型和无黄疸型
慢性普通型肝炎
轻度
可见点状坏死，偶见轻度碎片状坏死
中度
可见中度碎片状坏死和特征性的桥接坏死
重度
重度碎片状坏死与大范围的桥接坏死
重型病毒性肝炎
急性重型
肝体积明显缩小，尤以左叶为甚
弥漫性大片坏死
亚急性重型
亚大片坏死和结节状肝细胞再生

图 11-5 病毒性肝炎思维导图

肝硬化
病因
病毒性肝炎
慢性酒精中毒
营养缺乏
毒物中毒
发生机制
进行性纤维化
分型
小结节性（门脉性）
结节大小一致，直径＜3mm
大结节性（坏死后性）
结节大小不均，直径＞3mm
混合结节性
病理变化
早期肝体积可正常或稍大，质地稍硬。晚期肝体积明显缩小
表面或切面呈弥漫全肝的结节
正常肝小叶结构被破坏，由假小叶取代
大小不等圆形或椭圆形肝细胞团
可见变性、坏死、再生的肝细胞，排列紊乱
中央静脉缺如、偏位或两个以上
外周被纤维间隔包绕
临床病理联系
门静脉高压症
原因
窦性阻塞，窦后性阻塞，窦前性阻塞
表现
慢性淤血性脾大、脾功能亢进
胃肠淤血、水肿
腹水
侧支循环形成
肝功能不全
原因
肝细胞受损
表现
蛋白质合成障碍
出血倾向
胆色素代谢障碍
激素的灭活功能减弱
肝性脑病

图 11-6 肝硬化思维导图

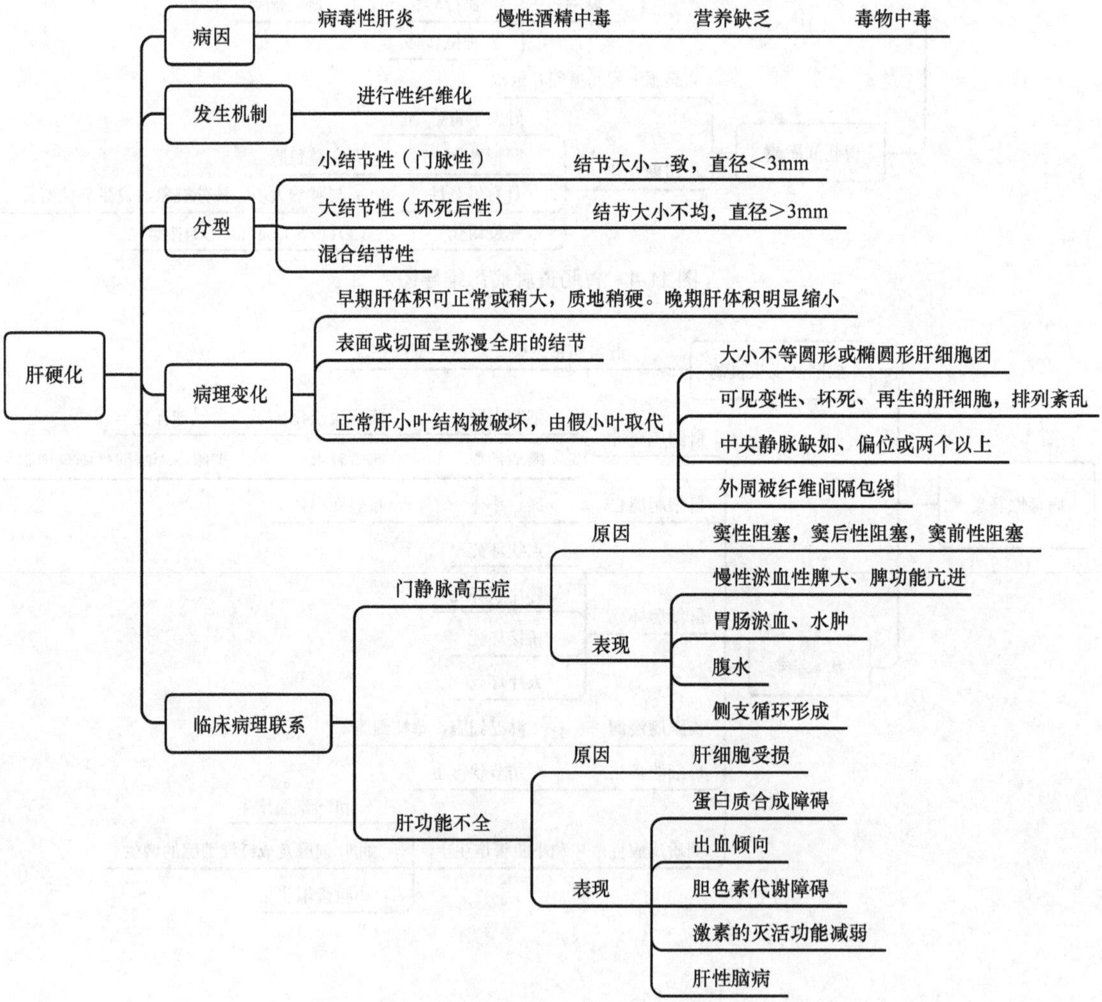

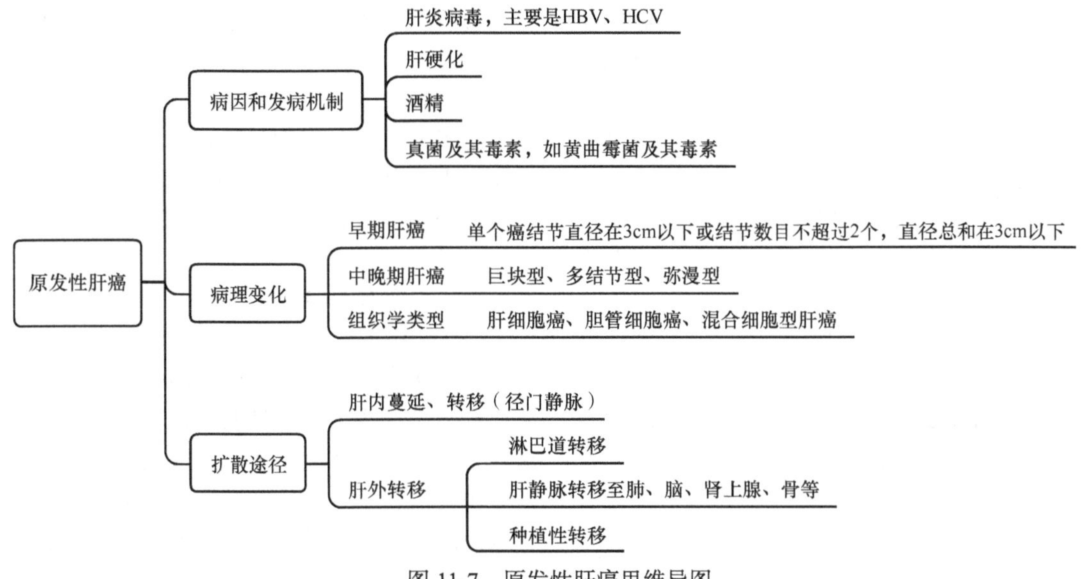

图 11-7　原发性肝癌思维导图

三、知识点纲要

（一）食管疾病

1. 食管炎

反流性食管炎：较常见，多伴慢性胃炎。胃和（或）十二指肠内容物反流入食管，引起食管黏膜充血、水肿、糜烂、溃疡、化生和纤维化等病变。

Barrett 食管（Barrett esophagus）：长期胃食管反流，食管鳞状上皮被柱状上皮取代，称 Barrett 食管。是一种癌前病变，可恶变转化为腺癌。

2. 食管癌　由黏膜上皮或腺体发生的恶性肿瘤。发病人群以 40 岁以上男性较多。中、晚期以进行性吞咽困难为主要临床表现。

病因及发病机制：病因未明。环境因素、某些致癌物和病毒感染是重要的相关因素。

病理变化：食管癌好发于食管中段，下段次之，上段最少。根据病变进程可分为早期癌和中晚期癌。

早期食管癌：肿瘤仅累及黏膜层或黏膜下层，未侵及肌层，无论是否有淋巴结转移。多为原位癌或黏膜内癌。

中晚期食管癌：肉眼观可分为溃疡型、蕈伞型、髓质型、缩窄型 4 型。镜下，组织学类型分为鳞状细胞癌，占 90%，依分化程度分高、中、低 3 级；腺癌，少见，与 Barrett 食管有关。

扩散及转移：直接蔓延，淋巴道转移，血行转移。

（二）胃肠疾病

1. 胃炎　胃黏膜的炎性病变，是一种常见病。依病程分为急性和慢性，依部位分为局限性和弥漫性。

（1）病因及发病机制：急性胃炎由损伤因素直接引起。慢性胃炎的病因及发病机制尚未完全阐明。

（2）病理类型及病理变化

1）急性胃炎表现为胃黏膜充血、水肿，中性粒细胞浸润，不同程度的出血、糜烂，严重者广泛坏死乃至穿孔。根据主要病变特征分为：急性刺激性胃炎、急性出血性胃炎、急性腐蚀性胃炎、急性感染性胃炎等。

2）慢性胃炎的病理类型和病变

A. 慢性浅表性胃炎：多见于胃窦部，呈局灶性或弥漫性。以胃小凹之间的固有膜内淋巴细胞、浆细胞浸润为特征，伴固有膜充血水肿，腺体无破坏或减少。

B. 慢性萎缩性胃炎：胃窦部最常见。

胃镜：①黏膜变薄，皱襞变平或消失，表面呈细颗粒状；②正常橘红色消失、变浅，呈灰白或灰黄色；③黏膜下血管清晰可见，伴渗出、糜烂。

镜下：①胃小凹变浅，黏膜固有层腺体萎缩、稀疏；②黏膜全层淋巴细胞、浆细胞浸润，可形成淋巴滤泡；③肠上皮化生（肠化）和假幽门腺化生；④急性活动期可见糜烂及多量中性粒细胞浸润。

C. 肥厚性胃炎：又称 Menetrier 病。以胃黏膜皱襞显著肥厚为特征，状如脑回，好发于胃底和胃体。

D. 其他慢性胃炎：如疣状胃炎、嗜酸性胃炎、肉芽肿性胃炎。

2. 消化性溃疡 发生于胃和十二指肠的慢性消化性溃疡，为常见病。患者有周期性上腹部疼痛、泛酸、嗳气等。胃、肠黏膜防御屏障破坏是导致溃疡形成的主要原因。

胃溃疡多发生于胃小弯近幽门处，尤其是胃窦部，直径一般＜2cm。十二指肠溃疡多发生于球部的前壁或后壁，直径多＜1cm。

溃疡底部由内向外分 4 层：①渗出层；②坏死层；③肉芽组织层；④瘢痕层。瘢痕层内可见增生性动脉炎，动脉管壁增厚、管腔狭窄及血栓形成。另可见神经节细胞和神经纤维变性或增生，有时可形成创伤性神经瘤，成为顽固性疼痛的重要原因。

结局：渗出物及坏死组织逐渐被吸收，肉芽组织增生形成瘢痕组织修复愈合。溃疡也可发生出血、穿孔、幽门梗阻或狭窄、癌变等并发症。

3. 阑尾炎 消化系统常见疾病，临床特点是转移性右下腹疼痛。

病因及发病机制：细菌感染和阑尾腔阻塞为阑尾炎发病的两个主要因素。

根据病程和病变特点，将阑尾炎分为急性和慢性两大类。

急性阑尾炎：包括急性单纯性阑尾炎、急性蜂窝织炎性阑尾炎（弥漫性化脓性炎症）、急性坏疽性阑尾炎（腐败菌感染）。

慢性阑尾炎：多为急性阑尾炎未愈转变而来，也可开始即呈慢性过程。肉芽组织和纤维组织增生可致管腔完全闭塞（闭塞性阑尾炎）。

阑尾炎经过有效治疗后，预后良好。

4. 炎症性肠病 又称非特异性肠炎或特发性肠炎，主要有 Crohn 病和溃疡性结肠炎。

Crohn 病（克罗恩病）：一种原因不明的以消化道病变为主伴有免疫异常的全身性疾病，又称局限性肠炎或节段性肠炎，主要累及回肠末端，以青壮年多见。病因及发病机制未明。推测由免疫异常、遗传和感染诸因素综合作用所致。副结核分枝杆菌、病毒及衣原体的感染与该病的关系曾受到关注。病理变化：好发部位为回肠末端，其次为结肠，或同时累及。病变常呈跳跃式、节段性分布，与相对正常肠段相互间隔，界线清楚。病变处肠壁增厚、变硬，肠腔狭窄。由于黏膜面高度水肿而呈块状增厚如鹅卵石样。

溃疡性结肠炎：一种原因不明的结肠慢性炎症，可伴发结节性红斑、游走性关节炎、硬化性胆管炎等肠外免疫性疾病。发病年龄以 20 ～ 30 岁最多见，男性多于女性。病变主要累及结肠，以直肠最多，偶见于回肠。病因及发病机制未明。与遗传易感性和自身免疫有关。病理变化：好发部位为直肠和乙状结肠，其余结肠亦可累及。病变主要位于黏膜层，较少累及肌层。病变初期表现为隐窝上皮变性、坏死，中性粒细胞侵入腺腔内形成隐窝脓肿。脓肿进一步扩大，可致椭圆形表浅溃疡，融合后形成广泛而不规则的大片溃疡。病程越长，癌变危险性越大（表 11-1）。

表 11-1 常见肠道炎症疾病的临床病理特点

项目	克罗恩病（Crohn 病）	溃疡性结肠炎	急性出血性坏死性肠炎	菌群失调性假膜性肠炎
好发人群	15 ～ 30 岁人群	20 ～ 40 岁人群	婴儿	各年龄段
常见部位	多在回肠末端	多在直肠、乙状结肠	小肠	肠道各段
大体特点	病变节段性分布，肠壁增厚变硬，状如鹅卵石，裂隙状溃疡	病变连续性弥漫性分布，浅表溃疡伴息肉形成	节段性出血坏死	假膜形成
镜下特点	非干酪样坏死肉芽肿，肠壁全层大量淋巴细胞浸润	隐窝脓肿，固有膜内大量中性粒细胞浸润	肠壁出血坏死	纤维素渗出、黏膜坏死
临床特点	慢性腹部包块、肠瘘、肠梗阻	腹痛、腹泻和脓血便，经过缓慢，可癌变	急性经过，便血、休克	长期使用广谱抗生素造成的并发症

5. 胃肠肿瘤

（1）胃癌：是发生于胃黏膜及其腺体的恶性肿瘤，为人类常见恶性肿瘤之一，世界范围内每年新增病例约 75 万。好发于 40 ～ 60 岁，男性多于女性，近年发病人群有年轻化趋势。

病因及发生机制未完全明了。幽门螺杆菌（*Hp*）与胃癌的关系备受关注。环境因素和饮食因素在胃癌发生过程中的作用不容忽视。

病理变化：胃癌好发于胃窦部，特别是小弯侧，其次为贲门部，胃体部少见。依据癌组织侵犯深度，分为早期胃癌和中晚期（进展期）胃癌。

中晚期（进展期）胃癌：肉眼分为息肉 / 蕈伞型、溃疡型和浸润型。组织学类型分为乳头状腺癌、管状腺癌、黏液腺癌、印戒细胞癌和未分化癌等。

胃癌的扩散途径：直接蔓延，淋巴道转移，血行转移，种植性转移（表 11-2）。

表 11-2 溃疡型胃癌与胃消化性溃疡的肉眼区别

鉴别点	胃消化性溃疡	溃疡型胃癌
外观	圆形或椭圆形	不规则、火山口状
大小	直径常＜ 2cm	直径常＞ 2cm
深度	较深	较浅
边缘	常低于周围黏膜	不整齐，常隆起
底部	整齐，不隆起	不平，易出血、坏死
周围黏膜	皱襞向溃疡集中	皱襞中断、增粗呈结节状

（2）大肠癌：为发生于大肠黏膜上皮及其腺体的恶性肿瘤，发病率逐年增加。

病因及发病机制：环境和遗传因素与大肠癌的发生关系密切。

病理变化及类型：好发于直肠和乙状结肠，其次为盲肠和升结肠，再次为降结肠和横结肠。

肉眼观可分隆起型、溃疡型、浸润型和胶样型。

组织学可分为腺癌（乳头状或管状）、黏液腺癌、印戒细胞癌、未分化癌、腺鳞癌、鳞癌等。以腺癌最常见。

扩散和转移途径：直接蔓延，淋巴道转移，血行转移，种植性转移。

（三）肝胆疾病

1. 病毒性肝炎 由肝炎病毒引起的以肝细胞变性、坏死为主要病变的传染病。

病因及发生机制：目前已证实的肝炎病毒有甲型（HAV）、乙型（HBV）、丙型（HCV）、丁型（HDV）、戊型（HEV）及庚型（HGV）六种。

基本病变：

（1）肝细胞变性和坏死：有细胞水肿和嗜酸性变、溶解性坏死和凋亡。根据肝细胞坏死的范围和分布特点，可分为：①点状坏死；②碎片状坏死；③桥接坏死；④大片坏死。

（2）炎细胞浸润：主要是淋巴细胞、单核细胞，也有少量浆细胞及中性粒细胞，呈散在或灶状浸润于坏死灶内或门管区。

（3）肝细胞再生：坏死的肝细胞由周围的肝细胞通过分裂而再生修复。再生的肝细胞体积较大，核大而深染，有的可有双核。再生的肝细胞可沿原有的网状支架排列；如坏死严重，网状支架塌陷，再生的肝细胞因失去支架不能呈条索状排列，而呈团块状，称为结节状再生。

（4）间质反应性增生和小胆管增生：① Kupffer 细胞增生；②间叶细胞及成纤维细胞增生；③小胆管增生，见于慢性且坏死较严重病例的门管区或坏死灶内。

类型：

（1）急性普通型肝炎：最常见，临床分为黄疸型和无黄疸型两种。

（2）慢性普通型肝炎：病毒性肝炎病程持续半年以上者为慢性肝炎。其中乙型肝炎占绝大多数（80%），慢性肝炎按病变程度分为轻、中、重三型，将炎症活动度（grade，G）分为 0 ～ 4 级，纤维化程度（stage，S）分为 0 ～ 4 期。

（3）重型病毒性肝炎：根据起病急缓及病变程度，分为急性重型和亚急性重型。急性重型肝炎少见，起病急，病程短，死亡率高。肝体积明显缩小，切面呈黄色或红褐色，称急性红色（或黄色）肝萎缩。亚急性重型肝炎多数是由急性重型肝炎迁延而来，病程较长（数周至数月）。肝脏不同程度缩小，被膜皱缩，呈黄绿色，称亚急性黄色肝萎缩。如及时治疗可停止发展并有治愈的可能，多数常转变成坏死后性肝硬化（表 11-3）。

2. 酒精性肝病　为慢性酒精中毒的主要表现之一。据统计，长期大量酗酒者 10% ～ 20% 发生酒精性肝病。

病理变化：慢性酒精中毒主要引起酒精性脂肪肝、酒精性肝炎和酒精性肝硬化。三者可单独出现,也可同时并存或先后发生。一般认为，脂肪肝在先，或经过酒精性肝炎再演变为肝硬化，或直接演变为肝硬化。

3. 非酒精性脂肪性肝病　是最常见的代谢性疾病，与糖尿病、肥胖有关。病变与酒精性肝病相近。

4. 药物及中毒性肝损伤　进入体内的药物要经过肝脏代谢或解毒，某些药物在代谢过程中其本身或代谢产物可直接对肝有毒性作用，损伤程度与药物毒性和剂量有关。药物引起肝损伤依病变大致可分为三类：

（1）只引起肝内淤胆、小胆管及毛细胆管形成，并无肝细胞坏死及炎症反应，如口服避孕药、甲睾酮等。

（2）既引起胆汁淤积又引起肝细胞坏死，如氯丙嗪、硫尿嘧啶、红霉素、吩噻嗪和磺胺等。

（3）引起较明显的肝细胞变性坏死并伴有炎症反应，如氟烷、对乙酰氨基酚、异烟肼、四环素等。

5. 肝硬化（liver cirrhosis）　由于肝细胞弥漫性变性坏死、纤维组织增生和肝细胞结节状再生，这三种改变反复交错进行，结果肝小叶结构和血液循环途径逐渐被改建，使肝脏变形、变硬形成肝硬化。

肝硬化的主要发病机制是进行性纤维化。

门脉性肝硬化：早期肝体积可正常或稍大，质地稍硬。晚期肝体积明显缩小，重量减轻，硬度增加。表面和切面呈细颗粒状或小结节状，结节大小一致，纤维间隔较薄，厚薄一致。镜下见假小叶，大小较一致，纤维间隔较窄且宽窄较一致。门静脉高压症出现较早，主要表现：①慢性淤血性脾大和脾功能亢进；②胃肠淤血、水肿；③腹水；④侧支循环形成：食管下段静脉丛曲张、直肠静脉丛曲张和脐周浅静脉高度扩张，形成“海蛇头”现象。肝功能不全出现较晚，包括：①蛋白质合成障碍；②出血倾向；③胆色素代谢障碍；④ 对激素的灭活功能减弱；⑤肝性脑病（肝昏迷）。

坏死后性肝硬化：是在肝实质发生大片坏死的基础上形成的，相当于大结节型肝硬化和大小结节混合型肝硬化。肉眼：肝体积变小，质地变硬，以左叶为甚，肝脏变形明显，结节大小不一，纤维间隔较厚，且厚薄不均。镜下，假小叶大小不等，假小叶纤维间隔较宽且宽窄不均。肝功能不全较门脉性肝硬化重，且出现较早，而门静脉高压症较轻且出现较晚。癌变率较高。

胆汁性肝硬化：是由于胆道阻塞、胆汁淤积而引起的肝硬化。

其他类型肝硬化：淤血性肝硬化、寄生虫性肝硬化（主要见于慢性血吸虫病）。

6. 原发性肝癌　是肝细胞或肝内胆管上皮发生的恶性肿瘤。

7. 胆管炎及胆囊炎　胆道炎症以胆管炎症为主者，称为胆管炎，以胆囊炎症为主者，称为胆囊炎，两者常同时发生。

表 11-3　慢性病毒性肝炎分级分期

炎症活动度分级			纤维化程度分期	
分级	门管区及周围	小叶内	分期	纤维化程度
G 0	无炎症	无炎症	S 0	无纤维化
G 1	门管区炎症	有炎症但无坏死	S 1	门管区扩大（纤维化）
G 2	轻度碎片状坏死	点灶状坏死或嗜酸小体	S 2	门管区周围纤维化，纤维隔形成，小叶结构保留
G 3	中度碎片状坏死	坏死重或见桥接坏死	S 3	纤维隔伴小叶结构紊乱，无肝硬化
G 4	重度碎片状坏死	桥接坏死范围广，累及多个小叶（多小叶坏死）	S 4	可能或肯定的肝硬化

8. 胆石症　发生于各级胆管的结石称胆管结石，发生于胆囊内的结石称胆囊结石，统称胆石症。

9. 胆囊及肝外胆管肿瘤　包括良性肿瘤和瘤样病变、胆囊癌、肝外胆管癌和其他恶性肿瘤。

肝外胆管癌：胆总管远段或左、右肝管汇合部多见。肉眼观，肿瘤较小，呈绒毛状、结节状或弥漫浸润型。多为腺癌，常早期就发生肝门淋巴结转移。

胆囊癌：好发于胆囊底部和颈部。癌组织多呈弥漫浸润性生长，使胆囊壁变厚变硬。邻近肝组织内常有转移灶形成。

（四）胰腺疾病

1. 胰腺炎　是胰腺因胰蛋白酶的自身消化作用而引起的炎症性疾病。

急性胰腺炎：是胰腺自身及其周围组织被胰酶消化所致的急性炎症。分为急性水肿性（间质性）胰腺炎和急性出血性胰腺炎，后者较少见，发病急，病情危重，病变以广泛出血坏死为特征。

慢性胰腺炎：由急性胰腺炎反复发作、逐渐发展而来。患者常伴有胆道系统疾患，有时并发糖尿病，慢性酒精中毒时也常引起本病。

2. 胰腺癌　是发生在胰腺外分泌腺体的恶性肿瘤。以胰头部最多见，组织学类型有导管腺癌、囊腺癌、黏液癌、实性癌。还可见未分化癌或少见的鳞状细胞癌。

四、复习思考题

（一）选择题

【A1 型题】

1. 肝细胞点状坏死的镜下特点是（　　）
A. 伴有严重脂肪变性的坏死
B. 破坏肝界板的坏死
C. 形成嗜酸性小体
D. 坏死灶仅累及几个肝细胞
E. 肝细胞核碎裂为小点状的坏死

2. 慢性乙型肝炎患者肝组织中出现的毛玻璃细胞，在电镜下的主要变化是（　　）
A. 滑面内质网大量增生　B. 粗面内质网大量增生
C. 线粒体大量增生　D. 高尔基体肥大增生
E. 溶酶体数目增多

3. 亚急性重型肝炎的特征性病变是（　　）
A. 点状坏死
B. 桥接坏死
C. 碎片状坏死伴桥接坏死
D. 亚大块坏死伴有结节状肝细胞再生
E. 大块坏死

4. 下述哪项描述符合小结节性肝硬化的病变特点（　　）
A. 结节大小相仿，纤维分隔薄而均匀
B. 结节大小不等，纤维分隔厚薄不均
C. 肝脏呈细颗粒状，深绿色
D. 树枝状纤维组织将肝脏分割为粗大结节
E. 肝内散在多个大结节

5. 下列关于假小叶的镜下病变特点，描述不正确的是（　　）
A. 大小不等　B. 肝细胞索排列紊乱
C. 中央静脉偏位或缺如　D. 可见门管区
E. 肝细胞异型性显著

6. 下列关于食管癌的描述，错误的是（　　）
A. 食管上段最常见
B. 亚硝胺与食管癌发生有关
C. 鳞状细胞癌多见
D. 可见原位癌
E. 可以多中心发生

7. 肝硬化的特征性病变是（　　）
A. 肝细胞坏死　B. 肝细胞增生
C. 小胆管增生　D. 慢性炎细胞浸润
E. 假小叶形成

8. 下列哪项描述是溃疡型胃癌的病变特点（　　）
A. 溃疡呈圆形或椭圆形
B. 边缘整齐，不隆起
C. 底部较平坦
D. 火山口状，底部凹凸不平
E. 皱襞向溃疡集中

9. 双侧卵巢肿大，活检发现黏液癌细胞，首先考虑癌细胞来源于（　　）
A. 子宫　B. 肠　C. 胃　D. 卵巢　E. 肺

10. 下述疾病中，与大肠癌关系不密切的是（　　）
A. 家族性腺瘤性息肉病　B. 绒毛状腺瘤
C. 息肉状腺瘤　D. 慢性溃疡性结肠炎
E. 增生性息肉

11. 下述有关肝细胞癌的描述，错误的是（　　）
A. 肝细胞癌占原发性肝癌的 90% 以上

B. 常经血行转移
C. 可呈腺管样结构
D. 可呈团块状结构
E. 可分泌胆汁

12. 病毒性肝炎属于（　）
A. 变质性炎症　B. 浆液性炎症
C. 化脓性炎症　D. 出血性炎症
E. 增生性炎症

13. 急性化脓性阑尾炎最常见的类型是（　）
A. 蜂窝织炎　B. 脓肿
C. 卡他性炎　D. 纤维素性炎
E. 积脓

14. 慢性胃溃疡底部常见小动脉内血栓机化，该处血栓形成的最主要机制是（　）
A. 溃疡处动脉血流缓慢
B. 溃疡处动脉内膜炎致内膜粗糙
C. 溃疡组织释出多量组织凝血酶原
D. 胃液促进凝血过程
E. 溃疡处纤维化使动脉内血流不规则

15. 食管癌常见的组织学类型是（　）
A. 腺癌　B. 鳞状细胞癌
C. 小细胞未分化癌　D. 黏液腺癌
E. 印戒细胞癌

16. 胃癌最常见的转移方式是（　）
A. 直接蔓延　B. 血行转移
C. 种植性转移　D. 淋巴道转移
E. 沿肠管转移

17. 适用 Dukes 分期的疾病是（　）
A. 白血病　B. 结肠癌
C. 甲状腺癌　D. 肺癌
E. 乳腺癌

18. 酒精性肝病患者肝组织中常见的可逆性损伤的表现是（　）
A. 玻璃样变性　B. 脂肪变性
C. 细胞水肿　D. 黏液样变
E. 淀粉样变

19. 下列关于肝硬化的叙述不正确的是（　）
A. 亚急性重症型病毒性肝炎多发展为门脉性肝硬化
B. 病变特点是肝细胞坏死纤维组织增生和假小叶形成
C. 门静脉高压症可表现为脾大
D. 肝功能不全可表现为出血倾向
E. 肝硬化可能发生癌变

20. 下列最有助于诊断克罗恩病的病理特点是（　）
A. 黏膜弥漫性炎症
B. 隐窝脓肿
C. 黏膜下层有淋巴细胞浸润
D. 干酪性肉芽肿
E. 非干酪性肉芽肿

21.（2019 年临床执业医师资格考试真题）下列胃镜检查的描述中，对慢性萎缩性胃炎诊断最有意义的是（　）
A. 胃黏膜粗糙不平，可见出血点 / 斑
B. 胃黏膜糜烂
C. 胃黏膜红白相间，皱襞增粗
D. 胃黏膜苍白平坦，黏膜血管透见
E. 胃黏膜充血，呈花斑状

22.（2018 年临床执业医师资格考试真题）可出现血液中抗壁细胞抗体阳性的疾病是（　）
A. 慢性非萎缩性胃炎　B. 急性胃炎
C. 慢性萎缩性胃炎　D. 反流性食管炎
E. 十二指肠溃疡

23.（2018 年临床执业医师资格考试真题）胃癌最常见的病理类型是（　）
A. 鳞状细胞癌　B. 小细胞癌
C. 未分化癌　D. 印戒细胞癌
E. 腺癌

24.（2018 年临床执业医师资格考试真题）胃腺癌的最好发部位是（　）
A. 胃窦　B. 幽门　C. 胃体
D. 贲门　E. 胃底

25.（2017 年临床执业医师资格考试真题）符合早期胃癌诊断条件的是（　）
A. 肿瘤仅限于胃窦　B. 癌未累及肌层
C. 肿瘤直径＜ 0.5cm　D. 黏膜皱襞消失
E. 肿瘤直径＜ 1cm

26.（2016 年临床执业医师资格考试真题）符合小胃癌的肿瘤大小是（　）
A. 直径 1.6cm　B. 直径 1.2cm
C. 直径 0.8cm　D. 直径 0.4cm
E. 直径 2.0cm

27.（2015 年临床执业医师资格考试真题）大肠癌最好发的部位是（　）
A. 升结肠　B. 直肠
C. 乙状结肠　D. 横结肠
E. 降结肠

28.（2015年临床执业医师资格考试真题）溃疡性结肠炎最常出现的肠道溃疡形态是（　　）
A. 不规则溃疡　B. 多发浅溃疡
C. 纵行溃疡　D. 环形溃疡
E. 烧瓶样溃疡
29.（2014年临床执业医师资格考试真题）属于DNA病毒的肝炎病毒是（　　）
A. HBV　B. HEV　C. HDV　D. HCV　E. HAV
30.（2013年临床执业医师资格考试真题）原发性肝癌肝内播散最主要的途径是（　　）
A. 经淋巴管　B. 经肝静脉
C. 直接侵犯　D. 经肝动脉
E. 经门静脉

【A2型题】

1. 男，38岁，汽车司机，常感胃不适，时而疼痛，诊断为胃消化性溃疡。因其不予重视，未规律服药治疗，忽一日，其暴亡，尸检发现腹腔有大量积血。其死因可能是（　　）
A. 胃应激性溃疡出血　B. 肾出血
C. 肝硬化　D. 胃溃疡穿孔并大出血
E. 肝腹水
2. 男，52岁，20年前曾患乙型肝炎，5年前出现食管黏膜下静脉曲张，3个月前发现肝右叶拳头大肿物，X线摄片发现肺内多个球形阴影，AFP阳性，最可能的诊断是（　　）
A. 肝硬化，肺转移性肝癌
B. 肝硬化，肝转移性肺癌
C. 肝硬化，肺癌合并肝癌（双原发癌）
D. 胆汁性肝硬化，合并肝癌及肺转移癌
E. 肝炎后性肝硬化，合并肝癌及肺转移癌
3. 腹腔穿刺抽出的液体具有如下特征：比重高，静置时凝固，浑浊且呈黄色，含纤维蛋白原，多考虑是以下哪种原因引起（　　）
A. 门静脉高压　B. 右心衰竭
C. 饥饿或蛋白丧失　D. 腹膜炎
E. 以上都不是
4. 男，45岁。右季肋区疼痛3个月。既往有乙型病毒性肝炎病史10年。B超检查见肝右叶巨大肿块。血AFP增高。符合该肿瘤病理学特点的是（　　）
A. 肿瘤组织间质较多
B. 癌细胞呈腺管状排列
C. 癌细胞分泌黏液且血管少
D. 癌细胞与肝细胞类似
E. 发生于肝内胆管上皮最多见
5. 男，48岁，因胃部不适到医院就诊。胃镜见：胃黏膜为灰色，变薄，皱襞变浅，黏膜下血管可见，表面呈细颗粒状，部分黏膜糜烂。最可能的诊断是（　　）
A. 慢性胃溃疡　B. 慢性萎缩性胃炎
C. 慢性浅表性胃炎　D. 胃癌
E. 十二指肠溃疡
6. 男，32岁，程序设计员，反复周期性上腹痛，伴有反酸、嗳气，夜间疼痛更明显。该患者所患疾病最常见的并发症是（　　）
A. 穿孔　B. 梗阻　C. 出血　D. 癌变　E. 肠瘘
7. 男，51岁。1年前自觉胸骨后有烧灼感及刺痛，未在意。半年前进食有阻挡感，2个月前进流质食物或饮水也感觉有阻挡感，伴体重下降，遂到医院就诊。上消化道钡餐透视显示食管中段有龛影，内镜检查发现在食管中段有溃疡性肿物，面积约5cm×2.8cm。病理学检查最常见的类型是（　　）
A. 腺鳞癌　B. 腺癌
C. 鳞状细胞癌　D. 小细胞癌症
E. 未分化癌
8. 女，58岁，因腹胀和食欲差入院，既往有慢性肝炎病史。查体：营养不良，神志清楚，皮肤可见出血点、肝掌和蜘蛛痣。腹膨隆，可见腹壁静脉曲张，有腹水。下列哪项不是肝功能障碍引发的（　　）
A. 血浆白蛋白减少　B. 出血
C. 肝掌　D. 脾大
E. 蜘蛛痣
9. 女，28岁。转移性右下腹疼痛2天，伴发热、呕吐。查体见急性病容，右下腹麦氏点有压痛和反跳痛。血常规检查WBC：15×10^9/L。行急诊手术，见阑尾肿胀增粗，表面充血，覆有脓苔，遂做阑尾切除手术。切除阑尾表面充血、覆脓苔，明显增粗，切开后可见脓液从阑尾腔流出，并见粪石。诊断最可能为（　　）
A. 急性单纯性阑尾炎
B. 急性坏疽性阑尾炎
C. 急性蜂窝织炎性阑尾炎
D. 慢性阑尾炎
E. 慢性阑尾炎急性发作
10. 肝体积明显缩小，外观黄绿色，表面呈结节状，镜下见肝细胞亚大片坏死，肝细胞再生结节，明显淤胆，大量炎症细胞浸润，结节间纤维组织及小胆管明显增生，根据上述病变应诊断为（　　）

A. 急性黄疸性普通型肝炎
B. 慢性肝炎 C. 急性重型肝炎
D. 亚急性重型肝炎 E. 门脉性肝硬化

11.（2015 年临床执业医师资格考试真题）男，75 岁。反复上腹痛 30 余年，消瘦、黑便 3 个月。10 余年前胃镜检查诊断为“慢性萎缩性胃炎”。本次胃镜检查示胃皱襞减少，黏膜不平，黏膜下血管透见，胃窦可见直径 2cm 深溃疡，周边隆起，行溃疡周边活检病理学检查，最不可能出现的病理改变是（ ）
A. 胃腺癌
B. 胃窦黏膜异型增生
C. 胃体黏膜主细胞数量减少
D. 胃体黏膜壁细胞数量增加
E. 胃窦黏膜肠上皮化生

12.（2018 年临床执业医师资格考试真题）女，28 岁。腹痛、发热、呕吐 1 天。查体：T 38.9℃，P 120 次 / 分，双肺呼吸音清，未闻及干湿啰音，心率 120 次 / 分，律齐，右下腹麦氏点压痛、反跳痛（+）。血常规：Hb 120g/L，WBC 10.2×10^9/L，N 0.85。行阑尾切除术，手术标本病检可见阑尾壁各层大量弥漫性浸润的细胞是（ ）
A. 淋巴细胞 B. 巨噬细胞
C. 嗜碱性粒细胞 D. 嗜酸性粒细胞
E. 中性粒细胞

13.（2012 年临床执业医师资格考试真题）男，35 岁。间断腹泻，脓血便 4 年，再发 1 个月。口服抗生素无缓解。结肠镜检示直肠和乙状结肠弥漫充血水肿，黏膜粗颗粒样改变，质地脆，易出血。其黏膜活检可能的病理发现是（ ）
A. 非干酪性肉芽肿 B. 可见阿米巴滋养体
C. 抗酸染色阳性 D. 隐窝脓肿
E. 干酪性肉芽肿

14.（2018 年临床执业医师资格考试真题）男，28 岁。乏力、纳差 10 余天。伴厌油及干呕、小便浓茶色。查体：皮肤、巩膜黄染，剑突下轻压痛，无反跳痛，肝脾肋下未触及。实验室检查：AST 1585U/L，ALT 1847U/L，TBIL 85.20μmol/L。乙肝表面抗原、乙肝 e 抗原、乙肝核心抗体均阳性。该患者肝脏最可能的病变是（ ）
A. 肝细胞淤胆和羽毛状坏死
B. 肝细胞桥接坏死和碎片状坏死
C. 肝细胞广泛变性和点灶状坏死
D. 肝细胞大片坏死并结节状再生
E. 仅门管区淋巴细胞浸润

15.（2012 年临床执业医师资格考试真题）女，16 岁。低热伴乏力、纳差、恶心、呕吐 3 天，来诊当日发现巩膜黄染，实验室检查：ALT 860U/L，TBIL 20μmol/L。出生时曾注射乙肝疫苗。本病的病理特点不包括（ ）
A. 假小叶形成 B. 肝细胞气球样变性
C. 肝细胞点状坏死 D. 炎症细胞浸润
E. 毛细胆管内胆栓形成

16.（2017 年临床执业医师资格考试真题）男，45 岁。食欲减退 6 天。实验室检查：ALT 438U/L，TBIL 56μmol/L，PTA 88%，HBV-DNA 4.5×10^5copies/ml，其肝脏最可能的病理表现是（ ）
A. 肝细胞大块坏死
B. 淋巴细胞浸润
C. 肝细胞点状、灶状坏死
D. 中性粒细胞聚集
E. 肝细胞水肿

17.（2013 年临床执业医师资格考试真题）男，28 岁。呕吐，腹胀 3 天，言语混乱 1 天。查体：巩膜明显黄染，肝浊音界缩小。血 ALT 520U/L，TBIL 21.5μmol/L，DBIL 138μmol/L。其典型的病理改变主要是（ ）
A. 肝细胞脂肪变性
B. 门管区纤维化
C. 多个小叶或大块肝细胞坏死
D. 淤血性改变
E. 门管区中性粒细胞变性

18.（2013 年临床执业医师资格考试真题）男，56 岁。吞咽困难 5 个月。胃镜检查见食管中段隆起伴溃疡，管腔狭窄，管壁僵硬。黏膜活检最可能的病理改变是（ ）
A. 腺癌 B. 淋巴瘤
C. 非干酪样肉芽肿 D. 鳞癌
E. 干酪样肉芽肿

19.（2018 年临床执业医师资格考试真题）男，45 岁，间断上腹部不适 1 年，血 Hb 85g/L，粪隐血（+），胃黏膜活组织病理检查：慢性炎症，间质中见散在印戒细胞。诊断是（ ）
A. 消化性溃疡 B. 慢性肥厚性胃炎
C. 慢性萎缩性胃炎 D. 胃癌
E. 慢性浅表性胃炎

20.（2013 年临床执业医师资格考试真题）男，58 岁。消化不良 3 个月，伴腹部疼痛，消瘦半个月。

胃镜显示胃小弯处有一大病灶。病理报告显示，细胞较小，大小一致，呈线状分布，内无腺管结构。诊断是（　　）
A. 胃未分化癌　B. 胃黏液腺癌
C. 胃乳头状腺癌　D. 胃印戒细胞癌
E. 胃管状腺癌

【A3 型题】

（1 ～ 2 题共用题干）
女，40 岁。消化不良、食欲不佳、上腹部不适 4 个月，胃镜示胃黏膜为灰绿色，黏膜层变薄，皱襞变浅，黏膜下血管清晰可见。取活检 2 小块。

1. 根据胃镜提示，该患者最可能的诊断是（　　）
A. 慢性浅表性胃炎伴肠上皮化生
B. 慢性浅表性活动性胃炎
C. 慢性萎缩性胃炎
D. 慢性浅表性胃炎
E. 疣状胃炎

2. 患者活检组织中可能出现的病变不包括（　　）
A. 胃黏膜腺体保持完整，无萎缩改变
B. 胃黏膜腺体变小，数目减少
C. 胃黏膜可见纤维组织增生
D. 出现肠上皮化生
E. 固有层内多量淋巴细胞、浆细胞浸润

（3 ～ 4 题共用题干）
男，56 岁。反复咳、痰、喘 20 余年，冬季加重，每年发作时间 4 个月左右。近 1 年病情加重，并出现腹胀、下肢水肿等症状。

3. 该患者肝脏发生的病变不包括（　　）
A. 肝窦扩张淤血　B. 中央静脉扩张淤血
C. 肝细胞脂肪变性　D. 肝窦变窄
E. 肝细胞萎缩

4. 长期慢性肝淤血的继发病变，不包括（　　）
A. 实质细胞增生
B. 间质细胞增生
C. 门管区纤维结缔组织增生
D. 肝脏质地变硬
E. 含铁血黄素沉着

【A4 型题】

（1 ～ 3 题共用题干）
男，45 岁。右季肋部胀痛伴厌食，腹胀 1 月余，既往患乙型病毒性肝炎 10 余年。查体：肝右肋下 3cm，质硬，边缘及表面不规则。

1. 该患者目前最可能的诊断是（　　）
A. 急性重型肝炎　B. 原发性肝癌
C. 细菌性肝脓肿　D. 肝脏血管瘤
E. 肝硬化

2. 患者可能出现的实验室检查结果是（　　）
A. 血 ALT 和 AST 均升高
B. 血 AFP 持续升高大于 400ng/ml
C. 血 ALT、AFP 及白细胞计数均正常
D. 外周血中性粒细胞比例升高
E. 外周血淋巴细胞比例增高

3. 最有助于确定诊断的检查是（　　）
A. 腹部 B 超　B. 腹部 CT
C. 肝穿刺病理学检查　D. 腹部动脉造影
E. 腹部 MRI

（4 ～ 6 题共用题干）
死者，男性，68 岁。晚期肝癌并上消化道出血而亡。尸检时见肺表面和切面有多个大小不一的圆形灰白色结节，边界清楚。

4. 根据尸检对肺脏大体病变的描述，下列说法错误的是（　　）
A. 远处器官形成同一类型的肿瘤是血行转移的依据
B. 瘤细胞多经动脉入血而形成血行转移
C. 血行转移最常见的器官是肺和肝
D. 侵入门静脉系统的肿瘤细胞，首先发生肝转移
E. 侵入体循环静脉的肿瘤细胞，在肺内形成转移瘤

5. 以下哪项不是肺转移瘤的大体形态特点（　　）
A. 常分布在表面　B. 边界清楚
C. 有包膜　D. 散在分布
E. 形成多个圆形结节

6. 肝癌血行转移不常累及的脏器是（　　）
A. 肝　B. 肺　C. 脑　D. 肾　E. 脾

【B 型题】

（1 ～ 5 题共用备选答案）
A. 胃黏膜腺体减少或消失，肠上皮化生及慢性炎细胞浸润
B. 腺体肥大增生，腺管延长，黏液分泌细胞数量增多
C. 胃窦固有膜浅层慢性炎细胞浸润
D. 火山口状溃疡
E. 胃窦小弯侧椭圆形黏膜缺损，可深达肌层

1. 慢性浅表性胃炎的镜下病变特点为（　　）
2. 慢性萎缩性胃炎的镜下病变特点为（　　）
3. 慢性肥厚性胃炎的镜下病变特点为（　　）
4. 慢性胃溃疡的病变特点为（　　）
5. 溃疡型胃癌的病变特点为（　　）

（6～10题共用备选答案）
A. 良性肿瘤 B. 癌前病变
C. 进展期癌 D. 转移性肿瘤
E. 早期癌
6. Barrett 食管属于（　）
7. 革囊胃属于（　）
8. 肝癌单个癌结节最大直径＜3cm 或两个癌结节合计最大直径＜3cm 是（　）
9. Krukenberg 瘤属于（　）
10. 癌组织浸润仅限于黏膜层和黏膜下层的胃癌属于（　）
（11～15题共用备选答案）
A. 慢性肝炎 B. 急性重型肝炎
C. 亚急性重型肝炎 D. 急性普通型肝炎
E. 肝硬化
11. 点状坏死常见于（　）
12. 大块坏死常见于（　）
13. 碎片状坏死和桥接坏死常见于（　）
14. 亚大块坏死常见于（　）
15. 假小叶形成见于（　）
（16～20题共用备选答案）
A. 结节大小较一致，纤维间隔薄而均匀
B. 结节大小不一，纤维间隔厚而不均
C. 肝呈细颗粒状、黄绿色
D. 干线型肝硬化
E. 右心衰竭
16. 淤血性肝硬化见于（　）
17. 血吸虫性肝硬化的病变特点为（　）
18. 门脉性肝硬化的病变特点为（　）
19. 胆汁性肝硬化的病变特点为（　）
20. 坏死后性肝硬化的病变特点为（　）

【X 型题】

1. 急性重型肝炎的病变特点是（　）
A. 肝细胞点状坏死 B. 肝体积明显缩小
C. 肝呈黄色或红色 D. 肝细胞再生不明显
E. 肝细胞碎片状坏死
2. 毛玻璃样肝细胞的特点有（　）
A. 胞质内含淀粉样物质
B. 胞质内含 HBsAg 阳性物质
C. 胞质不透明似毛玻璃样
D. 胞质内充满嗜酸性细颗粒物质
E. 细胞玻璃样变性
3. 门脉性肝硬化门静脉高压症形成的原因有（　）
A. 小叶下静脉受压
B. 肝动脉与门静脉异常吻合支形成
C. 肝血窦受压变窄
D. 肝静脉阻塞
E. 肝动脉阻塞
4. 溃疡型胃癌的特点有（　）
A. 呈火山口状 B. 直径小于 1.0cm
C. 周围黏膜中断 D. 边缘不整齐
E. 底部平坦
5. 胃癌常见的组织学类型是（　）
A. 管状腺癌 B. 乳头状腺癌
C. 黏液腺癌 D. 鳞癌
E. 类癌
6. 十二指肠溃疡比胃溃疡（　）
A. 浅 B. 小 C. 易癌变
D. 易穿孔 E. 易愈合
7. 下列肝炎病毒属于 RNA 病毒的是（　）
A. 甲型肝炎 B. 乙型肝炎
C. 丙型肝炎 D. 丁型肝炎
E. 戊型肝炎
8. 关于乙型病毒性肝炎的肝细胞病变，下列正确的是（　）
A. 气球样变 B. 嗜酸性变
C. 脂肪变性 D. 淀粉样变性
E. 嗜酸性坏死
9. 门脉性肝硬化形成假小叶，其病理特点正确的是（　）
A. 肝细胞排列紊乱 B. 肝细胞可有双核出现
C. 肝细胞可变性坏死 D. 小胆管闭塞、缺如
E. 中央静脉可偏位、缺如
10. 胃癌的扩散途径包括（　）
A. 直接蔓延 B. 血性转移
C. 种植性转移 D. 淋巴道转移
E. 沿肠管转移
11. 胆管细胞癌的病理特征有（　）
A. 肿瘤组织间质较多 B. 癌细胞呈腺管状排列
C. 癌细胞分泌黏液 D. 癌细胞与肝细胞类似
E. 多发生于肝内胆管
12.（2020年研究生入学考试真题）亚急性重型肝炎的病理特点有（　）
A. 肝细胞亚大块坏死
B. 肝细胞再生结节形成
C. 残存肝细胞出现明显异型性
D. 网状纤维支架塌陷
13.（2020年研究生入学考试真题）下列病变中，

属于胃癌晚期的有（　　）
A. 癌细胞浸润至黏膜下层
B. 癌细胞转移到局部淋巴结
C. 癌细胞转移到双侧卵巢
D. 癌细胞转移到左锁骨上淋巴结
14.（2019 年研究生入学考试真题）消化性溃疡好发部位是（　　）
A. 十二指肠球部　　B. 十二指肠升部
C. 胃窦部小弯侧　　D. 胃窦部大弯侧
15.（2019 年研究生入学考试真题）能引起慢性肝炎的肝炎病毒有（　　）
A. 甲型肝炎病毒　　B. 乙型肝炎病毒
C. 丙型肝炎病毒　　D. 戊型肝炎病毒
16.（2017 年研究生入学考试真题）毛玻璃样肝细胞的特点是（　　）
A. 胞质内含淀粉样物质
B. 胞质内含 HBsAg 阳性物质
C. 胞质不透明似毛玻璃状
D. 胞质内充满嗜酸性细颗粒物质
17.（2015 年研究生入学考试真题）慢性萎缩性胃炎的病变包括（　　）
A. 胃黏膜慢性炎细胞浸润
B. 肠上皮化生
C. 鳞状上皮化生
D. 幽门螺杆菌阳性
18.（2013 年研究生入学考试真题）胃溃疡的镜下病理特征有（　　）
A. 纤维蛋白和中性粒细胞渗出
B. 肉芽肿形成
C. 纤维瘢痕形成
D. 闭塞性动脉内膜炎
19.（1999 年研究生入学考试真题）急性重型肝炎的病理特点是（　　）
A. 肝细胞点状坏死
B. 肝体积明显缩小
C. 肝质地柔软，呈黄色或红褐色
D. 肝细胞再生不明显
20.（1995 年研究生入学考试真题）下列哪些疾病可合并穿孔（　　）
A. 伤寒　　B. 胃癌
C. 细菌性痢疾　　D. 十二指肠溃疡

（二）名词解释（中英文对照）

1. Barrett 食管（Barrett esophagus）
2. 嗜酸性小体（acidophilic body or Councilman body）
3. 碎片状坏死（piecemeal necrosis）
4. 桥接坏死（bridging necrosis）
5. 假小叶（pseudolobule）
6. 早期胃癌（early gastric carcinoma）
7. 革囊胃（linitis plastica）
8. Krukenberg 瘤（Krukenberg tumor）
9. 小肝癌（small hepatic carcinoma）
10. 急性红色肝萎缩（acute red hepatic atrophy）

（三）填空题

1. 病毒性肝炎是变质性炎症，其中变性包括____、____；坏死包括____、____。
2. 溃疡病的结局及合并症包括____、____、____、____、____。
3. 食管癌、胃癌、大肠癌的好发部位分别是____、____、____。
4. 肝硬化根据大体形态学特点可分为____、____、____三型。
5. 溃疡病底部镜下由浅入深依次为____、____、____、____四层。
6. 最易发展为肝硬化的病毒性肝炎是____、____。
7. 门静脉高压症的临床表现包括____、____、____、____。
8. 原发性肝癌的肉眼类型有____、____、____。镜下类型有____、____、____。
9. 门静脉高压症常见的侧支循环为____、____、____。
10. 门静脉性肝硬化病变特点是____。

（四）判断题

1. 嗜酸性小体属于坏死。（　　）
2. 小结节性肝硬化的直径一般小于 3mm。（　　）
3. 肝硬化腹水是肝功能不全的表现。（　　）
4. “海蛇头”现象是门静脉高压的重要体征之一。（　　）
5. 酒精性肝病引起肝脏的损伤表现为脂肪肝、酒精性肝炎和酒精性肝硬化。（　　）
6. Mallory 小体见于原发性胆汁性肝硬化。（　　）
7. 病毒性肝炎是一种渗出性炎。（　　）
8. 革囊胃属于息肉型胃癌。（　　）
9. 早期胃癌指肿瘤局限在肌层内。（　　）
10. 溃疡底部出血是慢性消化性溃疡最常见的并发症。（　　）

（五）简答题

1. 简述慢性胃溃疡的病变特点及其合并症。
2. 简述胃癌常见的组织学类型及其扩散途径。
3. 阐述肝硬化门静脉高压时建立的侧支循环及其合并症。
4. 阐述良性溃疡和恶性溃疡的区别。
5. 简述假小叶的形态学特点。

（六）论述题

1. 可引起肠道溃疡的疾病有哪些？并简述各个疾病的形态特点。
2. 肝脏内发现占位性病变，就你所学，可能为哪些疾病？病理上如何区分？
3. 试述急性普通型肝炎的病变特点、临床病理联系及结局。
4. 试述大肠癌的好发部位、病变特点和临床病理联系。

五、答案及解析

（一）选择题

【A1 型题】

1. D 肝细胞点状坏死是指仅累及散在分布的单个或数个肝细胞的坏死，常见于急性普通型肝炎。伴有严重脂肪变性的坏死见于酒精性肝病。破坏界板的坏死为碎片状坏死。形成嗜酸性小体为嗜酸性坏死（凋亡）的特点。肝细胞核碎裂为小点状，是肝细胞坏死时光镜下见到的细胞核的自溶性改变，可见于各种坏死类型，非点状坏死的特点。

2. A 毛玻璃样肝细胞是乙型肝炎的特殊形态学特征。HE 染色光镜下，可见部分肝细胞胞质内充满嗜酸性细颗粒物质，胞质不透明似毛玻璃样，此种细胞为毛玻璃样细胞。电镜下见滑面内质网增生，内质网池内有较多的 HBsAg 颗粒。

3. D 亚急性重型肝炎镜下特点为既有肝细胞的亚大块坏死，又有结节状肝细胞再生。点状坏死常见于急性普通型肝炎。桥接坏死、碎片状坏死伴桥接坏死均常见于慢性肝炎，后者见于较重的慢性肝炎。大块坏死常见于急性重型肝炎。

4. A 在国际上，根据大体形态学的特点，肝硬化分为小结节性肝硬化、大结节性肝硬化和混合结节性肝硬化。门脉性肝硬化或酒精性肝硬化属小结节性肝硬化。表现为肝脏表面和切面呈弥漫全肝的小结节，结节大小相仿，结节周围有灰白色纤维间隔包绕，纤维间隔较纤细。大结节性肝硬化，结节大小不等，纤维分隔厚薄不均，见于坏死后性肝硬化。肝脏呈细颗粒状、深绿色，见于胆汁性肝硬化。树枝状纤维组织将肝脏分割为粗大结节见于血吸虫性肝硬化，又称干线型肝硬化。肝内散在多个大结节见于多结节型肝癌。

5. E 肝细胞异型性显著是肝细胞癌的病变特点。假小叶是指由广泛增生的纤维组织分割包绕残存的肝小叶和再生的肝细胞结节而形成的大小不等的圆形或类圆形的肝细胞团，是肝硬化的特征性病变。假小叶具有如下特点：①肝细胞索排列紊乱，可有变性、坏死及再生的肝细胞；②中央静脉常缺如，偏位或有两个以上；③有时可见门管区也被包于内。

6. A 食管癌发生于中段最多见，其次为下段，上段最少见。食物中的亚硝酸盐在消化道内可转变成亚硝胺，后者有强烈的致癌作用，与食管癌发生有关。食管癌的组织学类型中约 90% 以上为鳞状细胞癌，腺癌次之。早期食管癌多为原位癌或黏膜内癌。可以多中心发生。

7. E 肝硬化的特征性病变是假小叶形成。肝硬化是多种病因引起的肝脏疾病的终末期病变，病变以慢性进行性、弥漫性的肝细胞变性坏死、肝内纤维组织增生和肝细胞结节状再生为基本病理特征。假小叶是由广泛增生的纤维组织分割原来的肝小叶并包绕成大小不等的圆形或类圆形的肝细胞团，是肝硬化的特征性病变，对肝硬化的诊断有重要意义。肝细胞坏死、肝细胞增生、小胆管增生、慢性炎细胞浸润均可在肝硬化中见到，但并非肝硬化的特征性病变。

8. D 溃疡型胃癌形态特点是火山口状，底部凹凸不平，边缘不整齐，隆起，黏膜皱襞中断。而慢性胃溃疡的病变特点是外形呈圆形或椭圆形，边缘整齐，不隆起，底部较平坦及黏膜皱襞向溃疡集中。

9. C 双侧卵巢肿大，活检发现黏液癌细胞，首先应考虑卵巢的转移性黏液癌，最常见的转移来源是胃，系胃癌特别是胃黏液癌癌细胞浸润至胃浆膜表面时可脱落至腹腔，种植转移在双侧卵巢形成转移性黏液癌，称为 Krukenberg 瘤。原发于卵巢本身的肿瘤多为单侧。

10. E 增生性息肉发生癌变的可能性小，与大肠癌关系不密切。家族性腺瘤性息肉病、绒毛状腺瘤、息肉状腺瘤和慢性溃疡型结肠炎均为伴有肠黏膜增生的慢性肠疾病，与大肠癌的发生密切相关，其中家族性腺瘤性息肉病与遗传因素有关，如不予治疗，将不可避免地出现癌变。注：注意区分息肉与息肉病，前者只有少量息肉增生，癌变可能性很小，后者有大量息肉增生，癌变可能性大，为癌前病变。

11. C 呈腺管样结构的是胆管细胞癌，不是肝细胞癌。原发性肝癌有 3 种组织类型：肝细胞癌、胆管细胞癌和混合细胞型肝癌，其中肝细胞癌最多见，占原发性肝癌的 90% 以上。癌细胞先在肝内直接蔓延，易在肝内沿门静脉分支转移，使肝内出现多处转移结节。分化程度高的癌细胞类似于肝细胞，排列成巢状（团块状），还可分泌胆汁。

12. A 病毒性肝炎是由肝炎病毒引起的以肝细胞变性、坏死为主的一种常见传染病，属于变质性炎。浆液性炎症是以浆液渗出为特征；化脓性炎多由化脓菌感染所致，以中性粒细胞渗出为主，并伴有不同程度的组织坏死和脓液形成；出血性炎症指炎症病灶的血管损伤严重，而在各型肝炎中少见出血症状，上述三种炎症均属于渗出性炎。增生性炎症是以实质细胞和间质细胞的增生为特征，如炎性息肉和肉芽肿性炎。

13. A 急性化脓性阑尾炎最常见的类型是急性蜂窝织炎性阑尾炎。蜂窝织炎是指疏松结缔组织的弥漫性化脓性炎，常发生于皮肤、肌肉和阑尾。脓肿是指器官或组织内的局限性化脓性炎症，其主要特征是组织发生溶解坏死，形成充满脓液的腔，即脓腔。卡他性炎以浆液渗出为特征。纤维素性炎以纤维蛋白原渗出为主，易发生于黏膜、浆膜和肺组织。当化脓性炎发生于浆膜、胆囊和输卵管时，脓液在浆膜腔、胆囊和输卵管腔内积存，称为积脓。

14. B 胃溃疡瘢痕底部小动脉因炎症刺激常有增殖性动脉内膜炎，使内膜粗糙，小动脉管壁增厚，管腔狭窄，导致血栓形成及血栓机化。动脉血流缓慢、组织释出多量组织凝血酶原、凝血过程加强和动脉内血流不规则均有利于形成血栓，但都不是胃溃疡底部血栓形成的主要机制。

15. B 食管癌是由食管黏膜上皮或腺体发生的恶性肿瘤。组织学类型包括鳞状细胞癌、腺癌、腺鳞癌、神经内分泌癌、黏液表皮样癌、腺样囊性癌等类型。中国人最常见的为鳞状细胞癌（约占 90% 以上），腺癌次之，偶见小细胞未分化癌。分泌大量黏液的腺癌称为黏液腺癌，黏液将细胞核挤向一侧，使细胞呈印戒状，称为印戒细胞癌，这两型多见于胃和大肠。

16. D 胃癌最常见的转移方式是淋巴道转移，常转移到幽门下胃小弯的局部淋巴结。直接蔓延是恶性肿瘤的扩散方式之一，并非转移途径。血行转移和种植转移也可发生，但相对较少见。

17. B 结肠癌的分期对预后判断有一定意义。Dukes 分期是由 Astler-Coller 于 1954 年提出经 Dukes 修改后又几经修改而成。其分期是依据结肠癌癌变扩散范围以及有无局部淋巴结远隔转移而定。但目前临床广泛采用的是 WHO 的 TNM 分期。白血病、甲状腺癌、肺癌和乳腺癌均不适用此分期。

18. B 酒精性肝病患者肝脏可逆性损伤常表现为脂肪变性。玻璃样变性可见于酒精性肝病，形成 Mallory 小体，但不如脂肪变性常见。细胞水肿常见于病毒性肝炎。黏液样变和淀粉样变虽为可逆性损伤，但均不常见于酒精性肝病。

19. A 亚急性重型肝炎多数继续发展而转变为坏死后性肝硬化，而不是门脉性肝硬化。肝硬化是以肝细胞坏死、纤维组织增生和假小叶形成为病变特点的慢性肝脏疾病。门脉性肝硬化的主要临床病变为门静脉高压症和肝功能不全，其中门静脉高压症可表现为慢性淤血性脾大；肝功能不全可表现为出血倾向。肝硬化可发生癌变。

20. E 克罗恩病是一种病因未明的主要侵犯消化道的全身性疾病。病变主要累及回肠末端，其次为结肠、回肠近端和空肠等处。约半数以上患者出现结核样肉芽肿，但无干酪样坏死改变（E 对）。黏膜弥漫性炎症和隐窝脓肿多见于溃疡性结肠炎。黏膜下层有淋巴细胞浸润不具有特异性。干酪性肉芽肿主要见于结核病。

21. D 慢性萎缩性胃炎胃镜检查见胃黏膜由正常的橘红色变为灰色或灰绿色，黏膜层变薄，黏膜皱襞变浅甚至消失，黏膜下血管清晰可见（D 对），偶有出血及糜烂。

22. C 慢性胃炎根据病理变化的不同，可分为慢性非萎缩性胃炎和慢性萎缩性胃炎，前者又称慢性浅表性胃炎或慢性单纯性胃炎，是胃黏膜最常见病变之一，镜下主要表现为黏膜浅层固有膜慢性炎细胞浸润，但腺体保持完整无萎缩；后者以胃黏膜萎缩变薄，黏膜腺体减少或消失并伴有肠上皮化生，固有层内多量炎性细胞浸润为特点。本病病因复杂，据发病是否与自身免疫有关分为 A、

B 型。A 型为自身免疫型，患者血清中抗壁细胞抗体和内因子抗体阳性（C 对）。壁细胞分泌的内因子可与维生素 B_{12} 结合，使之不被消化酶破坏而到达回肠被吸收。因此 A 型慢性萎缩性胃炎患者不仅胃酸分泌减少，且因维生素 B_{12} 吸收障碍导致巨幼红细胞贫血，常伴有恶性贫血。急性胃炎常出现由理化因素及病原生物感染引起的急性胃黏膜充血、水肿、糜烂、溃疡等病变。反流性食管炎系胃液反流至食管，引起食管黏膜炎性病变。十二指肠溃疡时可见分泌胃酸的壁细胞总数明显增多，造成胃酸分泌增加。

23. E 腺癌是胃癌最常见的病理类型。鳞状细胞癌是食管癌的主要类型，可见于晚期胃癌但是很少。小细胞癌是肺癌的病理类型。未分化癌和印戒细胞癌不是胃癌最常见的病理类型。

24. A 胃癌好发于胃窦部小弯侧，组织学类型主要为腺癌。胃幽门、胃体、贲门和胃底也可发生胃癌，但相对较少见。

25. B 消化道管壁由内向外分别为黏膜层、黏膜下层、肌层和浆膜层。早期胃癌指癌组织浸润仅限于黏膜层或黏膜下层，未累及肌层，无论有无淋巴结转移。早期胃癌中，若直径小于 0.5cm 者称微小癌，直径 0.6 ～ 1.0cm 者称小胃癌。胃癌好发于胃窦小弯侧，但并不是早期胃癌的诊断条件。胃黏膜皱襞消失则为慢性萎缩性胃炎的病理特点。

26. C 小胃癌是直径 0.6 ～ 1.0cm 的早期胃癌，直径 0.4cm 的是早期胃癌的微小癌。

27. B 大肠癌的好发部位以直肠最多见，发病率可达 50%，其余依次为乙状结肠（20%）、盲肠及升结肠（16%）、横结肠（8%）和降结肠（6%）。

28. B 溃疡性结肠炎可表现为多发性糜烂或表浅小溃疡并可累及黏膜下层。细菌性痢疾形成的溃疡呈大小不等、形状不一“地图状”溃疡。克罗恩病最典型的肠道溃疡形态是纵行溃疡，进而可发展为裂隙，形成鹅卵石样外观。肠结核典型的肠道溃疡多呈环形，其长轴与肠腔长轴垂直。肠阿米巴病典型的溃疡呈口小底大烧瓶样溃疡。

29. A 肝炎病毒可分为 HAV（甲型）、HBV（乙型）、HCV（丙型）、HDV（丁型）和 HEV（戊型）等，其中 HBV 是 DNA 病毒，其余均为 RNA 病毒。

30. E 原发性肝癌易在肝内沿门静脉分支播散、转移，使肝内出现多处转移结节。肝外转移通过淋巴道，晚期通过肝静脉转移至肺、肾上腺、脑及肾等处。侵入肝脏表面的癌细胞脱落后可形成种植性转移。因此，肝内播散最主要的途径是经门静脉分支。经淋巴管和经肝静脉均为原发性肝癌的肝外转移途径。原发性肝癌直接侵犯邻近器官是肝外直接蔓延。

【A2 型题】

1. D 分析病史可知患者为慢性胃溃疡，由于未接受治疗，造成溃疡穿孔。若溃疡底部大血管破裂，大量的血液通过胃壁破裂孔进入腹腔，造成腹腔大量积血，患者也因为严重的失血性休克而死亡。因此本题答案为 D。

2. E 中年男性患者，慢性乙型肝炎史 20 年，5 年前出现食管黏膜下静脉曲张，考虑诊断慢性肝炎发展为肝硬化。3 个月前发现肝右叶拳头大肿物，甲胎蛋白阳性，考虑诊断为肝硬化伴肝细胞癌，且患者肺内有多个球形阴影，考虑肝癌发生了肺转移。

3. D 炎症导致的渗出液具有以下特征：蛋白含量高，细胞数多，比重高，外观浑浊，静置时易凝固。门静脉高压、右心衰竭、饥饿或蛋白丧失均为常见的导致漏出液形成的原因。

4. D 患者中年男性（肝细胞癌多在中年后发病，男性多于女性，中年男性为好发人群），右季肋区疼痛 3 个月（肝区疼痛）。既往有乙型病毒性肝炎病史 10 年（资料表明 HBV 与肝癌关系密切）。B 超检查见肝右叶巨大肿块（肝癌影像学表现）。血 AFP 增高（肝癌血清学标志物）。结合患者 10 年的乙肝病史、影像学及实验室检查结果，提示该患者病毒性肝炎发生恶变，转化为肝细胞癌，因此癌细胞与肝细胞类似。肿瘤组织间质较多、癌细胞呈腺管状排列、癌细胞分泌黏液且血管少、发生于肝内胆管上皮最多见均为胆管细胞癌的病理特征。

5. B 慢性萎缩性胃炎典型的胃镜检查表现为胃黏膜由正常的橘红色变为灰色或灰绿色，黏膜层变薄，皱襞变浅甚至消失，黏膜下血管清晰可见，偶有出血和糜烂。

6. C 根据患者的病史和临床表现，考虑诊断为胃消化性溃疡。消化性溃疡最常见的并发症为出血。

7. C 中年男性，有进行性吞咽困难的症状，消化道钡餐透视显示食管中段有龛影，内镜发现有溃疡性肿物。结合病史、实验室检查考虑诊断为食管癌。食管癌以食管中断最多见，组织学分型以鳞状细胞癌最常见。

8. D 结合患者病史和临床表现，诊断考虑为肝炎合并肝硬化。肝硬化患者的临床表现包括肝功能障碍和门静脉高压两个方面。肝功能障碍的临床表现包括：蛋白合成障碍（血浆白蛋白减少），胆色素代谢障碍（皮肤巩膜黄染），出血倾向，对雌激素的灭活作用减弱（蜘蛛痣和肝掌）。门静脉高压的临床表现包括：胃肠淤血、水肿，慢性淤血性脾大，侧支循环形成和腹水形成。

9. C 年轻女性，急性起病，病程短，结合临床表现、实验室检查和术中所见诊断为急性蜂窝织炎性阑尾炎。

10. D 肝体积明显缩小，外观黄绿色，表面呈结节状，镜下见肝细胞亚大片坏死，肝细胞再生结节，明显淤胆，大量炎症细胞浸润，结节间纤维组织及小胆管明显增生，应诊断为亚急性重型肝炎。急性黄疸性普通型肝炎的主要病变为肝细胞胞质疏松淡染和气球样变，坏死轻微，肝小叶内可见点状坏死与嗜酸性小体，肝小叶内与门管区可见轻度炎细胞浸润。重度慢性肝炎的主要病变为重度碎片状坏死与大范围的桥接坏死。急性重型肝炎的主要病变为肝细胞体积明显缩小，质地柔软，切面呈黄色或红褐色，镜下肝细胞坏死广泛而严重，肝细胞索解离、溶解，出现弥漫性大片坏死。门脉性肝硬化的主要病变为假小叶形成。

11. D 考虑为慢性萎缩性胃炎并发恶性溃疡，胃体黏膜壁细胞数量减少而不是增加。

12. E 患者诊断为急性蜂窝织炎性阑尾炎，阑尾壁各层均可见大量中性粒细胞弥漫浸润。

13. D 诊断为溃疡性结肠炎，其黏膜活检可能发现隐窝脓肿。非干酪性肉芽肿常见于克罗恩病。阿米巴滋养体常见于肠阿米巴病。抗酸染色阳性与干酪性肉芽肿常见于肠结核病。

14. C 根据患者的症状、体征及实验室检查可以诊断为急性黄疸型乙型肝炎，其病变是肝细胞广泛变性和点灶状坏死。肝细胞淤胆和羽毛状坏死为胆汁性肝硬化的病理特点。肝细胞桥接坏死和碎片状坏死为慢性乙型肝炎的病理特点。肝细胞大片坏死并结节状再生为亚急性重型肝炎的病理特点。仅门管区淋巴细胞浸润为慢性肝炎 G1 级病理特点。

15. A 假小叶是肝硬化的特征性病变，而患者应诊断为急性（病毒性）肝炎，其病理表现可有肝细胞气球样变性、肝细胞点状坏死和炎细胞浸润。患者有巩膜黄染，说明急性肝炎引起胆汁排泄障碍，故毛细胆管内可有胆栓形成。

16. E 综合患者的症状、实验室检查，该患者的诊断考虑为急性（普通型）肝炎，镜下广泛的肝细胞水肿，而坏死轻微（肝细胞点状、灶状坏死）。

17. C 青年男性患者，呕吐、腹胀 3 天，言语错乱 1 天，伴巩膜黄染、肝浊音界缩小，血 ALT（谷丙转氨酶，正常值为 0 ～ 40U/L）、TBIL（总胆红素，正常值为 3.4 ～ 17.1μmol/L）、DBIL（结合胆红素，正常值为 0 ～ 6.8μmol/L）显著增高，考虑诊断为急性重型肝炎，其典型的病理改变主要是多个小叶或大块肝细胞坏死。

18. D 考虑诊断食管癌，最常见的为鳞状细胞癌（约占 90% 以上），所以食管癌黏膜活检最可能的病理改变是鳞癌。

19. D 诊断是胃癌，胃癌缺铁性贫血较常见，若伴有粪便隐血阳性，提示肿瘤有长期小量出血。胃黏膜活组织病理检查：慢性炎症，间质中见散在印戒细胞，是胃印戒细胞癌的病变特点。

20. A 诊断为胃未分化癌。胃黏液腺癌的病理特点为癌细胞分泌大量黏液，癌组织肉眼呈半透明的胶冻状。胃乳头状腺癌和胃管状腺癌均属于胃腺癌，病理特点为癌细胞排列成乳头状、腺管样结构。胃印戒细胞癌的病理特点为癌细胞胞质内有大量黏液分泌，将细胞核挤向一侧，使癌细胞呈印戒状。

【A3 型题】

1. C 胃镜检查结果所描述的是慢性萎缩性胃炎的大体病变特点。

2. A 胃黏膜腺体保持完整、无萎缩改变是慢性浅表性胃炎的特点。慢性萎缩性胃炎以胃黏膜萎缩变薄，黏膜腺体减少或消失并伴有肠上皮化生，固有层内慢性炎症细胞浸润为特点。

3. D 根据病史考虑该患者为肺心病引起右心衰竭导致的体循环淤血，其中以肝淤血最明显。慢性肝淤血时肝血窦和中央静脉扩张淤血，造成肝细胞缺氧，严重时可有小叶中央肝细胞萎缩、坏死；小叶周边肝细胞由于缺氧程度较轻，可仅出现脂肪变性。慢性肝淤血时肝血窦扩张而不是变窄。

4. A 慢性肝脏淤血，可导致实质细胞萎缩而不是增生，间质细胞增生，门管区结缔组织增生，导致肝脏质地变硬。

【A4 型题】

1. B 根据该患者病史和临床表现，最可能的诊断是原发性肝癌。

2. B 血清 AFP 浓度通常与肝癌呈正相关。AFP 大于 400ng/ml 或 AFP 在 200ng/ml 以上持续 8 周，均考虑为肝癌。

3. C 肝穿刺病理学检查是确诊肝癌的最可靠方法。

4. B 恶性肿瘤细胞多经静脉（而不是动脉，因壁厚、压力高）入血而形成血行转移。进入体循环，易在肺内形成转移瘤。胃肠道的恶性肿瘤细胞首先侵入门静脉系统发生肝转移。

5. C 有包膜是良性肿瘤的特点而非转移瘤。血行转移瘤的特点是多个、圆形或类圆形、境界清楚、常分布在脏器表面，可见“癌脐”形成。

6. E 血行转移不常累及脾，常累及的器官包括肝、肺、脑和肾。

【B 型题】

1. C 慢性浅表性胃炎是胃黏膜最常见病变之一，以胃窦部为常见。镜下主要表现为黏膜固有膜内慢性炎细胞浸润，但腺体保持完整，无萎缩性改变。

2. A 慢性萎缩性胃炎镜下的病变以胃黏膜萎缩变薄，黏膜腺体减少或消失并伴有肠上皮化生，固有层内慢性炎细胞浸润为特点。

3. B 慢性肥厚型胃炎镜下，腺体肥大增生，腺管延长，黏膜表面黏液分泌细胞数量增多。黏膜固有层炎细胞浸润不显著。

4. E 胃消化性溃疡多位于胃窦近小弯侧，是发生在胃黏膜面的较深的组织缺损，可深达肌层，甚至突破浆膜层造成穿孔。

5. D 溃疡型胃癌即恶性溃疡，形态不规则，多呈火山口状或皿状。

6. B Barrett 食管是指食管远端出现柱状上皮化生（鳞状上皮被柱状上皮取代），是大部分食管腺癌的癌前病变。

7. C 典型的弥漫浸润型胃癌其胃状似皮革制成的囊袋，因而称为革囊胃。

8. E 小肝癌是指单个癌结节最大直径＜3cm 或两个癌结节合计最大直径＜3cm，多属于早期肝癌。

9. D 胃黏液癌癌细胞浸润至胃浆膜表面时可脱落至腹腔内，种植于双侧卵巢形成转移性黏液癌，称为 Krukenberg 瘤。

10. E 胃癌的癌组织浸润仅限于黏膜层和黏膜下层者，而不论是否有淋巴结转移，称为早期胃癌。

11. D 点状坏死是散在分布的单个或数个肝细胞的坏死，常见于急性普通型肝炎。

12. B 肝细胞坏死几乎占据整个肝小叶为大块坏死，见于急性重型肝炎。

13. A 碎片状坏死指肝小叶周边部界板肝细胞的灶性坏死和崩解，使肝界板遭到破坏，也叫界面性肝炎，常见于慢性肝炎。桥接坏死指中央静脉与门管区之间，两个门管区之间，或两个中央静脉之间出现的互相连接的坏死带，常见于较重的慢性肝炎。

14. C 亚大块坏死指肝细胞坏死占肝小叶大部分，见于亚急性重型肝炎。

15. E 假小叶是肝硬化的特征性病变。

16. E 淤血性肝硬化可见于右心衰竭。长期淤血缺氧，使肝小叶中央区肝细胞萎缩、变性、坏死，最后纤维化。若淤血持续存在，进而可导致肝硬化的发生。

17. D 血吸虫性肝硬化时，肝脏切面可见增生的结缔组织沿着门静脉分支呈树枝状分布，故称干线型或管道型肝硬化。

18. A 门脉性肝硬化属于小结节性肝硬化，结节大小相仿，直径一般在 3mm 以下，纤维间隔较细且均匀。

19. C 胆汁性肝硬化因长期胆汁淤积导致肝脏呈现黄绿色，肝脏体积常增大，表面光滑或呈细颗粒状，硬度中等。切面结节较小，结节间纤维间隔较细。

20. B 坏死后性肝硬化属于大结节性肝硬化，结节较大，且大小不等，纤维间隔也宽大且宽窄不一。

【X 型题】

1. BCD 急性重型肝炎肝细胞大块坏死，但肝细胞无明显再生，肝体积明显缩小，切面呈黄色或红色。

2. BCD 毛玻璃样肝细胞胞质内充满嗜酸性细颗粒物质，免疫组化染色为 HBsAg。

3. ABC 门脉性肝硬化门静脉压力增高的原因：假小叶压迫小叶下静脉（窦后性）；肝动脉与门静脉在汇入肝血窦前形成异常吻合，使高压力的动脉血流入门静脉内（窦前性）；肝内广泛的结缔组织增生，肝血窦闭塞或窦周纤维化（窦性）。

4. ACD 溃疡型胃癌形态不规则，多呈火山口状，直径一般大于 2cm，黏膜皱襞中断呈结节状肥厚，边缘不整齐，底部凹凸不平，有坏死，出血明显。

5. ABC WHO 近年将胃癌分为：腺癌（包括乳头状腺癌、管状腺癌、黏液腺癌、印戒细胞癌和混合型腺癌）、腺鳞癌、鳞状细胞癌、类癌、未分化癌及未分类癌。其中腺癌为最常见的组织学类型，其余均为特殊型胃癌。

6. ABDE 十二指肠溃疡与胃溃疡病变相似，但十二指肠溃疡一般较小，直径常在 1cm 之内，溃疡较浅易愈合，因十二指肠壁薄易穿孔，一般不会癌变。

7. ACDE 这 5 种肝炎病毒只有乙型肝炎病毒是 DNA 病毒，其余均为 RNA 病毒。

8. ABE 乙型病毒性肝炎的肝细胞病变包括气球样变、嗜酸性变、嗜酸性坏死（实质属细胞凋亡）。脂肪变性常见于丙型肝炎。不会发生淀粉样变性。

9. ABCE 假小叶的形成是肝硬化的特征性病变，其病理特点有假小叶内肝细胞排列紊乱（A 对），肝细胞可有双核出现（B 对），肝细胞可变性坏死（C 对），中央静脉可偏位、缺如（E 对）。包绕假小叶的纤维间隔宽窄比较一致，内有少量淋巴细胞和单核细胞浸润，并可见小胆管增生（D 错）。

10. ABCD 胃癌的扩散途径包括直接蔓延、淋巴道转移、血行转移和种植性转移。

11. ABCE 胆管细胞癌的病理特征包括肿瘤组织间质较多、癌细胞呈腺管状排列、癌细胞分泌黏液、多发生于肝内胆管。癌细胞与肝细胞类似为肝细胞癌的病理特征。

12. ABD 亚急性重型肝炎病程较长（数周至数月），多数由急性重型肝炎迁延而来。特点为既有肝细胞的亚大块坏死，又有结节状肝细胞再生。坏死区网状纤维支架塌陷和胶原化，使残存的肝细胞再生时不能沿原有支架排列，呈结节状。肝细胞出现明显异型性见于分化程度较低的肝细胞癌。

13. CD 早期胃癌指癌组织浸润仅限于黏膜层或黏膜下层，无论有无淋巴结转移（即早期胃癌也可有局部淋巴结转移）。胃癌晚期癌细胞的转移途径包括：①淋巴道转移：晚期可转移至左锁骨上淋巴结；②血行转移：常经门静脉转移至肝，也可转移到肺、脑及骨等器官；③种植性转移：胃癌特别是胃黏液癌癌细胞浸润至胃浆膜表面时可脱落至腹腔，种植于腹腔及盆腔器官的浆膜上，常在双侧卵巢形成转移性黏液癌，称 Krukenberg 瘤。

14. AC 消化性溃疡病是以胃或十二指肠黏膜形成慢性溃疡为特征的一种常见病。十二指肠溃疡多发生在十二指肠球部，胃溃疡多位于胃窦部小弯侧。

15. BC 可引起慢性肝炎的是乙型肝炎病毒和丙型肝炎病毒。

16. BCD 在乙型肝炎病毒携带者和慢性肝炎患者的肝组织常可见部分肝细胞胞质内充满嗜酸性细颗粒物质，胞质不透明似毛玻璃样，故称为毛玻璃样肝细胞。免疫组织化学和免疫荧光检查 HBsAg 反应阳性。淀粉样变是细胞间质内或小血管基底膜下等部位淀粉样蛋白质和黏多糖复合物蓄积，因具有淀粉染色特征而得名。

17. ABD 慢性萎缩性胃炎以胃黏膜萎缩变薄，黏膜腺体减少或消失并伴有肠上皮化生，慢性炎细胞浸润为特点，与幽门螺杆菌感染有关。鳞状上皮化生见于胃鳞癌（胃癌多为腺癌，胃鳞癌较为少见）。

18. ACD 胃溃疡底部由内向外分四层：少量炎性渗出物（主要为白细胞和纤维素等），其下为坏死组织；再下则见肉芽组织层（而非肉芽肿）；最外层为纤维瘢痕组织。瘢痕底部小动脉因炎症刺激常有增殖性动脉内膜炎，使小动脉管壁增厚，管腔狭窄，亦可伴有血栓形成，可出现闭塞性动脉内膜炎。

19. BCD 急性重型肝炎肝体积明显缩小，被膜皱缩，质地柔软，切面呈黄色或红褐色，因而又称急性黄色肝萎缩或急性红色肝萎缩。残留的肝细胞无明显再生。肝细胞点状坏死为急性普通型肝炎的病理特点。

20. ABD 肠伤寒溃疡一般深及黏膜下层，坏死严重者可深达肌层及浆膜层，甚至穿孔。溃疡型胃癌也可引起胃穿孔。十二指肠溃疡因肠壁较薄易发生穿孔。细菌性痢疾形成的溃疡为大小不等、形状不一的地图状溃疡，溃疡较浅，肠穿孔少见。

（二）名词解释（中英文对照）

1. Barrett 食管（Barrett esophagus）：各种原因（如慢性反流性食管炎）引起的食管下段黏膜的鳞状上皮被胃黏膜柱状上皮所取代。

2. 嗜酸性小体（acidophilic body or Councilman body）：嗜酸性变进一步发展，胞质更加浓缩，胞核也浓缩以至消失，最后剩下深红色均一浓染的圆形小体，即嗜酸性小体。

3. 碎片状坏死（piecemeal necrosis）：肝小叶周边界板肝细胞坏死、崩解，伴有炎性细胞浸润，也称为界面炎，常见于慢性肝炎。

4. 桥接坏死（bridging necrosis）：指小叶中央静脉与门管区之间，两个小叶中央静脉之间，或两个门管区之间的互相连接的坏死带。常见于中、重度慢性肝炎。

5. 假小叶（pseudolobule）：是肝硬化的特征性病变。镜下表现为正常肝小叶结构破坏，由广泛增生的纤维组织分割包绕残存的肝小叶和再生的肝细胞结节，形成大小不等的圆形或类圆形的肝细胞团，称为假小叶。

6. 早期胃癌（early gastric carcinoma）：癌组织浸润

仅限于黏膜层或黏膜下层，无论有无淋巴结转移。

7. 革囊胃（linitis plastica）：弥漫浸润型胃癌胃壁普遍增厚，变硬，胃腔变小，状似皮革制成的囊袋，因而有革囊胃之称。

8. Krukenberg 瘤（Krukenberg tumor）：胃黏液癌癌细胞浸润至胃浆膜表面，可脱落种植于腹腔及盆腔器官的浆膜上，常在双侧卵巢形成转移性黏液癌，称为 Krukenberg 瘤。

9. 小肝癌（small hepatic carcinoma）：是指单个癌结节最大直径＜ 3cm 或两个癌结节合计最大直径＜3cm 的原发性肝癌。大多数病例属于早期肝癌。

10. 急性红色肝萎缩（acute red hepatic atrophy）：急性重型肝炎肉眼观，肝体积显著缩小，尤以左叶为甚，重量减至 600 ～ 800g，质地柔软，被膜皱缩。切面呈黄色或红褐色，又称急性黄色肝萎缩或急性红色肝萎缩。

（三）填空题

1. 细胞水肿　嗜酸性变　嗜酸性坏死　溶解性坏死。
2. 愈合　出血　穿孔　幽门梗阻　癌变。
3. 食管中段　胃窦部小弯侧　直肠。
4. 小结节性肝硬化　大结节性肝硬化　混合结节性肝硬化。
5. 渗出层　坏死层　肉芽组织层　瘢痕层。
6. 乙型肝炎　丙型肝炎。
7. 慢性淤血性脾大　腹水　胃肠淤血水肿　侧支循环建立。
8. 巨块型　多结节型　弥漫型　肝细胞癌　胆管细胞癌　混合细胞型肝癌。
9. 食管下端静脉丛曲张　直肠静脉丛曲张　脐周浅静脉高度扩张。
10. 假小叶形成。

（四）判断题

1. F 嗜酸性小体是肝细胞凋亡时形成的深红色浓染圆形小体，本质为凋亡小体。
2. T 小结节性肝硬化的结节大小相仿，直径一般在 3mm 以下，纤维间隔较细。
3. F 肝硬化腹水形成是门静脉高压的临床表现，而不是肝功能不全的表现。
4. T“海蛇头”实为高度扩张的脐周静脉，系门静脉压力增高导致侧支循环开放的表现之一。
5. T 慢性酒精中毒引起肝脏的 3 种损伤为脂肪肝、酒精性肝炎和酒精性肝硬化。
6. F Mallory 小体常见于酒精性肝病，本质为肝细胞胞质中细胞中间丝前角蛋白变性。
7. F 病毒性肝炎是一种由肝炎病毒感染引起的变质性炎。
8. F 革囊胃属于浸润型胃癌。
9. F 早期胃癌指癌组织浸润仅限于黏膜层或黏膜下层，不论是否有淋巴结转移，肌层未受肿瘤组织侵犯。
10. T 慢性消化性溃疡的并发症包括出血、穿孔、幽门狭窄和癌变，其中出血最常见。

（五）简答题

1. 慢性胃溃疡的病变特点：①肉眼观，典型的溃疡多单个出现，呈圆形或卵圆形，直径＜ 2cm，边缘整齐，底部平坦，深浅不一，溃疡周围黏膜皱襞呈轮辐状向溃疡处集中。切面呈漏斗状或潜掘状，溃疡底部常覆以纤维素性膜，或伴化脓而呈灰白或灰黄色。②镜下观，溃疡底可分四层，炎性渗出层（内有中性粒细胞及纤维素）、坏死层、肉芽组织层和瘢痕层。合并症：出血，穿孔，幽门梗阻或狭窄，癌变。

2. 胃癌常见的组织学类型为腺癌（乳头状腺癌、管状腺癌、黏液腺癌、印戒细胞癌），鳞癌、腺鳞癌、未分化癌少见。胃癌的扩散途径：①直接蔓延：蔓延至邻近组织；②转移：淋巴道转移，为胃癌转移的主要途径；血行转移，多在晚期，常转移到肝，其次是肺、骨及脑；种植性转移，形成 Krukenberg 瘤。

3. 肝硬化门静脉高压时，建立的侧支循环：①胃冠状静脉→食管静脉→奇静脉→上腔静脉；②附脐静脉→脐周静脉→胸腹壁静脉 / 腹壁下静脉→上腔静脉 / 下腔静脉；③肠系膜下静脉→直肠静脉→髂内静脉→下腔静脉。合并症：①食管下段静脉丛曲张：食管下段静脉丛破裂，可引起致命性大出血，是肝硬化患者常见的死亡原因之一；②脐周静脉丛曲张：脐周围的浅静脉高度扩张，形如“海蛇头”；③痔静脉丛曲张：破裂可引起便血，长期便血可引起贫血。

4. 良性溃疡和恶性溃疡的区别如下表：

鉴别点		良性溃疡	恶性溃疡
肉眼	外观	圆或椭圆形	不规则、火山口状
	大小	直径常＜2cm	直径常＞2cm
	深度	较深，低于周围黏膜	较浅
	边缘	整齐，不隆起	不整齐，常隆起
	底部	平坦、清洁	不平，易出血、坏死
	周围黏膜	皱襞向溃疡集中	皱襞中断、增粗呈结节状
镜下		溃疡底部由表面至深层依次为渗出层、坏死层、肉芽组织层和瘢痕组织层；有的可见增生性动脉内膜炎和创伤性神经瘤	溃疡处可见坏死，其底部及周围可见癌细胞浸润。组织学类型可有分化程度不同的管状腺癌、黏液腺癌、印戒细胞癌和未分化癌等

5. 假小叶是肝硬化的特征性病变，由广泛增生的纤维结缔组织包绕残存的或再生的肝细胞形成大小不等的圆形或类圆形的肝细胞团块。假小叶内的肝索排列紊乱，可见变性、坏死及再生的肝细胞；中央静脉常缺如、偏位或两个以上。假小叶周围为纤维间隔，内有炎症细胞浸润和小胆管增生。

（六）论述题

1. 可导致消化道溃疡形成的疾病有消化性溃疡，肿瘤性溃疡，肠伤寒、细菌性痢疾，肠结核，肠阿米巴病，肠血吸虫病，Crohn 病，慢性溃疡型结肠炎等。肉眼形态特点：①消化性溃疡：好发于十二指肠球部及幽门管小弯侧。溃疡呈圆形或椭圆形，大小多在 2cm 以内，溃疡边缘整齐，四周黏膜皱襞呈放射状排列。切面呈斜漏斗状，幽门侧为阶梯状，贲门侧为潜掘状，底部见较多的灰白色纤维瘢痕。镜下可见 4 层结构，从表面往下依次为渗出层、坏死层、肉芽组织层和纤维瘢痕层。②肿瘤性溃疡包括溃疡型食管癌、胃癌、大肠癌，因癌组织坏死脱落后肿瘤局部形成溃疡。溃疡较大，形态不规则，呈火山口或皿状，边缘隆起，周围黏膜皱襞中断、消失，底部凹凸不平，常有出血、坏死。镜下见溃疡四周及底部均为癌组织构成。③肠伤寒：病变常在回肠下段的孤立及集合淋巴小结。伤寒细胞增生形成肉芽肿，发生坏死脱落后形成溃疡。溃疡长轴与肠管长轴平行，溃疡边缘隆起，底部不平。镜下可见伤寒小结。④细菌性痢疾，病变主要在直肠和乙状结肠，大肠其他部位也可累及。黏膜浅表溃疡发生在假膜性肠炎的背景上，溃疡大小不等、形状不一、如地图状。⑤肠结核（溃疡型），病变大多在回盲部。结核菌侵入肠壁淋巴组织，形成结核结节，逐步融合并发生干酪样坏死，破溃后形成溃疡。溃疡边缘不整如鼠咬状，溃疡长轴与肠管长轴垂直，相对应的肠浆膜面有纤维蛋白渗出和连接成串的结核结节。镜下可见结核结节和干酪样坏死。⑥肠阿米巴病，由溶组织内阿米巴原虫引起，病变主要在盲肠、升结肠，也可在乙状结肠、直肠。溃疡呈口小底大的烧瓶状，溃疡之间因滋养体的溶组织作用可在黏膜下层互相沟通，使表面黏膜剥脱，如絮片状悬挂于肠腔。镜下可在溃疡周围查见阿米巴大滋养体。⑦肠血吸虫病，病变主要在直肠、乙状结肠和降结肠。虫卵沉积在黏膜及黏膜下层，形成褐色稍隆起的斑片状病灶，坏死脱落可形成大小不等的溃疡。镜下可见虫卵沉积及急、慢性虫卵结节。⑧ Crohn 病，病变主要累及回肠末端，病灶呈节段性分布，病变肠段与正常肠黏膜分界明显，病变处肠黏膜常因高度水肿而呈鹅卵石样外观；镜下为肠壁的全层性炎，黏膜下层水肿显著，淋巴管扩张，可见结核样肉芽肿，但无干酪样坏死。黏膜因坏死而形成裂隙状溃疡是其特征。⑨慢性溃疡性结肠炎，病变主要位于结肠，偶见于回肠。肠黏膜先有点状出血、隐窝小脓肿形成，以后出现浅表溃疡，并逐步融合成大溃疡。溃疡底部可见急性纤维蛋白坏死性血管炎，溃疡间肠黏膜可出现充血、水肿并增生形成息肉样外观，称假息肉。晚期病变区肠壁有大量纤维组织增生，与结肠癌发生有关。

2. 肝内发现占位性病变，可能的疾病有如下几种。①肝脓肿：典型的脓肿形态上包括脓肿腔，腔内充满大量灰黄色脓液，周围可见脓肿壁。②阿米巴性肝脓肿：病灶呈囊状，囊腔内可见果酱样的坏死物质，囊壁呈破絮样外观。囊肿边缘可见阿米巴滋养体。③肝棘球蚴囊肿（包虫病）：肝棘球蚴囊肿可由细粒棘球蚴和泡状棘球蚴引起，后者的囊肿常为蜂窝状，该病多见于牧区。④肝梅毒树胶样肿：梅毒树胶样肿大小不一，大的直径可在 3 ～ 4cm，质地韧而有弹性，镜下结构颇似结核结节，其中央的凝固性坏死不如干酪样坏死彻底，外围除淋巴细胞外有较多的浆细胞浸润。⑤肝脏原发肿瘤：肝脏的良性肿瘤常见的为肝血管瘤。肝恶性肿瘤最常见的是肝细胞癌，可以是结节型，也可以是巨块型、弥漫型或小肝癌型，分化较好的肝细胞癌，癌组织呈小梁状，之间有血窦，癌细胞呈多角形，胞质较丰富，AFP 染色多数呈阳性，如癌细胞内见胆汁颗粒则确诊。⑥肝转移性癌：肝脏的转移癌多数来自消化道癌肿，转移癌常为多发性癌灶，有时癌灶中央坏死下陷形成癌脐，镜下癌组织常为腺癌结构。

3. 急性普通型肝炎的病变特点：①肉眼观，肝脏体积增大，表面光滑。②镜下，肝细胞广泛变性，主要表现为肝细胞疏松化和气球样变；肝细胞坏死轻微，可见散在的点状坏死和嗜酸性小体。门管区及肝小叶内有少量炎细胞浸润。黄疸型坏死稍重，毛细胆管内常有淤胆和胆栓形成。临床病理联系：肝细胞弥漫性变性肿胀，使肝体积增大，被膜紧张，临床上引起肝区疼痛；肝细胞坏死，使肝细胞内的酶类释放入血，故血清转氨酶升高，同时引起多种肝功能异常，病变严重者可出现黄疸。本型肝炎大多在 6 个月内治愈，点状坏死可完全再生修复。乙型、丙型肝炎恢复较慢，其中乙型肝炎 5% ～ 10%，丙型肝炎约 70% 转变为慢性肝炎。

4. 大肠癌好发于直肠和乙状结肠。病变特点：①肉眼观可分 4 型。隆起型：肿瘤呈息肉状或盘状突向肠腔，可伴有表浅溃疡，多为分化程度高的腺癌。溃疡型：肿瘤表面形成较深溃疡或呈火山口状，临床较为多见。浸润型：癌组织向肠壁深层弥漫浸润，常累及肠管全周，导致局部肠壁增厚、变硬，若同时伴有肿瘤间质结缔组织增多，局部肠管周径明显缩小，形成环状狭窄。胶样型：肿瘤表面及切面均呈半透明、胶冻状。此型肿瘤预后较差。②组织学可分为管状腺癌、黏液腺癌、印戒细胞癌、锯齿状腺癌、髓样癌、筛状粉刺性腺癌、微乳头状腺癌、未分化癌、腺鳞癌、鳞癌、梭形细胞癌等多种类型。临床以管状腺癌多见。大肠癌的临床病理联系：由于肿瘤病理类型和部位的不同，临床表现也有差异。一般右半结肠结肠癌隆起型多见，肿瘤易发生坏死、出血及感染，因此以腹痛、腹部肿块和全身症状为主；左侧结肠癌以浸润型多见，易引起肠腔狭窄梗阻，因此以梗阻症状、排便习惯与粪便性状改变等症状为主。由于癌肿溃烂、慢性失血、感染、毒素吸收等，患者可出现贫血、消瘦、乏力、低热等。病程晚期肿瘤发生转移，患者可出现肝大、黄疸、水肿、腹水、直肠前凹肿块、锁骨上淋巴结肿大及恶病质等。

（杨丽娟　王　芳　杨志鸿）

第十二章　淋巴造血系统疾病

一、学习目标

（一）掌握

1. 淋巴瘤的概念。
2. 霍奇金淋巴瘤的分型、病理特点及预后。

（二）熟悉

1. 淋巴结反应性增生常见原因及病理变化。
2. 非霍奇金淋巴瘤的常见组织学类型，如弥漫大B细胞淋巴瘤、Burkitt淋巴瘤、滤泡性淋巴瘤、结外鼻型NK/T细胞淋巴瘤、急性淋巴母细胞白血病/淋巴瘤、慢性淋巴细胞白血病/小淋巴细胞淋巴瘤的临床病理特点。

（三）了解

1. 髓系肿瘤的基本概念及类型。
2. 朗格汉斯细胞组织细胞增生症的概念及类型。
3. 淋巴造血系统疾病病理与临床联系。

二、思维导图

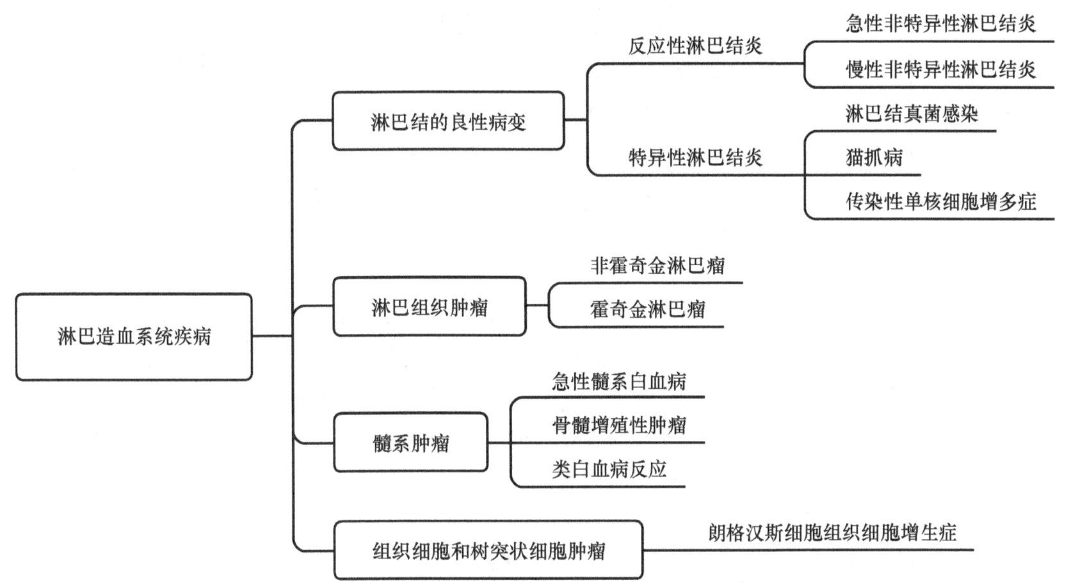

图 12-1　淋巴造血系统疾病思维导图总图

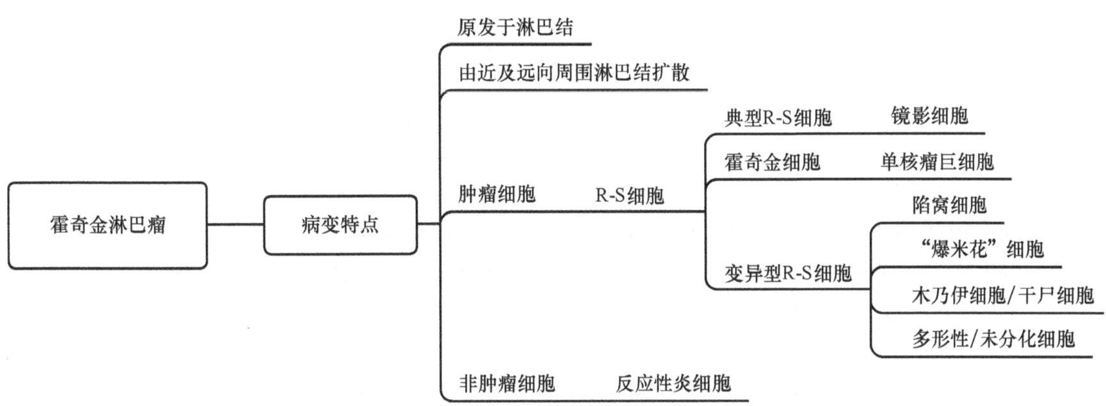

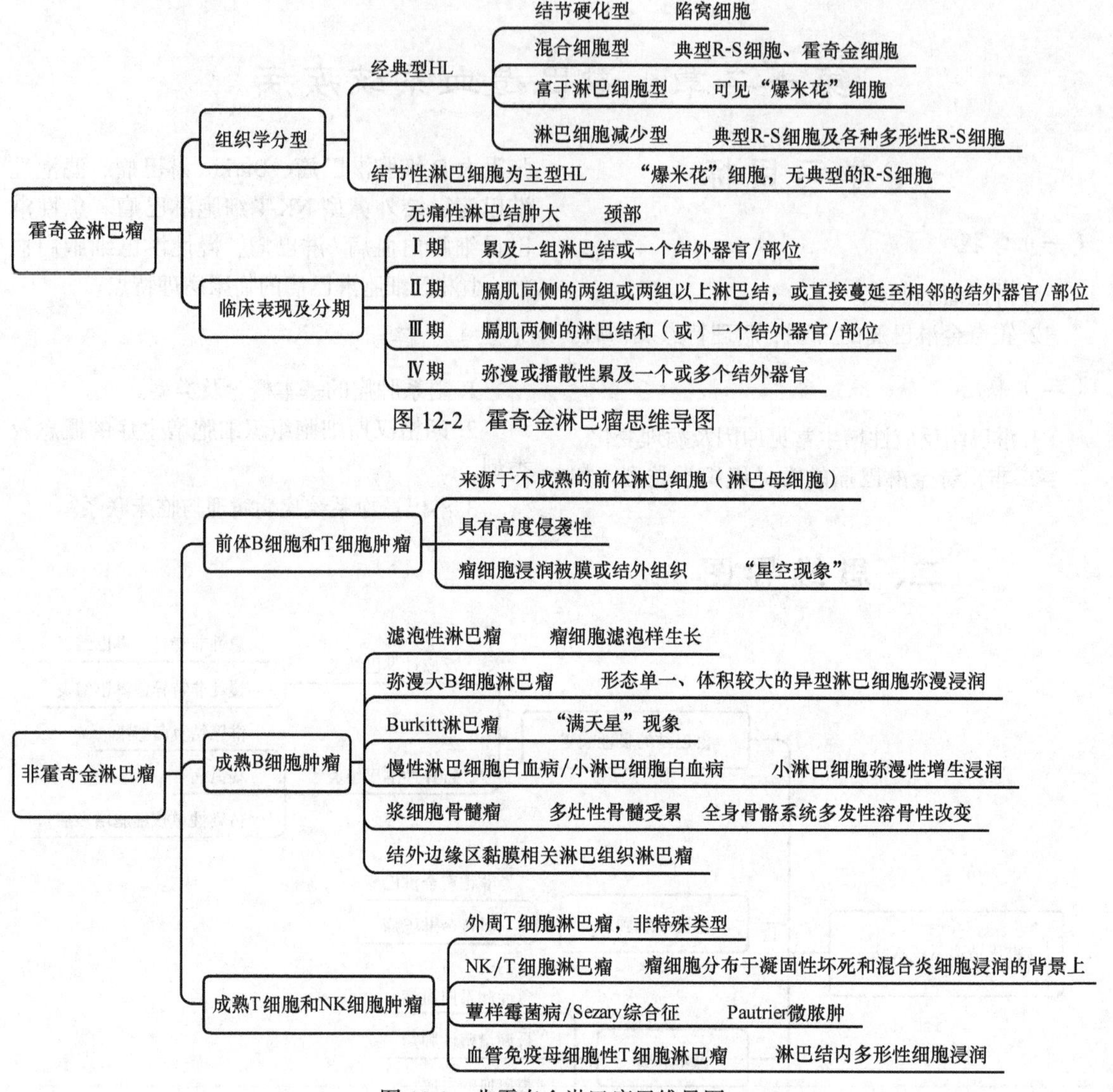

图 12-2 霍奇金淋巴瘤思维导图

图 12-3 非霍奇金淋巴瘤思维导图

三、知识点纲要

（一）反应性淋巴结炎

在各种致炎因子的刺激下，不但可以引起白细胞的增多，还可以累及淋巴结，引起淋巴结增大，分为急性和慢性。

（二）霍奇金淋巴瘤

霍奇金淋巴瘤（Hodgkin lymphoma，HL）是恶性淋巴瘤的一个独特类型。

（1）特点：①从一个或一组淋巴结开始蔓延扩散，表现为淋巴结肿大，然后逐渐累及周围淋巴结，在早期极少累及结外淋巴组织，晚期可累及淋巴结外器官。②肿瘤细胞是形态特异的瘤巨细胞，称为 R-S（Reed-Sternberg）细胞。③肿瘤细胞与各种非肿瘤性的反应性炎细胞混合存在。

（2）病理变化

肉眼观：淋巴结肿大、质硬，可相互粘连呈肿块或结节状。

镜下观：①典型 R-S 细胞，直径 15 ～ 45μm，呈圆形或椭圆形，胞质丰富、嗜酸或嗜碱，双核或多核、核椭圆形或圆形、染色质常沿核膜块状聚集致核膜厚而清晰，核内有一个大而清晰的嗜酸性核仁、周围有空晕。双核的 R-S 细胞称镜影细胞（mirror image cell）。②单核

R-S 细胞：霍奇金细胞。③变异型 R-S 细胞：陷窝细胞（胞质收缩使之与周围细胞间出现透明空晕，核仁小而嗜碱性）；“爆米花”细胞（分叶核，核仁小而嗜碱性）；木乃伊细胞 / 干尸细胞（核深染固缩、异型性明显，为 R-S 细胞变性 / 凋亡）；多形性 / 未分化细胞（细胞大、形状不规则，核大，明显的大核仁，常见多极核分裂象）。

（3）组织学分型：霍奇金淋巴瘤分两大类型，结节性淋巴细胞为主型霍奇金淋巴瘤（NLPHL）和经典型霍奇金淋巴瘤（CHL）。

结节性淋巴细胞为主型 HL：少见，占 HL 的 5%。患者多为 30 ～ 50 岁的男性。病变淋巴结呈结节状，结构消失；充满大量小 B 淋巴细胞，组织细胞；肿瘤细胞为“爆米花”细胞，无典型的 R-S 细胞。免疫表型 CD30 偶有弱表达，CD15（–），CD20（+），CD79a（+）。预后极好。

经典型 HL：病变特点和分型见表 12-1。

表 12-1　经典型霍奇金淋巴瘤各亚型的特点

项目	结节硬化型	混合细胞型	富于淋巴细胞型	淋巴细胞减少型
好发人群	多见于青年妇女	男性，年长者多见	中年人	老年人
病变特点	粗大的胶原纤维束分割淋巴结为大小不等的结节	淋巴结结构破坏，肿瘤细胞与各种炎细胞混合存在	大量反应性淋巴细胞存在	淋巴细胞极少，大量变异细胞
肿瘤细胞	陷窝细胞	典型 R-S 细胞、霍奇金细胞	典型 R-S 细胞少见，可见“爆米花”细胞	可见典型 R-S 细胞及各种多形性 R-S 细胞
免疫表型	CD30（+），CD15（+），PAX5（+），CD20（–）	CD30（+），CD15（+），PAX5（+），CD20（–）	CD30（+），CD15（+），PAX5（+），CD20（–）	CD30（+），CD15（+），PAX5（+），CD20（–）
预后	较好	较好	好	差

（4）霍奇金淋巴瘤的分期

Ⅰ期：病变累及一组淋巴结或一个结外器官 / 部位。

Ⅱ期：病变累及膈肌同侧的两组或两组以上淋巴结，或直接蔓延至相邻的结外器官 / 部位。

Ⅲ期：病变累及膈肌两侧的淋巴结和（或）一个结外器官 / 部位。

Ⅳ期：弥漫或播散性累及一个或多个结外器官。

（5）临床病理联系：常见为无痛性淋巴结肿大（通常是颈部）。

（三）非霍奇金淋巴瘤（NHL）

非霍奇金淋巴瘤（NHL）起源于淋巴组织，65% 起源于淋巴结，其余的起源于结外淋巴组织。

1. 分类　世界卫生组织（WHO）分类：首先将 NHL 分为 T 细胞淋巴瘤和 B 细胞淋巴瘤两大类，在此基础上又分别将其分为前体细胞和成熟性细胞来源的各型淋巴瘤。

2. 一般特点

（1）可发生于浅表淋巴结，以颈淋巴结最为多见，也可发生于结外淋巴组织，甚至其他非淋巴组织。病变往往开始就为多发，这点与霍奇金淋巴瘤不同。

（2）肉眼观：受累淋巴结肿大，质硬，早期无粘连，进一步发展淋巴结可相互粘连。

（3）组织学：淋巴结结构部分或全部被破坏，由大量相对单一的瘤细胞所替代，肿瘤细胞可弥漫散在，也可形成滤泡样结构，肿瘤细胞浸润被膜外组织。

3. 霍奇金淋巴瘤与非霍奇金淋巴瘤的比较　见表 12-2。

表 12-2　霍奇金淋巴瘤与非霍奇金淋巴瘤的比较

项目	霍奇金淋巴瘤	非霍奇金淋巴瘤
发病率	占淋巴瘤的 10% ～ 20%	占淋巴瘤的 80% ～ 90%
发病人群	儿童及青少年多见	各年龄组均可发病
病变特点	90% 为淋巴结，结外病变少见，发生较晚	70% 为淋巴结，30% 为结外组织，结外病变多见、发生较早
扩散方式	沿淋巴道向邻近淋巴结扩散，转移有连续性	很少局限于淋巴结，范围广，呈跳跃式转移
白血病转化	无	有
预后	较好	不好

4. 常见类型

（1）滤泡型淋巴瘤：①病理变化：镜下见肿瘤细胞呈结节状生长，形成明显的滤泡状结构。②免疫学标记和分子遗传学特点：瘤细胞有正常生发中心细胞的免疫表型，表达 CD19、CD20、Bcl6 和单克隆性的表面 Ig。t（14；18）染色体易位是其特征性的细胞遗传学改变，其结果是 14 号染色体上的 *IgH* 基因和 18 号染色体上的 *BCL-2* 基因拼接，导致 BCL-2 的活化和 Bcl-2 蛋白的高表达，该蛋白具有抗细胞凋亡的作用。90% 病例的肿瘤细胞表达 Bcl-2 蛋白。③临床特点：患者表现为反复的无痛性多个淋巴结肿大。

（2）弥漫性大 B 细胞淋巴瘤：①病理变化：镜下特点为大肿瘤细胞的弥漫性浸润。②免疫学标记和分子遗传学特点：瘤细胞表达 CD19 和 CD20。可检测到 t（14；18）易位。③临床特点：患者常出现淋巴结迅速肿大，或者结外组织的肿块。

（3）Burkitt 淋巴瘤：①病理变化：弥漫性中等大小肿瘤细胞浸润，其间有散在的吞噬细胞碎片的巨噬细胞，形成“满天星”现象。②免疫学标记和分子遗传学特点：表达单克隆性的 sIg、CD19、CD20。常见的染色体易位是 t（8；14）。③临床特点：多见于儿童和青年，肿瘤常发生于颌骨、颅骨、面骨等部位，形成巨大的包块。

（四）髓系肿瘤

髓系肿瘤来源于骨髓造血干细胞，因此髓样肿瘤多表现为白血病，而淋巴结、肝、脾和淋巴结的累及较淋巴样肿瘤为轻。主要有三大类：急性髓母细胞白血病，慢性髓性增生性疾病和骨髓异常增生综合征。

（五）组织细胞和树突状细胞肿瘤

组织细胞和树突状细胞都起源于骨髓干细胞。

组织细胞肉瘤很少见，发生于成年人。瘤细胞体积大，胞质丰富，核圆形或不规则呈分叶状，有显著的核仁。

树突状细胞来源的肿瘤少见，如朗格汉斯细胞组织细胞增生症。

四、复习思考题

（一）选择题

【A1 型题】

1.（2018 年临床执业医师资格考试真题）病理类型属于 T 细胞淋巴瘤的是（　　）
A. 间变性大细胞淋巴瘤
B. 滤泡性淋巴瘤
C. 黏膜相关淋巴组织淋巴瘤
D. 套细胞淋巴瘤
E. 边缘区淋巴瘤

2.（2009 年临床执业医师资格考试真题）下列哪个是 T 细胞淋巴瘤（　　）
A. 伯基特淋巴瘤　B. 滤泡性淋巴瘤
C. 免疫母细胞淋巴瘤　D. 滤泡中心细胞型淋巴瘤
E. 曲折核淋巴细胞淋巴瘤

3.（2019 年临床执业医师资格考试真题）黏膜相关淋巴组织（MALT）淋巴瘤最常发生的部位是（　　）
A. 乳腺　B. 胃肠道　C. 眼附属器
D. 皮肤　E. 肺

4.（2018 年临床执业医师资格考试真题）在我国最多见的淋巴瘤类型是（　　）
A. 弥漫性大 B 细胞淋巴瘤
B. NK/T 细胞淋巴瘤　C. MALT 淋巴瘤
D. 蕈样霉菌病　E. 滤泡性淋巴瘤

5.（2005 年临床执业医师资格考试真题）霍奇金淋巴瘤的诊断细胞是（　　）
A. R-S 细胞　B. 霍奇金细胞
C. 陷窝细胞　D. 多形性瘤细胞
E. 嗜酸性粒细胞

6.（2005 年临床执业医师资格考试真题）属于高度恶性淋巴瘤的是（　　）
A. 小无裂细胞型　B. 滤泡性小裂细胞型
C. 弥漫性小裂细胞型　D. 滤泡性大细胞型
E. 弥漫性大细胞型

7.（2005 年临床执业医师资格考试真题）属于低度恶性淋巴瘤的是（　　）
A. 小无裂细胞型　B. 滤泡性小裂细胞型
C. 弥漫性小裂细胞型　D. 滤泡性大细胞型
E. 弥漫性大细胞型

8.（2006 年考研西医综合真题）下列关于非霍奇金淋巴瘤的叙述，错误的是（　　）
A. 多数为 B 细胞起源　B. 正常淋巴结结构破坏

C. 可伴有免疫功能缺陷 D. 多克隆起源
E. 确诊时，常已有播散

9. 急性、慢性（急性变）粒细胞白血病时，在骨内、骨膜下或其他器官内，瘤细胞形成瘤结，外观呈某种颜色，可称为（ ）
A. 白色瘤 B. 黄色瘤 C. 绿色瘤
D. 棕色瘤 E. 黑色瘤

10.（1991 年考研西医综合真题）Ph 染色体主要出现在（ ）
A. 急性淋巴细胞白血病 B. 慢性淋巴细胞白血病
C. 急性粒细胞白血病 D. 慢性粒细胞白血病
E. 单核细胞白血病

11.（1998 年考研西医综合真题）下述描述中，哪项不符合慢性粒细胞白血病（ ）
A. 约 90% 出现 Ph^1 染色体
B. 周围血白细胞数量明显增高
C. 骨髓内大量原始粒细胞
D. 脾明显肿大
E. 肝大

12.（1993 年考研西医综合真题）慢性粒细胞白血病时，肝内白血病细胞浸润的部位是（ ）
A. 集中在被膜下 B. 集中在中央静脉周围
C. 集中在门管区内 D. 弥散在肝窦内
E. 集中在小叶下静脉周围

13. 滤泡性淋巴瘤发生的主要分子机制是（ ）
A. *BCL-2* 基因转位 B. *BCL-2* 基因点突变
C. *BCL-2* 基因扩增 D. *BCL-2* 基因缺失
E. *BCL-2* 基因沉默

14. 下列选项中，符合 Burkitt 淋巴瘤的叙述是（ ）
A. 老年患者多见 B. 国内多见
C. 与 EB 病毒感染有关 D. T 细胞淋巴瘤
E. 属中度侵袭性肿瘤

15. 与黏膜相关淋巴组织淋巴瘤发生关系最密切的细菌是（ ）
A. 金黄色葡萄球菌 B. 草绿色链球菌
C. 幽门螺杆菌 D. 大肠埃希菌
E. 克雷伯杆菌

16. 下列选项中，符合 NK/T 细胞淋巴瘤免疫表型的是（ ）
A. CD20 B.CD65 C.CD79a D.CD56 E.CD19

17. 在淋巴结活检切片中见到双核的大细胞，核仁大且呈红色，首先考虑的疾病是（ ）
A. T 细胞淋巴瘤 B. 霍奇金淋巴瘤
C. Burkitt 淋巴瘤 D. 弥漫性大 B 细胞淋巴瘤
E. 滤泡性淋巴瘤

18. 结节性淋巴细胞为主型霍奇金淋巴瘤肿瘤细胞的免疫组化表型是（ ）
A. CD3（+） B. CD15（+） C. CD20（+）
D. CD30（+） E. CD56（+）

19. 下列相对预后最好的淋巴瘤是（ ）
A. 滤泡性淋巴瘤
B. 霍奇金淋巴瘤结节硬化型
C. 伯基特淋巴瘤
D. 弥漫性大 B 细胞淋巴瘤
E. NK/T 细胞淋巴瘤

【A2 型题】

1.（2013 年临床执业医师资格考试真题）男，45 岁。左颈部淋巴结进行性肿大 3 个月。淋巴结活检病理结果示弥漫性大 B 细胞淋巴瘤。最可能出现的细胞免疫表型是（ ）
A. CD10（+） B. CD13（+） C. CD20（+）
D. CD5（+） E. CD34（+）

2.（2019 年临床执业医师资格考试真题）女，35 岁。双侧颈部淋巴结肿大 1 月余，发热 1 周。既往体健。查体：T 38.1℃，双侧颈部可触及数个肿大淋巴结，最大者 2cm × 2cm，质韧，无触痛。左颈部淋巴结活检见正常结构消失，代之以均一的中 - 大型淋巴细胞浸润。免疫组化：CD20（+），CD30（–），CD5（–）。最可能的诊断是（ ）
A. 弥漫性大 B 细胞淋巴瘤
B. 霍奇金淋巴瘤 C. 套细胞淋巴瘤
D. 滤泡性淋巴瘤 E. 间变性大细胞淋巴瘤

3. 男，10 岁。2 年前发现右颈部肿块，伴发热，抗感染治疗无效。近日感到呼吸困难。X 线检查：中纵隔增大。体检：右颈部多个淋巴结肿大，最大者为 2.5cm × 2.0cm，相互粘连。镜下：淋巴滤泡消失，大量形态较单一的肿瘤细胞弥漫性浸润，瘤细胞呈圆形，与正常淋巴细胞相似。但体积稍大，可见较多病理性核分裂象，被膜亦有浸润。该病例最可能的诊断为（ ）
A. 非霍奇金淋巴瘤 B. 传染性单核细胞增多症
C. 肺小细胞癌转移 D. 霍奇金淋巴瘤
E. 以上都不是

4. 男，15 岁，左锁骨上淋巴结肿大半年，活检淋巴结结构破坏，在炎细胞背景上，可见许多 R-S 细胞，该病诊断为（ ）
A. 结核病 B. 转移癌
C. 霍奇金淋巴瘤 D. 非霍奇金淋巴瘤

E. 淋巴结副皮质区反应增生

5. 女，26岁，右颈单一无痛性淋巴结肿大，为2.5cm×3.0cm，活动欠佳。活体组织检查发现包膜完整，无出血及坏死。镜下见淋巴结结构已破坏，大量的束状纤维组织增生及散在一些大细胞，其胞质丰富、透明、核大，有多个核仁，并与周围形成透明的空隙。同时还可见嗜酸性粒细胞、浆细胞及少量的中性粒细胞。该病最可能的诊断为（　　）

A. 淋巴结转移性癌　　B. 淋巴结炎

C. 非霍奇金淋巴瘤　　D. 淋巴结反应性增生

E. 霍奇金淋巴瘤结节硬化型

6. 女，50岁，1个月来右颈部淋巴结进行性肿大，无痛，发热，消瘦，颈淋巴结活检示淋巴结正常结构消失，并可见Reed-Sternberg细胞。如需明确诊断首先应继续做的检查是（　　）

A. 免疫组化　　B. OT试验

C. 乙肝六项　　D. 血常规及血培养

E. 胸部X线

7. 男，28岁，1年前颈淋巴结对称性进行性无痛性肿大，继而累及腋窝、腹股沟淋巴结。患者体重稍下降，近期有发热症状。该病最具有诊断意义的是（　　）

A. 正常淋巴结结构消失　B. 双核R-S细胞易见

C. 肉芽肿样结构形成　D. 大量嗜酸性粒细胞浸润

E. 淋巴滤泡大量增生

8. 进一步确诊需做免疫组化标记，肿瘤细胞表达（　　）

A. CD20、CD79a、CD68阳性，CK阴性

B. CD15、CD30阳性，CD20、CD3、CD45RO阴性

C. CD3、CD45RO阳性，CD15、CD30、CD25阴性

D. CD20、CD79a、CD68阴性，CK、EMA阳性

E. CD20、CD3、CD30、CD68阳性

9. 女，40岁，乏力、消瘦数年。周围血白细胞计数为11×10^9/L，其中可见少量原始粒细胞，诊断为慢性髓细胞性白血病。该患者的白血病细胞作染色体分析，可能发现（　　）

A. 呈多倍体　　B. 染色体易位

C. 染色体缺失　　D. 环状染色体

E. 以上都不是

10. 男，67岁，鼻塞、鼻出血8个月，鼻腔镜见鼻咽顶部黏膜粗糙，触之易出血。病理活检镜下观：肿瘤细胞弥漫性增生，瘤细胞形态单一，胞质少，核形不规则，染色质粗而致密，核分裂象易见。免疫组化肿瘤细胞表达CD20、CD79a、CD5、CyclinD1阳性。综合所见应首先考虑何种疾病（　　）

A. 小淋巴细胞性淋巴瘤

B. 套细胞淋巴瘤

C. 滤泡性淋巴瘤

D. 黏膜相关淋巴组织淋巴瘤

E. 鼻咽癌

【A3型题】

（1～3题共用题干）

女，16岁，因右颈部肿块就诊。肿块直径3cm，活检发现正常淋巴结结构被破坏，粗大的纤维束将淋巴组织分割成结节状，结节中有淋巴细胞、嗜酸性粒细胞、一些中性粒细胞和浆细胞浸润，还有许多具有高度多形核的大细胞。细胞核呈多叶状，典型双核R-S细胞不常见，且有许多陷窝细胞。CT检查显示为纵隔肿块。

1. 该病最可能的诊断是（　　）

A. 结节硬化型霍奇金淋巴瘤

B. 淋巴结炎

C. 非霍奇金淋巴瘤

D. 淋巴结反应性增生

E. 混合细胞型霍奇金淋巴瘤

2. 霍奇金淋巴瘤的特征性细胞是（　　）

A. 淋巴细胞　　B. 嗜酸性粒细胞

C. 中性粒细胞　　D. 镜影细胞

E. 浆细胞

3. 以下哪项是关于该病最准确的描述（　　）

A. 常见EB病毒感染

B. 该类型是最不常见的亚型

C. 陷窝细胞具有诊断意义

D. 男性比女性常见

E. 预后差

（4～6题共用题干）

男，3岁，因鼻出血、发热就诊。皮肤多处明显瘀斑，全身淋巴结肿大，可触及脾肿大。血红蛋白、血小板计数明显下降，白细胞计数40×10^9/L，以淋巴细胞为主。外周血涂片显示红细胞着色浅，白细胞为幼稚细胞，直径约为红细胞的2.5倍，核为圆形、椭圆形或稍凹陷。未见血小板。

4. 该病最可能的诊断是（　　）

A. 霍奇金淋巴瘤　　B. 急性淋巴细胞白血病

C. 急性髓细胞性白血病　D. 慢性淋巴细胞白血病

E. 慢性髓细胞性白血病

5. 以下哪项是关于该病最准确的描述（　　）
A. 该类型是急性白血病中对治疗反应最强的类型
B. 该类型最常发生在成人身上，但也可发生在儿童
C. 淋巴母细胞对正常血细胞造成损害，导致细胞数量少
D. CD10 阳性预示着预后差
E. 该类型女性居多

6. 以下哪种情况会显著增加患这种疾病的风险（　　）
A. 人类嗜 T 淋巴细胞病毒 I 型
B. 唐氏综合征
C. HIV 感染
D. 骨髓增生异常综合征
E. 传染性单核细胞增多症

（7 ～ 9 题共用题干）
男，12 岁，锁骨上窝淋巴结肿大半年，持续低热 1 个月，体重下降，临床外周血中检见淋巴母细胞，骨髓细胞中 25% 为淋巴母细胞。

7. 该病的主要病变不包括（　　）
A. 淋巴结正常结构为大小相似的肿瘤性滤泡取代
B. 低倍镜下，肿瘤细胞形态单一，呈弥漫性增生
C. 胞质稀少，核圆或扭曲，染色质匀细如粉尘样
D. 肿瘤细胞稍大于小淋巴细胞
E. 极易见核分裂象

8. 结合 HE 形态特点，运用免疫组化检查可进一步确诊。该患者具有诊断意义的免疫组化标记为（　　）
A. CD3、CD19、CD20、CD22、CD79a
B. CD3、CD8、CD4、CD19、CD5
C. CD3、CD4、CD20、CD79a、sIg 和 TdT
D. CD15、CD30、CD68、MPO
E. CD3、CD4、CD5、CD38、CD138

9. 该类肿瘤恶性程度为（　　）
A. 低度恶性（中位存活期 4 ～ 6 年）
B. 高度恶性　　C. 中度恶性
D. 良性　　E. 良恶性不定

【A4 型题】

（1 ～ 5 题共用题干）
男，15 岁。颈部淋巴结肿大，大小为 2.2cm×1.6cm×1.4cm，可活动。活检见肿块表面光滑，切面细腻，无出血坏死。镜下可见淋巴结结构破坏，大量淋巴细胞中可见典型的镜影细胞和较多 R-S 细胞。

1. 该病例的诊断应为（　　）
A. 非霍奇金淋巴瘤
B. 淋巴结反应性增生
C. 霍奇金淋巴瘤
D. 血管免疫母细胞性淋巴结病
E. 淋巴结转移性癌

2. 下列哪种是霍奇金淋巴瘤的肿瘤细胞（　　）
A. R-S 细胞　　B. 异型性组织细胞
C. 类上皮细胞　　D. 单核细胞
E. 组织细胞

3. 在霍奇金淋巴瘤诊断中最有意义的细胞是(　　)
A. 多形性肿瘤细胞　　B. 组织细胞
C. 陷窝细胞　　D. R-S 细胞
E. 镜影细胞

4. 关于镜影细胞的主要特点，最恰当的是（　　）
A. 有大嗜酸性核仁
B. 多核瘤巨细胞
C. 核大，核膜厚，核呈空泡状
D. 细胞大，胞质丰富，呈双色性
E. 双核并列，彼此对称，有大嗜酸性核仁

5. 霍奇金淋巴瘤最常发生的部位是（　　）
A. 腋下淋巴结　　B. 颈部淋巴结
C. 腹膜后淋巴结　　D. 纵隔淋巴结
E. 腹股沟淋巴结

（6 ～ 9 题共用题干）
女，28 岁。右颈部单一无痛淋巴结肿大，3.2cm×2.4cm×1.3cm，活动欠佳。活检：包膜完整，无出血坏死。镜下：淋巴结结构破坏，大量束状纤维组织增生，可见散在大细胞，细胞胞质丰富、透明，核大且有多个核仁，可见核周空晕。还可见嗜酸性粒细胞、浆细胞及少量中性粒细胞浸润。

6. 该病例最可能的诊断是（　　）
A. 结节硬化型霍奇金淋巴瘤
B. 淋巴结转移性癌
C. 淋巴结炎
D. 非霍奇金淋巴瘤
E. 淋巴结反应性增生

7. 多发生在青年妇女的霍奇金淋巴瘤是（　　）
A. 淋巴细胞消减型　　B. 混合细胞型
C. 结节硬化型　　D. 弥漫性纤维化型
E. 富于淋巴细胞型

8. 陷窝细胞多出现在下列哪个类型的霍奇金淋巴瘤（　　）
A. 混合细胞型　　B. 弥漫性纤维化型
C. 富于淋巴细胞型　　D. 淋巴细胞消减型

E. 结节硬化型

9. 胶原纤维束出现在下列哪种类型的霍奇金淋巴瘤（　　）

A. 结节硬化型　　B. 淋巴细胞消减型

C. 混合细胞型　　D. 富于淋巴细胞型

E. 以上都不是

【B 型题】

（1 ～ 4 题共用备选答案）

A. 淋巴结结构破坏，大量原始粒细胞浸润

B. 淋巴结结构保留，异型组织细胞浸润并吞噬红细胞

C. 淋巴结内瘤细胞排列成滤泡状结构

D. 淋巴结结构破坏，多种炎细胞及 R-S 细胞增生

E. 淋巴结结构破坏，大量单一肿瘤性细胞增生

1. 滤泡性非霍奇金淋巴瘤（　　）

2. 霍奇金淋巴瘤（　　）

3. 非霍奇金淋巴瘤（　　）

4. 急性粒细胞白血病（　　）

（5 ～ 9 题共用备选答案）

A. 组织细胞型淋巴瘤　　B. Burkitt 淋巴瘤

C. B 细胞淋巴瘤　　D. 霍奇金淋巴瘤

E. T 细胞淋巴瘤

5. 镜影细胞是诊断上述哪种疾病的重要依据(　　)

6. 蕈样霉菌病属于哪种淋巴瘤（　　）

7. 非霍奇金淋巴瘤少见的类型是（　　）

8. 最常见的淋巴瘤是（　　）

9. "满天星"现象是上述哪种疾病的病变特点(　　)

【X 型题】

1. B 细胞淋巴瘤包括（　　）

A. 伯基特淋巴瘤

B. 浆细胞样淋巴细胞淋巴瘤

C. 小细胞淋巴瘤

D. 滤泡中心细胞淋巴瘤

E. 间变性大细胞淋巴瘤

2. 滤泡细胞性淋巴瘤的免疫组化中，阳性的有（　　）

A. BCL-2　B. CD3　C. CD20　D. CD79a　E. CD19

3. 伯基特淋巴瘤的特点是（　　）

A. 多见于非洲儿童

B. 一般不累及外周淋巴结

C. 由小无裂细胞恶变而来

D. 伴有组织细胞反应性增生

E. 可累及颌骨

4. 伯基特淋巴瘤的临床病理特点有（　　）

A. T 细胞来源

B. 与 EB 病毒感染有关

C. 镜下可见"满天星"现象

D. 属高度侵袭性肿瘤

E. 瘤细胞间分布着反应性巨噬细胞

5. 霍奇金淋巴瘤的 R-S 细胞的特点是（　　）

A. 多核或双核的瘤巨细胞

B. 胞质丰富，嗜酸性

C. 核大而呈空泡状，核仁明显，其周围有透明晕

D. 常见核分裂象

E. 核仁直径与红细胞相当

6. 结节性淋巴细胞为主型霍奇金淋巴瘤的肿瘤细胞特点有（　　）

A. "爆米花"细胞　　B. 双核 R-S 细胞

C. CD20 阳性　　D. CD30 阳性

E. CD79a 阳性

7. 结节硬化型霍奇金淋巴瘤的病理特点有（　　）

A. 可见多量陷窝细胞

B. 可见典型 R-S 细胞

C. 可见混合性炎症细胞反应

D. 纤维组织束状增生

E. 镜下见类似"满天星"现象

8. 霍奇金淋巴瘤的组织学特点是（　　）

A. 淋巴结正常结构被破坏

B. 数量不等的 R-S 细胞

C. 可伴有或不伴有纤维组织增生

D. 典型的镜影细胞

E. 多种炎细胞

9. 非霍奇金淋巴瘤的特点是（　　）

A. 由小淋巴细胞构成的多表现为低度恶性

B. 由大淋巴细胞构成的多为高度恶性

C. 组织学特点为肿瘤成分单一，多数无炎细胞

D. 绝大多数病例原发于淋巴结内，少数可原发于结外

E. 多数为 B 细胞源性

10. 霍奇金淋巴瘤中混合细胞型的病理特点是(　　)

A. 镜影细胞和霍奇金细胞较常见

B. 多种细胞混合增生，炎细胞明显

C. 无纤维组织束状增生

D. 淋巴结正常结构破坏

E. 异型细胞内可见数量不等的 R-S 细胞

（二）名词解释（中英文对照）

1. 绿色瘤（chloroma）
2. 髓系肿瘤（myeloid neoplasm）
3. 镜影细胞（mirror image cell）
4. R-S 细胞（Reed-Sternberg cell）

（三）填空题

1. 霍奇金淋巴瘤主要发生于淋巴结，以____和____最为多见。
2. 非霍奇金淋巴瘤按瘤细胞来源分为____、____，其中最多见的是____。
3. 霍奇金淋巴瘤是由肿瘤性成分____和反应性成分____及间质组成。对诊断霍奇金淋巴瘤最有意义的细胞是____。
4. 淋巴瘤是原发于淋巴结和____等处的恶性肿瘤。根据肿瘤细胞的形态特点，分为____和____两大类。
5. 根据肿瘤内瘤细胞和非肿瘤细胞的组成不同，可将经典霍奇金淋巴瘤分为四个亚型，分别为____、____、____、____。其中最多见的是____，预后最好的是____，预后最差的是____。

（四）判断题

1. 霍奇金淋巴瘤不会转化为白血病。（　　）
2. 富于淋巴细胞型是霍奇金淋巴瘤最常见和预后最好的一种。（　　）
3. 霍奇金淋巴瘤最常见的部位是颈部淋巴结。（　　）
4. 淋巴瘤有良性和恶性淋巴瘤两类。（　　）
5. 镜影细胞是霍奇金淋巴瘤最具诊断意义的细胞。（　　）

（五）简答题

1. 简述非霍奇金淋巴瘤的特点。
2. 简述霍奇金淋巴瘤的组织学分型以及其相应的预后。
3. 简述滤泡性淋巴瘤的特点。

（六）论述题

1. 试分析霍奇金淋巴瘤和非霍奇金淋巴瘤的不同特点。
2. 试述霍奇金淋巴瘤的组织学特点。

五、答案及解析

（一）选择题

【A1 型题】

1. A 根据 WHO 淋巴组织肿瘤分类中的主要肿瘤类型可知，间变性大细胞淋巴瘤是一种起源于 T 细胞的淋巴瘤，滤泡性淋巴瘤、黏膜相关淋巴组织淋巴瘤、套细胞淋巴瘤、边缘区淋巴瘤均为起源于 B 细胞的淋巴瘤。
2. E 曲折核淋巴细胞淋巴瘤是 T 细胞淋巴瘤。伯基特淋巴瘤（Burkitt 淋巴瘤）、滤泡性淋巴瘤和滤泡中心细胞型淋巴瘤均为 B 细胞淋巴瘤。免疫母细胞淋巴瘤可以是 B 细胞或 T 细胞淋巴瘤。
3. B 黏膜相关淋巴组织（MALT）淋巴瘤最常发生的部位是胃肠道。其次为眼附属器、皮肤、甲状腺、肺、涎腺及乳腺等。
4. A 在我国最多见的淋巴瘤类型是弥漫大 B 细胞淋巴瘤。滤泡性淋巴瘤较西方人群相对少见，而 T 细胞及 NK 细胞淋巴瘤在我国人群相对多见。霍奇金淋巴瘤占所有淋巴瘤的构成比为 10% ～ 20%，且最常见的亚型为结节硬化型。
5. A 霍奇金淋巴瘤的肿瘤细胞包括 R-S 细胞及其变异型细胞，R-S 细胞对霍奇金淋巴瘤具有诊断意义。霍奇金细胞是一种与 R-S 细胞形态特征相似，但只有单核的瘤巨细胞，它的出现提示霍奇金淋巴瘤的可能。陷窝细胞只对结节硬化型霍奇金淋巴瘤具有诊断意义。多形性瘤细胞常见于淋巴细胞减少型霍奇金淋巴瘤。嗜酸性粒细胞增高常见于寄生虫病、某些过敏性疾病等。
6. A 小无裂细胞型（未分化型）是 B 细胞来源的高度恶性的淋巴瘤。弥漫性小裂细胞型淋巴瘤属于低度恶性的淋巴瘤。滤泡性淋巴瘤是 B 细胞来源的惰性淋巴瘤，在病程进展过程中约 30% 可转化为弥漫大 B 细胞淋巴瘤，恶性程度较高。弥漫性大细胞型淋巴瘤（弥漫大 B 细胞淋巴瘤）是 B 细胞来源的恶性程度较高的肿瘤。
7. B 淋巴瘤可分为低度恶性：①小淋巴细胞型淋巴瘤，②滤泡型淋巴瘤（1 ～ 2 级），③淋巴浆细胞性淋巴瘤；中度恶性：①滤泡型淋巴瘤（3 级），②弥漫性小裂细胞型淋巴瘤，③弥漫性大、小细胞混合型淋巴瘤，④弥漫性大 B 细胞型淋巴瘤；高度恶性：①前 B 淋巴母细胞型淋巴瘤，②小无裂细胞型淋巴瘤。

8. D 与其他恶性肿瘤一样，非霍奇金淋巴瘤是由单个肿瘤细胞反复分裂增殖而来，为单克隆起源。大多数非霍奇金淋巴瘤（NHL）都是B细胞起源的，正常淋巴结结构破坏。NHL的发生与淋巴细胞增殖分化产生的某种免疫细胞恶变有关，且免疫力低下患者的发病率较高，因此NHL可伴有免疫功能缺陷。NHL多为侵袭性，发展迅速，确诊时常已发生播散。

9. C 绿色瘤又称粒细胞性肉瘤，指急性（AML）、慢性（急性变）粒细胞白血病时，幼稚粒细胞在骨内、骨膜下或其他器官内形成的局限性实体性肿瘤，因其外观呈绿色（肿瘤组织含有原卟啉或绿色过氧化物酶），呈圆形隆起的肿块而得名。

10. D Ph染色体主要出现在慢性粒细胞白血病，该染色体因t（9；22）（q34；q11）易位（22号染色体的长臂易位到9号染色体）而形成，这种易位使9号染色体长臂上的ABL原癌基因与22号染色体上的BCR基因序列发生拼接，形成BCR-ABL1融合基因。

11. C 骨髓内出现大量原始粒细胞为急性粒细胞白血病或慢性粒细胞白血病急性变的特点，而不是慢性粒细胞白血病（CML）的特点。CML时，约90%会出现Ph^1染色体，周围血白细胞数量明显升高，常超过20×10^9/L，甚至可高达100×10^9/L以上，脾脏明显肿大是常见的临床表现，肝肿大可出现，但肿大一般不明显。

12. D 慢性粒细胞白血病（CML）时，瘤细胞多在肝窦弥漫性浸润。慢性淋巴细胞白血病（CLL）时，瘤细胞浸润门管区及其周围。急性粒细胞白血病（AML）时，瘤细胞主要在淋巴结的副皮质区及窦内浸润，在脾脏红髓及肝窦内浸润。急性淋巴细胞白血病（ALL）时，瘤细胞浸润肝血窦及门管区。

13. A *BCL-2*基因是一种原癌基因，它具有抑制凋亡的作用。滤泡性淋巴瘤（FL）发生的主要分子机制为18号染色体上的*BCL-2*基因转位，使*BCL-2*基因活化，引起BCL-2蛋白的高表达。基因点突变和基因扩增也是原癌基因活化的常见方式，但与FL的发生无关。基因缺失是抑癌基因的致癌机制。

14. C Burkitt淋巴瘤（尤其是非洲地方性Burkitt淋巴瘤）与EB病毒感染密切相关，所有患者的绝大多数肿瘤细胞内含有EB病毒基因。Burkitt淋巴瘤为B细胞起源的非霍奇金淋巴瘤（NHL），常见于非洲赤道附近地区的儿童和青少年，国内少见。属于高度侵袭性肿瘤。

15. C 黏膜相关淋巴组织淋巴瘤（MALT淋巴瘤）多发生于胃肠道，与幽门螺杆菌的感染密切相关，黏膜内幽门螺杆菌的克隆增殖，使与黏膜上皮相关的淋巴组织产生免疫应答及局部炎症，发生免疫反应性淋巴增殖，产生异常克隆而导致淋巴瘤。

16. D 免疫表型为白细胞分化抗原，不同的白细胞表达不同的免疫表型。NK/T细胞淋巴瘤的免疫表型既有NK细胞相关抗原CD56，也有T细胞分化抗原如CD2、CD3（CD3ε）。B细胞的免疫表型为CD19、CD20和CD79a。CD65为粒细胞的免疫表型。现将常考的细胞免疫表型总结如下：①T细胞：CD2、CD3、CD4、CD7、CD8（均为个位数）；②B细胞：PAX5、CD19、CD20、CD79a；③NK细胞：CD16、CD56；④髓样细胞：CD13、CD33、CD117。

17. B 淋巴结活检切片中见双核的核仁大且呈红色的大细胞考虑为镜影细胞，为霍奇金淋巴瘤的诊断性细胞。T细胞淋巴瘤不见核仁或核仁不清楚。Burkitt淋巴瘤瘤细胞中等大小，有"满天星"现象。弥漫性大B细胞淋巴瘤瘤细胞体积较大。滤泡性淋巴瘤瘤细胞圆形，大小较一致，形成滤泡。

18. C 结节性淋巴细胞为主型霍奇金淋巴瘤肿瘤细胞的免疫组化表型是CD20和CD79a阳性，CD15阴性，偶有CD30弱阳性。CD3是T细胞及其肿瘤的标志，CD56是NK细胞相关抗原。WHO分类中，将霍奇金淋巴瘤（HL）分为两大类：经典型霍奇金淋巴瘤（CHL）和结节性淋巴细胞为主型霍奇金淋巴瘤（NLPHL）。经典型霍奇金淋巴瘤肿瘤细胞的免疫组化表型是CD30和大部分CD15阳性，CD20阴性。

19. B 霍奇金淋巴瘤结节硬化型预后较好，大多数患者可治愈。滤泡性淋巴瘤属于惰性非霍奇金淋巴瘤，预后较好，10年生存率超50%，但有30%的可能性会进展为弥漫性大B细胞淋巴瘤，预后不良。伯基特淋巴瘤和弥漫性大B细胞淋巴瘤属于侵袭性非霍奇金淋巴瘤，恶性度高，预后差。NK/T细胞淋巴瘤属高度恶性，临床Ⅲ期、Ⅳ期患者5年生存率为17%。

【A2型题】

1. C 患者淋巴结活检病理结果示弥漫性大B细胞淋巴瘤，最可能出现的细胞免疫表型是B细胞分化抗原CD20（+）。CD10（+）为滤泡生发中心的免疫标记，弥漫性大B细胞淋巴瘤也可为阳性，但不是最佳答案。CD13（+）是髓系肿瘤的免疫标记，CD5（+）是T细胞肿瘤的免疫标记，CD34（+）是多潜能干细胞的免疫标记。

2. A 该患者最可能的诊断是弥漫性大B细胞淋巴瘤。霍奇金淋巴瘤镜下有典型的R-S细胞，CD30（+），CD5（+）。套细胞淋巴瘤特征性表达CyclinD1。滤泡性淋巴瘤有滤泡样结构。间变性大细胞淋巴瘤常累及皮肤，免疫组化CD30（+）。

3. A 非霍奇金淋巴瘤瘤细胞成分单一，多见结外器官受累，如侵犯纵隔。霍奇金淋巴瘤可见R-S细胞。

4. C R-S细胞是霍奇金淋巴瘤的典型肿瘤细胞。

5. E 霍奇金淋巴瘤结节硬化型多见于青年女性，好发于下颈部、锁骨上和纵隔淋巴结。该类型最明显的组织病理学特征是有粗大的纤维束形成，陷窝细胞、小淋巴细胞，嗜酸性粒细胞较多见。

6. A 免疫组化标记是淋巴瘤病理诊断的必要项目。

7. B 双核R-S细胞对于霍奇金淋巴瘤具有诊断意义。

8. B 经典型霍奇金淋巴瘤肿瘤细胞的免疫组化表型是CD30和大部分CD15阳性，CD20阴性。CD3和CD45RO是T细胞及其肿瘤的标志，CD56是NK细胞相关抗原。CK和EMA是上皮细胞标记。CD25可表达于活化T细胞、B细胞及巨噬细胞等。

9. B 95%以上的慢性髓细胞性白血病具有独特的分子遗传学改变，出现Ph^1染色体。Ph^1染色体是由于t（9；22）（q34；q11）的染色体易位形成的。

10. B 套细胞淋巴瘤镜下肿瘤细胞胞质少、核形不规则，边缘呈细锯齿状，染色质较粗，核分裂象易见，病变呈弥漫性。瘤细胞组化表达CyclinD1、CD20、CD5等标记。

【A3型题】

1. A 结节硬化型霍奇金淋巴瘤多见于青年女性，好发于下颈部、锁骨上和纵隔淋巴结。该类型最明显的组织病理学特征是有粗大的纤维束形成，结节有许多陷窝细胞，典型双核R-S细胞不常见。

2. D 霍奇金淋巴瘤的特征性细胞是镜影细胞。

3. C 陷窝细胞是诊断结节硬化型霍奇金淋巴瘤的重要依据。

4. B 急性淋巴细胞白血病多见于儿童，男性居多，是一种源自淋巴造血组织中淋巴母细胞并大量累及外周血B或T淋巴母细胞的恶性肿瘤。表现为血小板减少或贫血，外周血可受累及，出现白细胞计数升高。

5. A 该类型对化疗敏感，儿童急性淋巴细胞白血病的总体治愈率约为90%。

6. B 唐氏综合征患儿发生急性淋巴细胞白血病的风险增加20倍，并表现出明显的体细胞突变特征。

7. A 该患者最可能的诊断为急性淋巴细胞白血病。淋巴结正常结构为大小相似的肿瘤性滤泡取代为滤泡性淋巴瘤特征，与该病例不符。滤泡性淋巴瘤多见于中、老年人，为B淋巴细胞来源的非霍奇金淋巴瘤。瘤细胞形成肿瘤性滤泡，分布于皮质和髓质。

8. C 急性淋巴细胞白血病中，T淋巴母细胞的主要标记有TdT和CD3，B淋巴母细胞主要标记有CD79a和CD20。

9. B 该类肿瘤为高度恶性。

【A4型题】

1. C 霍奇金淋巴瘤患者主要表现为无痛性淋巴结肿大，以颈部淋巴结为主，肿瘤细胞为R-S细胞，典型的镜影细胞具有诊断意义。

2. A 霍奇金淋巴瘤的肿瘤细胞为R-S细胞。

3. E 镜影细胞又称为诊断性R-S细胞，是诊断霍奇金淋巴瘤的重要依据。

4. E 镜影细胞瘤细胞体积巨大，胞质丰富，多为嗜碱性，内含对称性分布的双核；核膜厚，染色质边集，核呈空泡状，核中央见明显增大且嗜酸性的核仁。

5. B 霍奇金淋巴瘤最常发生的部位是颈部淋巴结，约占70%。

6. A 结节硬化型霍奇金淋巴瘤最明显的组织病理学特征是有粗大的纤维束形成，结节内含较多陷窝细胞（大细胞，细胞胞质丰富、透明，核大且有多个核仁，可见核周空晕）。

7. C 结节硬化型霍奇金淋巴瘤多见于青年女性。

8. E 结节硬化型霍奇金淋巴瘤陷窝细胞数量很多，低倍镜下类似"满天星"。

9. A 结节硬化型霍奇金淋巴瘤最明显的组织病理学特征是有粗大的纤维束形成，多从包膜开始，将整个淋巴结分割包绕成大小不一的结节。

【B型题】

1. C 滤泡性淋巴瘤形成肿瘤性滤泡样结构。

2. D 霍奇金淋巴瘤的肿瘤细胞为R-S细胞。

3. E 非霍奇金淋巴瘤可导致淋巴结破坏，瘤细胞成分单一。

4. A 急性粒细胞白血病中可见大量原始粒细胞

浸润。

5. D 镜影细胞又称为诊断性 R-S 细胞，是诊断霍奇金淋巴瘤的重要依据。

6. E 蕈样霉菌病属于 T 细胞淋巴瘤。

7. A 组织细胞型淋巴瘤极为罕见。

8. C 最常见的淋巴瘤是 B 细胞淋巴瘤。

9. B "满天星"现象是 Burkitt 淋巴瘤在弥漫性瘤细胞之间散在有巨噬细胞。

【X 型题】

1. ABCD B 细胞淋巴瘤包括伯基特（Burkitt）淋巴瘤、浆细胞样淋巴细胞淋巴瘤、小细胞淋巴瘤和滤泡中心细胞淋巴瘤。间变性大细胞淋巴瘤为 T 细胞起源的淋巴瘤。

2. ACDE 滤泡细胞性淋巴瘤（FL）是滤泡中心 B 细胞发生的淋巴瘤，具有正常 B 细胞的免疫表型，如 CD19、CD20、CD79a。滤泡细胞性淋巴瘤由于 t（14；18）染色体易位，还表达特殊的免疫表型 *BCL-2*。CD3 为 T 细胞的免疫表型。

3. ABCDE 伯基特淋巴瘤（Burkitt 淋巴瘤）是 B 细胞起源的高度侵袭性肿瘤。多见于非洲儿童，常发生于淋巴结外的器官和组织，最常累及颌骨，一般不累及外周淋巴结（颈淋巴结）和脾脏。由小无裂细胞恶变而来，恶性程度高，常伴有组织细胞反应性增生。

4. BCDE Burkitt 淋巴瘤是 B 细胞来源的高度侵袭性肿瘤，多与 EB 病毒感染有关，所有患者的绝大多数肿瘤细胞内含有 EB 病毒基因。瘤细胞之间散在分布着胞质丰富而透亮的反应性巨噬细胞，镜下可见"满天星"现象。

5. ACE 霍奇金淋巴瘤的 R-S 细胞是一种直径 15 ～ 45μm 的多核或双核瘤巨细胞，胞质丰富，略嗜酸或嗜碱性，核圆形或椭圆形，核膜厚，核大而呈空泡状，核仁明显，直径与红细胞相当，周围有透明晕。R-S 细胞少见核分裂象。

6. ACE 结节性淋巴细胞为主型霍奇金淋巴瘤的肿瘤细胞多为多分叶核的"爆米花"细胞，典型的双核 R-S 细胞罕见。肿瘤细胞的免疫表型多为 CD20、CD79a 阳性，CD30 阳性少见。

7. ABCDE 结节硬化型霍奇金淋巴瘤的组织学特点是纤维组织束状增生，分隔病变淋巴结为大小不等的结节。其肿瘤细胞多为陷窝细胞，镜下见类似"满天星"现象。亦可见少量典型的 R-S 细胞，可见嗜酸性粒细胞和中性粒细胞为主的混合性炎症细胞反应。

8. ABCDE 霍奇金淋巴瘤镜下可见淋巴结正常结构被破坏，肿瘤细胞为 R-S 细胞，典型的镜影细胞，部分类型出现纤维组织增生，背景可见多种炎细胞。

9. ABCDE B 细胞淋巴瘤属于非霍奇金淋巴瘤中最大的类型，绝大多数原发于淋巴结内，少数可原发于结外。组织学特点为肿瘤成分单一，多数无炎细胞等成分，由大淋巴细胞构成的多为高度恶性，由小淋巴细胞构成的多为低度恶性。

10. ABCDE 霍奇金淋巴瘤混合细胞型可造成淋巴结破坏，镜下见各种类型的肿瘤细胞，诊断性 R-S 细胞（镜影细胞）和霍奇金细胞较常见。背景细胞包括淋巴细胞、组织细胞、嗜酸性粒细胞等多种细胞，有不同程度的纤维化，但不形成粗大的纤维束。

（二）名词解释（中英文对照）

1. 绿色瘤（chloroma）：为髓系肉瘤，多见于急性粒细胞白血病，大量瘤细胞（主要为原始粒细胞）在骨、眼眶、皮肤、淋巴结、胃肠道、前列腺、睾丸、乳腺等处浸润形成局限性包块，因瘤组织含有原卟啉或绿色过氧化物酶，在新鲜时肉眼观呈绿色，故称为绿色瘤。

2. 髓系肿瘤（myeloid neoplasm）：骨髓中的多能干细胞可以向髓细胞、淋巴细胞两个方向分化。向髓细胞分化方向克隆性增生形成的粒细胞、红细胞、巨核细胞和单核细胞系统的白血病，统称为髓系肿瘤。

3. 镜影细胞（mirror image cell）：镜影细胞为典型的 R-S 细胞，其细胞核呈双核面对面排列，核仁大且明显嗜酸性，核仁周围有空晕，是霍奇金淋巴瘤的诊断依据。

4. R-S 细胞（Reed-Sternberg cell）：在霍奇金淋巴瘤组织中有一种体积大的瘤巨细胞，细胞质丰富，细胞核呈双核或多核，有大而嗜酸性的核仁，核仁周围有空晕，这种瘤细胞为 R-S 细胞。

（三）填空题

1. 颈部　锁骨上。

2. B 细胞源性　T 细胞源性　B 细胞源性。

3. R-S 细胞　炎细胞　镜影细胞。

4. 结外淋巴组织　霍奇金淋巴瘤　非霍奇金淋巴瘤。

5. 结节硬化型　混合细胞型　富于淋巴细胞型

淋巴细胞减少型 结节硬化型 富于淋巴细胞型 淋巴细胞减少型。

（四）判断题

1. T 尽管少数的霍奇金淋巴瘤可以累及骨髓，但不会转化为白血病，这也是区别于非霍奇金淋巴瘤的特点之一。
2. F 霍奇金淋巴瘤最常见的是结节硬化型，预后最好的是富于淋巴细胞型。
3. T 霍奇金淋巴瘤最常见的部位是颈部淋巴结，占 75%，其次是纵隔淋巴结、腋下和主动脉旁淋巴结，肠系膜和滑车淋巴结很少受累。
4. F 淋巴瘤无论其前是否有"恶性"，均指的是发生于淋巴结和结外淋巴组织的恶性肿瘤。
5. T 镜影细胞是霍奇金淋巴瘤最具诊断意义的肿瘤细胞。

（五）简答题

1. 非霍奇金淋巴瘤多数病例见于浅表淋巴结，以颈部多见，肉眼可见单个或多个淋巴结肿大，切面呈鱼肉状。镜下可见增生的肿瘤细胞部分或全部取代淋巴结正常结构。瘤细胞形态相对单一，可浸润破坏结外组织。种类繁多，以 B 淋巴细胞源性的肿瘤最为常见。

2. 霍奇金淋巴瘤主要分为两大类：结节性淋巴细胞为主型及经典型霍奇金淋巴瘤。经典型霍奇金淋巴瘤又可分为：结节硬化型、富于淋巴细胞型、淋巴细胞减少型、混合细胞型。其中以富于淋巴细胞型预后最好，淋巴细胞减少型预后最差。

3. 滤泡性淋巴瘤多见于中、老年人，为B 淋巴细胞来源的非霍奇金淋巴瘤。瘤细胞形成肿瘤性滤泡，分布于皮质和髓质。瘤细胞形态较单一，临床进展缓慢，但难以根治，有 30% 的病例可转化为弥漫性大 B 细胞淋巴瘤。

（六）论述题

1. 霍奇金淋巴瘤和非霍奇金淋巴瘤的不同特点见表 12-2。

2. 霍奇金淋巴瘤的组织学特点：淋巴结结构部分或全部破坏，由肿瘤性成分 R-S 细胞和反应性成分炎细胞及间质组成。肿瘤细胞除了典型的 R-S 细胞（镜影细胞）外，还有陷窝细胞、"爆米花"细胞及木乃伊细胞等。R-S 细胞在不同病例的肿瘤组织或同一病例的不同阶段所占的比例和数量不一。典型的 R-S 细胞具有诊断意义，细胞体积大，直径平均在 15 ～ 45μm，圆形或椭圆形，胞质丰富，略嗜酸性或嗜碱性。细胞核呈圆形或椭圆形，染色质粗糙，沿核膜聚集呈块状，核膜厚而清晰，核内有一个大而清晰的、直径和红细胞类似的嗜酸性中位核仁，呈包涵体样，周围有空晕。双核并列，彼此对称，形成所谓镜影细胞。除了经典的 R-S 细胞外，还有一些变异的 R-S 细胞：陷窝细胞，细胞体积大，直径为 40 ～ 50μm，胞质丰富而空亮，核多叶，核膜薄，染色质稀疏，核仁多。因福尔马林固定后胞质收缩与周围组织间形成透明空隙，故称陷窝细胞。多形性 R-S 细胞，瘤细胞大，大小形态不规则，有明显的多形性；核大，形态不规则，染色质粗，有明显的大核仁；核分裂象多见，常见多极核分裂。在结节性淋巴细胞为主型中出现的肿瘤细胞为 LP 细胞，或称为"爆米花"细胞。LP 细胞大小类似免疫母细胞或者更大，常为单核，胞质少，核有褶皱或呈分叶状，故称为"爆米花"细胞，染色质常呈泡状，核膜薄，核仁常为多个，嗜碱性。非肿瘤性炎细胞包括淋巴细胞、浆细胞、中性粒细胞、嗜酸性粒细胞、上皮样细胞、组织细胞等，在一定程度上反映了机体抗肿瘤的免疫状态，与霍奇金淋巴瘤的组织分型及预后关系密切。间质可有不同程度的纤维化。

（木志浩 杨志鸿）

第十三章 泌尿系统疾病

一、学习目标

（一）掌握

肾小球肾炎、肾盂肾炎和间质肾炎的基本概念、主要病理变化和分型，各型病理特点及临床病理联系。

（二）熟悉

肾小球肾炎、肾盂肾炎的病因和发病机制。

（三）了解

泌尿系统疾病常见肿瘤的基本类型及其病理特点。

二、思维导图

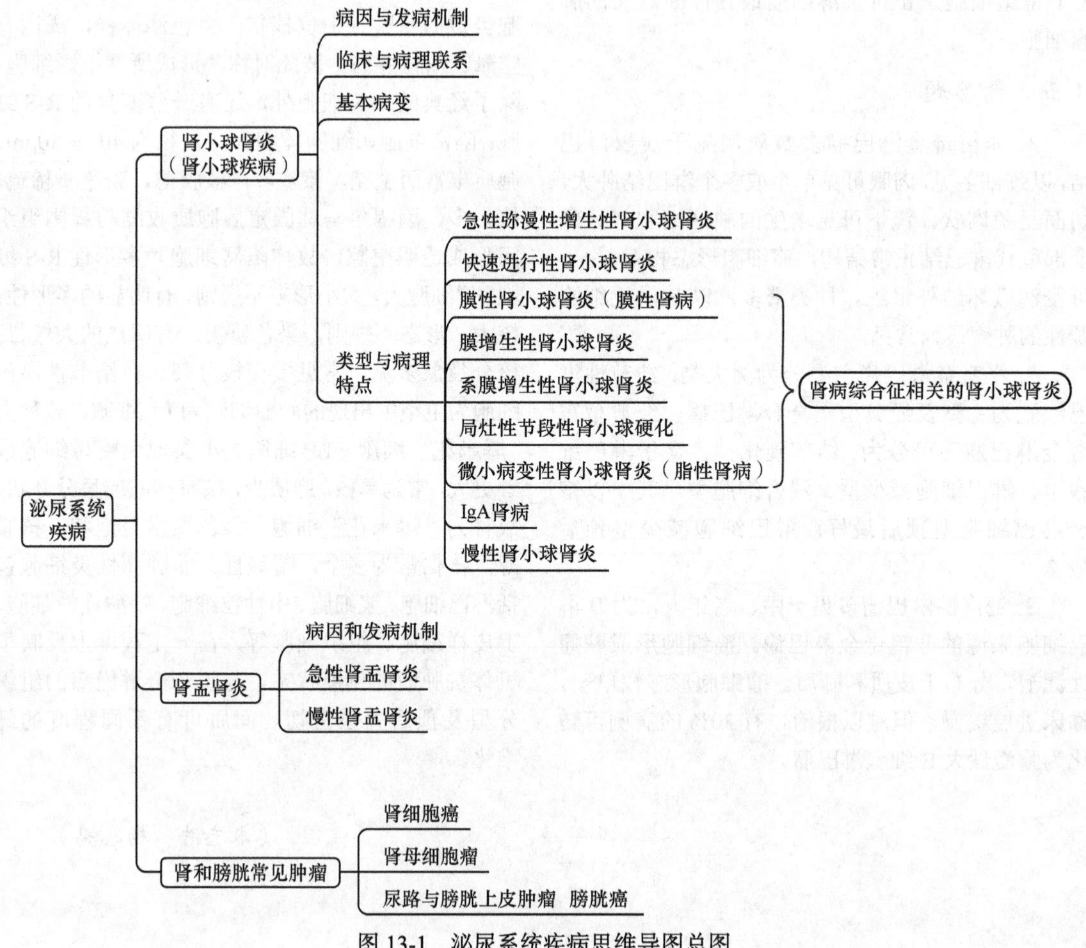

图 13-1 泌尿系统疾病思维导图总图

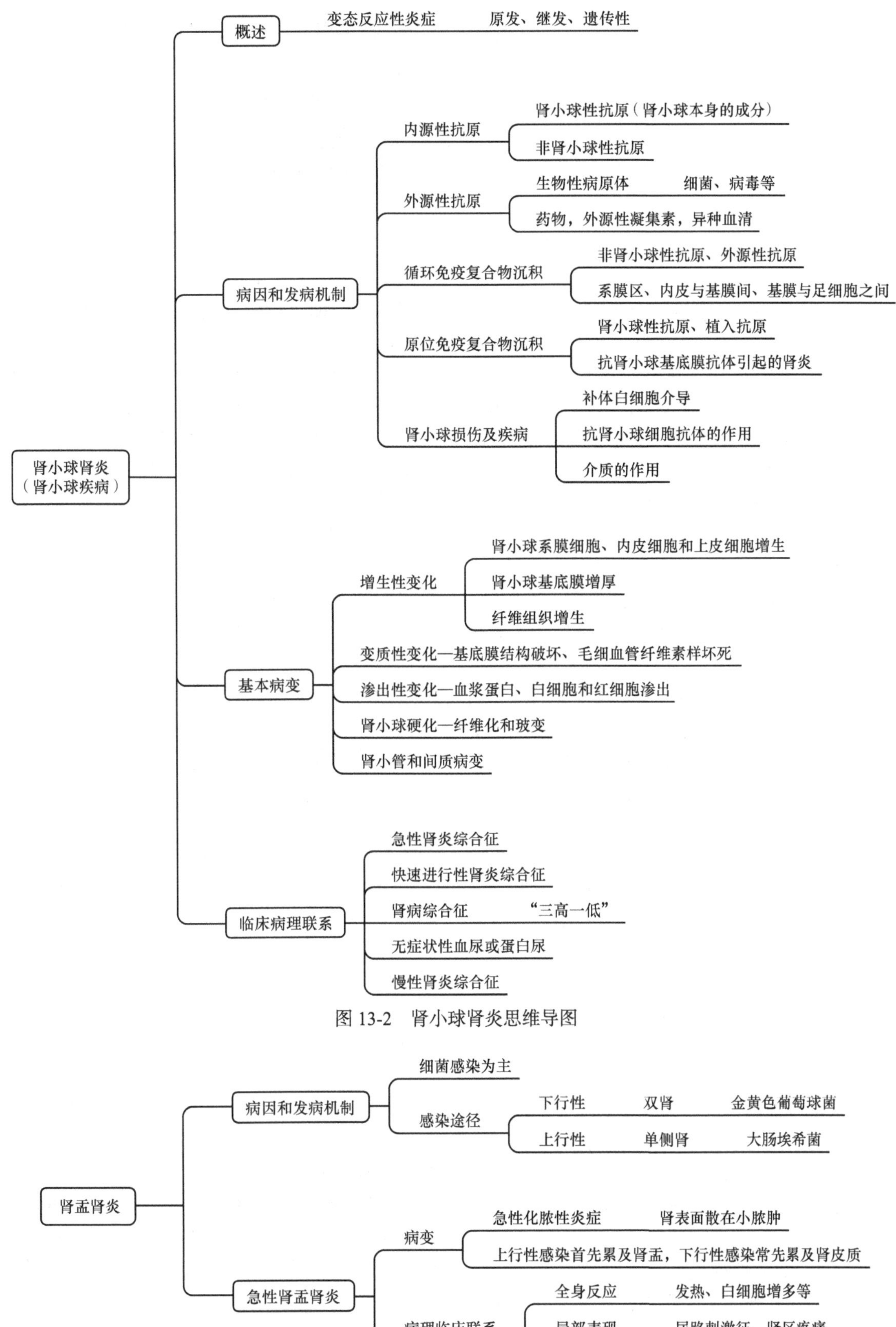

图 13-2　肾小球肾炎思维导图

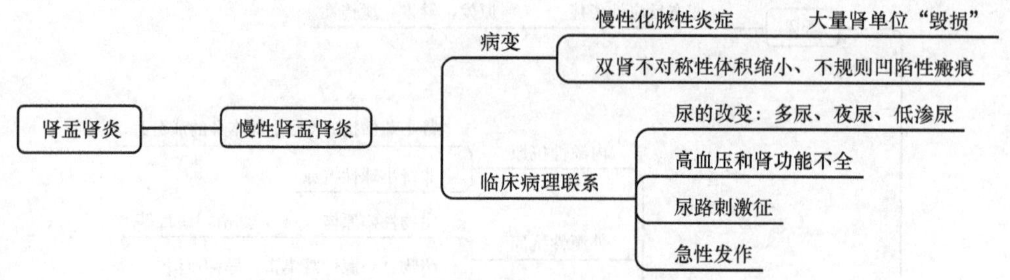

图 13-3　肾盂肾炎思维导图

三、知识点纲要

（一）肾小球肾炎（肾小球疾病）

1. 概述　肾小球肾炎是以肾小球损害为主的变态反应性炎症，临床主要表现有蛋白尿、血尿、水肿和高血压，晚期可引起肾衰竭。

原发性肾小球肾炎是指原发于肾脏的独立性疾病，肾为唯一或主要受累的脏器。

继发性肾小球疾病是指一些全身性疾病中肾小球出现病变，如系统性红斑狼疮、高血压、过敏性紫癜、结节性多动脉炎、糖尿病、某些遗传性疾病。

2. 病因和发病机制　肾小球肾炎的确切病因和发病机制尚未完全清楚。大量的临床及实验研究表明大多数肾小球肾炎由免疫因素引起，主要机制为抗原抗体复合物沉积引起的变态反应。

（1）引起肾小球肾炎的抗原：①内源性抗原：肾小球性抗原（肾小球本身的成分），非肾小球性抗原；②外源性抗原：生物性病原体，药物，外源性凝集素，异种血清。

（2）发病机制：①循环免疫复合物沉积；②原位免疫复合物沉积；③介质引起肾小球损伤。

3. 基本病理变化

（1）增生性变化：①肾小球细胞数量增多：肾小球系膜细胞、内皮细胞和壁层上皮细胞增生。②肾小球基底膜增厚：基底膜的变化可以是基底膜本身的增厚，也可以是上皮下、内皮下或基底膜内免疫复合物沉积引起。③纤维组织增生。

（2）变质性变化：急性炎症时，由于蛋白水解酶和细胞因子的作用，导致基底膜通透性增加，毛细血管壁发生纤维素样坏死，可伴血栓形成。

（3）渗出性变化：急性炎症时，肾小球内可有炎细胞、纤维素渗出及红细胞渗出。渗出的中性粒细胞释放多种蛋白水解酶，破坏内皮细胞、上皮细胞及基底膜。此外，渗出的红细胞数量不等，小量渗出时可见镜下血尿，大量渗出见肉眼血尿。

（4）肾小球硬化性病变：包括肾小球纤维化和玻璃样变性。

（5）肾小管和间质病变：肾小管上皮萎缩、变性、坏死或增生，肾小管腔内可见不同类型的管型。肾间质充血、水肿，炎细胞浸润，慢性时纤维组织增生，血管壁增厚、硬化。

4. 临床表现

（1）急性肾炎综合征（acute nephritic syndrome）：血尿、蛋白尿、少尿，常伴轻度水肿和高血压。重症可有氮质血症或肾功能不全。

（2）快速进行性肾炎综合征（rapidly progressive nephritic syndrome）：血尿、蛋白尿、迅速出现少尿或无尿，伴氮质血症，导致急性肾衰竭。

（3）肾病综合征（nephrotic syndrome）：大量蛋白尿、高度水肿、高脂血症和低蛋白血症——“三高一低”。

（4）无症状性血尿或蛋白尿（asymptomatic hematuria or proteinuria）：持续或复发性镜下血尿或肉眼血尿，可伴有轻度蛋白尿。

（5）慢性肾炎综合征（chronic nephritic syndrome）：多尿、夜尿、低比重尿、高血压、贫血、氮质血症和尿毒症，为各型肾炎终末阶段的表现。

5. 主要类型及各型病变特点（表 13-1）

表 13-1　原发性肾小球肾炎（肾小球疾病）的临床病理特点

类型	临床表现	发病机制	病变特点		
			光镜	电镜	免疫荧光
急性弥漫性增生性肾小球肾炎	急性肾炎综合征	免疫复合物	内皮细胞和系膜细胞增生	上皮下驼峰状电子致密物沉积	IgG 和 C3 颗粒状沉积于基底膜和系膜区
快速进行性肾小球肾炎	急进性肾炎综合征	抗肾小球基底膜型 免疫复合物型 免疫反应缺乏型	新月体（肾小球囊壁层上皮细胞增生）	无沉积物 有沉积物 无沉积物	IgG 和 C3 线状 颗粒状阴性或极弱
膜性肾小球肾炎	肾病综合征	自身抗体与抗原原位反应	弥漫性基底膜增厚，钉突形成	上皮下沉积物 基底膜增厚	基底膜颗粒状 IgG 和 C3
膜增生性肾小球肾炎	肾病综合征或慢性肾炎综合征或蛋白尿、血尿	Ⅰ型：免疫复合物 Ⅱ型：自身抗体，补体替代途径激活	系膜细胞增生、插入，基底膜增厚、双轨状	Ⅰ型：内皮下沉积物 Ⅱ型：基底膜致密沉积物	Ⅰ型：IgG+C3 C1q+C4 Ⅱ 型：C3，无 IgG、C4 和 C1q
系膜增生性肾小球肾炎	肾病综合征或蛋白尿、血尿	免疫复合物沉积	系膜细胞增生 系膜基质增多	系膜区沉积物	系膜区 IgG、IgM、C3 沉积
局灶性节段性肾小球硬化	肾病综合征或蛋白尿	不清	局灶性节段性玻璃样变性和硬化	上皮细胞剥脱、足突消失	IgM 和 C3 局灶性沉积
微小病变性肾小球肾炎（脂性肾病）	肾病综合征	不清，肾小球阴离子丧失，足细胞损伤	肾小球正常，肾小管脂质沉积	上皮细胞足突消失，无沉积物	阴性
IgA 肾病	血尿或蛋白尿	免疫复合物，免疫调节异常	局灶性节段性增生或弥漫性系膜增宽	系膜区沉积物	系膜区 IgA 沉积，可有 IgG、IgM、C3
慢性肾小球肾炎	慢性肾炎综合征、慢性肾衰竭	原疾病类型特点	肾小球纤维化、玻璃样变性	与原疾病类型一致	与原疾病类型一致

（二）肾盂肾炎

1. 病因和发病机制

（1）机体防御力下降：诱因为尿道阻塞、先天性或后天性病变引起的膀胱输尿管反流、泌尿道损伤、女性生理解剖特点等。

（2）感染途径：上行性（逆行性），下行性（血源性）。

2. 急性肾盂肾炎　肾盂肾间质和肾小管的化脓性炎症，主要由细菌感染引起。

3. 慢性肾盂肾炎　肾间质、肾盂和肾小管的慢性化脓性炎症。

（三）泌尿系统肿瘤

1. 肾肿瘤

（1）肾细胞癌（renal cell carcinoma）起源于肾小管上皮细胞，故又称肾腺癌。多见于肾的两极（尤其是上极）。

病理变化：

大体：肾细胞癌多为单发，球形，常致肾脏变形。肿块多有假包膜形成，因此与周围组织界线清楚。有时肿瘤周围可见小的瘤结节。切面见肿瘤多为实性，瘤体较大时可有出血和囊性变。常表现出红（出血）、黄（癌细胞胞质内含有大量脂质）、灰（坏死）、白（纤维化）等多种色彩。

镜下：癌细胞多排列成腺泡状、腺管状或乳头状，少数呈囊状。根据癌细胞的形态特征分为透明细胞型（clear cell type）和颗粒细胞型（granular cell type），其中透明细胞型最多见，少数为两种细胞混合存在。

扩散途径：肾细胞癌具有广泛播散的特点，常在局部症状和体征出现之前就已发生扩散。可直接蔓延到肾盏、肾盂及输尿管，并常侵犯肾静脉，形成柱状的瘤栓，有的可延伸至下腔静脉，甚至右心。早期即可发生血行转移，最常发生于肺和骨，也可发生局部淋巴结、肝、肾上腺和脑的转移。

（2）肾母细胞瘤（nephroblastoma/Wilms tumor）：起源于肾内残留的后肾胚芽组织，多发生于7岁以下，尤其是1～4岁的小儿。多为单个实性肿物，体积常较大，边界清楚，可有假包膜形成。约10%的病例为双侧和多灶性。肿瘤质软，切面隆起，实性或囊性，色彩多样。镜下，具有胚胎发育过程不同阶段的幼稚的肾小球或肾小管样结构。

2. 膀胱肿瘤 膀胱移行细胞癌（transitional cell carcinoma of blad-der）占膀胱癌的90%，多发生于50～70岁，好发于膀胱三角区。根据分化程度可分为三级。

四、复习思考题

（一）选择题

【A1 型题】

1.（2018 年临床执业医师资格考试真题）尿路感染的易感因素不包括（　　）

A. 膀胱输尿管反流　B. 留置导尿管

C. 神经源性膀胱　D. 糖尿病

E. 青年男性

2.（2017 年临床执业医师资格考试真题）肾细胞癌最常见的组织病理类型是（　　）

A. 乳头状肾细胞癌　B. 未分类肾细胞癌

C. 嫌色细胞癌　D. 集合管癌

E. 透明细胞癌

3.（2017 年临床执业医师资格考试真题）原发性肾小球疾病的临床分类不包括（　　）

A. 慢性肾小球肾炎　B. 肾盂肾炎

C. 急进性肾小球肾炎　D. 肾病综合征

E. 无症状性血尿和（或）蛋白尿

4.（2017 年临床执业医师资格考试真题）慢性肾盂肾炎大体描述正确的是（　　）

A. 肾弥漫性颗粒状　B. 肾肿大、苍白

C. 肾不对称性缩小　D. 肾弥漫性肿大

E. 肾表面散在出血点

5.（2016 年临床执业医师资格考试真题）急性弥漫性增生性肾小球肾炎中增生的主要细胞是(　　)

A. 肾小球周围的成纤维细胞及系膜细胞

B. 肾球囊壁层上皮细胞及毛细血管内皮细胞

C. 肾小球毛细血管内皮细胞及系膜细胞

D. 肾球囊脏层上皮细胞及系膜细胞

E. 肾球囊脏层上皮细胞及壁层上皮细胞

6.（2016 年临床执业医师资格考试真题）新月体肾炎Ⅲ型患者血液免疫学检查最常出现的异常是（　　）

A. 抗中性粒细胞胞质抗体阳性

B. 单克隆免疫球蛋白增高

C. 抗肾小球基底膜抗体阳性

D. 循环免疫复合物阳性

E. 冷球蛋白阳性

7.（2014 年临床执业医师资格考试真题）肉眼形态表现为颗粒性固缩肾的疾病是（　　）

A. 慢性硬化性肾小球肾炎

B. 慢性肾盂肾炎

C. 急性弥漫性增生性肾小球肾炎

D. 膜性肾小球肾炎

E. 新月体性肾小球肾炎

8.（2014 年临床执业医师资格考试真题）肾小球滤过膜中，阻挡大分子物质滤过的主要屏障是（　　）

A. 肾小囊脏层足细胞足突

B. 肾小囊脏层足细胞胞体

C. 肾小囊脏层足细胞足突裂隙膜

D. 肾小球毛细血管内皮下基底膜

E. 肾小球毛细血管内皮细胞

9.（2014 年临床执业医师资格考试真题）引起急性肾小球肾炎最常见的病原体为（　　）

A. 结核分枝杆菌　B. 金黄色葡萄球菌

C. 柯萨奇病毒　D. 寄生虫

E. 溶血性链球菌

10. 急性弥漫性增生性肾小球肾炎属于（　　）

A. 变质性炎　B. 浆液性渗出性炎

C. 以增生为主的炎症　D. 肉芽肿性炎

E. 化脓性炎

11.（2019 年考研西医综合真题）新月体性肾小球肾炎中，细胞性新月体病变中最主要的细胞是（　　）

A. 肾小球囊壁层上皮细胞

B. 肾小球囊脏层上皮细胞

C. 成纤维细胞

D. 中性粒细胞

12.（2018 年考研西医综合真题）下列肾小球肾炎中，以肾小球内线状免疫荧光为特征的是（　　）

A. 膜性肾病　　B. 新月体性肾炎
C. 急性弥漫增生性肾炎　　D. IgA 肾病

13. 急性肾盂肾炎的炎症性质是（　　）
A. 变质性炎症　　B. 增殖性炎症
C. 化脓性炎症　　D. 肉芽肿性炎症
E. 纤维素性炎症

14.（2017 年考研西医综合真题）属于慢性肾盂肾炎病理变化的是（　　）
A. 肾小球内系膜细胞增生
B. 肾小球内中性粒细胞浸润
C. 肾小球囊壁层上皮细胞增生
D. 肾小球囊壁纤维化

15.（2013 年考研西医综合真题）在下列选项中，符合 IgA 肾病镜下特征的病变是（　　）
A. 肾小球内皮细胞增生
B. 肾小球系膜区细胞增生
C. 肾小球毛细血管袢纤维素样坏死
D. 肾小球内中性粒细胞浸润

16.（2012 年考研西医综合真题）IgA 肾病最常见的临床表现是（　　）
A. 水肿　　B. 高血压
C. 血尿　　D. 蛋白尿

17.（2011 年考研西医综合真题）下列关于急性肾小球肾炎发病机制的叙述，错误的是（　　）
A. 常由 β 溶血性链球菌感染所致
B. 感染严重程度与病变轻重一致
C. 可通过循环免疫复合物而致病
D. 可通过原位免疫复合物形成而致病

18.（2010 年考研西医综合真题）微小病变性肾小球肾炎的特征性病变是（　　）
A. 系膜细胞增生
B. 系膜细胞及内皮细胞增生
C. 脏层上皮细胞足突融合
D. 壁层上皮细胞及巨噬细胞增生

19.（2010 年考研西医综合真题）膀胱最常见的恶性肿瘤是（　　）
A. 鳞状细胞癌　　B. 腺癌
C. 移行细胞癌　　D. 腺鳞癌

20. “蚕咬肾”是指（　　）
A. 高血压性固缩肾
B. 慢性肾小球肾炎
C. 急进性肾小球肾炎
D. 急性弥漫性增生性肾小球肾炎
E. 急性肾盂肾炎

【A2 型题】

1.（2019 年临床执业医师资格考试真题）女，10 岁。全身水肿 2 周。尿蛋白定量 4.5g/24h。血浆白蛋白 20g/L，血脂升高。行肾脏穿刺活检，光镜下肾小球未见异常。电镜下肾小球最可能的病理变化是（　　）
A. 脏层上皮细胞足突消失
B. 系膜区电子致密物沉积
C. 上皮下驼峰样电子致密物沉积
D. 基底膜弥漫性增厚
E. 基底膜内电子致密物沉积

2.（2019 年临床执业医师资格考试真题）女，63 岁。发热伴腰痛 3 天。既往糖尿病史 8 年。查体：T 38.5℃，右肾区叩击痛（+）。血 WBC 11.3×10^9/L，N 0.88；尿常规：蛋白（+），糖（++），沉渣镜检 RBC 8 ～ 10 个 /HP，WBC 25 ～ 30 个 /HP。对明确诊断最有意义的检查是（　　）
A. 肾穿刺活检
B. 尿找病理细胞
C. 清洁中断尿培养 + 药敏
D. 泌尿系 B 超
E. 尿相差显微镜检查

3.（2016 年临床执业医师资格考试真题）男，62 岁。反复无痛肉眼血尿 3 个月。偶伴尿频、尿急。查体：一般状态好，轻度贫血貌，双肾未触及。首先应考虑的疾病是（　　）
A. 泌尿系感染　　B. 前列腺增生
C. 膀胱肿瘤　　D. 膀胱结石
E. 慢性前列腺炎

4.（2016 年临床执业医师资格考试真题）女，56 岁。反复尿频、尿急伴腰痛 3 年，夜尿增多 1 年。查体：BP 155/80mmHg，双肾区无叩痛。尿常规：蛋白微量，尿沉渣镜检 RBC 10 ～ 15 个 /HP，WBC 30 ～ 35 个 /HP。Scr 76μmol/L，尿渗透压 342mOsm/（kg·H_2O）。B 超：左肾 8.3cm × 4.9cm。最可能的诊断是（　　）
A. 急性膀胱炎　　B. 急性肾盂肾炎
C. 慢性肾小球肾炎　　D. 慢性肾盂肾炎
E. 泌尿系结核

5.（2016 年临床执业医师资格考试真题）男，42 岁。间断水肿 2 年，乏力 2 个月。查体：BP 155/100mmHg，心肺腹未见异常，双下肢凹陷性水肿。实验室检查：尿 RBC 20 ～ 25 个 /HP，为异形红细胞，尿蛋白定量 1.9g/d，血 Hb 98g/L，

Scr 202μmol/L。B 超示双肾稍萎缩。最可能的诊断是（　）

A. 肾病综合征　B. IgA 肾病
C. 高血压肾损害　D. 慢性间质性肾炎
E. 慢性肾小球肾炎

6.（2016 年临床执业医师资格考试真题）男，42 岁。寒战、高热、尿频、尿急、尿痛、排尿困难、会阴部肿痛 1 天。查体：尿道口无分泌物和红肿。首先考虑的疾病是（　）

A. 膀胱结石　B. 急性前列腺炎
C. 急性尿道炎　D. 急性膀胱炎
E. 急性附睾炎

7.（2016 年临床执业医师资格考试真题）男，62 岁。双下肢水肿 2 个月。年轻时曾有尿常规异常，高血压 10 年，糖尿病 5 年。查体：BP 175/100mmHg，双下肢中度水肿。尿沉渣镜检 RBC 30 ～ 40 个 /HP，80% 为变形红细胞，尿蛋白 2.3g/d，Scr 125μmol/L，血糖 7.2mmol/L，抗中性粒细胞胞质抗体（–）。眼科检查示视网膜动脉硬化。最有可能的临床诊断是（　）

A. 原发性小血管炎肾损伤
B. 肾淀粉样变性病
C. 高血压肾损伤
D. 慢性肾小球肾炎
E. 糖尿病肾病

8.（2016 年临床执业医师资格考试真题）女，6 岁。水肿伴尿少 2 天。病前 10 天有“上感”病史。查体：BP 130/90mmHg，眼睑及颜面水肿，双下肢轻度水肿，血 Hb 100g/L。尿常规：沉渣镜检 RBC 20 ～ 30 个 /HP，WBC 3 ～ 5 个 /HP，Pro（++）。该患儿最可能的诊断是（　）

A. 泌尿系统感染　B. 单纯性肾病综合征
C. 急进性肾小球肾炎　D. 肾炎型肾病综合征
E. 急性链球菌感染后肾炎

9.（2015 年临床执业医师资格考试真题）男，17 岁。双下肢出血点伴关节痛 2 周，水肿 1 周。实验室检查：尿红细胞 30 ～ 40 个 /HP，尿蛋白 4.2g/d，血浆白蛋白 28g/L，肾免疫病理示 IgA 沉积于系膜区。诊断是（　）

A. IgA 肾病　B. 狼疮肾炎
C. 过敏性紫癜肾炎　D. 乙肝病毒相关性肝炎
E. 原发性肾病综合征

10.（2018 年考研西医综合真题）男，65 岁。3 个月前出现 3 次无痛性血尿，近来出现腰痛及尿痛、尿频、血尿和排尿困难，有时尿有血块。最可能的诊断是（　）

A. 前列腺癌　B. 膀胱癌
C. 膀胱结石　D. 肾癌

11.（2017 年考研西医综合真题）男，25 岁。因肉眼血尿 2 天就诊，3 天前有上呼吸道感染。既往体健。查体：BP 125/85mmHg，皮肤黏膜未见出血点和紫癜，心肺腹检查未见异常。化验尿常规：蛋白（++），沉渣镜检 RBC 满视野，WBC 0 ～ 3 个 /HP。血常规：Hb 105g/L，WBC 6.0×10^9/L，PLT 210×10^9/L。血肌酐 120μmol/L。该患者最可能的诊断是（　）

A. 急性肾小球肾炎　B. 急进性肾小球肾炎
C. IgA 肾病　D. 肾病综合征

12.（2014 年考研西医综合真题）男，16 岁。少尿、水肿 1 周，气促不能平卧伴咳粉红色泡沫样痰 1 天入院，既往体健。查体：T 37.5℃，P 120 次 / 分，R 24 次 / 分，BP 165/105mmHg，端坐呼吸，全身水肿明显，双肺底可闻及湿啰音，心律整，无杂音。实验室检查：Hb 120g/L，尿蛋白（++），尿比重 1.025，尿沉渣镜检 RBC 30 ～ 40 个 /HP，颗粒管型 0 ～ 1 个 /HP，血 Cr 178μmol/L。该患者发生急性心力衰竭最可能的病因是（　）

A. 急性肾小球肾炎　B. 急进性肾小球肾炎
C. 肾病综合征　D. 高血压

13.（2012 年考研西医综合真题）女，35 岁。发热伴尿频、尿急、尿痛 2 天来急诊，测体温最高 38.8℃，既往体健。实验室检查：WBC 14.5×10^9/L，尿蛋白（+），尿沉渣镜检 RBC 20 ～ 30 个 /HP，WBC 满视野。该患者最可能的诊断是（　）

A. 急性膀胱炎　B. 急性肾盂肾炎
C. 慢性肾盂肾炎急性发作
D. 尿道综合征

14.（2010 年考研西医综合真题）男，16 岁，水肿伴尿少 1 周，3 周前有感冒史。查体：血压 140/90mmHg，眼睑及双下肢水肿，其余未见明显异常。辅助检查：血 Hb 120g/L，尿蛋白（++++），红细胞 15 ～ 20 个 /HP，血肌酐 180μmol/L，血 C3 下降，ASO 1 ∶ 800。该患者最可能的肾脏病理改变是（　）

A. 系膜增生性肾小球肾炎
B. 毛细血管内增生性肾小球肾炎
C. 新月体性肾小球肾炎
D. 局灶节段性肾小球肾炎

【A3 型题】

（1 ～ 2 题共用题干）（2017 年临床执业医师资格考试真题）

男，25 岁。间断咳嗽、咳痰带血 1 个月，乏力、纳差伴尿少，水肿 1 周。实验室检查：血 WBC 8.6×10^9/L，血红蛋白 90g/L，尿蛋白（++），尿沉渣镜检红细胞 8 ～ 10 个 /HP，血肌酐 268μmol/L，尿素氮 22.6mmol/L，抗肾小球基底膜抗体（+），ANCA 阴性。

1. 其肾脏最可能的病理类型为（　　）

A. 新月体性肾小球肾炎

B. 毛细血管内增生性肾小球肾炎

C. 微小病变型肾病

D. 系膜增生性肾小球肾炎

E. 膜性肾病

2. 其最可能的免疫病理所见是（　　）

A. IgG 和 C3 呈线条状沉积于毛细血管壁

B. IgG 和 C3 呈颗粒状沉积于系膜区及毛细血管壁

C. IgG、IgA、IgM、C3 呈多部位沉积

D. IgG 和 C3 呈细颗粒状沿毛细血管壁沉积

E. 无或仅微量免疫复合物

（3 ～ 4 题共用题干）（2016 年临床执业医师资格考试真题）

男，48 岁。双下肢水肿 2 个月，既往体健。查体：BP 140/90mmHg， 血 ALB 27g/L，Scr 92μmol/L，尿蛋白(+++)，尿潜血(–)。肾活检示：基底膜增厚，嗜银染色有钉突形成。

3. 最可能的诊断是（　　）

A. 膜性肾病

B. IgA 肾病

C. 局灶节段性肾小球硬化

D. 微小病变型肾病

E. 系膜毛细血管性肾小球肾炎

4. 应首选的药物治疗方案是（　　）

A. 硫唑嘌呤 + 环孢素

B. 环孢素

C. 糖皮质激素 + 环磷酰胺

D. 糖皮质激素 + 硫唑嘌呤

E. 环磷酰胺

（5 ～ 6 题共用题干）（2016 年临床执业医师资格考试真题）

男，66 岁。腰痛、消瘦半年，双下肢水肿 3 个月。既往有高血压病史 5 年。查体：BP 120/80mmHg。贫血貌，双下肢中度凹陷性水肿。尿常规：RBC 0 ～ 2 个 /HP，尿蛋白（++++），尿蛋白定量 3.6g/d，血 Hb 78g/L，Scr 88μmol/L，TP 86g/L，ALB 28g/L，B 超提示双侧肾大小形态正常。

5. 该患者目前可明确的诊断是（　　）

A. 肾病综合征　　B. 急进性肾小球肾炎

C. 急性肾小球肾炎　　D. 慢性肾小球肾炎

E. 无症状性蛋白尿

6. 对明确诊断最有价值的检查是（　　）

A. 血肿瘤标志物及胸、腹 CT

B. 血抗肾小球基底膜抗体及抗中性粒细胞胞质抗体（ANCA）

C. 血抗核抗体、抗双链 DNA 抗体及补体

D. 血、尿免疫固定电泳及骨髓穿刺

E. 血乙肝病毒标志物

（7 ～ 8 题共用题干）（2014 年临床执业医师资格考试真题）

男，18 岁。双下肢及颜面水肿 1 周。实验室检查：尿蛋白 12.2g/d，RBC 0 ～ 2 个 /HP；血 ALB 18g/L，Cr 79μmol/L，ANA（–），乙型肝炎病毒标志物均（–）。

7. 该患者最可能的肾脏病理类型是（　　）

A. 毛细血管内增生性肾小球肾炎

B. 膜增生性肾小球肾炎

C. 膜性肾病

D. 局灶节段性肾小球硬化

E. 微小病变型肾病

8. 如果经足量糖皮质激素治疗 12 周无效，其病理类型最可能是（　　）

A. 毛细血管内增生性肾小球肾炎

B. 膜增生性肾小球肾炎

C. 膜性肾病

D. 局灶节段性肾小球硬化

E. 微小病变型肾病

（9 ～ 10 题共用题干）（2008 年考研西医综合真题）

男，53 岁。1 周来出现无诱因终末血尿 3 次，无发热，无尿频、尿痛等不适。吸烟史 20 年。胸片示陈旧肺结核，尿镜检有大量红细胞。

9. 对该患者最可能的诊断是（　　）

A. 急性肾炎　　B. 膀胱癌

C. 肾癌　　D. 肾结核

10. 下列进一步检查项目中，对该患者明确诊断帮助最大的是（　　）

A. 尿细胞学检查　　B. 静脉尿路造影

C. 尿路 B 超　　D. 膀胱镜检查

【A4 型题】

（1 ～ 3 题共用题干）（2017 年考研西医综合真题）女，26 岁，妊娠 30 周。3 天来腰痛伴尿频、尿痛，2 天来发热，体温最高达 38.6℃，既往体健。化验尿常规：蛋白（+），沉渣镜检 RBC 5 ～ 10 个 /HP，WBC 20 ～ 25 个 /HP，偶见白细胞管型。

1. 患者最可能诊断是（ ）
A. 尿道综合征 B. 急性膀胱炎
C. 急性肾盂肾炎 D. 肾结核
2. 若做清洁后中段尿细菌培养，最可能的结果是（ ）
A. 未见细菌生长 B. 大肠埃希菌
C. 粪链球菌 D. 结核杆菌
3. 首选的治疗为（ ）
A. 多饮水及对症治疗
B. 静脉给予大环内酯类抗生素
C. 抗结核治疗
D. 静脉给予第三代头孢菌素类抗生素

（4 ～ 6 题共用题干）（2011 年考研西医综合真题）男，20 岁，因大量蛋白尿 1 个月入院，病前无上呼吸道感染史。查体：血压 120/30mmHg，双下肢有明显可凹性水肿。入院后诊断为肾病综合征，为明确病理类型，行肾穿刺活检，电镜下见有广泛的肾小球脏层上皮细胞足突消失。

4. 该患者最可能的病理类型是（ ）
A. 膜性肾病
B. 微小病变性肾病
C. 系膜增生性肾小球肾炎
D. 局灶性节段性肾小球硬化
5. 下列选项中，该病理类型的临床特点是（ ）
A. 多见于成年女性
B. 多伴有镜下血尿
C. 表现为典型的肾病综合征
D. 有明显的肾功能减退
6. 首选的治疗方法是（ ）
A. 单用糖皮质激素
B. 单用细胞毒药物
C. 糖皮质激素联合细胞毒药物
D. 单用环孢素 A

【B 型题】

（1 ～ 2 题共用备选答案）（2012 年考研西医综合真题）
A. 急性弥漫性增生性肾炎
B. 肺出血肾炎综合征
C. 微小病变性
D. Heymann 肾炎
1. 属于循环免疫复合物型肾炎的是（ ）
2. 属于抗肾小球基底膜型肾炎的是（ ）

（3 ～ 4 题共用备选答案）（2012 年考研西医综合真题）
A. 质硬粗糙、不规则，常呈桑葚样、棕褐色
B. 易碎粗糙、不规则，呈灰白色、黄色或棕色
C. X 线不被显示
D. 光滑、淡黄至黄棕色、蜡样外观
3. 泌尿系草酸钙结石的特点是（ ）
4. 泌尿系胱氨酸结石的特点是（ ）

（5 ～ 9 题共用备选答案）
A. 蚤咬肾 B. 大白肾
C. 颗粒性固缩肾 D. 囊状肾
E. 瘢痕性固缩肾
5. 慢性肾盂肾炎的大体特点是（ ）
6. 新月体性肾小球肾炎的大体特点是（ ）
7. 急性弥漫性增生性肾小球肾炎的大体特点是( )
8. 肾盂积水的大体特点是（ ）
9. 高血压性固缩肾的大体特点是（ ）

【X 型题】

1.（2019 年考研西医综合真题）以血尿、蛋白尿、水肿和高血压为特点的综合征有（ ）
A. 急性肾炎综合征 B. 慢性肾衰竭
C. 慢性肾炎综合征 D. 肾病综合征
2.（2018 年考研西医综合真题）急性肾炎综合征应具有的临床特点包括（ ）
A. 高血压 B. 血尿
C. 蛋白尿 D. 肾功能不全
3.（2016 年考研西医综合真题）下列属于中老年人继发性肾病综合征常见病因的有（ ）
A. 糖尿病肾病 B. 肾淀粉样变性
C. 过敏性紫癜肾炎 D. 系统性红斑狼疮肾炎
4.（2016 年考研西医综合真题）急进性肾小球肾炎电镜检查的病变特点有（ ）
A. Ⅱ型可见电子致密物沉积
B. 肾小球系膜细胞增生
C. 可见基底膜的缺损和断裂
D. 脏层上皮细胞足突消失
5.（2012 年考研西医综合真题）在微小病变型肾小球肾炎中，肾小管容易形成的变性有（ ）
A. 水样变性 B. 脂肪变性
C. 玻璃样变性 D. 纤维素样变性

6.（2011 年考研西医综合真题）急性弥漫性增生性肾小球肾炎的病理特点有（　　）
A. 肾小球内皮细胞增生
B. 肾小球系膜细胞增生
C. 病变严重者有肾小球毛细血管纤维素样坏死
D. 电镜下脏层上皮足突消失
7.（2011 年考研西医综合真题）引起肾病综合征的肾炎类型有（　　）
A. 膜性肾小球肾炎
B. 弥漫性毛细血管内增生性肾小球肾炎
C. 新月体性肾小球肾炎
D. 轻微病变型肾小球肾炎
8.（2010 年考研西医综合真题）下列关于急进性肾小球肾炎临床特点的叙述中，正确的有（　　）
A. 以急性肾炎综合征起病
B. 早期出现少尿或无尿
C. 进行性肾功能恶化
D. 常伴有中度贫血
9.（2008 年考研西医综合真题）IgA 肾病组织学改变可为（　　）
A. 内皮细胞增生　　B. 局灶性节段性增生
C. 弥漫性系膜增生　　D. 可有新月体形成
10. 弥漫性硬化性肾小球肾炎的主要临床表现有（　　）
A. 尿频、尿急和尿痛　　B. 氮质血症
C. 尿毒症　　D. 贫血
E. 高血压

（二）名词解释（中英文对照）

1. 细胞性新月体（cellular crescent）
2. 继发性颗粒性固缩肾（secondary granular nephrosclerosis）
3. 肾病综合征（nephrotic syndrome）
4. 急性肾炎综合征（acute nephritic syndrome）
5. 慢性肾炎综合征（chronic nephritic syndrome）
6. 肾衰竭（renal failure）
7. 肺出血肾炎综合征（Goodpasture syndrome）

（三）填空题

1. 急性肾炎综合征的常见临床表现包括____、____、____、____、____。
2. 急进性肾炎综合征（快速进行性肾炎综合征）常出现的临床表现有____、____、____、____。
3. 肾病综合征的主要临床表现包括 ____、____、____ 和____。
4. 急性弥漫性增生性肾小球肾炎的增生成分主要是____ 和 ____。
5. 新月体的病变发展包括三个阶段，分别是____、____和____。
6. 弥漫性硬化性肾小球肾炎常累及____侧肾脏，表现为肾体积____，表面____。
7. 弥漫性硬化性肾小球肾炎出现贫血的原因是____，____。
8. 快速进行性肾小球肾炎的特征性病变是____，患者的预后主要与____有关。
9. 弥漫性新月体性肾小球肾炎的新月体主要由____和____组成。
10. 急性肾盂肾炎的感染途有____，____。

（四）判断题

1. 急性肾小球肾炎是一种渗出性炎症。（　　）
2. 新月体性肾小球肾炎是一种增生性炎症。（　　）
3. 急性肾盂肾炎是渗出性炎症，而急性肾小球肾炎是增生性炎症。（　　）
4. 急性肾盂肾炎是一种以增生为主的炎症。（　　）
5. 急性肾小球肾炎是由溶血性链球菌感染引起的增生性炎症。（　　）
6. 急性肾盂肾炎是一种肾盂、肾间质和肾小管发生的急性化脓性炎症。（　　）
7. 肾病综合征包括高血压、大量蛋白尿、高度水肿。（　　）

（五）简答题

1. 简述急性肾盂肾炎主要并发症。
2. 简述急性弥漫性增生性肾小球肾炎（急性肾小球肾炎）的转归。
3. 何谓固缩肾？试举三例所学过的固缩肾。

（六）论述题

1. 急性弥漫性增生性肾小球肾炎有哪些常见临床表现？请以病理变化进行解释。
2. 描述弥漫性硬化性肾小球肾炎的主要病变特点。

五、答案及解析

（一）选择题

【A1 型题】

1. E 青年男性因解剖和生理特点不易患尿路感染。
2. E 透明细胞癌为最常见的肾癌类型，占肾癌的 70% ～ 80%，主要由肾小管上皮细胞发生。

3. B 肾盂肾炎为肾盂、肾间质和肾小管的炎症，而不是肾小球炎症。

4. C 慢性肾盂肾炎双侧肾不对称性缩小。

5. C 急性弥漫性增生性肾小球肾炎主要是肾小球毛细血管内皮细胞、系膜细胞增生。

6. A 新月体肾炎Ⅲ型血清抗中性粒细胞胞质抗体（ANCA）阳性，Ⅰ型抗肾小球基底膜抗体阳性，Ⅱ型抗球蛋白阳性和循环免疫复合物阳性。

7. A 慢性硬化性肾小球肾炎是各种类型肾炎发展到晚期的终末阶段，其大体病变称“继发性颗粒性固缩肾”。

8. D 肾小球毛细血管内皮下基底膜上有直径 2 ～ 8nm 的多角形网孔，网孔的大小决定分子大小不同的物质是否可以通过。

9. E 急性肾小球肾炎常因β溶血性链球菌感染所致。

10. C 急性弥漫性增生性肾小球肾炎属于急性增生性炎。

11. A 新月体主要由增生的肾小球囊壁层上皮细胞构成。

12. B 新月体性肾炎Ⅰ型为线状荧光，Ⅱ型为颗粒状荧光，Ⅲ型则无免疫荧光。

13. C 急性肾盂肾炎是肾小管和肾间质的化脓性炎症。

14. D 慢性肾盂肾炎为肾小管、肾间质的慢性非特异性炎症，表现为局部淋巴细胞、浆细胞浸润，间质纤维化。肾小球囊壁可发生纤维化，而肾小球很少受累。

15. B IgA 肾病的重要特点是系膜区有 IgA 沉积，组织学改变差异很大，其中最常见的病变是系膜增生性改变，即系膜细胞增生和系膜基质增多，少数出现局灶性节段性增生或硬化性改变。

16. C 血尿是 IgA 肾病患者最常见的临床表现。

17. B 急性肾小球肾炎常由溶血性链球菌感染引起变态反应所致，感染的严重程度与急性肾小球肾炎的病变严重程度并不一致。

18. C 微小病变性肾小球肾炎的重要病变特点之一是弥漫性脏层上皮细胞足突融合。

19. C 膀胱癌最常见的病理类型是移行细胞癌（约 90%）。

20. D 急性弥漫性增生性肾小球肾炎的肉眼病变特点是“大红肾”，在此基础上包膜下出现小出血点称为“蚤咬肾”。

【A2 型题】

1. A 首先根据临床表现判断患者为肾病综合征，其病理类型以微小病变性肾小球肾炎多见，电镜下为脏层上皮细胞足突消失。

2. C 发热，腰痛，肾区叩击痛，尿中大量白细胞，应考虑急性肾盂肾炎，明确诊断需要尿培养确定病原体为证据。

3. C 无痛肉眼血尿，伴有膀胱刺激征，首先考虑膀胱肿瘤。

4. D 慢性尿频、尿急，尿沉渣镜检见白细胞。该患者需要在慢性肾盂肾炎和肾结核之间相鉴别。超声提示左肾变小（正常肾长 10 ～ 12cm，宽 5 ～ 6cm），应该考虑为慢性肾盂肾炎。因为慢性肾盂肾炎常导致肾脏体积缩小，而肾结核往往肾脏增大。

5. E 慢性病程；血尿、蛋白尿、水肿、高血压；加上双肾体积缩小，符合慢性肾小球肾炎。

6. B 符合急性前列腺炎的一系列典型临床表现。

7. D 血尿、蛋白尿、水肿、高血压符合慢性肾小球肾炎的临床表现。而糖尿病肾病多见于有 10 年以上糖尿病病史患者，并且以蛋白尿为主要表现，可以排除。患者年轻时就出现尿常规异常，发生在患高血压之前，所以可以排除高血压肾损害。

8. E 上感史，血尿、蛋白尿、水肿、高血压几大临床表现符合典型的急性链球菌感染后肾炎。

9. C 过敏性紫癜肾炎。患者有明显的双下肢出血伴关节痛、水肿，病程也符合。IgA 肾病多以血尿为主，其他选项与题干不符合。

10. D 肾癌。无痛性血尿是泌尿系统肿瘤患者最常见的症状，可首先排除膀胱结石。前列腺癌多无症状，常在体检直肠指检或检测血清 PSA 升高时被发现，也排除。膀胱癌、肾癌均可以出现无痛性血尿，但是膀胱癌通常在晚期才出现腰痛、尿频、尿痛、排尿困难。

11. C IgA 肾病好发于男性青少年，常表现为上呼吸道感染 24 ～ 72 小时后突发肉眼血尿，可有轻度蛋白尿，肾功能正常或轻度异常。根据题干信息，应诊断为 IgA 肾病。

12. A ①患者起病急，出现明显血尿、水肿和高血压，还出现一定程度肾功能减退（血 Cr 178μmol/L），所以应诊断为急性肾小球肾炎。重症急性肾炎患者可以发生充血性心力衰竭，严重的水钠潴留、高血压为诱发因素，常表现为急性肺水肿（咳粉红色泡沫痰、双肺底湿啰音、端坐呼吸），故选 A。②急进性肾小球肾炎常以急性肾炎综合征起病，以肾功能急剧衰退为重要特点，本例肾功能减退不十分严重(血Cr正常值为76～88.4μmol/L，本例患者尚处于肾功能代偿期)，故不选B。③肾病综合征的诊断标准为尿蛋白＞3.5g/d、血浆白蛋白＜30g/L，本例患者尿蛋白（++），故不选C。④高血压不会在1周内造成肾功能的损害，故不选D。

13. B 年轻女性患者有明显的尿路刺激征，实验室检查有血尿、脓尿，且发热、外周血白细胞增高，最可能的诊断是急性肾盂肾炎，而不是急性膀胱炎和尿道综合征。患者病史仅2天，不能诊断为慢性肾盂肾炎急发。

14. B 患者发病前3周有上呼吸道感染病史，补体C3下降，血清抗链球菌溶血素（ASO）滴度增高，提示近期被链球菌感染。患者出现明显少尿、蛋白尿、水肿、高血压、肾功能减退，故应诊断为急性肾小球肾炎，病理类型为毛细血管内增生性肾小球肾炎。系膜增生性肾小球肾炎和局灶节段性肾小球肾炎是肾病综合征的常见病因，表现为大量蛋白尿、血浆白蛋白降低、水肿、血脂升高等，一般不会出现血尿，与本例不符。新月体性肾小球肾炎以肾功能急剧恶化为特点，与本案例不符。

【A3型题】

1. A 患者病程较短，有少尿、水肿、蛋白尿、血尿，且肾功能明显减退，抗肾小球基底膜抗体（+），应为新月体性肾小球肾炎。

2. A 患者出现间断咳嗽、咳痰带血，是由于患者同时出现了Good pasture综合征。新月体性肾小球肾炎最常见的免疫病理改变就是IgG和C3呈线条状沉积于毛细血管壁。

3. A 大量蛋白尿，低蛋白血症，无血尿，符合肾病综合征，中老年人中最常见的肾病综合征病理类型是膜性肾病，活检提示有基底膜增厚，嗜银染色有钉突形成也证实该选择。

4. C 肾病综合征治疗首选糖皮质激素，不敏感者，加用环磷酰胺。

5. A 该患者尿蛋白定量＞3.5g/d，血浆白蛋白（ALB）＜30g/L，最符合的诊断是肾病综合征。肾病综合征有原发性和继发性。该患者是继发性肾病综合征。该患者有腰痛、消瘦、严重贫血、高球蛋白血症（总蛋白减白蛋白就是球蛋白，正常值20～30g/L），考虑为多发性骨髓瘤引起的继发性肾病综合征。

6. D 多发性骨髓瘤最有价值的检查是血、尿免疫固定电泳及骨髓穿刺。

7. E 患者为青少年男性，病程短，仅1周，出现大量蛋白尿（尿蛋白12.2g/d，为大量蛋白尿）、低蛋白血症（血ALB 18g/L，血白蛋白＜30g/L即为低白蛋白血症）、高度水肿（双下肢及颜面水肿），符合肾病综合征的诊断标准。膜增生性肾小球肾炎、膜性肾病、局灶节段性肾小球硬化、微小病变型肾病均是肾病综合征的常见病理类型，但好发于青少年的病理类型为微小病变型肾病，故该患者最可能的肾脏病理类型是微小病变型肾病（E）。

8. B 经足量糖皮质激素治疗12周无效，其病理类型最可能是膜增生性肾小球肾炎。因本病所致肾病综合征治疗困难，糖皮质激素仅对部分儿童病例有效，对青年患者一般疗效较差。

9. B 最可能的诊断是膀胱癌。急性肾炎常表现为血尿、蛋白尿、水肿、高血压；肾癌好发于老年男性，常表现为间歇性无痛性肉眼血尿，但一般为全程血尿；肾结核可有终末血尿，但常表现为膀胱刺激症状。

10. D 确诊膀胱癌首选膀胱镜检查。

【A4型题】

1. C 最可能诊断是急性肾盂肾炎。

2. B 急性肾盂肾炎最常见的致病菌是大肠杆菌，即大肠埃希菌，约占85%。

3. D 急性肾盂肾炎的治疗首选对革兰阴性杆菌有效的药物，如喹诺酮类、半合成青霉素类、第三代头孢菌素。

4. B 电镜下广泛脏层上皮细胞足突消失，是微小病变性肾病的特征性病理改变。

5. C 微小病变性肾病多见于男性儿童，其典型临床表现为肾病综合征，约15%伴有镜下血尿，一般无持续性高血压及肾功能减退。

6. A 微小病变性肾病首选糖皮质激素治疗，单用糖皮质激素治疗的有效率高达90%。

【B型题】

1. A 急性弥漫性增生性肾炎（急性肾炎）多由A族乙型溶血性链球菌感染人体后，刺激机体产生抗体，进而形成循环免疫复合物，并沉积于肾小球，引起肾小球损伤。

2. B 肺出血肾炎综合征是指急进性肾炎患者的抗基底膜抗体与肺泡基底膜发生交叉免疫反应，引起的肺出血，可伴血尿、蛋白尿等肾炎症状。

3. A 草酸钙结石的特点是棕褐色、质硬、粗糙、不易碎、形态不规则，呈桑葚样。

4. D 胱氨酸结石的特点是淡黄至黄棕色、质韧、光滑，呈蜡样外观。

5. E 慢性肾盂肾炎的大体特点是瘢痕性固缩肾。

6. B 新月体性肾小球肾炎的大体特点是大白肾。

7. A 急性弥漫性增生性肾小球肾炎的大体特点是蚤咬肾。

8. D 肾盂积水的大体特点是囊状肾。

9. C 高血压性固缩肾的大体特点是颗粒性固缩肾。

【X 型题】

1. AC 肾炎综合征常表现为血尿、蛋白尿、水肿和高血压，根据病程可分为急性和慢性两类。

2. ABC 急性肾炎综合征是以血尿、蛋白尿、水肿、高血压为特点的综合征。

3. AB 中老年人继发性肾病综合征常见病因包括糖尿病肾病、肾淀粉样变性、骨髓瘤性肾病、淋巴瘤或实体肿瘤性肾病等。过敏性紫癜肾炎和系统性红斑狼疮肾炎属于儿童、青少年继发性肾病综合征的常见病因。

4. AC Ⅱ型急进性肾小球肾炎为免疫复合物性肾炎，电镜检查除见新月体外，还可见电子致密物沉积于系膜区和毛细血管壁；几乎所有病例均可见肾小球基底膜的缺损和断裂。

5. BC 微小病变型肾小球肾炎又称为脂性肾病，镜下肾小球结构基本正常，仅在肾近曲小管上皮细胞内出现大量脂滴（脂肪变性）和蛋白质小滴（细胞内玻璃样变性）。

6. ABC 急性弥漫性增生性肾炎的基本病变特点是多数肾小球内皮细胞和系膜细胞增生，因此肾小球体积增大，局部病变严重者，血管壁发生纤维素样坏死，局部出血。电镜检查显示电子密度较高的沉积物，常呈驼峰状。

7. AD 引起肾病综合征的常见病因包括：膜性肾小球肾炎、轻微病变型肾小球肾炎、局灶性节段性肾小球硬化、膜增生性肾小球肾炎和系膜增生性肾小球肾炎。而弥漫性毛细血管内增生性肾小球肾炎多表现为急性肾炎综合征；新月体性肾小球肾炎也称急进性肾炎，多表现为急进性肾炎综合征。

8. ABCD 急进性肾小球肾炎起病急骤，常以急性肾炎综合征（血尿、蛋白尿、水肿、高血压）起病；早期即可出现少尿、无尿；进行性肾功能恶化，并很快发展为尿毒症，患者常伴有中度贫血。

9. BCD IgA 肾病最常见的病理学改变是弥漫性系膜增生性病变，也可表现为局灶性节段性硬化或增生，少数病例可有较多新月体形成，但不出现内皮细胞增生。

10. BCDE 尿频、尿急和尿痛为尿路刺激征，排除，其余均正确。

（二）名词解释（中英文对照）

1. 细胞性新月体（cellular crescent）：快速进行性肾小球肾炎时，增生的肾小囊壁层上皮细胞、渗出的单核细胞，中性粒细胞及纤维蛋白，在球囊壁层呈新月状分布称为细胞性新月体。

2. 继发性颗粒性固缩肾（secondary granular nephrosclerosis）：为慢性肾小球肾炎的肉眼病变，表现为双肾体积对称性缩小，质地变硬，肾表面呈弥漫性细颗粒状，切面皮质变薄，皮髓质分界不清，称为继发性颗粒性固缩肾，以区别于原发性高血压导致的原发性颗粒性固缩肾。

3. 肾病综合征（nephrotic syndrome）：临床表现为大量蛋白尿、高脂血症、高度水肿和低蛋白血症（三高一低）。

4. 急性肾炎综合征（acute nephritic syndrome）：起病急，主要表现为血尿、轻到中度蛋白尿、少尿，常伴高血压和轻度水肿。主要病理类型为急性弥漫性增生性肾小球肾炎。

5. 慢性肾炎综合征（chronic nephritic syndrome）：临床表现为多尿、夜尿、低比重尿、高血压、贫血、氮质血症和尿毒症。为各型肾小球肾炎迁延不愈，发展到终末阶段的表现。

6. 肾衰竭（renal failure）：患者血肌酐和尿素氮升高，临床表现为少尿、无尿或多尿，高血压，根据病程和临床表现可分为急性和慢性肾衰竭。

7. 肺出血肾炎综合征（Goodpasture syndrome）：是一种罕见的自身免疫病，机制不清，通常认为是一种抗肾小球基底膜病，自身抗基底膜抗体结合肾小球基底膜，激活补体引起基底膜严重损伤。该抗体也可以结合至肺毛细血管基底膜，引起肺毛细血管出血。

（三）填空题

1. 血尿　轻到中度蛋白尿　少尿　高血压　轻度水肿。

2. 血尿　蛋白尿　贫血　快速进展至肾衰竭。

3. 大量蛋白尿　低蛋白血症　高度水肿　高脂血症。

4. 系膜细胞　毛细血管内皮细胞。

5. 细胞性新月体　细胞纤维性新月体　纤维性新月体。

6. 双　缩小　呈细颗粒状。
7. 促红细胞生成素减少　体内代谢产物堆积抑制骨髓造血。
8. 新月体　形成新月体肾小球的比例。
9. 球囊壁层上皮细胞　单核巨噬细胞。
10. 逆行性感染　血源性感染。

（四）判断题

1. F 急性肾小球肾炎的最主要病变特点是毛细血管内皮细胞和系膜细胞增生，所以是一种增生性炎症。
2. T 新月体性肾小球肾炎的细胞性新月体主要是以肾球囊的壁层上皮增生为主，所以是一种增生性炎症。
3. T 急性肾盂肾炎是化脓性炎症，属于渗出性炎症；急性肾小球肾炎的最主要病变特点是毛细血管内皮细胞和系膜细胞增生，所以是一种增生性炎症。
4. F 急性肾盂肾炎是化脓性炎症。
5. T 急性肾小球肾炎是由溶血性链球菌感染引起的增生性炎症。
6. T 急性肾盂肾炎是一种肾盂、肾间质和肾小管发生的急性化脓性炎症。
7. F 肾病综合征是以大量蛋白尿、低蛋白血症、高度水肿、高脂血症为特点。

（五）简答题

1. 急性肾盂肾炎主要并发症：①肾乳头坏死，见于糖尿病或尿路阻塞的患者，肾乳头发生缺血、凝固性坏死。②肾盂积脓，见于输尿管高位完全阻塞，脓液淤积于肾盂肾盏，严重者整个肾变成充满脓液的脓腔。③肾周围脓肿，化脓性炎侵破肾被膜形成。

2. 急性弥漫性增生性肾小球肾炎的转归大多数预后好，可痊愈，在儿童发生者预后较成人好；部分患者病情加重，可转变为快速进行性肾小球肾炎；少数反复迁延转变为慢性肾小球肾炎。

3. 固缩肾指肾脏体积缩小，质地变硬，重量减轻。例如，原发性颗粒性固缩肾（高血压引起）、继发性颗粒性固缩肾（慢性肾小球肾炎引起）、瘢痕性固缩肾（慢性肾盂肾炎、动脉粥样硬化引起）。

（六）论述题

1. 急性弥漫性增生性肾小球肾炎临床常表现为急性肾炎综合征。由于肾小球毛细血管内皮细胞和系膜细胞增生，肾小球呈贫血状，滤过率降低，而肾小管重吸收情况相对正常，临床出现少尿甚至无尿。毛细血管的基底膜受损及通透性增高，使血尿常为最早期出现的症状，并反映毛细血管受损的程度，常伴有蛋白尿。因肾小球滤过率降低，水钠潴留，因变态反应引起的毛细血管通透性增高，患者出现水肿，眼睑等疏松部位较为明显。大部分患者出现高血压，主要原因是水钠潴留，血容量增加。血浆肾素水平一般不增高。少数患者可发展为肾衰竭。

2. 弥漫性硬化性肾小球肾炎的主要病变特点：①大体病变：两侧肾脏对称性缩小，肾表面呈弥漫性细颗粒状；切面见皮质变薄，皮髓质分界不清。故又称为继发性颗粒性固缩肾，以区别于高血压的原发性颗粒性固缩肾。②镜下病变：大部分肾小球（超过全部肾小球的50%）发生纤维化、玻璃样变性。肾小球中心部分为PAS阳性、无细胞、嗜伊红的玻璃样物质，周围部分纤维化。硬化肾小球相应的肾小管萎缩、消失，间质纤维化使玻璃样变性的肾小球相互靠拢。残留肾单位常呈代偿性肥大，肾小球的体积增大，相应肾小管扩张。肾间质中纤维组织增生并有大量淋巴细胞及浆细胞浸润。间质内小动脉硬化，管壁增厚，管腔狭窄。

（邹英鹰　杨志鸿）

第十四章　生殖系统和乳腺疾病

一、学习目标

（一）掌握

1. 子宫颈癌的发生发展和病变特点。

2. 葡萄胎、侵蚀性葡萄胎和绒毛膜癌的病理特点和结局。

3. 乳腺癌的病理类型及病变特点。

（二）熟悉

慢性宫颈炎、子宫内膜增生症、子宫内膜异位及前列腺增生的病变特点。

（三）了解

卵巢肿瘤的分类及精原细胞瘤、阴茎癌的病变特点。

二、思维导图

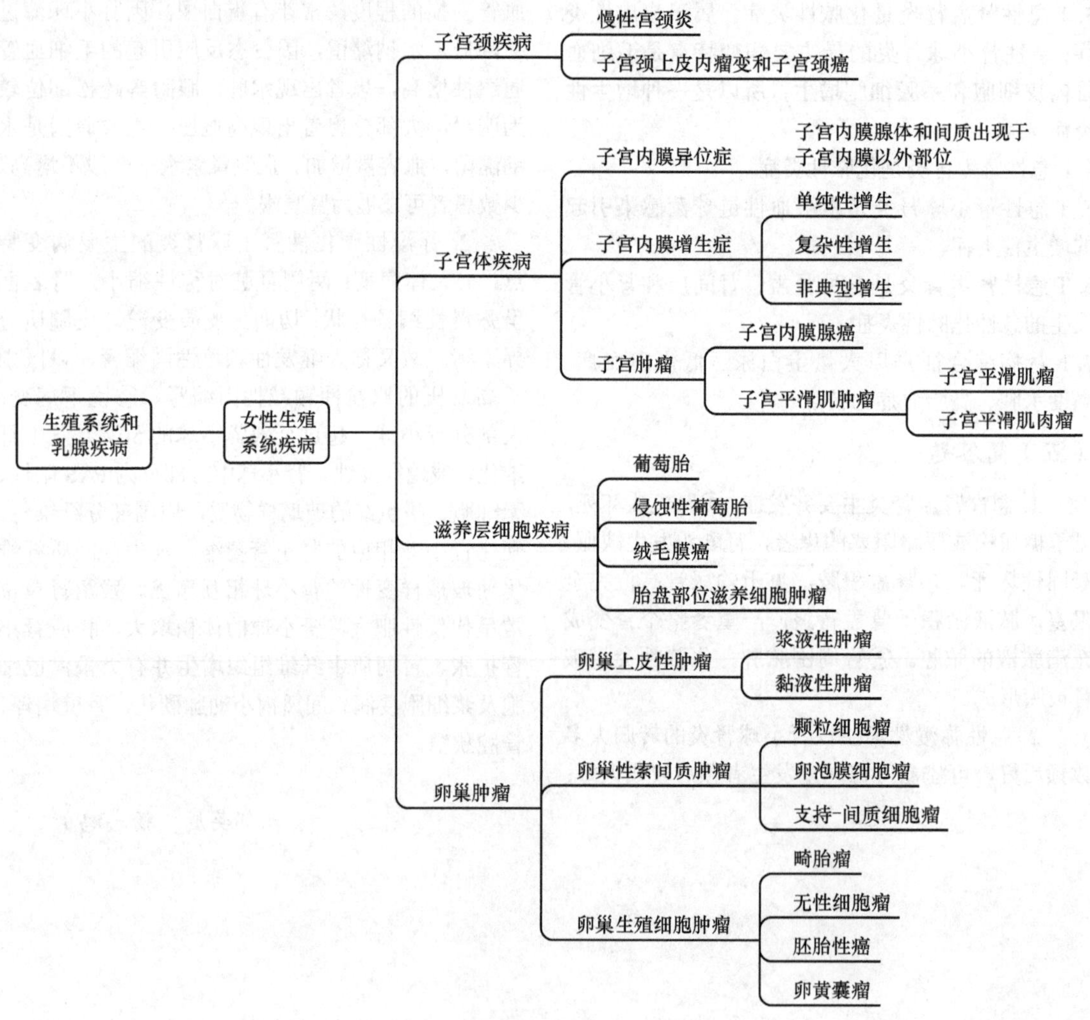

生殖系统和乳腺疾病
男性生殖系统疾病
前列腺疾病
前列腺增生症/前列腺肥大
结节状增大
纤维、平滑肌和腺体增生
前列腺癌
睾丸和阴茎肿瘤
睾丸肿瘤—精原细胞瘤
阴茎肿瘤—鳞状细胞癌
乳腺疾病
乳腺增生性病变
乳腺导管增生
普通型导管增生
非典型导管增生
硬化性腺病
乳腺纤维腺瘤
乳腺最常见良性肿瘤
乳腺癌
男性乳腺发育

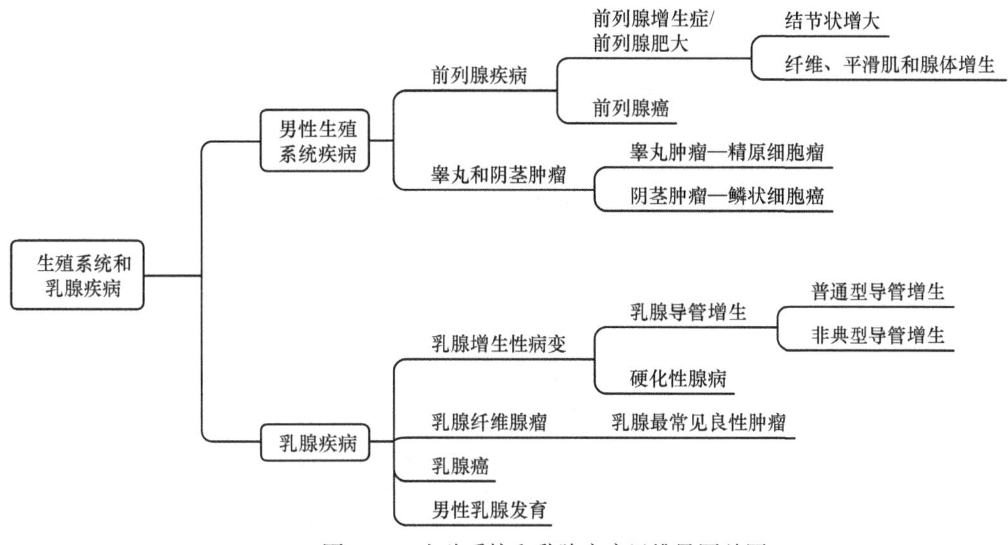

图 14-1　生殖系统和乳腺疾病思维导图总图

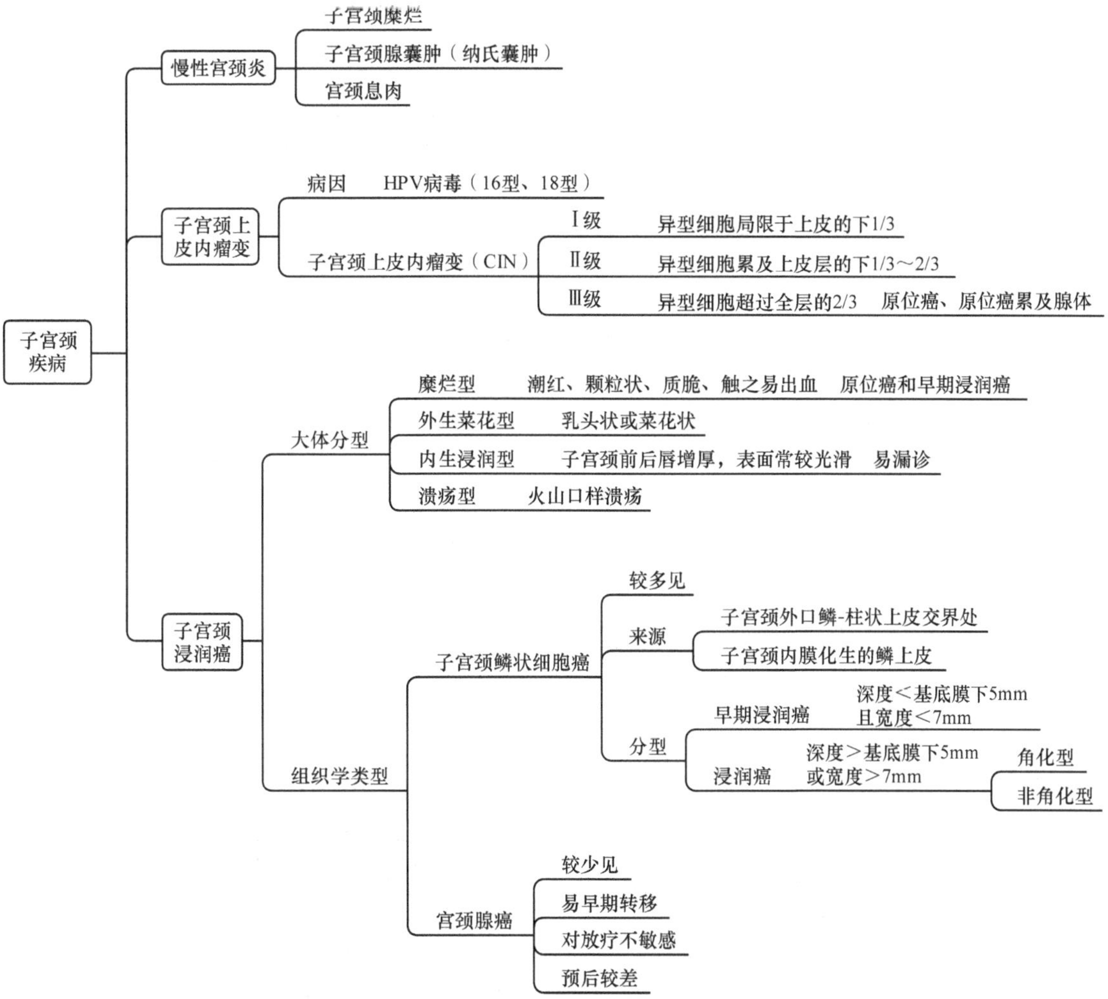

子宫颈疾病
慢性宫颈炎
子宫颈糜烂
子宫颈腺囊肿（纳氏囊肿）
宫颈息肉
子宫颈上皮内瘤变
病因　HPV病毒（16型、18型）
子宫颈上皮内瘤变（CIN）
Ⅰ级　异型细胞局限于上皮的下1/3
Ⅱ级　异型细胞累及上皮层的下1/3～2/3
Ⅲ级　异型细胞超过全层的2/3　原位癌、原位癌累及腺体
子宫颈浸润癌
大体分型
糜烂型　潮红、颗粒状、质脆、触之易出血　原位癌和早期浸润癌
外生菜花型　乳头状或菜花状
内生浸润型　子宫颈前后唇增厚，表面常较光滑　易漏诊
溃疡型　火山口样溃疡
组织学类型
子宫颈鳞状细胞癌
较多见
来源
子宫颈外口鳞-柱状上皮交界处
子宫颈内膜化生的鳞上皮
分型
早期浸润癌　深度＜基底膜下5mm且宽度＜7mm
浸润癌　深度＞基底膜下5mm或宽度＞7mm
角化型
非角化型
宫颈腺癌
较少见
易早期转移
对放疗不敏感
预后较差

子宫颈疾病
子宫颈浸润癌
扩散
直接蔓延
向上 整段子宫颈
向下 阴道
向两侧 宫旁及盆壁组织
向前 膀胱
向后 直肠
淋巴道转移
最常见、最重要转移途径
宫旁淋巴结→依次至闭孔、髂内、髂外、髂总、腹股沟、骶前淋巴结→锁骨上淋巴结（晚期）
血行转移
少见
肺、骨及肝
病理临床联系
早期常无自觉症状 需与宫颈糜烂鉴别
阴道不规则流血 癌组织破坏血管
白带增多 继发感染、刺激宫颈腺体
下腹部及腰骶部疼痛 浸润盆腔神经
膀胱阴道瘘、直肠阴道瘘 侵及膀胱及直肠

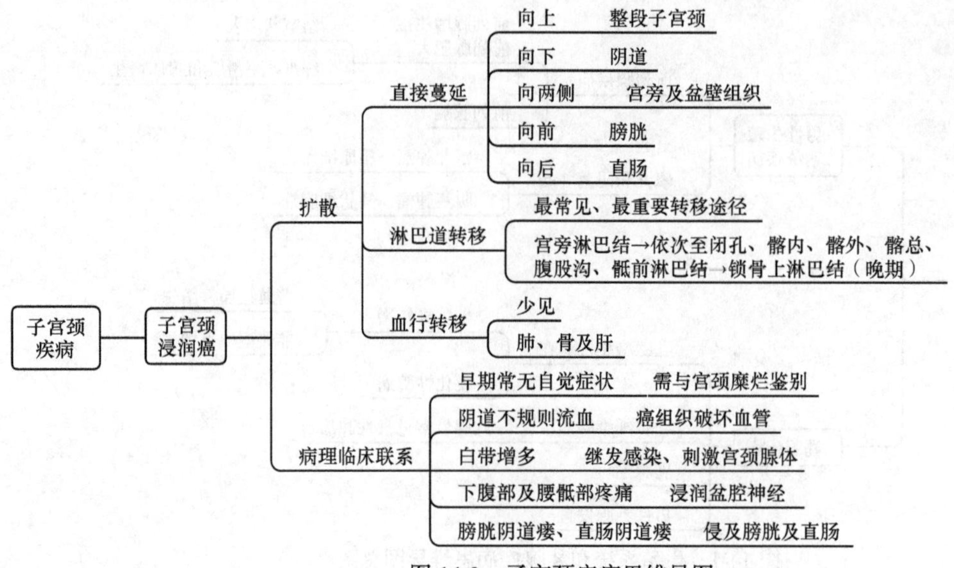

图 14-2 子宫颈疾病思维导图

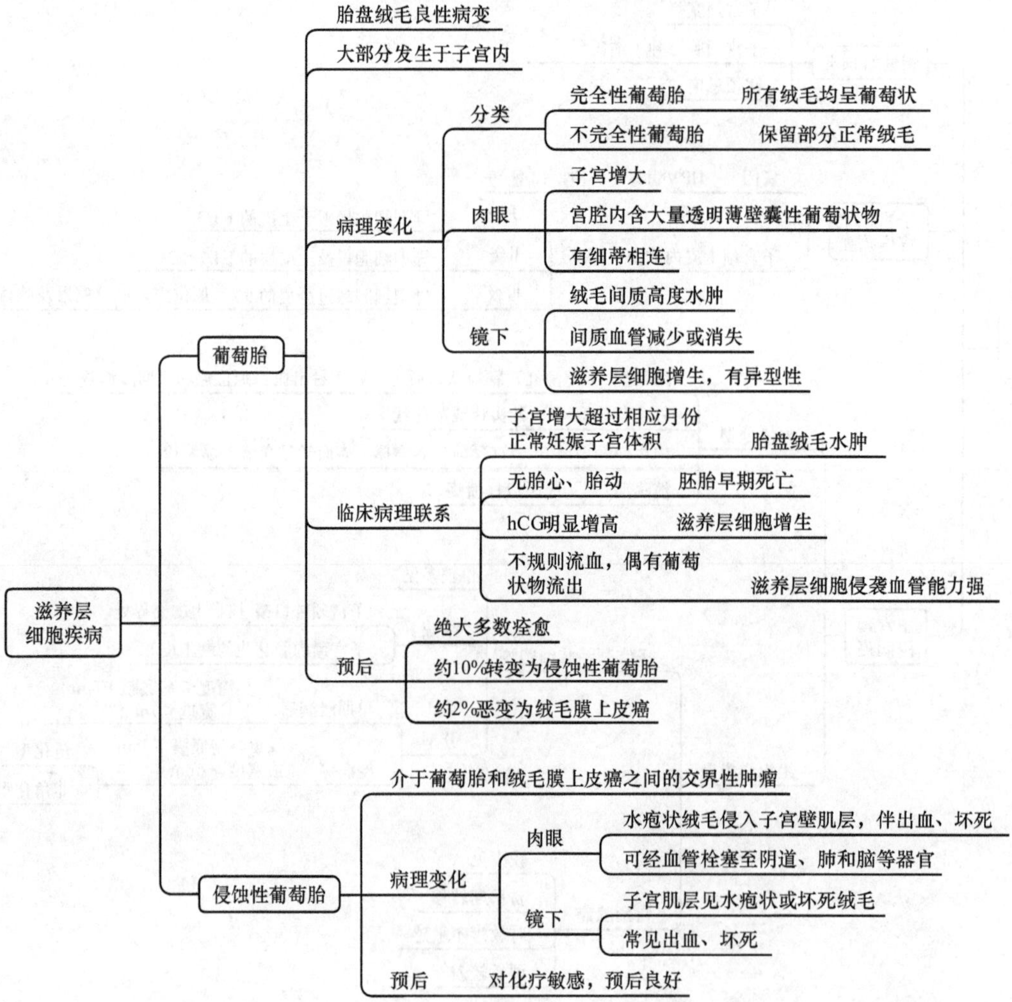

滋养层细胞疾病
葡萄胎
胎盘绒毛良性病变
大部分发生于子宫内
病理变化
分类
完全性葡萄胎 所有绒毛均呈葡萄状
不完全性葡萄胎 保留部分正常绒毛
肉眼
子宫增大
宫腔内含大量透明薄壁囊性葡萄状物
有细蒂相连
镜下
绒毛间质高度水肿
间质血管减少或消失
滋养层细胞增生，有异型性
临床病理联系
子宫增大超过相应月份正常妊娠子宫体积 胎盘绒毛水肿
无胎心、胎动 胚胎早期死亡
hCG明显增高 滋养层细胞增生
不规则流血，偶有葡萄状物流出 滋养层细胞侵袭血管能力强
预后
绝大多数痊愈
约10%转变为侵蚀性葡萄胎
约2%恶变为绒毛膜上皮癌
侵蚀性葡萄胎
介于葡萄胎和绒毛膜上皮癌之间的交界性肿瘤
病理变化
肉眼
水疱状绒毛侵入子宫壁肌层，伴出血、坏死
可经血管栓塞至阴道、肺和脑等器官
镜下
子宫肌层见水疱状或坏死绒毛
常见出血、坏死
预后 对化疗敏感，预后良好

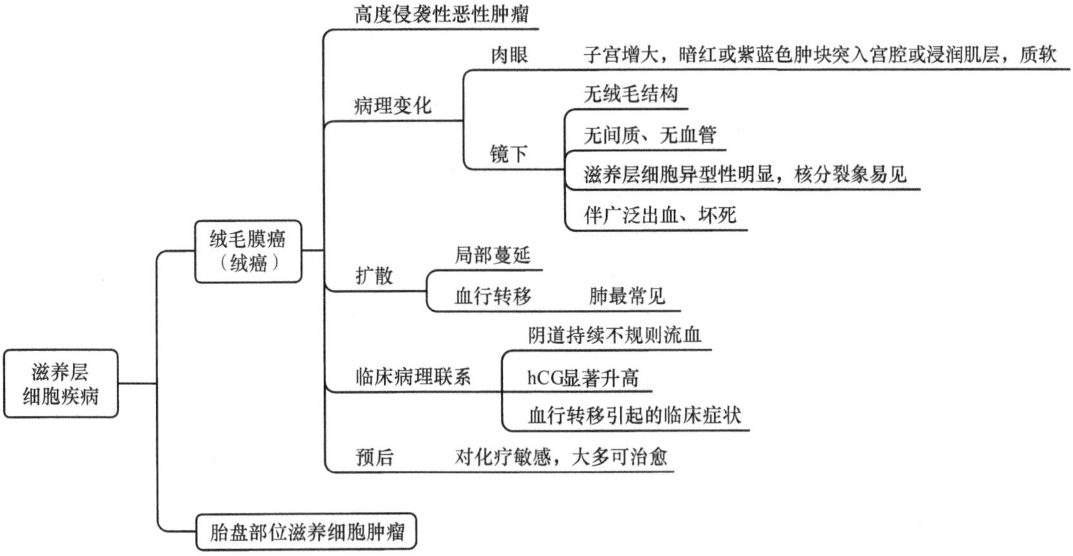

- 滋养层细胞疾病
  - 绒毛膜癌（绒癌）
    - 高度侵袭性恶性肿瘤
    - 病理变化
      - 肉眼：子宫增大，暗红或紫蓝色肿块突入宫腔或浸润肌层，质软
      - 镜下
        - 无绒毛结构
        - 无间质、无血管
        - 滋养层细胞异型性明显，核分裂象易见
        - 伴广泛出血、坏死
    - 扩散
      - 局部蔓延
      - 血行转移：肺最常见
    - 临床病理联系
      - 阴道持续不规则流血
      - hCG显著升高
      - 血行转移引起的临床症状
    - 预后：对化疗敏感，大多可治愈
  - 胎盘部位滋养细胞肿瘤

图 14-3　滋养层细胞疾病思维导图

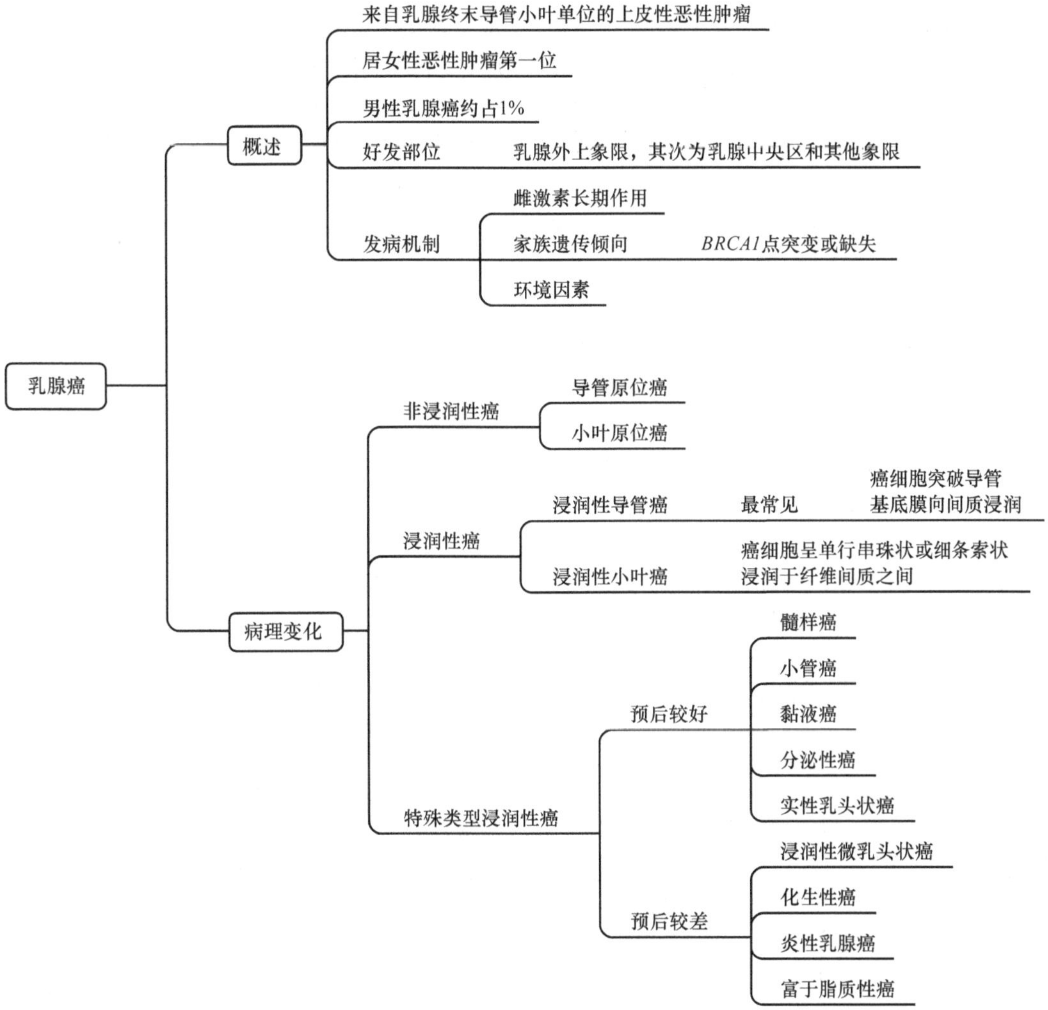

- 乳腺癌
  - 概述
    - 来自乳腺终末导管小叶单位的上皮性恶性肿瘤
    - 居女性恶性肿瘤第一位
    - 男性乳腺癌约占1%
    - 好发部位：乳腺外上象限，其次为乳腺中央区和其他象限
    - 发病机制
      - 雌激素长期作用
      - 家族遗传倾向：*BRCA1*点突变或缺失
      - 环境因素
  - 病理变化
    - 非浸润性癌
      - 导管原位癌
      - 小叶原位癌
    - 浸润性癌
      - 浸润性导管癌：最常见；癌细胞突破导管基底膜向间质浸润
      - 浸润性小叶癌：癌细胞呈单行串珠状或细条索状浸润于纤维间质之间
    - 特殊类型浸润性癌
      - 预后较好
        - 髓样癌
        - 小管癌
        - 黏液癌
        - 分泌性癌
        - 实性乳头状癌
      - 预后较差
        - 浸润性微乳头状癌
        - 化生性癌
        - 炎性乳腺癌
        - 富于脂质性癌

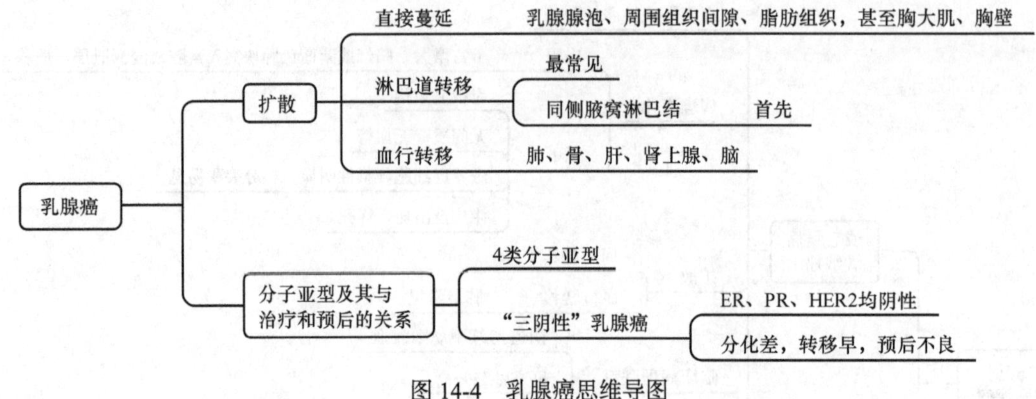

图 14-4 乳腺癌思维导图

三、知识点纲要

（一）子宫颈疾病

慢性宫颈炎是育龄期女性最常见的妇科疾病，具有一般增生性炎的特点。常见类型有子宫颈糜烂、子宫颈腺囊肿［纳博特囊肿（Nabothian cyst）］、宫颈息肉。

子宫颈上皮非典型增生：指子宫颈上皮细胞的形态呈现一定程度的异型性，但还不足以诊断为癌。

子宫颈上皮内瘤变（cervical intraepithelial neoplasia，CIN）：是指子宫颈上皮被不同程度异型性的细胞所取代，表现为细胞大小形态不一，核增大深染，核质比例增大，核分裂增多，细胞极性紊乱。病变由基底层逐渐向表层发展，分为 3 级。

子宫颈原位癌（cervical carcinoma in situ）：是指异型增生的细胞累及子宫颈黏膜上皮全层，但未突破基底膜。

原位癌累及腺体：原位癌的细胞可由表面沿基底膜通过宫颈腺口蔓延至子宫颈腺体内，取代部分或全部腺上皮，但仍未突破腺体的基底膜，仍然属于原位癌的范畴（表 14-1）。

表 14-1 非典型增生 / 原位癌、子宫颈上皮内瘤变及鳞状上皮内病变

非典型增生 / 原位癌	子宫颈上皮内瘤变	鳞状上皮内病变
轻度非典型增生	CIN Ⅰ	低级别鳞状上皮内病变（LSIL）
中度非典型增生	CIN Ⅱ	高级别鳞状上皮内病变（HSIL）
重度非典型增生	CIN Ⅲ	
原位癌		

子宫颈癌的发生发展：子宫颈正常鳞状上皮 +HPV 感染→慢性宫颈炎→子宫颈上皮内瘤变→子宫颈浸润癌。

注：约一半的 CIN Ⅰ可自然消退，10% 的 CIN Ⅰ需经 10 年以上经由 CIN Ⅱ转变为 CIN Ⅲ，仅有不到 2% 的 CIN Ⅰ最终发展为浸润癌，而 CIN Ⅲ在 10 年内发展为浸润癌的概率则高达 20%。CIN Ⅰ可查见低危型 HPV 感染，CIN Ⅱ和 CIN Ⅲ多数可见高危型 HPV 感染。

（二）滋养层细胞疾病

滋养层细胞疾病（gestational trophoblastic diseases，GTD）包括葡萄胎、侵蚀性葡萄胎、绒毛膜癌和胎盘部位滋养细胞肿瘤，共同特征为滋养层细胞异常增生。

葡萄胎与侵蚀性葡萄胎的区别—水疱状绒毛是否侵入子宫壁肌层。

葡萄胎、侵蚀性葡萄胎与绒毛膜癌的区别—有无绒毛结构（表 14-2）。

（三）乳腺癌

导管原位癌（ductal carcinoma in situ，DCIS）：为非浸润性癌，是局限于乳腺导管内的原位癌。导管明显扩张，癌细胞局限于扩张的导管内，导管基底膜完整。采用以核分级为基础，兼顾坏死、核分裂象，将 DCIS 分为 3 级，即低级别、中级别和高级别。转变为浸润癌的概率，高级别 DCIS 远高于低级别 DCIS。

小叶原位癌（lobular carcinoma in situ，LCIS）：扩张的乳腺小叶末梢导管和腺泡内充满呈实体排列的肿瘤细胞，小叶结构尚存；细胞体积较导管内癌的细胞小，大小形状较为一致，核圆

表 14-2　葡萄胎、侵蚀性葡萄胎、绒毛膜癌的比较

项目		葡萄胎	侵蚀性葡萄胎	绒毛膜癌
性质		良性	交界性	恶性
病变特点	镜下	①滋养层细胞增生 ②绒毛间质高度水肿 ③绒毛间质血管消失	①②③同葡萄胎 ④肌层被侵袭	①滋养层细胞异型性明显 ②无绒毛结构 ③无间质、无血管 ④常伴坏死、出血
	肉眼	绒毛水肿形成水疱，透明似葡萄	水疱状绒毛并侵入子宫壁为特征	暗红色结节状肿块，似血肿
蔓延和转移		无	侵袭子宫肌壁为主，少数血行转移	直接蔓延及血行转移为主
预后		良性经过，好	化疗可治愈，尚好	对化疗敏感，较差
临床病理联系		子宫超月份增大，胎音消失，阴道不规则流血，hCG 升高	同前 + 侵袭或转移表现	出血，血行转移表现，hCG 明显升高

形或卵圆形，核分裂象罕见。不易和乳腺小叶增生区别，发展为浸润性癌的风险相对较小（表 14-3）。

表 14-3　浸润性导管癌及浸润性小叶癌的病理学特点及临床病理联系

项目	浸润性导管癌	浸润性小叶癌
来源	导管内癌	小叶原位癌
肉眼	肿瘤呈灰白色，质硬，切面有砂粒感，无包膜，与周围组织分界不清，树根状，活动度差	弥漫，多灶性，切面呈橡皮样，灰白色，柔韧，与周围组织无明确界线
镜下	癌细胞排列成巢状、团索状，或伴有少量腺样结构，间质与实质比例各有不同	癌细胞呈单行串珠状或细条索状浸润于纤维间质之间，或环形排列在正常导管周围。癌细胞小，大小一致，核分裂象少见
临床病理联系	乳头下陷—癌肿侵及乳头又伴有大量纤维组织增生时，纤维组织收缩所致 橘皮样外观—癌组织阻塞真皮内淋巴管，可致皮肤水肿，而毛囊汗腺处皮肤相对下陷 溃疡—癌组织坏死脱落形成较深的缺损	约 20% 可累及双侧乳腺，在同一乳腺中呈弥漫性、多灶性分布，不易被临床发现，常转移至脑脊液、卵巢、骨髓、浆膜、子宫

粉刺癌：常发生于较大导管，属导管原位癌。导管扩张，内含灰白色软膏样坏死物质，挤压时可溢出，状如粉刺。

Paget 病 / 湿疹样癌：伴或不伴间质浸润的导管内癌的癌细胞沿乳腺导管向上扩散，累及乳头和乳晕，表皮内见大而异型、胞质透明的肿瘤细胞，肉眼可见渗出和浅表溃疡，呈湿疹样改变，因此又称湿疹样癌。

四、复习思考题

（一）选择题

【A1 型题】

1. 子宫颈癌常见的组织学类型为（　　）

A. 黏液癌　B. 粉刺癌　C. 鳞状细胞癌　D. 早期浸润癌　E. 透明细胞癌

2. 下列哪种肿瘤易经血行转移（　　）

A. 子宫绒毛膜癌　B. 子宫平滑肌肉瘤　C. 子宫内膜癌　D. 睾丸胚胎性癌　E. 卵巢黏液性腺癌

3. 绒毛膜癌最常见转移的器官是（　　）

A. 脑　B. 肝　C. 肺　D. 骨　E. 甲状腺

4. 最常引起卵巢 Krukenberg 瘤的是（　　）

A. 结肠癌　B. 胃癌　C. 乳腺癌　D. 肺癌　E. 甲状腺癌

5. 乳腺橘皮样外观最常见于（　　）

A. 小叶原位癌　B. 典型髓样癌　C. 管内原位癌　D. 浸润性导管癌　E. 浸润性小叶癌

6. 子宫颈原位癌累及腺体是指（　　）

A. 子宫颈腺上皮癌变

B. 原位癌阻塞腺体开口

C. 子宫颈腺体被鳞状上皮取代

D. 子宫颈鳞癌细胞突破基底膜侵及腺体

E. 子宫颈原位癌细胞取代腺体上皮细胞，腺体及上皮基底膜完整

7.（2005 年考研西医综合真题）下列关于孕激素作用的叙述，正确的是（　　）

A. 使子宫内膜发生增生期变化

B. 使子宫内膜发生分泌期变化
C. 降低血浆低密度脂蛋白含量
D. 促使并维持女性第二性征的出现
E. 促进子宫收缩

8. 关于乳腺粉刺癌的描述，正确的是（ ）
A. 乳头皮肤发生的癌 B. 导管原位癌
C. 早期浸润癌 D. 小叶原位癌
E. 小叶浸润癌

9. 下列不属于葡萄胎病理变化的是（ ）
A. 胎盘绒毛高度水肿
B. 绒毛间质血管消失
C. 滋养层细胞增生
D. 子宫增大超出正常妊娠月份
E. 绒毛常侵犯子宫壁深肌层

10. 下列属于子宫颈早期浸润癌的浸润深度是( )
A. 癌组织浸润深度不超过基底膜下 0.5mm
B. 癌组织浸润深度不超过基底膜下 2mm
C. 癌组织浸润深度不超过基底膜下 8mm
D. 癌组织浸润深度为基底膜下 10 ～ 12mm
E. 癌组织浸润深度不超过基底膜下 5mm

11. 局部皮肤橘皮样外观主要是由于乳腺癌时癌细胞（ ）
A. 压迫局部静脉，造成淤血水肿
B. 引起局部组织炎性渗出、水肿
C. 癌细胞阻塞淋巴管致局部皮肤水肿，毛囊皮脂腺处皮肤相对下陷
D. 阻塞乳腺导管，造成乳汁淤积
E. 生长迅速，皮肤表面突出形成结节

12. 乳腺癌最多见的组织学类型是（ ）
A. 小叶癌 B. 浸润性导管癌
C. 粉刺癌 D. Paget 病
E. 浸润性小叶癌

13. 子宫颈癌的癌前期病变是（ ）
A. 鳞状上皮化 B. 鳞状上皮化生
C. 宫颈糜烂 D. 宫颈息肉伴囊肿
E. 宫颈鳞状上皮异型增生

14. 关于葡萄胎的描述错误的是（ ）
A. 肉眼观呈葡萄状
B. 绒毛间质血管稀少或消失
C. 易恶变为绒癌
D. 滋养细胞增生
E. 分为部分性和完全性葡萄胎

15. 良性葡萄胎与侵袭性葡萄胎的主要区别是（ ）
A. 有无绒毛 B. 有无滋养细胞异型
C. 有无 hCG 增高 D.有无浸润子宫深肌层
E. 有无尿妊娠试验阳性

16. 诊断子宫颈癌最可靠的依据是（ ）
A. 有接触性出血史 B. 阴道镜检查
C. 盆腔检查 D. 子宫颈细胞学检查
E. 子宫颈病理切片检查

17. 前列腺癌的肿瘤标志物是（ ）
A. CEA B. 碱性磷酸酶
C. AFP D. 淀粉酶
E. 前列腺特异性抗原

18. 子宫颈癌最常见的组织起源是（ ）
A. 子宫颈阴道部鳞状上皮
B. 子宫颈管腺体
C. 子宫颈外口柱状上皮
D. 子宫颈外口移行区的鳞状上皮或鳞化的柱状上皮
E. 子宫颈内口柱状上皮

19. 下列哪项不属于外阴上皮内瘤样病变（ ）
A. 外阴鳞状上皮轻度不典型增生
B. 外阴鳞状上皮细胞增生
C. 外阴鳞状上皮中度不典型增生
D. 外阴鳞状上皮重度不典型增生
E. 原位癌

20. 子宫颈癌通过淋巴道首先转移到（ ）
A. 髂总淋巴结 B. 骶前淋巴结
C. 子宫颈旁淋巴结 D. 闭孔淋巴结
E. 以上都不是

21. 巧克力囊肿的发生与下列哪种疾病有关( )
A. 子宫内膜异位症 B. 腺肌病
C. 急性输卵管炎 D. 畸胎瘤
E. 输卵管浆液性囊腺瘤

【A2 型题】

1. 女，32 岁，体检时 B 超发现左乳房外上象限有 3cm × 2cm 大小的结节，局部切除送病理检查。结节内见癌细胞阻塞导管腔，但基底膜完整。正确的病理诊断是（ ）
A. 腺瘤 B. 小叶增生
C. 纤维瘤 D. 导管原位癌
E. 浸润性导管癌

2. 女，43 岁，近来咳嗽、咯血。1 年前有流产史，现阴道流血不止。严重贫血外观，子宫体积增大。最可能的诊断是（ ）
A. 肺癌 B. 子宫绒毛膜癌
C. 肺结核 D. 葡萄胎

E. 子宫内膜癌

3. 中年女性，半年前无意中发现左乳外上象限有一无痛性肿块，近期生长快，直径约5cm。术后病理检查：肿物色灰白，质脆，界线不清。镜下癌细胞排列成实性团块状，瘤细胞异型性明显，呈浸润性生长。病理诊断应为（ ）

A. 恶性淋巴瘤　B. 乳腺粉刺癌
C. 乳腺化生性癌　D. 乳腺髓样癌
E. 乳腺黏液癌

4. 女，52岁，阴道不规则出血，阴道镜检查见子宫颈有菜花样肿物，表面出血坏死。最可能的诊断是（ ）

A. 子宫颈糜烂　B. 子宫颈癌
C. 宫颈息肉　D. 子宫颈囊肿
E. 子宫颈肥大

5. 女，28岁，闭经3个月，阴道不规律出血，血块中夹有水疱。检查发现子宫体积大，阴道壁有暗紫色结节。可能是（ ）

A. 宫外孕　B. 葡萄状肉瘤
C. 葡萄胎　D. 侵蚀性葡萄胎
E. 绒毛膜癌

6. 女，54岁，停经3年后，近1个月来阴道不规则少量流血。子宫颈活检病理诊断为鳞状细胞癌。子宫颈癌根治标本病理诊断为早期浸润癌。符合该患者的描述是（ ）

A. 癌细胞占据上皮全层
B. 癌细胞累及腺体
C. 癌细胞侵及间质距基底膜下3mm，宽度为4mm
D. 癌细胞侵及子宫颈深层
E. 癌细胞侵及阴道上段

7. 女，43岁，1年前有流产史，现阴道流血不止，贫血外观，子宫体积增大。近来咳嗽、咯血。最可能的诊断是（ ）

A. 肺癌　B. 肺结核　C. 葡萄胎
D. 绒毛膜上皮癌，肺转移可能
E. 子宫内膜癌

8. 女，52岁，阴道不规则出血，阴道镜检查见子宫颈有菜花样肿物，表面可见出血坏死。最可能的诊断是（ ）

A. 子宫颈糜烂　B. 宫颈息肉
C. 子宫颈癌　D. 子宫颈囊肿
E. 子宫颈肥大

9. 女，35岁，体检时发现血和尿hCG水平显著增高，该孕妇可能的诊断是（ ）

A. 子宫颈癌　B. 乳腺癌　C. 肝癌
D. 葡萄胎　E. 肺癌

10. 患者乳腺包块，病检发现癌细胞突破导管基底膜进入间质，呈实性条索、小梁或巢团状，无明显腺样结构，诊断是（ ）

A. 导管内原位癌　B. 硬癌
C. 小叶原位癌　D. 髓样癌
E. 浸润性导管癌

11. 女，35岁，性生活后出血1月余，行子宫颈活检后诊断为子宫颈鳞癌，影响预后的主要因素是（ ）

A. 肿瘤的肉眼类型　B. 肿瘤角化珠的多少
C. 肿瘤的组织学类型　D. 肿瘤的分化程度
E. 临床分期和病理分级

12. 女，65岁，4个月前发现右乳外上象限有一无痛性肿块，直径约3cm。术后病理检查：肿块灰白色，质脆，界线不清。镜下瘤细胞排列成实性团片状，瘤细胞异型性明显，呈浸润性生长，诊断为乳腺癌。该肿瘤的组织来源是（ ）

A. 纤维组织　B. 腺上皮
C. 鳞状上皮　D. 导管上皮
E. 血管内皮

13. 女，58岁，绝经8年，近来有阴道少量流血。诊断性刮宫镜下见异型性明显的腺体样结构，最可能的诊断是（ ）

A. 子宫颈癌　B. 子宫内膜癌
C. 子宫腺肌病　D. 子宫内膜息肉
E. 子宫内膜增生

14. 男，70岁，进行性排尿困难1年，不能自行排尿9小时，膀胱膨隆，轻压痛，首先考虑为（ ）

A. 前列腺癌　B. 膀胱癌
C. 急性肾盂肾炎　D. 前列腺增生症
E. 以上都不是

15. 女，59岁，因绝经后阴道少量不规律流血就诊。妇科检查见子宫颈有菜花样肿物，表面可见出血坏死。该疾病最常见的组织学类型是（ ）

A. 腺鳞癌　B. 鳞状细胞癌
C. 内分泌癌　D. 腺癌
E. 以上均不是

16. 女，42岁。停经3个月，阴道不规则流血6天，大出血8小时。切除子宫做病理检查，镜下见子宫壁深肌层内有大量异型的滋养层细胞浸润，并有绒毛结构，诊断为（ ）

A. 葡萄胎　B. 子宫内膜癌

C. 侵蚀性葡萄胎　　D. 绒毛膜癌
E. 子宫颈癌

17. 某乳腺癌患者，病理检查见癌实质多，间质成分少，癌细胞呈片状或巢状，中央有坏死。最可能的诊断应为（　　）
A. 浸润性导管癌　　B. 浸润性小叶癌
C. 髓样癌　　D. 小叶原位癌
E. 导管内原位癌

18. 女，32 岁，孕 4 周，体检时发现其血和尿 hCG 水平显著增高，该孕妇可能是（　　）
A. 子宫颈癌　　B. 乳腺癌　　C. 葡萄胎
D. 肝癌　　E. 肺癌

【A3 型题】

（1～2 题共用题干）

女，48 岁。因发现左乳肿块 3 天就诊。查体：左乳外上象限可扪及大小为 2.5cm×3.0cm 肿块，质韧，无明显压痛，同侧腋窝淋巴结无明显肿大。术后病理检查：肿块灰白色，质脆，界线不清，镜下瘤细胞排列成条索或岛屿状。

1. 该患者可能的诊断为（　　）
A. 恶性淋巴瘤　　B. 乳腺粉刺样癌
C. 浸润性导管癌　　D. 小叶原位癌
E. 以上都不是

2. 该患者肿瘤如果发生转移，首先转移到（　　）
A. 同侧锁骨上淋巴结　　B. 同侧锁骨下淋巴结
C. 同侧腋窝淋巴结　　D. 乳内动脉旁淋巴结
E. 纵隔淋巴结

（3～4 题共用题干）

女，40 岁。因月经量多导致贫血严重，行相关检查后考虑子宫肿瘤导致月经过多引起的失血性贫血。手术摘除子宫，肉眼观肿瘤位于子宫肌层，肿瘤表面光滑，界清，无包膜。切面灰白，质韧，旋涡状。术中冰冻病理显示瘤细胞与正常子宫平滑肌细胞相似，梭形，核呈长杆状，核分裂象少见。

3. 该患者可能的诊断是（　　）
A. 子宫平滑肌瘤　　B. 侵蚀性葡萄胎
C. 子宫内膜癌　　D. 绒毛膜癌
E. 葡萄胎

4. 下列关于该疾病的描述错误的是（　　）
A. 是女性生殖系统最常见的肿瘤
B. 30 岁以上的妇女发病率很高
C. 青春期前少见
D. 绝经后肿瘤可萎缩
E. 雌激素可减少其发生

（5～6 题共用题干）

女，40 岁。因性交出血前来就诊，子宫颈活检见异型增生的细胞占据上皮全层，但未突破基底膜。

5. 该患者的诊断是（　　）
A. CIN Ⅰ级　　B. CIN Ⅱ级　　C. CIN Ⅲ级
D. 异型增生　　E. 以上都不是

6. 关于该疾病的叙述，下列哪项是错误的（　　）
A. 预后良好
B. 阴道脱落细胞涂片检查阳性
C. 局部淋巴结无转移
D. 累及腺体时便成为浸润癌
E. 癌细胞未突破上皮基底膜

【A4 型题】

（1～3 题共用题干）

女，37 岁，葡萄胎清宫术后 6 个月。近 1 周出现阴道不规则流血，近几日咳嗽，咳痰，痰中有少量血丝。妇科检查：外阴、阴道、子宫颈正常，子宫如孕 50 天大小，质软，可活动，双侧附件无异常。

1. 为明确诊断首先应做的检查是（　　）
A. 胸部正位片　　B. 血 hCG 定量检查
C. B 超　　D. CT
E. 诊断性刮宫

2. 根据上述病史及检查，首先考虑为（　　）
A. 葡萄胎不全流产
B. 肺癌
C. 侵蚀性葡萄胎
D. 妊娠先兆流产合并肺结核
E. 子宫内膜增生

3. 手术切除子宫送病理检查，典型病变是（　　）
A. 宫腔内见水疱状物
B. 子宫深肌层见水肿的绒毛结构
C. 滋养层细胞增生
D. 出血坏死
E. 以上都不是

（4～6 题共用题干）

女，48 岁，因性交后出血来诊。妇科检查：子宫颈中度糜烂，子宫体正常大小，活动，两侧附件软。

4. 此时最合适的辅助检查是（　　）
A. 碘试验　　B. 阴道镜检查
C. 子宫颈脱落细胞学检查
D. 子宫颈活检　　E. 醋酸白试验

5. 子宫颈脱落细胞学检查见恶性肿瘤细胞，最常见的类型是（　　）

A. 子宫颈鳞癌　　B. 子宫颈腺癌
C. 子宫颈恶性淋巴瘤　　D. 子宫颈腺鳞癌
E. 子宫颈未分化癌
6. 镜下为早期浸润癌，诊断标准是（　　）
A. 浸润深度距基底膜＜5cm，宽度＜6mm
B. 浸润深度距基底膜＜3mm，宽度＜9mm
C. 浸润深度距基底膜＜4mm，宽度＜7mm
D. 浸润深度距基底膜＜5mm，宽度＜7mm
E. 浸润深度距基底膜＜6mm，宽度＜7mm
（7～10 题共用题干）
女，44 岁，月经量多且不规律 1 年，腹痛 6 个月，下腹扪及包块，行手术切除。病理检查见子宫肌壁间有 6cm×5cm×5cm 结节，质软，境界欠清，切面灰白色，见局灶出血坏死。
7. 该病例最可能的诊断为（　　）
A. 子宫平滑肌瘤　　B. 子宫平滑肌肉瘤
C. 子宫内膜间质结节　　D. 了宫内膜间质肉瘤
E. 子宫内膜癌
8. 该肿瘤最常见的转移方式为（　　）
A. 淋巴道转移　　B. 血行转移
C. 种植性转移　　D. 直接蔓延
E. 以上都不是
9. 该肿瘤的组织学特点是（　　）
A. 瘤细胞为上皮组织来源
B. 间质少、血管丰富
C. 瘤细胞形成巢
D. 瘤细胞弥散分布
E. 以上都不是
10. 该肿瘤组织来源于（　　）
A. 上皮组织　　B. 平滑肌组织
C. 纤维组织　　D. 血管
E. 神经纤维

【B 型题】

（1～4 题共用备选答案）
A. 雌激素　　B. 孕激素　　C. hCG
D. 雄激素　　E. 以上都不是
1. 乳腺癌与（　　）持续刺激有关。
2. 葡萄胎时（　　）增高。
3. 子宫内膜癌与（　　）的高水平状态有关。
4. 前列腺增生症与（　　）水平过高有密切关系。
（5～8 题共用备选答案）
A. 癌细胞排列成条索状、巢状。癌细胞异型性明显，易见核分裂象
B. 癌细胞在导管内生长，基底膜完整，切面见扩张的导管，内含坏死物质
C. 癌细胞在小叶腺泡内生长，基底膜完整
D. 癌细胞分泌大量黏液
E. 以上都不是
5. 乳腺黏液性癌（　　）
6. 乳腺粉刺癌（　　）
7. 乳腺小叶原位癌（　　）
8. 浸润性导管癌（　　）

【X 型题】

1. 卵巢交界性浆液性囊腺瘤的特点是（　　）
A. 乳头上皮可出现黏液上皮化生
B. 乳头上皮呈 2～3 层排列
C. 核有轻度异型，分裂象偶见
D. 有间质浸润
E. 属于潜在恶性肿瘤
2. 下列属于癌前病变或疾病的是（　　）
A. 增生型外阴营养不良
B. 子宫颈鳞状上皮化生
C. 不典型子宫内膜增生症
D. 子宫内膜异位症
E. 纤维囊性乳腺病
3. 细胞滋养层细胞可见于（　　）
A. 葡萄胎　　B. 绒毛膜癌
C. 正常胎盘　　D. 合体细胞性子宫内膜炎
E. 以上均不是
4. 可产生雌激素的肿瘤有（　　）
A. 卵巢颗粒细胞瘤　　B. 子宫颈癌
C. 卵巢卵泡膜瘤　　D. 子宫体腺癌
E. 子宫平滑肌瘤
5. 下述哪些是乳腺癌可能出现的临床表现（　　）
A. 乳头下陷　　B. 皮肤橘皮样外观
C. 皮肤溃疡　　D. 皮肤湿疹样改变
E. 皮肤红、肿、热、痛表现
6. 目前认为与子宫颈癌发病有关的因素有（　　）
A. 包皮垢　　B. 人乳头瘤病毒
C. EB 病毒　　D. 人类巨细胞病毒
E. 柯萨奇病毒
7. 青年女性，停经 4 个月，阴道壁出现暗红色结节，可能的诊断是（　　）
A. 子宫颈癌　　B. 子宫体癌
C. 恶性葡萄胎　　D. 绒癌
E. 子宫内膜异位症
8. 以下哪些因素可影响乳腺癌的预后（　　）
A. 患者年龄　　B. 肿瘤组织学类型

C. 肿瘤中存在雌激素受体

D. 转移　　E. 在乳腺内的部位

9. 下列卵巢肿瘤哪些起源于生殖细胞（　　）

A. 无性细胞瘤　　B. 颗粒细胞瘤

C. 内胚窦瘤　　D. 胚胎性癌

E. 畸胎瘤

10. 下列哪些肿瘤实质由两种以上的细胞组成（　　）

A. 乳腺纤维腺瘤　　B. 绒癌

C. 肾母细胞瘤　　D. 精原细胞瘤

E. 畸胎瘤

（二）名词解释（中英文对照）

1. 子宫颈上皮内瘤变（cervical intraepithelial neoplasia，CIN）
2. 葡萄胎（hydatidiform mole）
3. 粉刺癌（comedocarcinoma）
4. 乳头湿疹样癌（Paget disease）
5. 腺肌病（adenomyosis）
6. 绒毛膜癌（choriocarcinoma）
7. 宫颈早期浸润癌（early invasive carcinoma of cervix）
8. 小叶原位癌（lobular carcinoma in situ）
9. 纳博特囊肿（Nabothian cyst）

（三）填空题

1. 绒癌镜下的主要特征是____、____、____、____。
2. 乳腺癌好发于乳房的____，主要起源于____。
3. 葡萄胎镜下形态为____、____、____。
4. 侵蚀性葡萄胎与良性葡萄胎的不同之处在于____、____、____、____。
5. 子宫颈癌一般发生在子宫颈外口的____和____交界处。
6. 乳腺癌中较常见的组织学类型是____癌，又可分为____癌和____癌两型。
7. 来源于生殖细胞的肿瘤包括____、____、____、____等。
8. 慢性子宫颈炎可表现为____、____、____、____。
9. 尖锐湿疣发生与HPV的____、____型的感染有关，常累及的部位是____、____、____、____、____。

（四）判断题

1. 子宫颈癌的发生与人乳头瘤病毒（HPV）16、18型的感染有关。（　　）
2. 葡萄胎是一种妊娠滋养细胞肿瘤，而绒毛膜癌不是滋养细胞肿瘤。（　　）
3. 子宫颈早期浸润癌是指癌细胞突破基底膜，浸润深度不超过3mm。（　　）
4. 所有的子宫颈浸润癌的形成均通过上皮不典型增生—原位癌—浸润癌的发展过程。（　　）
5. 浸润性小叶癌是乳腺癌中最常见的一种类型。（　　）
6. 绒毛膜癌内含丰富的血管，常发生血行转移。（　　）
7. 子宫平滑肌瘤是女性生殖系统最常见的良性瘤。（　　）
8. 子宫平滑肌肉瘤大部分是子宫平滑肌瘤恶变而来。（　　）
9. 精原细胞瘤是男性生殖系统最常见的生殖细胞肿瘤。（　　）
10. 乳腺导管内原位癌多发生于大、中导管。（　　）

（五）简答题

1. 简述乳腺癌的分类。
2. 简述子宫腺肌瘤与子宫平滑肌瘤有何区别。
3. 简述葡萄胎的基本病变特点。
4. 什么是CIN？什么是原位癌累及腺体？它们是否一定发展为浸润癌？
5. 乳房最常见的良性肿瘤是哪一种类型，并简述其病变特点。

（六）论述题

1. 试述子宫颈癌的病理变化及扩散途径。
2. 试从病理形态和临床特征比较葡萄胎、侵蚀性葡萄胎和绒毛膜癌的不同特点。

五、答案及解析

（一）选择题

【A1 型题】

1. C 子宫颈癌常见的组织学类型为鳞状细胞癌。
2. A 子宫绒毛膜癌易通过血行转移。
3. C 绒毛膜癌侵袭破坏血管的能力很强，易经血行转移，以肺和阴道最常见。
4. B Krukenberg 瘤为胃黏液癌发生在卵巢的种植性转移瘤。
5. D 橘皮样外观为乳腺浸润性导管癌的癌细胞堵塞真皮淋巴管，使皮肤水肿，而汗腺毛囊处相对凹陷所呈现的外观。
6. E 子宫颈原位癌累及腺体指癌细胞取代腺体上

皮细胞，但腺体基底膜完整。

7. B 孕激素可以促进子宫内膜的分泌期改变，增加子宫的血流，调节胎盘的血流，防止宫腔内的感染。

8. B 乳腺粉刺癌属于导管原位癌。

9. E 绒毛常侵犯子宫壁深肌层是侵蚀性葡萄胎的病理特征。

10. E 子宫颈早期浸润癌的癌组织浸润深度不超过基底膜下 5mm。

11. C 局部皮肤橘皮样外观主要是由于乳腺癌时癌细胞阻塞淋巴管致局部皮肤水肿，毛囊皮脂腺处皮肤相对下陷。

12. B 乳腺癌最多见的组织学类型是浸润性导管癌。

13. E 宫颈鳞状上皮异型增生（CIN）的细胞出现了一定程度的异型性，是子宫颈癌的癌前期病变。

14. C 葡萄胎不易恶变为绒癌。

15. D 良性葡萄胎与侵袭性葡萄胎的主要区别在于有无浸润子宫深肌层。

16. E 诊断子宫颈癌最可靠的依据是子宫颈病理切片检查。

17. E 前列腺癌的肿瘤标志物是前列腺特异性抗原。

18. D 子宫颈癌最常见的组织起源为宫颈外口移行区的鳞状上皮或鳞化的柱状上皮。

19. B 外阴鳞状上皮细胞增生只是普通的增生，并不是上皮内瘤变。

20. C 子宫颈癌淋巴道转移是最常见的转移途径，首先转移到子宫颈旁淋巴结。

21. A 子宫内膜异位症常发生于卵巢，由于子宫内膜会呈现周期性改变，造成陈旧性出血，在卵巢会形成含有陈旧性出血的肿物，称为巧克力囊肿。

【A2 型题】

1. D 癌细胞阻塞导管腔，但基底膜完整，故属导管原位癌。

2. B 绒毛膜癌为一种高度恶性的肿瘤，继发于葡萄胎、流产或足月分娩以后。易血行转移到肺，出现咳嗽、咯血。

3. D 乳腺髓样癌癌细胞排列成实性团块状。

4. B 子宫颈癌早期有血性白带或接触性出血，晚期呈菜花样肿物，癌组织坏死出血，出现阴道不规则出血。继发感染，白带变浑浊，呈米汤样或脓样，恶臭。

5. D 侵袭性葡萄胎，与良性葡萄胎主要区别是水疱状绒毛侵入子宫肌层，甚至向子宫外侵累及阔韧带或阴道。

6. C 子宫颈癌早期浸润癌或微浸润癌是指癌细胞突破基底膜向间质浸润，浸润深度不超过基底膜下 5mm，宽度＜ 7mm。侵犯基底膜下 3mm，宽度 4mm 属于早期浸润癌。

7. D 患者有妊娠史，子宫体积增大的体征，并且阴道流血，考虑绒毛膜癌，因为绒毛膜癌侵袭破坏血管的能力很强，易经血行转移，以肺和阴道最常见。

8. C 根据病史和检查，最可能的诊断是子宫颈癌。

9. D 血和尿 hCG 水平显著增高，可能的诊断是葡萄胎。

10. E 癌细胞排列成条索状、巢状和小梁状，或伴少量腺样结构，符合浸润性导管癌。

11. E 子宫颈癌的预后取决于临床分期（肿瘤侵及范围）和病理分级（肿瘤的分化程度）。

12. D 乳腺癌多来源于乳腺导管上皮。

13. B 子宫内膜癌是由子宫内膜腺上皮细胞发生的恶性肿瘤。大多数发生在绝经期和绝经期后妇女，55 ～ 65 岁为发病高峰，平均年龄 63 岁。早期可无任何症状，最常见的临床表现是不规则阴道出血。

14. D 前列腺增生症临床主要表现为排尿困难、尿流不畅、淋漓不尽等尿道不完全梗阻症状。

15. B 最常见的组织学类型是鳞状细胞癌。

16. C 子宫壁深肌层内有大量异型的滋养层细胞浸润，并有绒毛结构，而绒毛膜癌无绒毛结构，故答案为 C。

17. C 病理检查见癌实质多，间质成分少，符合髓样癌。

18. C 血尿中 hCG 水平显著增高，在其他条件不明确的情况下，最可能的诊断是葡萄胎。

【A3 型题】

1. C 可能的诊断为乳腺浸润性导管癌。

2. C 乳腺癌最常见的转移部位为同侧腋窝淋巴结。

3. A 根据病史及病理结果可判断该疾病为子宫平滑肌瘤。

4. E 子宫肌瘤为雌激素依赖性肿瘤，雌激素可促进其发生。子宫肌瘤好发于生育年龄，青春期前少见，绝经后可萎缩或消失。

5. C 异型增生的细胞占据上皮全层，但未突破基底膜，为原位癌，该患者的诊断是 CIN Ⅲ级。

6. D 异型增生细胞累及腺体，只要未突破基底膜就属于原位癌。

【A4 型题】

1. B 患者之前为葡萄胎，应再检查血 hCG 浓度从而判断该肿瘤是否属于滋养层细胞肿瘤。

2. C 既往葡萄胎病史，首先考虑是侵蚀性葡萄胎。

3. B 综合病例资料，病理检查：肿瘤向子宫肌层浸润，经连续切片见少量绒毛。可判断为侵蚀性葡萄胎。

4. C 妇科检查见子宫颈中度糜烂，最合适的辅助检查是子宫颈脱落细胞学检查。

5. A 子宫颈癌的最常见组织学类型为鳞状细胞癌。

6. D 早期浸润癌，诊断标准是浸润深度距基底膜＜ 5mm，宽度＜ 7mm。

7. B 子宫肌壁间 6cm × 5cm × 5cm 结节，局灶出血坏死，境界欠清，倾向恶性，最可能的诊断为子宫平滑肌肉瘤。

8. B 肉瘤的转移途径大部分为血行转移。

9. D 肉瘤的组织学特点为瘤细胞弥散分布，而癌为巢状分布。

10. B 该病例为平滑肌来源。

【B 型题】

1. A 乳腺癌的发生与雌激素的持续刺激有关。

2. C 葡萄胎属于滋养层细胞疾病，是妊娠相关的疾病，血和尿 hCG 明显增高。

3. A 子宫内膜癌与雌激素的高水平状态有关。

4. D 前列腺增生与雄激素水平过高有密切关系。

5. D 黏液癌的癌细胞分泌大量黏液。

6. B 粉刺癌属于导管内原位癌，基底膜完整，导管内含坏死物质。

7. C 小叶原位癌的癌细胞在小叶腺泡内生长，基底膜完整。

8. A 浸润性导管癌属于乳腺癌最常见的类型，癌细胞多呈条索状、巢状分布，大小不等，形态各异，异型性明显，易见核分裂象。

【X 型题】

1. BCE 卵巢交界性浆液性囊腺瘤的特点是乳头上皮呈 2 ～ 3 层排列，核有轻度异型，分裂象偶见，属于潜在恶性肿瘤。

2. CE 不典型子宫内膜增生症和纤维囊性乳腺病属于癌前病变。

3. ABC 细胞滋养层细胞是妊娠中特有的细胞，存在于葡萄胎、绒毛膜癌及正常胎盘中。

4. AC 卵巢颗粒细胞瘤及卵巢卵泡膜瘤可产生雌激素。

5. ABCDE 各个选型均为乳腺癌可能出现的临床表现。

6. AB 包皮垢和人乳头瘤病毒（HPV）目前认为与子宫颈癌发病有关。

7. CDE 恶性（侵蚀性）葡萄胎和绒癌可见阴道壁出现暗红色结节，恶性葡萄胎可见绒毛结构，而绒癌无绒毛结构。

8. ABCD 一般来说，绝经后的妇女比有月经者预后较好。肿瘤组织学类型中粉刺癌、浸润性导管癌的恶性程度较高，而特殊类型的小管癌、髓样癌等恶性程度较低。雌激素受体也影响乳腺癌的预后；是否转移及远处转移的情况也影响乳腺癌的预后，所以 ABCD 都可影响乳腺癌的预后。

9. ACDE 颗粒细胞瘤来源于卵巢间质，其余都来源于生殖细胞。

10. ABCE 精原细胞瘤瘤细胞形态结构单一和间质内有淋巴细胞浸润两个特征，其余肿瘤都由两种或两种以上实质细胞构成。

（二）名词解释（中英文对照）

1. 子宫颈上皮内瘤变（cervical intraepithelial neoplasia，CIN）：是指子宫颈上皮被不同程度异型性的细胞所取代，表现为细胞大小形态不一，核增大深染，核质比例增大，核分裂增多，细胞极性紊乱。病变由基底层逐渐向表层发展，分为 3 级。

2. 葡萄胎（hydatidiform mole）：胎盘绒毛间质高度水肿，血管消失，表面的滋养层细胞有不同程度的增生，并有轻度的异型性。葡萄胎有完全性和部分性之分。

3. 粉刺癌（comedocarcinoma）：属于高级别导管内癌，癌细胞在乳腺导管内生长，不侵犯导管基底膜，常有大量坏死。切面管腔内可挤出灰白色坏死物，犹如粉刺。

4. 乳头湿疹样癌（Paget disease）：导管内癌的癌细胞沿乳腺导管扩散累及乳头和乳晕，在表皮内可见大而异型、胞质透明的肿瘤细胞，这些细胞可孤立散在，或成簇分布。病变下方可查见导管内癌。形态上有两个特点：①乳头和乳晕皮肤呈湿疹样变化；②表皮内有散在或巢状排列的癌细胞（Paget 细胞），体积较大而胞质丰富淡染。

5. 腺肌病（adenomyosis）：子宫肌壁内距子宫内膜基底层 2mm 以上的肌层中出现宫内膜腺体及间质呈岛状分布，其周围平滑肌增生，称子宫腺肌病。

6. 绒毛膜癌（choriocarcinoma）：是滋养层细胞的高度恶性肿瘤，简称绒癌，无绒毛或水疱状结构，成团异型明显的滋养层细胞来源的肿瘤细胞，无间质成分，病灶周围常有大片出血、坏死，广泛侵入子宫肌层或转移至其他脏器及组织，极易经血行转移。

7. 宫颈早期浸润癌（early invasive carcinoma of cervix）：上皮内癌细胞突破基底膜向深部组织浸润，浸润深度一般在基底膜之下不超过 5mm，宽度不超过 7mm，在间质中形成一些不规则的癌细胞条索或小团块，又称镜下浸润癌或微浸润癌（microinvasive carcinoma）。

8. 小叶原位癌（lobular carcinoma in situ）：发生于乳腺小叶终末导管和腺泡，癌细胞松散排列，大小形状较为一致，核圆形或卵圆形，核分裂象少，未穿破基底膜，小叶结构仍保存，即为小叶原位癌。常多中心发生，双侧性多见，体积小不产生局部症状。

9. 纳博特囊肿（Nabothian cyst）：慢性子宫颈炎时，增生的鳞状上皮覆盖和阻塞子宫颈管腺体开口，使黏液潴留，腺体逐渐扩大呈囊，形成子宫颈囊肿。

（三）填空题

1. 癌细胞来源于滋养细胞和合体滋养细胞　出血坏死明显　无绒毛结构　无血管与间质。
2. 外上象限　乳腺导管上皮。
3. 绒毛间质高度水肿　绒毛间质血管消失或稀少　滋养层细胞增生。
4. 细胞异型性较葡萄胎明显　侵入子宫肌壁深层　子宫肌层出血坏死　可转移至邻近或远处器官。
5. 鳞状上皮　柱状上皮。
6. 导管　导管内　浸润性导管癌。
7. 畸胎瘤　无性细胞瘤　胚胎性癌　卵黄囊瘤。
8. 子宫颈肥大　子宫颈糜烂　纳博特囊肿　宫颈息肉。
9. HPV6　HPV11　阴蒂　阴唇　会阴部　阴茎　肛周皮肤等。

（四）判断题

1. T 子宫颈癌的发生与人乳头瘤病毒（HPV）16、18 型的感染有关。
2. F 绒毛膜癌也是滋养细胞肿瘤。
3. F 子宫颈早期浸润癌是指癌细胞突破基底膜，浸润深度不超过 5mm，宽度不超过 7mm。
4. T 子宫颈浸润癌的形成均通过上皮不典型增生—原位癌—浸润癌的发展过程。
5. F 浸润性导管癌（而不是浸润性小叶癌）是乳腺癌中最常见的一种类型，约占 70%。
6. F 绒毛膜癌无间质血管，但其易侵蚀破坏血管，常发生血行转移。
7. T 子宫平滑肌瘤是女性生殖系统最常见的良性瘤。
8. F 大多数子宫平滑肌肉瘤从开始即为恶性，极少由平滑肌瘤恶变而来。
9. T 精原细胞瘤是男性生殖系统最常见的生殖细胞肿瘤。
10. F 乳腺导管内原位癌多发生于终末导管，并局限于基底膜内，未向间质、血管及淋巴管浸润。

（五）简答题

1. 乳腺癌的分类大致分为非浸润性癌和浸润性癌两大类型：①非浸润性癌又分为导管原位癌（分为高级别、中级别、低级别）和小叶原位癌。②浸润性癌又分为浸润性导管癌、浸润性小叶癌和特殊类型浸润性癌（包括乳头 Paget 病，髓样癌，黏液癌，小管癌，化生性癌，炎性乳腺癌等）。

2. 子宫腺肌瘤与子宫平滑肌瘤的区别：腺肌瘤比较局限，子宫呈不对称增大，肉眼与平滑肌瘤相似，但难以从肌层剥出，切面上肌束间散在分布的小腔和小裂隙，内含棕褐色液体，镜下为肌层中出现子宫内膜腺体和间质呈小岛状分布，周边常有淋巴细胞浸润和平滑肌纤维增生肥大。而平滑肌瘤外表有假包膜，手术时易剥除。镜下显示平滑肌束排列方向不同，肌束间可存在不等量的纤维组织。子宫平滑肌瘤根据生长的部位可分为肌壁间、黏膜下和浆膜下三类。

3. 葡萄胎的基本病变特点：胎盘绒毛水肿呈葡萄样，镜下绒毛间质水肿，血管减少或消失，滋养层细胞增生。

4. CIN 是子宫颈上皮内瘤变（cervical intraepithelial neoplasia，CIN），指子宫颈上皮异型增生至原位癌这一系列癌前病变的连续过程，分为 CIN Ⅰ、Ⅱ、Ⅲ级。原位癌是指上皮全层皆为异型细胞所替代。原位癌累及腺体是指原位癌的异型细胞沿基底膜伸入腺体内，但腺管轮廓尚存，腺体基底膜完整。并非所有的 CIN 和原位癌累及腺体一定发展为浸润癌。

5. 乳房最常见的良性肿瘤为纤维腺瘤，由上皮和纤维结缔组织成分共同组成。纤维腺瘤发生的人群比乳腺癌的好发人群年轻。肉眼观，圆形或卵圆形结节状，与周围组织分界清楚，切面灰白色，质韧，可见裂隙状区域。镜下：由增生的纤维组织和腺体组成，腺体圆形或卵圆形，或被周围的纤维结缔组织挤压呈裂隙状。

（六）论述题

1. 子宫颈癌组织学类型有鳞癌、腺癌和腺鳞癌，以鳞癌为最常见。子宫颈鳞癌可分为原位癌、早期浸润癌和浸润癌。原位癌累及上皮全层，基底膜完整。原位癌的癌细胞经过子宫颈腺口伸入腺体内，称为原位癌累及腺体。癌细胞穿破基底膜侵犯间质不超过 5mm，宽度不超过 7mm 称为早期浸润癌。癌组织浸润深度超过 5mm，宽度超过 7mm 则称为浸润癌。子宫颈癌肉眼类型为糜烂型、外生菜花型、内生浸润型和溃疡型。镜下，鳞癌最常见，可分为角化型鳞癌和非角化型鳞癌。腺癌较少见，分为高分化、中分化、低分化腺癌。还可见乳头状腺癌、腺鳞癌等。

子宫颈癌可直接蔓延累及直肠、膀胱、阴道、盆腔等，淋巴道转移到子宫颈旁淋巴结、闭孔、髂内、髂外、髂总等淋巴结，晚期可经血行转移至肺、骨、肝及全身其他器官。

2. 葡萄胎、侵蚀性葡萄胎和绒毛膜癌的不同特点：

项目		葡萄胎	侵蚀性葡萄胎	绒毛膜癌
性质		良性	交界性	恶性
病变特点	镜下	①滋养层细胞增生 ②绒毛间质高度水肿 ③绒毛间质血管消失	①②③同葡萄胎 ④ 肌层被侵袭	①滋养层细胞异型性明显 ②无绒毛结构 ③无间质、无血管 ④常伴坏死、出血
	肉眼	绒毛水肿形成水疱，透明似葡萄	水疱状绒毛并侵入子宫壁为特征	暗红色结节状肿块，似血肿
蔓延和转移		无	侵袭子宫肌壁为主，少数血行转移	直接蔓延及血行转移为主
预后		良性经过，好	化疗可治愈，尚好	对化疗敏感，较差
临床病理联系		子宫超月份增大，胎音消失，阴道不规则流血，hCG 升高	同前 + 侵袭或转移表现	出血，血行转移表现，hCG 明显升高

（张荧荧　王　燮）

第十五章　内分泌系统疾病

一、学习目标

（一）掌握

1. 甲状腺肿的概念、类型、病理变化。
2. 甲状腺肿瘤的常见类型及病理变化。

（二）熟悉

1. 甲状腺肿的病因、发病机制和临床表现。
2. 糖尿病的类型、病因及病理变化。

（三）了解

1. APUD 瘤的概念。
2. 内分泌系统常见肿瘤的病理类型。
3. 甲状腺炎的病理变化特点。

二、思维导图

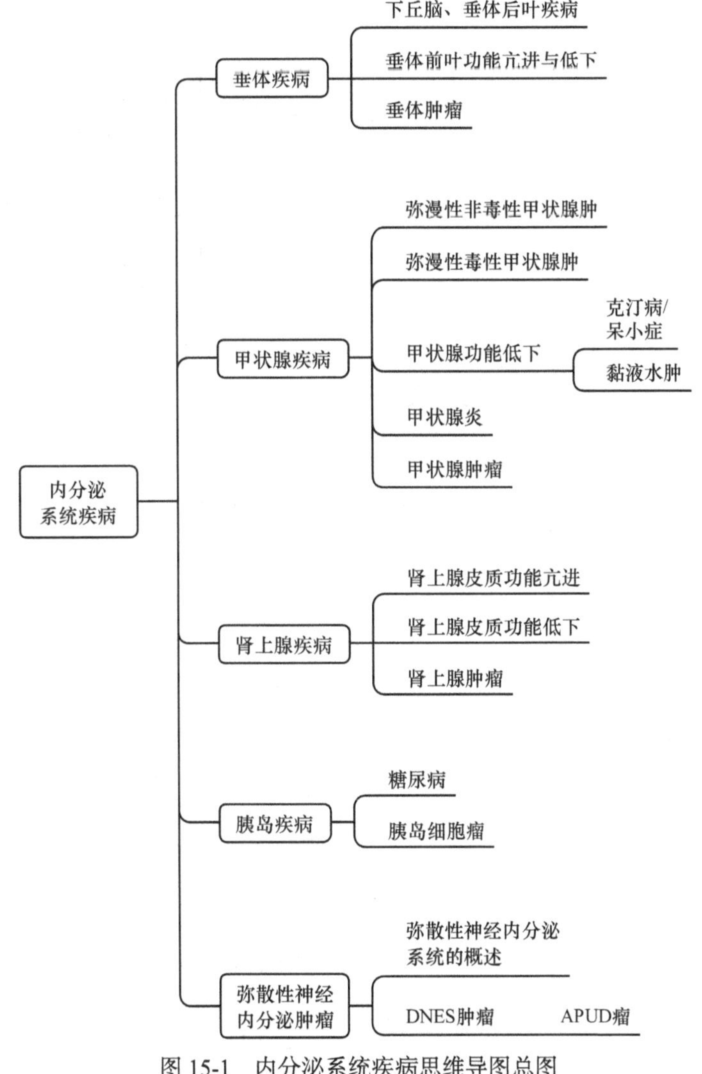

图 15-1　内分泌系统疾病思维导图总图

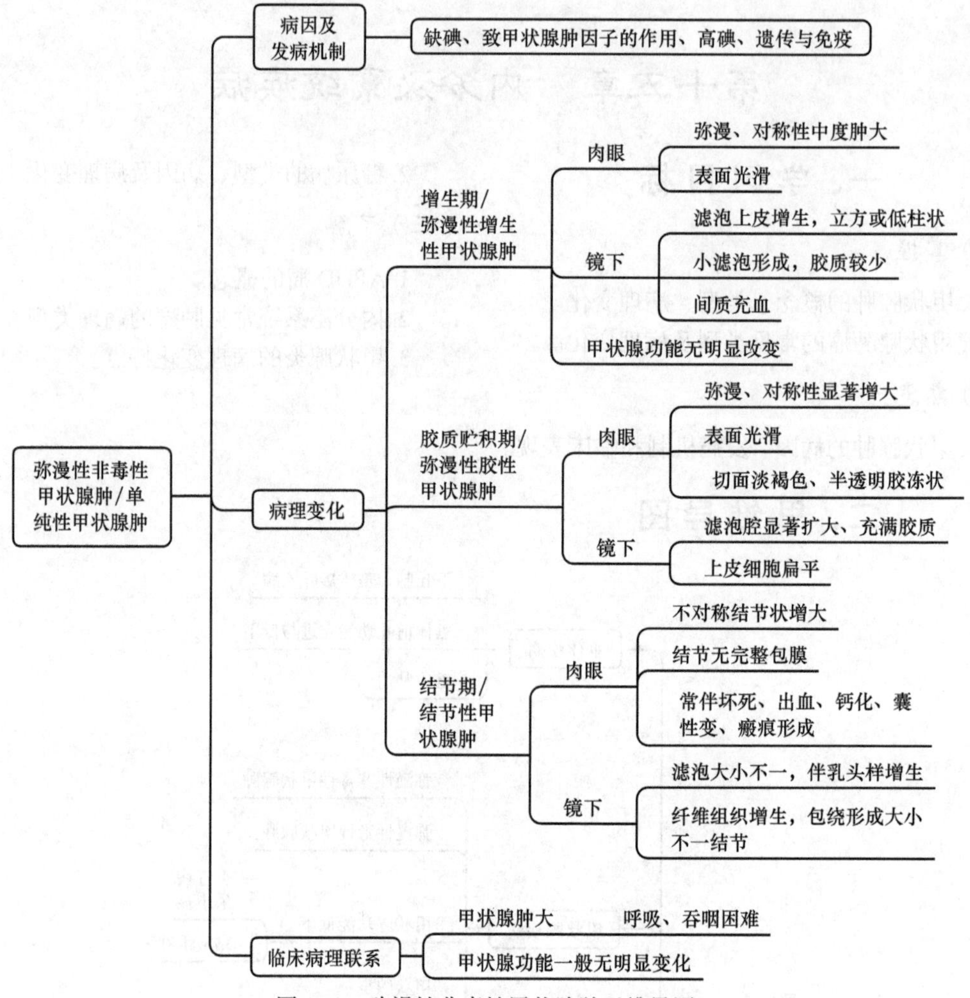

图 15-2 弥漫性非毒性甲状腺肿思维导图

弥漫性毒性甲状腺肿/突眼性甲状腺肿/Graves病/Basedow病

- 病因及发病机制
  - 自身免疫性疾病、遗传因素、精神创伤
- 病理变化
  - 肉眼
    - 弥漫、对称性增大
    - 表面光滑，充血
    - 切面灰红分叶状，胶质少，无结节，质实如肌肉样
  - 镜下
    - 滤泡上皮增生，高柱状
    - 胶质稀薄，大量吸收空泡
    - 间质血管丰富、充血，淋巴细胞浸润
- 临床病理联系（甲状腺功能亢进（甲亢））
  - 甲状腺肿大
  - 基础代谢率和神经兴奋性升高
  - T_3、T_4高，吸碘率高
  - 突眼征

图 15-3 弥漫性毒性甲状腺肿思维导图

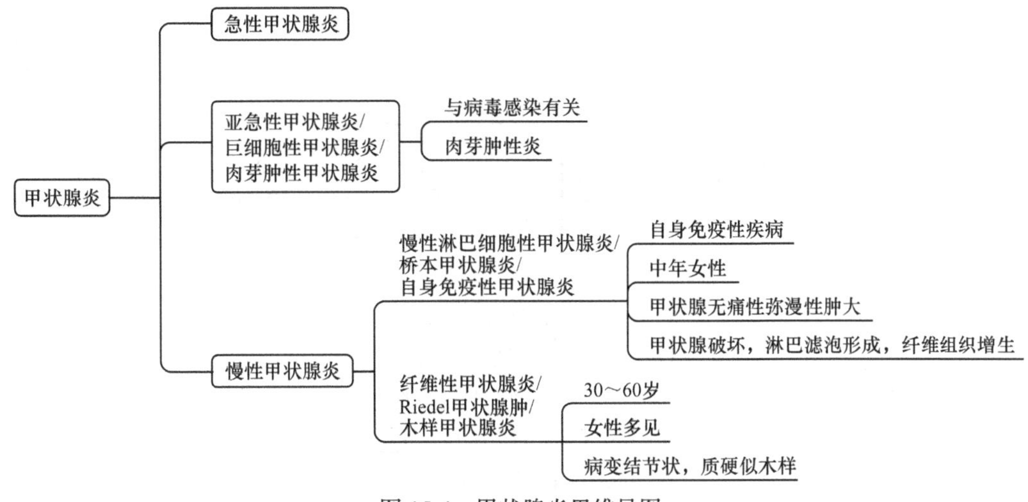

图 15-4　甲状腺炎思维导图

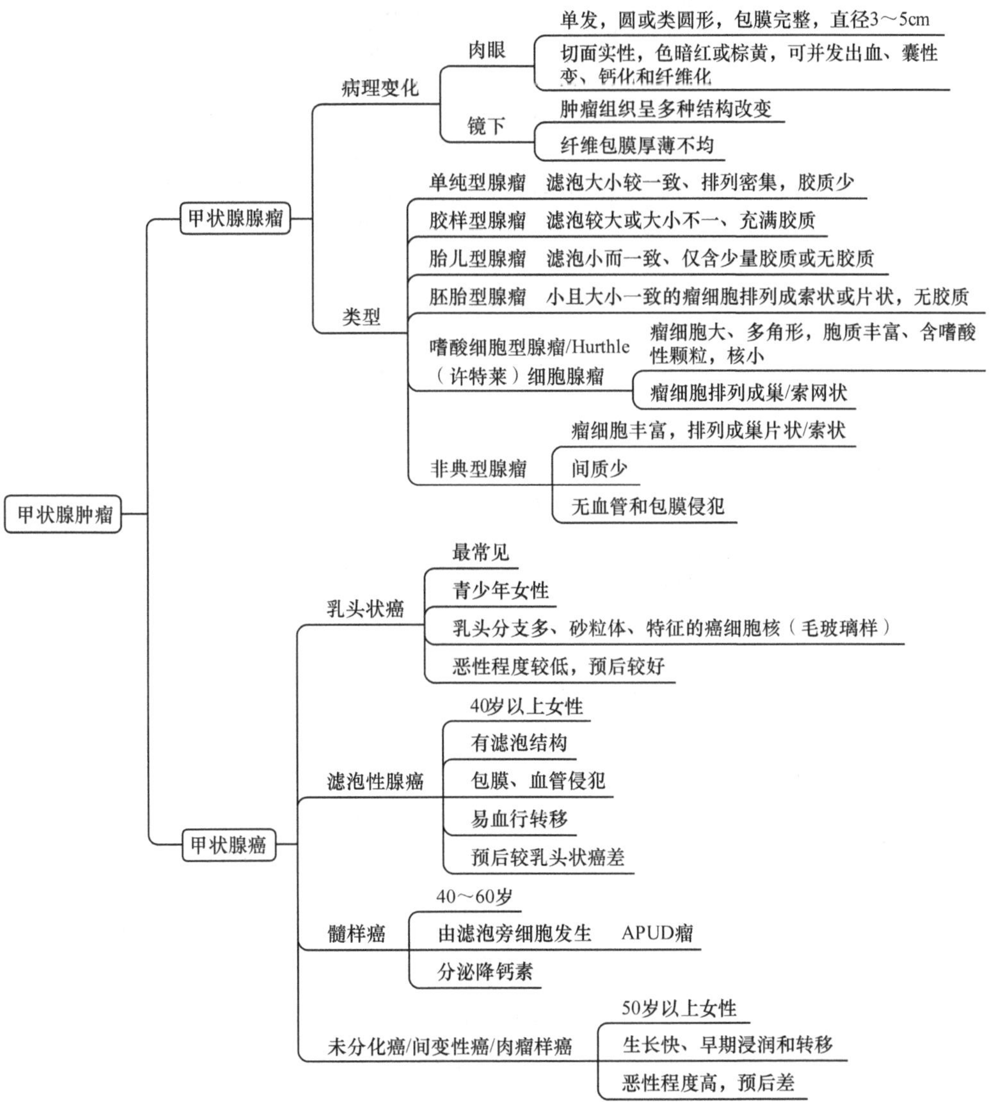

- 甲状腺肿瘤
  - 甲状腺腺瘤
    - 病理变化
      - 肉眼
        - 单发，圆或类圆形，包膜完整，直径3～5cm
        - 切面实性，色暗红或棕黄，可并发出血、囊性变、钙化和纤维化
      - 镜下
        - 肿瘤组织呈多种结构改变
        - 纤维包膜厚薄不均
    - 类型
      - 单纯型腺瘤　滤泡大小较一致、排列密集，胶质少
      - 胶样型腺瘤　滤泡较大或大小不一、充满胶质
      - 胎儿型腺瘤　滤泡小而一致、仅含少量胶质或无胶质
      - 胚胎型腺瘤　小且大小一致的瘤细胞排列成索状或片状，无胶质
      - 嗜酸细胞型腺瘤/Hurthle（许特莱）细胞腺瘤
        - 瘤细胞大、多角形，胞质丰富、含嗜酸性颗粒，核小
        - 瘤细胞排列成巢/索网状
      - 非典型腺瘤
        - 瘤细胞丰富，排列成巢片状/索状
        - 间质少
        - 无血管和包膜侵犯
  - 甲状腺癌
    - 乳头状癌
      - 最常见
      - 青少年女性
      - 乳头分支多、砂粒体、特征的癌细胞核（毛玻璃样）
      - 恶性程度较低，预后较好
    - 滤泡性腺癌
      - 40岁以上女性
      - 有滤泡结构
      - 包膜、血管侵犯
      - 易血行转移
      - 预后较乳头状癌差
    - 髓样癌
      - 40～60岁
      - 由滤泡旁细胞发生　APUD瘤
      - 分泌降钙素
    - 未分化癌/间变性癌/肉瘤样癌
      - 50岁以上女性
      - 生长快、早期浸润和转移
      - 恶性程度高，预后差

图 15-5　甲状腺肿瘤思维导图

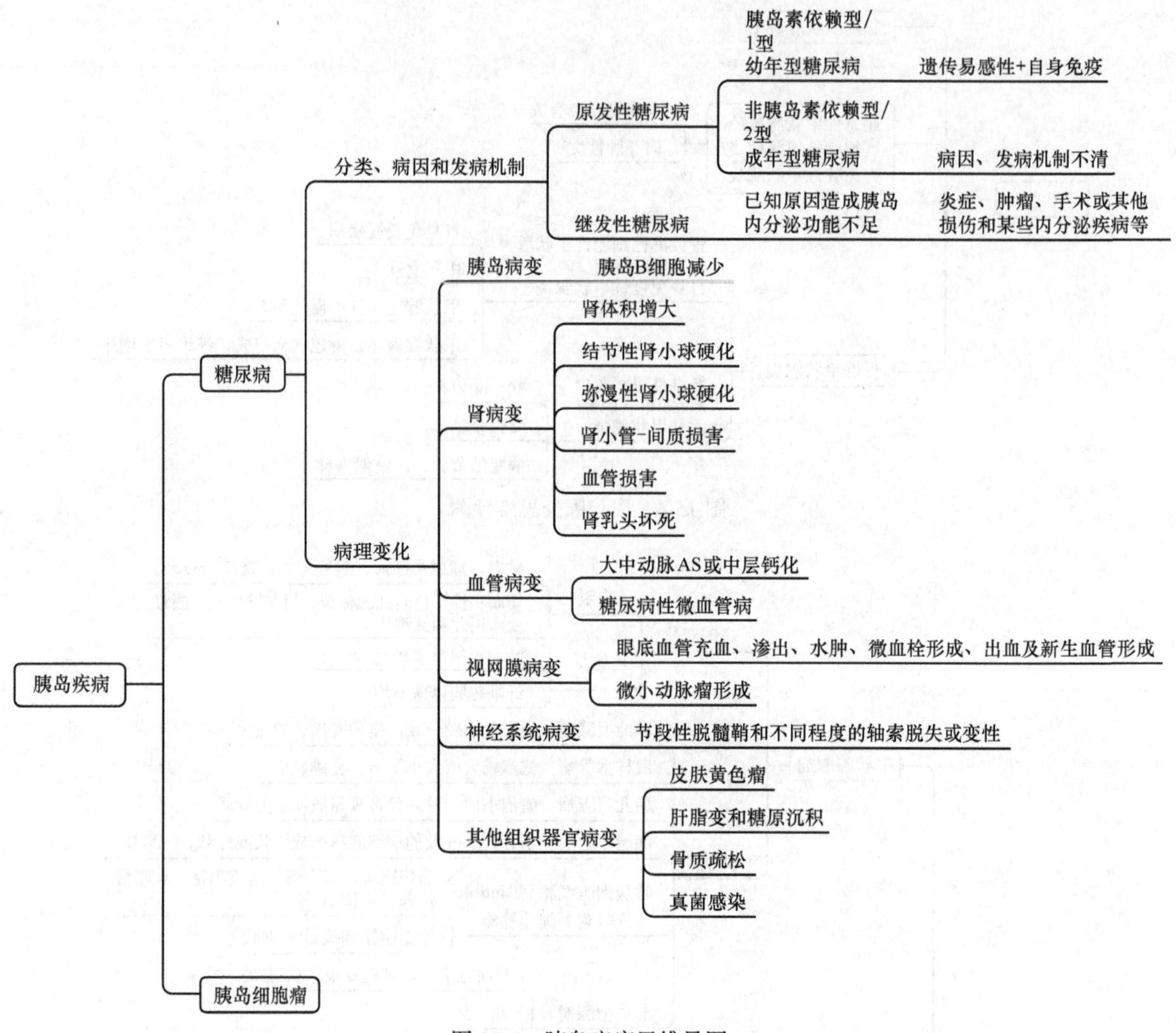

图 15-6　胰岛疾病思维导图

三、知识点纲要

（一）甲状腺疾病

甲状腺肿（goiter）：指由于增生和胶质储存伴甲状腺激素异常分泌而产生的甲状腺肿大。根据有无甲状腺功能亢进，可将其分为弥漫性非毒性甲状腺肿和弥漫性毒性甲状腺肿两类。

甲状腺炎：指甲状腺的炎症性疾病，一般分为急性、亚急性和慢性三种。急性甲状腺炎多是由细菌感染引起的化脓性炎症，较少见（表 15-1，表 15-2）。

表 15-1　亚急性甲状腺炎和慢性甲状腺炎的区别

项目	亚急性甲状腺炎 / 肉芽肿性甲状腺炎	慢性甲状腺炎	
		慢性淋巴细胞性甲状腺炎 / 桥本甲状腺炎 / 自身免疫性甲状腺炎	纤维性甲状腺炎 /Riedel 甲状腺肿 / 木样甲状腺炎
病因	与病毒感染有关	自身免疫性疾病	病因不明
发病特点	少见，中青年女性多见	较常见，中年女性多见	罕见，30 ～ 60 岁女性多见
病理变化　肉眼	甲状腺不均匀结节状增大，质实，橡皮样；切面病变呈灰白或淡黄色，常与周围组织有粘连	甲状腺弥漫性对称性肿大，质韧；切面呈分叶状，色灰白、灰黄，与周围组织无粘连	甲状腺中度肿大，病变呈结节状，质硬似木样；切面灰白，与周围组织明显粘连

续表

项目		亚急性甲状腺炎 / 肉芽肿性甲状腺炎	慢性甲状腺炎	
			慢性淋巴细胞性甲状腺炎 / 桥本甲状腺炎 / 自身免疫性甲状腺炎	纤维性甲状腺炎 /Riedel 甲状腺肿 / 木样甲状腺炎
病理变化	镜下	类似结核结节的肉芽肿，有胶样物质但无干酪样坏死。可形成微小脓肿，伴异物巨细胞反应	甲状腺实质广泛破坏、萎缩，大量淋巴细胞浸润、形成淋巴滤泡，不等量嗜酸性粒细胞浸润，纤维组织增生	甲状腺滤泡萎缩，大量纤维组织增生、玻璃样变性，淋巴细胞浸润
临床表现		起病急，发热，颈部有压痛，病程短，数月内恢复正常	甲状腺无痛性弥漫性肿大，晚期有甲状腺功能低下表现，患者血内出现多种自身抗体	早期症状不明显；晚期甲状腺功能低下，纤维瘢痕压迫可产生声音嘶哑、呼吸及吞咽困难等

表 15-2　慢性淋巴细胞性甲状腺炎与纤维性甲状腺炎的主要区别

项目	慢性淋巴细胞性甲状腺炎	纤维性甲状腺炎
病因	自身免疫性疾病	原因不明
发病	常见	罕见
病变范围	仅限于甲状腺内，与周围无粘连	侵犯甲状腺及周围组织
淋巴滤泡	形成淋巴滤泡	有淋巴细胞浸润，但不形成淋巴滤泡
纤维化程度	较轻，质实似橡皮	显著纤维化及玻璃样变性，质硬似木样

甲状腺肿瘤：种类多，组织学分类不一致（表 15-3）。

表 15-3　甲状腺腺瘤和结节性甲状腺肿的鉴别

项目	甲状腺腺瘤	结节性甲状腺肿
包膜	完整	不完整
数目	单个结节	多个结节
组织结构	滤泡大小较一致	复杂多样，滤泡大小不一致
边缘甲状腺组织	有压迫现象	无压迫现象
周围甲状腺组织	正常	与结节内病变相似

（二）胰岛疾病（表 15-4 ～表 15-6）

表 15-4　1 型糖尿病和 2 型糖尿病的区别

项目	1 型糖尿病	2 型糖尿病
发病年龄	青少年	成人
发病特点	起病急，病情重，发展快	起病缓慢，病情轻，发展慢
遗传倾向	明显	不明显
HLA	阳性	阴性
胰岛细胞抗体	阳性	阴性
并发酮症	易	不易
胰岛病变	早期为非特异性炎症。晚期表现为胰岛 B 细胞变性、坏死、消失，胰岛缩小、数目减少和纤维化	早期病变不明显，后期 B 细胞减少，淀粉样变性
血胰岛素	明显降低	升高、正常或轻度降低

表 15-5　糖尿病各器官 / 系统的病理变化及临床表现

器官 / 系统	病理变化	临床表现
胰岛	1 型：早期为非特异性胰岛炎继而胰岛 B 细胞被破坏减少，胰岛体积变小、数目减少；纤维组织增生、玻璃样变性 2 型：早期病变不明显，后期 B 细胞减少，胰岛淀粉样变性	胰岛素缺乏导致三大代谢紊乱，出现高血糖、糖尿；临床上表现为多饮、多食、多尿和体重减轻（三多一少）
血管	①小血管：血管壁增厚、玻璃样变性、变硬，通透性增强，血栓形成或管腔狭窄 ②大血管：大、中动脉 AS 或中层钙化	①高血压 ②相应组织或器官缺血、功能障碍和病变 ③冠心病、心肌梗死、脑萎缩、肢体坏疽等
肾脏	①肾脏体积增大 ②结节性肾小球硬化 ③弥漫性肾小球硬化 ④肾小管 - 间质性损害 ⑤血管损害 ⑥肾乳头坏死	可出现肾病综合征、肾炎综合征、肾盂肾炎的表现，严重时可出现肾衰竭
视网膜	①微小动脉瘤和小静脉扩张 ②渗出水肿、微血栓形成及出血 ③增生性视网膜性病变	白内障或失明
神经系统	①周围神经缺血性损伤 ②脑细胞可发生广泛变性	肢体疼痛、麻木、感觉丧失、肌肉麻痹等
其他	皮肤黄色瘤、肝脂肪变性和糖原沉积、骨质疏松、真菌感染等	

表 15-6　胰岛细胞瘤的特点

概念	胰腺神经内分泌肿瘤称为胰岛细胞瘤
发病特点	常见于 20 ～ 50 岁。好发部位依次为胰尾、体、头部
肉眼	多为单个，直径多数在 1 ～ 5cm，圆形或椭圆形，境界清楚，包膜完整或不完整，切面粉白或暗红色，质软、均质
镜下	瘤组织排列形式多样（脑回状、梁状、索带状、腺泡样和腺管状或呈菊形团样、实性团块或弥漫成片、不规则排列），有丰富的薄壁血窦分隔；瘤细胞与正常胰岛细胞相似，形态较一致，核有不同程度的异型性，但核分裂象罕见
功能分类	胰岛素瘤、胃泌素瘤、高血糖素瘤、生长抑素瘤、VIP 瘤和 PP 瘤

（三）弥散性神经内分泌肿瘤

APUD 瘤：由 APUD 系统的细胞发生的肿瘤，统称为 APUD 瘤（也称为 DNES 瘤）。

APUD（amine precursor uptake & decarboxy-lation）细胞系统是广泛分布在机体各部位、器官或系统的一些弥散性内分泌细胞和细胞群（dispersed or diffuse neuroendocrine system，DNES），是一类具有吸取胺的前身，使之脱羧基并转变为胺类物质能力的细胞；因来自神经外胚层的神经嵴细胞或内胚层细胞，有内分泌功能，故称为神经内分泌细胞；因具有嗜银性故又称为嗜银细胞。

四、复习思考题

（一）选择题

【A1 型题】

1. 甲状腺功能亢进症的病理学特征不包括（　　）
A. 滤泡上皮增生
B. 胶质稀薄、可见吸收空泡
C. 上皮细胞不典型增生
D. 淋巴细胞浸润
E. 间质血管丰富、充血

2. 甲状腺的良性肿瘤最常见的是（　　）
A. 纤维瘤　　B. 血管病　　C. 脂肪瘤
D. 腺瘤　　E. 乳头状瘤

3. 关于结节性甲状腺肿，下列叙述错误的是（　　）
A. 结节大小、数目不等
B. 滤泡上皮有乳头状增生者癌变率高
C. 结节具有完整包膜
D. 结节内常有出血、坏死、纤维化
E. 部分滤泡增生

4.（2019 年临床执业医师资格考试真题）结节性甲状腺肿的病理特点是（　　）
A. 滤泡上皮高柱状
B. 滤泡上皮增生与复旧不一致
C. 结节边界清楚、包膜完整
D. 滤泡小而一致
E. 结节常为囊性变

5. 弥漫性毒性甲状腺肿常伴有（　　）
A. 自身抗体形成　B. 促甲状腺素过多
C. 结节性甲状腺肿　D. 甲状腺腺瘤
E. 慢性淋巴细胞性甲状腺炎

6. 最常出现砂粒体的甲状腺癌是（　　）
A. 髓样癌　B. 滤泡性癌
C. 未分化癌　D. 乳头状癌
E. 鳞状细胞癌

7. 在甲状腺癌中，以哪种类型的发病率最高而恶性度最低（　　）
A. 乳头状癌　B. 滤泡性癌
C. 髓样癌　D. 未分化癌
E. 嗜酸细胞腺癌

8. 下列哪项不是甲状腺乳头状腺癌的特点（　　）
A. 癌细胞排列成不规则的乳头
B. 癌细胞核呈透明或毛玻璃状
C. 间质中有砂粒体
D. 局部淋巴结转移早
E. 恶性程度高

9. 下列哪种肿瘤属 APUD 瘤（　　）
A. 甲状腺髓样癌　B. 鼻咽泡状核细胞癌
C. 乳腺髓样癌　D. 肠印戒细胞癌
E. 单纯癌

10.（2005 年考研西医综合真题）诊断甲状腺乳头状癌最重要的依据是（　　）
A. 癌细胞核明显异型　B. 癌细胞有大量核分裂象
C. 癌细胞核明显深染　D. 癌细胞核有粗大核仁
E. 癌细胞核呈毛玻璃状

11.（2001 年考研西医综合真题）甲状腺髓样癌是一种（　　）
A. 交界性肿瘤　B. 鳞癌
C. 未分化癌　D. 迷离瘤
E. 神经内分泌肿瘤

12.（1995 年考研西医综合真题）下列哪种甲状腺癌的分化最差（　　）
A. 乳头状腺癌　B. 滤泡腺癌
C. 巨细胞癌　D. 嗜酸性细胞腺癌
E. 髓样癌

13. 下列哪种甲状腺癌的预后最差（　　）
A. 髓样癌　B. 滤泡性癌
C. 嗜酸性细胞腺癌　D. 乳头状癌
E. 未分化癌

14. 垂体腺瘤和垂体腺癌鉴别诊断的主要依据是（　　）
A. 瘤细胞形态
B. 有无侵犯周围组织和发生转移
C. 肿瘤细胞的染色特性
D. 肿瘤大小
E. 肿瘤是否分泌激素

15. 胰岛素依赖型糖尿病主要是胰岛的下列哪种细胞明显减少所致（　　）
A. PP 细胞　B. A 细胞　C. D 细胞
D. G 细胞　E. B 细胞

16. 垂体生长激素细胞腺瘤引起（　　）
A. 巨人症或肢端肥大症　B. 希恩综合征
C. 库欣综合征　D. Simmonds 综合征
E. 弗勒赫利希综合征

17. 地方性甲状腺肿的主要病因是（　　）
A. 遗传因素
B. 机体对碘或甲状腺素需求量增加
C. 长期摄入大量钙
D. 缺碘
E. 吃海产品过多

18. 下列哪项临床表现为 Graves 病所特有（　　）
A. 怕热、多汗、消瘦　B. 突眼、黏液性水肿
C. 阳痿、月经量减少　D. 心悸、气短、脉压增大
E. 肌萎缩、骨质疏松

19. 糖尿病的主要临床表现是（　　）
A. 血糖正常，尿糖增高　B. 血糖降低，尿糖正常
C. 血糖降低，尿糖增高　D. 血糖升高，尿糖增高
E. 血糖升高，尿糖正常

20. 嗜铬细胞瘤最常见于（　　）
A. 腺垂体上皮细胞　B. 肾上腺髓质
C. 肾上腺皮质　D. 甲状腺 C 细胞
E. 胰岛细胞

【A2 型题】

1. 女，33 岁，以颈前肿物半年为主诉入院，行颈前肿物切除术。术后标本见甲状腺肿大，表面呈多个结节状凸起，大小形态不一，无包膜。镜下见滤泡大小不一，上皮增生呈立方状，有乳头形成，间质纤维增生。可诊断为（　　）

A. 甲状腺乳头状腺瘤

B. 慢性纤维增生性甲状腺炎

C. 结节性甲状腺肿

D. 毒性甲状腺肿

E. 甲状腺乳头状腺癌

2. 女，24 岁，因发现颈部肿块半年入院。术后病理：甲状腺组织切面见 1.2cm 直径肿块，灰白色，质较硬，无包膜；镜下见瘤细胞呈乳头状排列，乳头分支多，癌细胞呈短柱状，核呈毛玻璃样，间质有钙化砂粒体。诊断是（　　）

A. 甲状腺未分化癌　　B. 甲状腺乳头状癌

C. 甲状腺髓样癌　　D. 甲状腺滤泡状腺癌

E. 甲状腺嗜酸性细胞癌

3. 男，49 岁，多饮多食 10 年，治疗后血糖浓度经常为空腹＞7.8mmol/L，餐后 2 小时血糖＞11.13mmol/L，近两个月来眼睑及下肢轻度水肿，血压 170/90mmHg，尿蛋白（+++），颗粒管型少许，最可能的诊断为（　　）

A. 肾炎　　B. 糖尿病肾炎

C. 糖尿病肾盂肾炎　　D. 肾动脉硬化症

E. 糖尿病肾病

4. 男，45 岁，发现颈部包块 4 个月。查体：甲状腺右叶可触及直径 2.5cm 质实而硬结节。B 超检查：甲状腺右叶下极实性结节，2.5cm × 1.5cm，边界不规则，内可见细小钙化。行穿刺活检，最可能的病理类型是（　　）

A. 乳头状癌　　B. 滤泡性癌

C. 未分化癌　　D. 鳞癌

E. 髓样癌

5. 女，52 岁，近半年自觉多食消瘦、乏力，并伴有皮肤瘙痒感。近 2 周下肢偶尔会有疼痛感，2 天前出现视物双影。实验室检查：空腹血糖 13.5mmol/L。最可能诊断为（　　）

A. Addison 病　　B. Simond 综合征

C. 1 型糖尿病　　D. 2 型糖尿病

E. 继发性糖尿病

6. 女，55 岁，近半年来易激惹，盗汗，怕光，食欲亢进，消瘦，颈部增粗。入院后服碘，后进行甲状腺切除术。术后病理学检查见甲状腺弥漫性肿大，镜下滤泡上皮增生，局部呈高柱状，滤泡腔内胶质稀薄，可见吸收空泡。最可能是（　　）

A. 甲状腺乳头状癌　　B. 桥本甲状腺炎

C. 甲状腺功能低下　　D. 毒性甲状腺肿

E. 非毒性甲状腺肿

7. 女，26 岁，4 周前感冒伴咽痛，近日全身乏力，心悸，颈前疼痛明显，低热来门诊。查体：T 37.3℃，皮肤无汗，甲状腺二度肿大，右叶硬，压痛明显，WBC 7.0×10^9/L。临床诊断为（　　）

A. 弥漫性毒性甲状腺肿

B. 慢性淋巴细胞性甲状腺炎

C. 亚急性甲状腺炎

D. 纤维性甲状腺炎

E. 弥漫性非毒性甲状腺肿

8. 男，50 岁，心悸，消瘦 2 年。查体：血压 160/90mmHg，甲状腺弥漫性肿大，震颤（+），血管杂音（+），心界向左扩大，心尖部Ⅱ级收缩期杂音，心率 110 次 / 分，心律不齐，血甲状腺素增高，诊断为（　　）

A. 甲亢性心脏病　　B. 风湿性心脏病

C. 冠心病　　D. 心肌病

E. 克山病

9. 女，45 岁，发现右颈侧肿块 4 月余，如蚕豆大，可活动，无压痛，无发热及咳嗽。鼻咽部无异常。甲状腺峡部可触及直径 0.5cm 大小结节。最可能的诊断是（　　）

A. 淋巴结结核　　B. 鼻咽癌转移

C. 慢性淋巴结炎　　D. 肺癌转移

E. 甲状腺癌转移

10. 男，35 岁，阵发性高血压 6 个月，伴头痛。实验室检查：血糖升高，基础代谢率升高，B 超发现左侧肾上腺界线清楚肿物，最可能的诊断是（　　）

A. 肾上腺皮质腺癌　　B. 肾上腺皮质功能亢进

C. 肾上腺皮质腺瘤　　D. 肾上腺嗜铬细胞瘤

E. 肾上腺神经母细胞瘤

【A3 型题】

（1～2 题共用题干）

女，35 岁，以心悸、多汗、食欲亢进、消瘦、突眼、急躁、易怒为主诉入院。查体：T 37.5℃，P 105 次 / 分，BP 110/80mmHg。手掌心潮湿，手震颤明显。双侧甲状腺弥漫性对称性肿大，随吞咽上下移动，可闻及血管杂音。

1. 临床最可能的诊断为（　　）
A. 单纯性甲状腺肿　B. 毒性甲状腺肿
C. 甲状腺腺癌　D. 甲状腺腺瘤
E. 弥漫性增生性甲状腺肿
2. 下列各项中与这类疾病发病关系最密切的是(　　)
A. 精神创伤　B. TSH 升高　C. TRH 升高
D. 自身免疫　E. 碘摄入过多
（3 ～ 4 题共用题干）
女，30 岁，半年来肥胖，皮肤出现痤疮、紫纹，化验血皮质醇增高，血糖增高。B 超发现右侧肾上腺界线清楚肿物。
3. 临床最可能的诊断是（　　）
A. 糖尿病　B. 异位 ACTH 综合征
C. 肾上腺皮质癌　D. 库欣病
E. 嗜铬细胞瘤
4. 患者最有可能的病因是（　　）
A. 垂体性　B. 肾上腺性　C. 异位性
D. 医源性　E. 遗传性
（5 ～ 6 题共用题干）
女，35 岁，因发现颈前肿物半年入院，行颈前肿物切除术。术后标本见甲状腺肿大，表面呈多个结节状凸起，无包膜，大小形态不一。镜下见滤泡大小不一，上皮增生呈立方状，有乳头形成，间质纤维增生。
5. 临床最有可能诊断为（　　）
A. 结节性甲状腺肿
B. 慢性纤维增生性甲状腺炎
C. 甲状腺乳头状腺癌
D. 毒性甲状腺肿
E. 甲状腺乳头状腺瘤
6. 引起本病发生最可能的病因为（　　）
A. 应激反应　B. 自身免疫反应
C. TRH 升高　D. 碘摄入过少
E. 碘摄入过多

【A4 型题】

（1 ～ 4 题共用题干）
女，21 岁，大学生。近半个月来自觉心慌，口干，尿频，出汗多，特别怕热，大便次数多，而且易怒。查体：T 37.5℃，P 103 次 / 分，BP 105/80mmHg。手掌心潮湿，手震颤明显。
1. 下一步查体应重点检查的部位是（　　）
A. 泌尿系统　B. 生殖系统　C. 神经系统
D. 内分泌系统　E. 消化系统
2. 下列最有助于该患者诊断的检查是（　　）
A. 心电图　B. T_3、T_4 测定　C. 吸碘率
D. 尿常规　E. TRH 兴奋试验
3. 最有可能的诊断为（　　）
A. 甲状腺腺癌　B. 甲状腺腺瘤
C. 单纯性甲状腺肿　D. 弥漫性增生性甲状腺肿
E. Graves 病
4. 选择口服抗甲状腺药物治疗，疗程应该是(　　)
A.1 个月　B. 3 个月　C. 半年
D. 2 年　E. 5 年
（5 ～ 7 题共用题干）
女，50 岁。半年来喜多饮水，体重有明显减低。最近因双足趾端麻木，大腿皮肤刺痛 3 月余就诊。查体：双手骨间肌萎缩，肌力Ⅳ级，病理反射（–）。空腹血糖 14.1mmol/L，血酮（–）。尿蛋白（++），颗粒管型少许。
5. 患者最可能的诊断为（　　）
A. 腔隙性梗死　B. 1 型糖尿病
C. 2 型糖尿病　D. 肾炎
E. 高血压
6. 肾脏的病变可能的诊断为（　　）
A. 糖尿病肾病　B. 糖尿病肾炎
C. 糖尿病肾盂肾炎　D. 肾动脉硬化症
E. 肾炎
7. 除了肾脏的病变以外还应考虑糖尿病慢性并发症是（　　）
A. 自主神经病变　B. 周围神经病变
C. 视网膜病变　D. 脑血管病变
E. 心脏病变

【B 型题】

（1 ～ 5 题共用备选答案）
A. 甲状腺乳头状癌　B. 甲状腺滤泡性腺癌
C. 甲状腺髓样癌　D. 甲状腺未分化癌
E. 甲状腺嗜酸性细胞癌
1. 癌细胞分泌降钙素的是（　　）
2. 癌细胞核呈毛玻璃样的是（　　）
3. 间质常有淀粉样物质沉积的是（　　）
4. 肿瘤恶性度最高的是（　　）
5. 间质中常有砂粒体出现的是（　　）
（6 ～ 9 题共用备选答案）
A. 缺碘　B. 自身免疫
C. 病毒感染　D. 细菌感染
E. 维生素 D 缺乏
6. 亚急性甲状腺炎病因为（　　）
7. 急性甲状腺炎病因为（　　）

8. 桥本甲状腺炎病因为（　　）
9. 非毒性甲状腺肿病因为（　　）

【X 型题】

1. 甲状腺腺瘤病理组织学上可分为（　　）
A. 单纯型腺瘤　B. 胶样型腺瘤
C. 胎儿型腺瘤　D. 胚胎型腺瘤
E. 嗜酸性细胞型腺瘤
2.（2003 年考研西医综合真题）甲状腺未分化癌包括（　　）
A. 髓样癌　B. 巨细胞癌
C. 梭形细胞癌　D. 小细胞癌
3. 下列哪些是甲状腺乳头状癌的病理组织学特点（　　）
A. 核常呈透明或毛玻璃状
B. 核染色质少，无核仁　C. 鳞状上皮化生
D. 砂粒体形成　E. 淀粉样变性
4. 甲状腺髓样癌的特征包括（　　）
A. 可有家族史
B. 分泌降钙素
C. 核常呈透明或毛玻璃状
D. 间质内常有淀粉样物质沉着
E. 电镜下癌细胞内有神经内分泌颗粒
5. 下列哪些是糖尿病的并发症（　　）
A. 血栓闭塞性脉管炎　B. 视网膜病变
C. 动脉粥样硬化　D. 黄色瘤
E. 慢性肾盂肾炎
6. 肾上腺髓质可发生（　　）
A. 嗜铬细胞瘤　B. 神经节细胞瘤
C. 胶质瘤　D. 神经鞘瘤
E. 神经母细胞瘤
7. 糖尿病时胰岛可以出现（　　）
A. 纤维素样坏死　B. 淋巴细胞浸润
C. 胰岛细胞破坏、消失　D. 纤维化
E. 淀粉样变性

（二）名词解释（中英文对照）

1. APUD 瘤（APUDoma）
2. 弥漫性毒性甲状腺肿（diffuse toxic goiter）
3. 糖尿病（diabetes mellitus）
4. 库欣综合征（Cushing syndrome）
5. 甲状腺髓样癌（medullary carcinoma of thyroid）

（三）填空题

1. 非毒性甲状腺肿的三个病变时期分别是____，____和____。
2. 内分泌系统包括____，____和____。
3. 原发性醛固酮增多症常表现为____，____和____。
4. 甲状腺髓样癌的癌细胞可以产生____。
5. 肾上腺皮质腺瘤可引起____。

（四）判断题

1. APUD 瘤是源于神经嵴的一系列神经内分泌细胞所发生的肿瘤。（　　）
2. 糖尿病与自身免疫反应无关。（　　）
3. 甲状腺乳头状癌，癌细胞核常呈透明或毛玻璃状。（　　）
4. 弥漫性非毒性甲状腺肿常伴有甲状腺功能亢进。（　　）
5. 2 型糖尿病早期可见胰岛内及其周围大量淋巴细胞浸润，胰岛 B 细胞进行性减少。（　　）

（五）简答题

1. 简述甲状腺乳头状癌的病理学及临床预后的特点。
2. 比较结节性甲状腺肿与甲状腺腺瘤的不同病理学特点。
3. 简述糖尿病患者视网膜的病理变化。

（六）论述题

1. 试述甲状腺癌的组织学类型、病变特点及预后。
2. 试述 1 型糖尿病和 2 型糖尿病的区别。

五、答案及解析

（一）选择题

【A1 型题】

1. C 甲状腺功能亢进症的病理学特征不包括上皮细胞不典型增生。
2. D 甲状腺的良性肿瘤最常见的是腺瘤。
3. C 结节性甲状腺肿的结节无完整包膜。
4. B 结节性甲状腺肿的病理特点如下。肉眼：表面凹凸不平，形成多个大小不等的结节，每个结节境界清楚，无完整包膜。伴有出血、坏死、囊性变、纤维化及钙化。镜下：形态多样，滤泡反复增生、复旧，使滤泡变大，腔内充满胶样物，上皮细胞受压变扁平。有些滤泡高度扩张，形成囊肿。部分乳头状增生，可发生癌变。
5. A 弥漫性毒性甲状腺肿为自身免疫性疾病，常

伴有自身抗体形成。

6. D 最常出现砂粒体的甲状腺癌是乳头状癌。

7. A 在甲状腺癌中，乳头状癌发病率最高而恶性度最低。

8. E 乳头状腺癌恶性程度低，5 年存活率＞ 90%。

9. A 根据 APUD 细胞的来源可分为神经型和上皮型两种类型，前者包括副神经节瘤和嗜铬细胞瘤等；后者包括胃肠道和其他部位的类癌、胰岛细胞瘤、小细胞未分化癌、甲状腺髓样癌等。

10. E 甲状腺乳头状癌癌细胞的特点是核染色质少，呈透明或毛玻璃样，无核仁。

11. E 甲状腺髓样癌是一种神经内分泌肿瘤。

12. C 甲状腺癌分化最差的是未分化癌，其中又以巨细胞癌预后最差。

13. E 甲状腺癌预后最差的是未分化癌，生长快，早期即可发生浸润和转移，恶性程度高，预后差。

14. B 垂体腺瘤和垂体腺癌鉴别诊断的主要依据是是否侵犯周围组织和发生转移。

15. E 胰岛素依赖型糖尿病，胰岛 B 细胞明显减少，血中胰岛素明显降低，易合并酮血症甚至昏迷，治疗依赖胰岛素。

16. A 垂体生长激素细胞腺瘤引起巨人症或肢端肥大症。

17. D 地方性甲状腺肿的主要病因是缺碘，由于饮水及土壤中缺碘，人体碘摄入不足，导致甲状腺素的合成减少，出现轻度的甲状腺功能低下，通过反馈机制使垂体 TSH 分泌增多，使甲状腺滤泡上皮细胞增生肥大，因而甲状腺肿大。

18. B Graves 病（即弥漫性毒性甲状腺肿）所特有的临床表现为：部分病例有眼球突出，其原因是眼球外肌水肿及淋巴细胞浸润；球后脂肪纤维组织增生，淋巴细胞浸润及大量氨基多糖积聚而形成的黏液水肿。

19. D 糖尿病（diabetes mellitus）是由于胰岛素缺乏和（或）胰岛素的生物效应降低而引起的代谢障碍，以持续的血糖升高和出现糖尿为特点的常见病。

20. B 嗜铬细胞瘤（pheochromocytoma）由髓质嗜铬细胞发生的一种肿瘤，90% 来自肾上腺髓质，10% 左右发生在肾上腺髓质以外的器官或组织内。

【A2 型题】

1. C 结节性甲状腺肿。甲状腺内不同部分滤泡上皮增生与复旧不同步，形成不规则的结节，无包膜或包膜不完整。切面因含胶质多少及继发改变的有无而呈不同颜色的结节。镜下见滤泡大小差别较大，部分滤泡上皮细胞扁平或低立方形，部分上皮增生呈乳头状，扩张的滤泡充满胶质。可伴有出血、坏死、囊性变及钙化。

2. B 甲状腺乳头状癌一般呈圆形，直径 1 ～ 3cm，质较硬，无包膜或包膜不完整，切面灰白或灰棕色，常伴有出血、坏死、纤维化和钙化。部分患者有囊形成，囊内可见乳头。镜下：癌组织有多级分支的乳头状结构，乳头上皮为单层或多层低柱状或立方形细胞；细胞核呈透明或毛玻璃状，无核仁。乳头中心为纤维血管间质。间质中常见同心圆状的钙化小体（砂粒体）。癌组织侵犯血管及包膜。

3. E 糖尿病晚期患者常会出现肾脏损伤，可出现肾脏体积增大、肾小球硬化、肾小管 - 间质损害、血管损害。造成患者出现糖尿病肾病的症状：蛋白尿、水肿和管型尿。

4. A 乳头状癌一般呈圆形，直径 1 ～ 3cm，质较硬，无包膜或包膜不完整，切面灰白或灰棕色，常伴有钙化。

5. D 2 型糖尿病，发病年龄多在 40 岁以上，没有胰岛炎症，胰岛数目正常或轻度减少。以持续性血糖升高和糖尿为特征。临床上主要表现为“三多一少”症状（即多饮、多食、多尿和体重减轻）。可引起糖尿病性视网膜病，出现视物不清；周围神经包括运动神经、感觉神经和自主神经都可因血管变化引起缺血性损伤，出现各种症状，如肢体疼痛、麻木、感觉丧失。

6. D 毒性甲状腺肿出现甲状腺功能亢进症，病理学特征：滤泡增生，大小不等，上皮多呈高柱状，向腔内突出形成乳头；滤泡腔内胶质稀薄，在紧靠上皮的胶质内出现很多吸收空泡；间质血管增生，明显充血，大量淋巴细胞浸润，并形成淋巴滤泡。

7. C 亚急性甲状腺炎发病年龄以 20 ～ 50 岁多见，女性居多，男女比例为 1 ：（3 ～ 4）。起病较急，发病前多有感冒、咽痛等上呼吸道感染病史。刚开始可出现全身不适、乏力，甲状腺突然肿大并感觉疼痛，疼痛可放射至下颌部、耳部或枕骨部，在吞咽、咳嗽或头部转动时疼痛加重。检查时可发现两侧性（也可先一侧，以后波及对侧）甲状腺肿大，质地较硬，可摸到结节，压痛明显。本病多可自行缓解，病程一般持续数周至数月，可复发。一般不留后遗症。

8. A 首先要符合甲亢的诊断，除 T_4、游离 T_4、T_3

和游离 T_3 增高外，TSH 水平低下甚至测不出，是诊断甲亢的重要指标。在甲亢的基础上发生明显的心律失常（阵发性或持续性心房颤动，频发房性期前收缩或束支传导阻滞等），心脏增大（一侧或双侧），患甲亢后发生心绞痛或急性心肌梗死可诊断为甲亢性心脏病。

9. E 甲状腺癌发展缓慢，病程较长。有的原发灶很小，临床上常首先发现转移灶。某些类型的甲状腺癌临床上往往以颈部甲状腺旁淋巴结转移为首发症状。

10. D 嗜铬细胞瘤 90% 发生于肾上腺髓质，绝大部分为单侧单发性，偶尔见于双侧，90% 为良性，好发于 30 ～ 50 岁。肿瘤细胞可分泌去甲肾上腺素和肾上腺素，以去甲肾上腺素为主，偶尔也分泌多巴胺及其他激素，故临床主要有儿茶酚胺过高的症状，表现为血压增高，多呈间歇性发作，并伴有头痛、发汗、末梢血管收缩、脉搏加快、血糖增高、基础代谢率上升等症状。

【A3 型题】

1. B 毒性甲状腺肿患者年龄常在 30 ～ 40 岁，女性发病率比男性高 4 倍或更多。临床主要表现为甲状腺肿大，甲状腺功能亢进引起的代谢增高、心悸、多汗、多食、消瘦等症状，约有 1/3 伴有眼球突出，故又称为突眼性甲状腺肿。

2. D 弥漫性毒性甲状腺肿又称为 Graves 病，是具有甲亢表现的甲状腺肿。目前公认本病的发生与自身免疫有关，属于器官特异性自身免疫疾病。

3. D 库欣综合征时，糖皮质激素长期分泌过多，促进蛋白异化，继发脂肪沉着。表现为满月脸、向心性肥胖、皮肤变薄并出现紫纹、多毛、痤疮、高血压、糖耐量降低、月经失调及性功能减退、骨质疏松、肌肉无力等。

4. B 其病因根据 B 超显示右侧肾上腺界线清楚肿物，有可能是肾上腺肿瘤或者是增生形成的。

5. A 结节性甲状腺肿，甲状腺内不同部分滤泡上皮增生与复旧不同步，形成不规则的结节。

6. D 结节性甲状腺肿主要病因是缺碘，由于饮水及土壤中缺碘，人体碘摄入不足，导致甲状腺素的合成减少，出现轻度的甲状腺功能低下，通过反馈机制使垂体 TSH 分泌增多，使甲状腺滤泡上皮细胞增生肥大，因而甲状腺肿大。

【A4 型题】

1. D 根据患者临床表现“心慌，口干，尿频，出汗多，特别怕热，大便次数多，而且易怒”，可能是内分泌系统的甲状腺疾病引起的。

2. B 为进一步确定，应该选择 T_3、T_4 测定，其为甲状腺激素的生物活性部位，能直接反映甲状腺功能状况，且不受血液中 TBG 变化的影响。

3. E 弥漫性毒性甲状腺肿又称为 Graves 病，是具有甲亢表现的甲状腺肿。患者年龄常在 30～40 岁，女性发病率比男性高 4 倍或更多。临床主要表现为甲状腺肿大，甲状腺功能亢进引起的代谢率增高、心悸、多汗、多食、消瘦等症状。

4. D 抗甲状腺治疗较安全，但疗程长，需规则服药两年左右。

5. C 2 型糖尿病，发病年龄多在 40 岁以上，没有胰岛炎症，胰岛数目正常或轻度减少。以持续性血糖升高和糖尿为特征。临床上主要表现为“三多一少”症状（即多饮、多食、多尿和体重减轻）。

6. A 糖尿病晚期患者常会出现肾脏损伤，可出现肾脏体积增大、肾小球硬化、肾小管 - 间质损害、血管损害。导致患者出现糖尿病肾病的症状：蛋白尿、水肿和管型尿。

7. B 糖尿病可引起神经系统病变。周围神经可因血管病变引起缺血性损伤，表现为节段性脱髓鞘和不同程度的轴索脱失或变性，出现如肢体疼痛、麻木、感觉丧失、肌肉麻痹等各种症状。

【B 型题】

1. C 甲状腺髓样癌癌细胞 90% 分泌降钙素。

2. A 甲状腺乳头状腺癌癌细胞呈立方形或矮柱状，其特点是核染色质少，呈透明或毛玻璃样，无核仁。

3. C 甲状腺髓样癌镜下瘤细胞为圆形、多角形或梭形小细胞，排列成簇状、索状，偶见小滤泡形成。间质比较丰富，常有淀粉样物质和钙盐沉着。

4. D 甲状腺未分化癌约占甲状腺癌的 15%，恶性度高，生长快，早期即可向周围组织浸润并发生转移。

5. A 甲状腺乳头状腺癌间质中常有砂粒体出现。

6. C 亚急性甲状腺炎又称肉芽肿性或巨细胞性甲状腺炎，一般认为病因是病毒感染，具有发热等病毒感染症状，曾分离出腮腺炎、麻疹、流感病毒。

7. D 急性甲状腺炎为细菌感染引起的急性间质炎或化脓性炎，由于甲状腺对细菌感染抵抗力强，故很少见。

8. B 桥本甲状腺炎为自身免疫病。患者甲状腺肿大，功能减退。甲状腺内大量淋巴细胞浸润，甚至形成淋巴滤泡，甲状腺滤泡萎缩。

9. A 非毒性甲状腺肿亦称单纯性甲状腺肿，是由于甲状腺素分泌不足，促使TSH分泌增多引起的甲状腺肿大。根据地理分布可分为地方性和散发性两种。地方性甲状腺肿的主要病因是缺碘，由于饮水及土壤中缺碘，人体碘摄入不足，导致甲状腺素的合成减少，出现轻度的甲状腺功能低下。

【X型题】

1. ABCDE 甲状腺腺瘤病理组织学上可分为：单纯型腺瘤、胶样型腺瘤、胎儿型腺瘤、胚胎型腺瘤、嗜酸性细胞型腺瘤和非典型腺瘤。
2. BCD 甲状腺未分化癌组织学上分为小细胞型、梭形细胞型、巨细胞型和混合型。
3. ABD 甲状腺乳头状癌的病理组织学特点：乳头分支多，乳头中心有纤维血管间质，间质内常有呈同心圆状的钙化小体，即砂粒体。乳头上皮常呈单层，癌细胞核呈透明或毛玻璃状，核染色质少，无核仁，有核沟，核内有假包涵体，核相互重叠。
4. ABDE 甲状腺髓样癌是从滤泡旁细胞（亦称C细胞）发生的癌，占甲状腺癌的5%，有的具有家族性，发病年龄在30岁左右，散发病例年龄多在50岁以上。肿瘤分泌降钙素，有的还同时分泌其他多种激素和物质，间质内常有淀粉样物质沉着，电镜下癌细胞内有神经内分泌颗粒。
5. BCDE 糖尿病的并发症多种多样。如动脉粥样硬化，比非糖尿病患者出现早且严重；细动脉玻璃样变性。肾小球硬化，肾盂肾炎，易伴有肾乳头坏死。糖尿病性视网膜病，易合并白内障。神经系统因血管变化引起缺血性损伤，出现各种症状，如肢体疼痛、麻木、感觉丧失、肌肉麻痹等。肝细胞核内糖原沉积。由于高脂血症皮肤可出现黄色瘤。
6. ABE 肾上腺髓质可发生嗜铬细胞瘤、神经节细胞瘤和神经母细胞瘤。
7. BCDE 不同类型的糖尿病及其不同时期，病变差异甚大。1型糖尿病早期为非特异性胰岛炎，继而胰岛B细胞颗粒脱失、空泡变性、坏死、消失，胰岛变小，数目也减少，有的胰岛纤维化，玻璃样变性；2型糖尿病早期无变化，以后可见胰岛B细胞有所减少，常见变化为胰岛淀粉样变。

（二）名词解释（中英文对照）

1. APUD瘤（APUDoma）：是由源于神经嵴的、能从细胞外摄取胺前体、并在细胞内脱羧产生胺和多肽激素的一系列内分泌细胞组成的APUD发生的肿瘤。
2. 弥漫性毒性甲状腺肿（diffuse toxic goiter）：是指血中甲状腺素过多，作用于全身各组织所引起的临床综合征，临床上统称为甲状腺功能亢进症（hyperthyroidism），此种甲状腺肿称弥漫性毒性甲状腺肿，也称Graves病。约1/3患者有眼球突出，故又称为突眼性甲状腺肿。
3. 糖尿病（diabetes mellitus）：是一种体内胰岛素相对或绝对不足，以及靶细胞对胰岛素敏感性降低而引起的糖类、脂肪和蛋白质代谢紊乱的一种慢性内分泌代谢障碍性疾病，以持续性血糖增高和出现糖尿为主要特征。
4. 库欣综合征（Cushing syndrome）：是由于长期分泌过多的糖皮质激素，促进蛋白质异化、脂肪沉积，表现为满月脸、向心性肥胖、高血压、皮肤紫纹、多毛、糖耐量降低、月经失调、性欲减退、骨质疏松、肌肉乏力等。按病因可分为垂体性、肾上腺性、异位性和医源性类库欣综合征。
5. 甲状腺髓样癌（medullary carcinoma of thyroid）：是由滤泡旁细胞（即C细胞）发生的恶性肿瘤，属于APUD瘤，90%的肿瘤分泌降钙素，产生严重腹泻和低钙血症。肿瘤细胞呈实体片巢状或乳头状、滤泡状排列，间质内常有淀粉样物质沉着（可能与降钙素分泌有关），电镜下见胞质内有大小较一致的神经分泌颗粒。本病可有家族性。

（三）填空题

1. 增生期　胶质贮积期　结节期。
2. 内分泌腺　内分泌组织　内分泌细胞。
3. 高钠血症　低钾血症　高血压。
4. 降钙素。
5. 醛固酮增多症。

（四）判断题

1. T APUD瘤是来源于神经嵴的一系列内分泌细胞，弥散在许多器官及内分泌腺体内，能够从细胞外摄取胺的前体，并通过细胞内氨基脱羧酶的作用，使胺前体形成相应的胺（如多巴胺、5-羟色胺等）和多肽激素。
2. F 胰岛素依赖型糖尿病发病是在遗传易感性素质的基础上，胰岛感染了病毒（如腮腺炎病毒、风疹病毒等）等因素诱发的针对胰岛B细胞的自身免疫性疾病。
3. T 甲状腺乳头状癌，癌细胞呈立方形或矮柱状，其特点是核染色质少，呈透明或毛玻璃样，无核仁。

4. F 弥漫性非毒性甲状腺肿一般不伴有甲状腺功能亢进。

5. F 2 型糖尿病早期病变不明显，后期 B 细胞减少，常见胰岛淀粉样变性。

（五）简答题

1. 甲状腺乳头状癌是甲状腺癌中最常见的类型，青少年女性多见。肉眼观肿瘤直径 2 ～ 3cm，无明显包膜，质较硬，切面灰白，部分病例有囊形成，囊内可见乳头，肿瘤常伴有出血、坏死、纤维化和钙化。镜下甲状腺上皮增生呈乳头状，可有多级分支，乳头中心有纤维血管间质，间质内常见呈同心圆状的钙化小体，即砂粒体。乳头上皮可为单层或多层，癌细胞有异型性，核常呈透明或毛玻璃状，可见核沟和核内细胞质包涵体。临床上，肿瘤局部淋巴结转移较早，但肿瘤生长慢，恶性程度较低，预后较好。

2. 比较结节性甲状腺肿与甲状腺腺瘤的不同病理学特点：见知识点纲要表 15-3 甲状腺腺瘤和结节性甲状腺肿的鉴别。

3. 糖尿病性视网膜病早期表现为微小动脉瘤和视网膜小静脉扩张、渗出、水肿、微血栓形成、出血等病变；因血管病变引起缺氧，刺激纤维组织增生、新生血管形成导致增生性视网膜性病变。

（六）论述题

1. 甲状腺癌主要有以下 4 种组织学类型。

（1）乳头状腺癌（papillary adenocarcinoma）：占甲状腺癌的 40% ～ 60%，青少年女性多见，生长较慢，肉眼发现时多为 1 ～ 2cm 的圆形肿块，无包膜，少数有不完整的包膜，以后逐渐向周围浸润。切面灰色或灰棕色，质地有的较软，有的较硬。镜下，癌细胞呈乳头状排列，乳头分支较多。癌细胞呈立方形或矮柱状，其特点是核染色质少，呈透明或毛玻璃样，无核仁。间质中常有砂粒体出现。本癌发现时约 50% 已有颈部淋巴结转移，有时原发灶后于转移灶发现，有的原发灶甚至小到难以觉察的程度。此癌恶性程度低，5 年存活率达 95%。

（2）滤泡性腺癌（follicular adenocarcinoma）：占甲状腺癌的 10% ～ 15%，多见于 50 岁以上女性。早期即可出现血行转移，原发灶切除后 5 年存活率为 30% ～ 40%。肉眼观，肿瘤灰白色，有的为结节状，有不完整包膜，貌似腺瘤；有的广泛浸润于甲状腺内，进而侵犯气管壁、颈部血管、肌肉及喉返神经。镜下见不同分化程度的滤泡，分化良好者，滤泡结构较规整，细胞异型性亦较低，不易与腺瘤区别，须注意包膜或血管是否有瘤细胞浸润来加以鉴别。分化不良者，滤泡少，滤泡形态不整，有的呈实性细胞巢，细胞异型性较明显，核分裂象多见。少数情况下本癌主要由嗜酸性细胞构成，故亦称嗜酸性细胞癌。

（3）未分化癌（undifferentiated carcinoma）：约占甲状腺癌的 15%，恶性度高，生长快，早期即可向周围组织浸润并发生转移。患者多在 50 岁以上，无男女差别。肉眼观，切面呈灰白色，常有出血、坏死。根据组织形态可分为小细胞型、巨细胞型和梭形细胞型。小细胞型癌由小圆形细胞构成，呈弥漫分布，与恶性淋巴瘤颇相似，用免疫组化鉴别，如瘤细胞显示角蛋白（Keratin）或癌胚抗原（CEA），则可确定其来源于上皮组织。巨细胞型癌预后最差，镜下癌细胞大小不一，形态各异，常有巨核细胞及多核巨细胞。

（4）髓样癌（medullary carcinoma）：是从滤泡旁细胞（亦称 C 细胞）发生的癌，占甲状腺癌的 5%，有的具有家族性，发病年龄在 30 岁左右，散发病例年龄多在 50 岁以上。恶性程度不一，平均存活 6.6 年。90% 肿瘤分泌降钙素，有的还同时分泌 CEA、生长抑素、前列腺素及其他多种激素和物质，故血中该激素水平增高，表现为典型的多发性内分泌腺瘤。肉眼观，散发病例开始多为单个肿块，而家族性病例常为多中心性。肿瘤呈黄褐色，较软，境界清晰似有包膜。镜下瘤细胞为圆形、多角形或梭形小细胞，排列成簇状、索状，偶见小滤泡形成。间质比较丰富，常有淀粉样物质和钙盐沉着。电镜下，瘤细胞胞质内有直径 100 ～ 250nm 的神经内分泌颗粒。

2. 1 型糖尿病和 2 型糖尿病的区别：见知识点纲要表 15-4 1 型糖尿病和 2 型糖尿病的区别。

（李晓雪　王　燮）

第十六章 神经系统疾病

一、学习目标

（一）掌握

1. 神经系统疾病的基本病变、中枢神经系统常见的并发症和临床病理联系。

2. 流行性脑脊髓膜炎、流行性乙型脑炎的病理变化及临床病理联系。

（二）熟悉

流行性脑脊髓膜炎、流行性乙型脑炎的病因、流行病学特点。

（三）了解

神经系统肿瘤的基本类型及病变特点。

二、思维导图

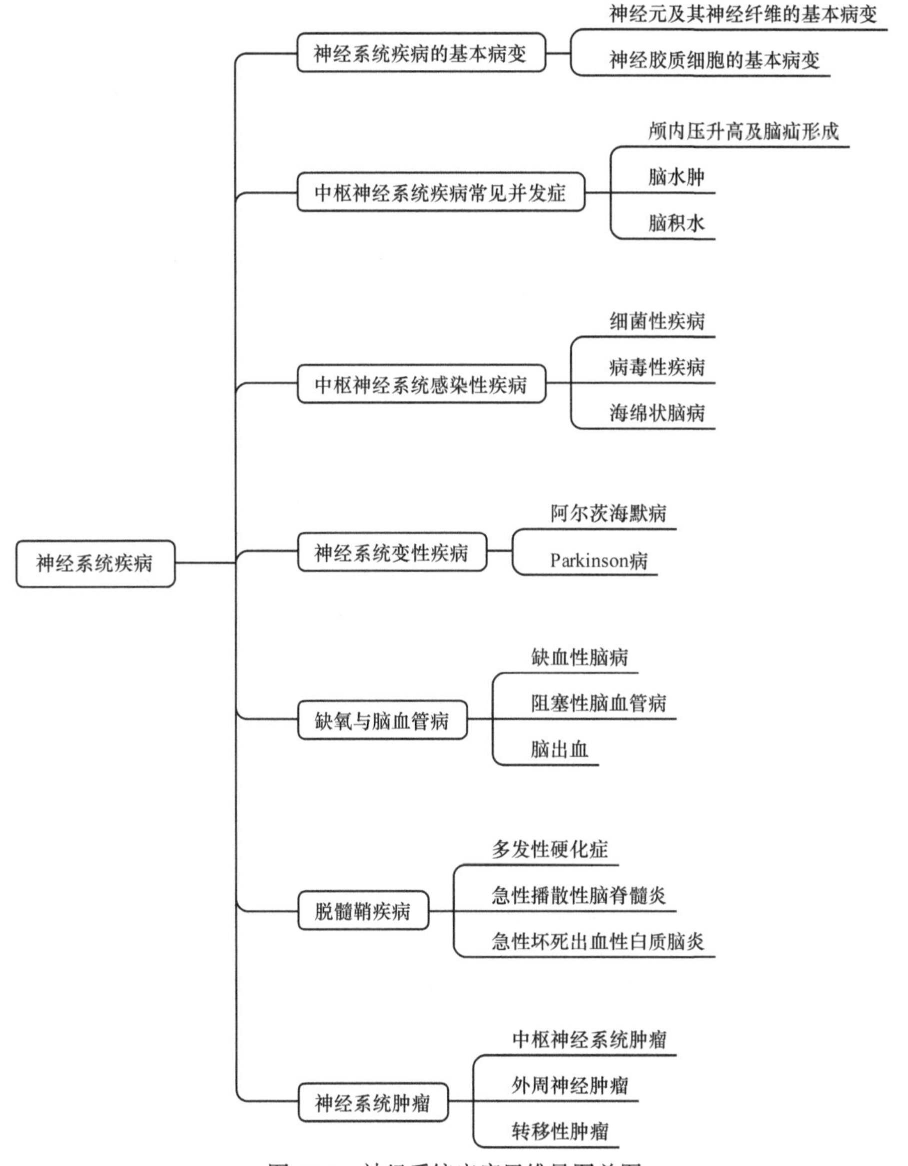

图 16-1 神经系统疾病思维导图总图

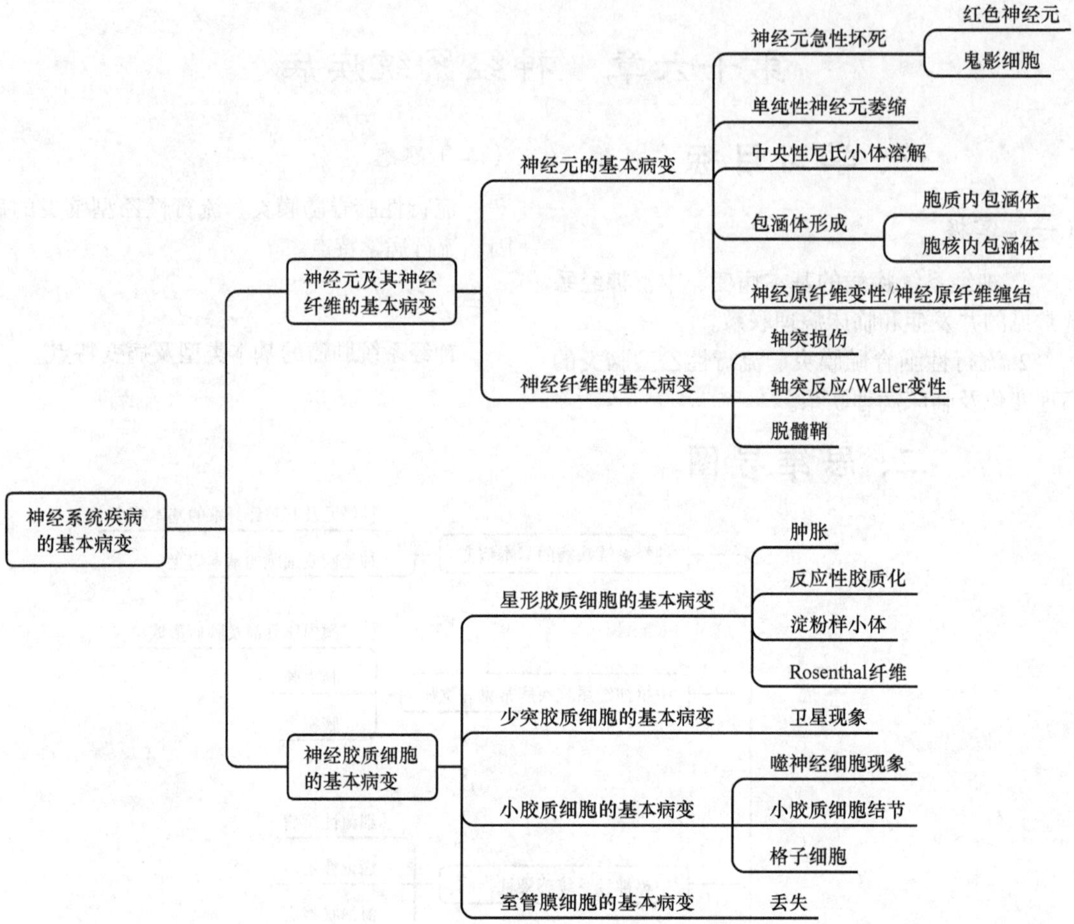

神经系统疾病的基本病变
神经元及其神经纤维的基本病变
神经元的基本病变
神经元急性坏死
红色神经元
鬼影细胞
单纯性神经元萎缩
中央性尼氏小体溶解
包涵体形成
胞质内包涵体
胞核内包涵体
神经原纤维变性/神经原纤维缠结
神经纤维的基本病变
轴突损伤
轴突反应/Waller变性
脱髓鞘
神经胶质细胞的基本病变
星形胶质细胞的基本病变
肿胀
反应性胶质化
淀粉样小体
Rosenthal纤维
少突胶质细胞的基本病变
卫星现象
小胶质细胞的基本病变
噬神经细胞现象
小胶质细胞结节
格子细胞
室管膜细胞的基本病变
丢失

图 16-2 神经系统疾病的基本病变思维导图

中枢神经系统疾病常见并发症
颅内压升高及脑疝形成
颅内压升高
脑脊液压力＞2kPa
脑疝
大脑镰下疝/扣带回疝
小脑天幕疝/海马沟回疝
枕骨大孔疝/小脑扁桃体疝
脑积水
阻塞性/非交通性脑积水
脑脊液循环通路阻塞
非阻塞性/交通性脑积水
脑脊液产生过多/吸收障碍
脑水肿
血管源性脑水肿
最常见
细胞毒性脑水肿

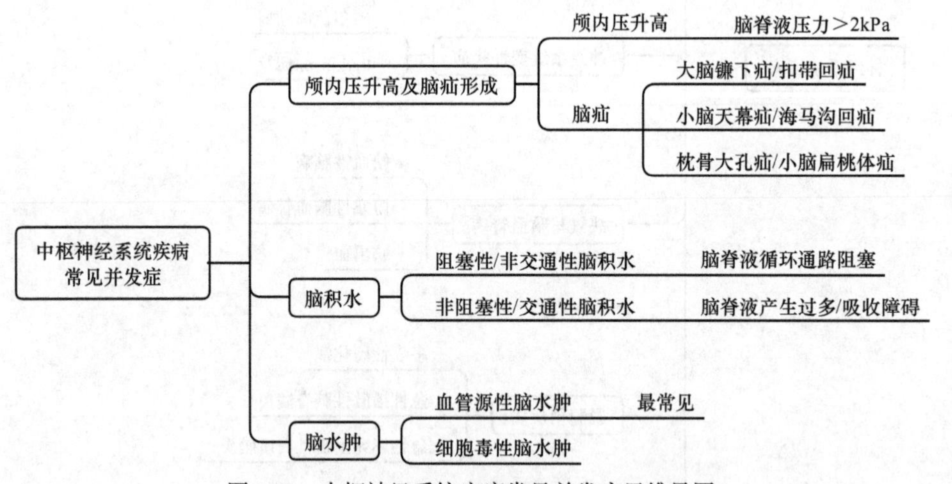

图 16-3 中枢神经系统疾病常见并发症思维导图

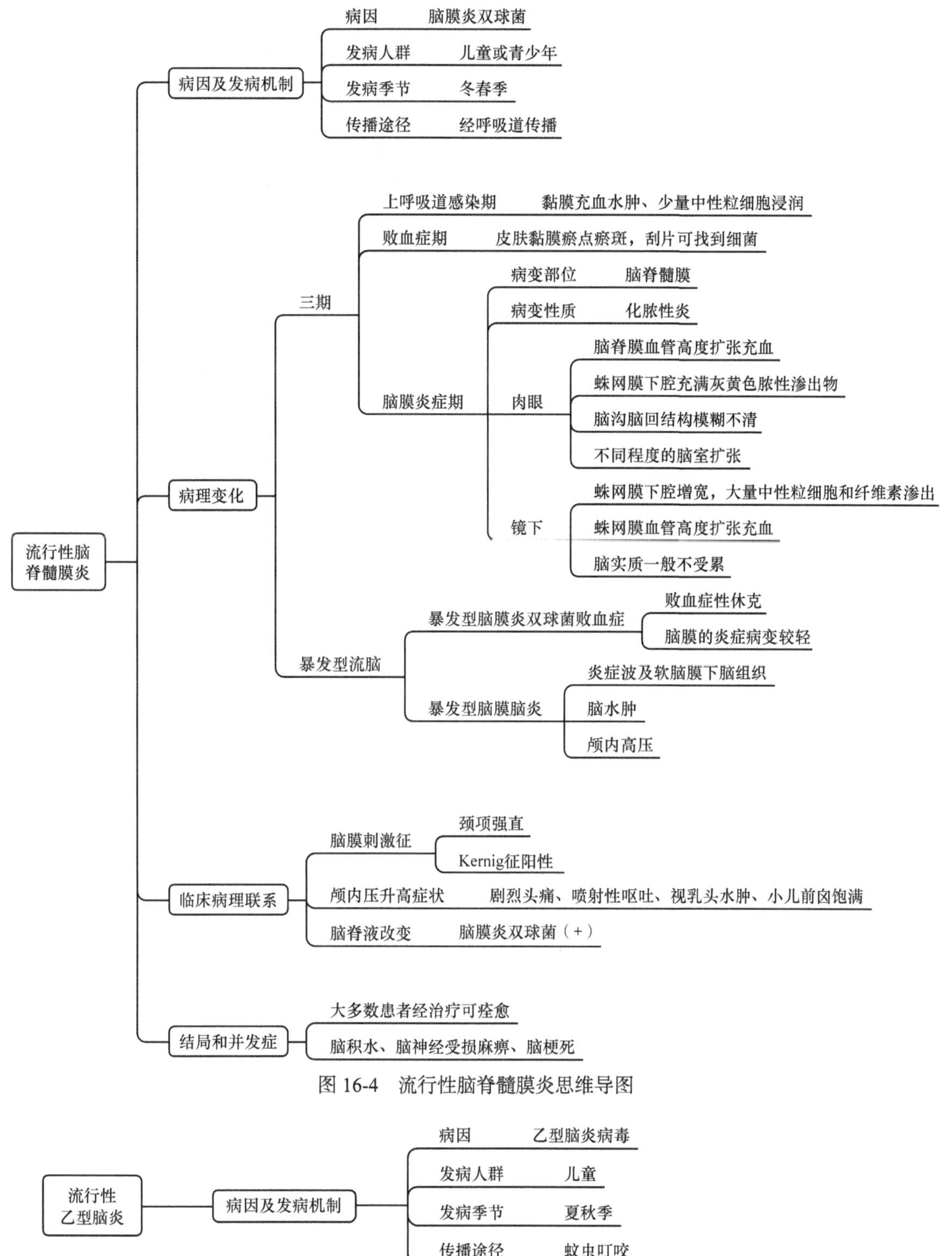

图 16-4　流行性脑脊髓膜炎思维导图

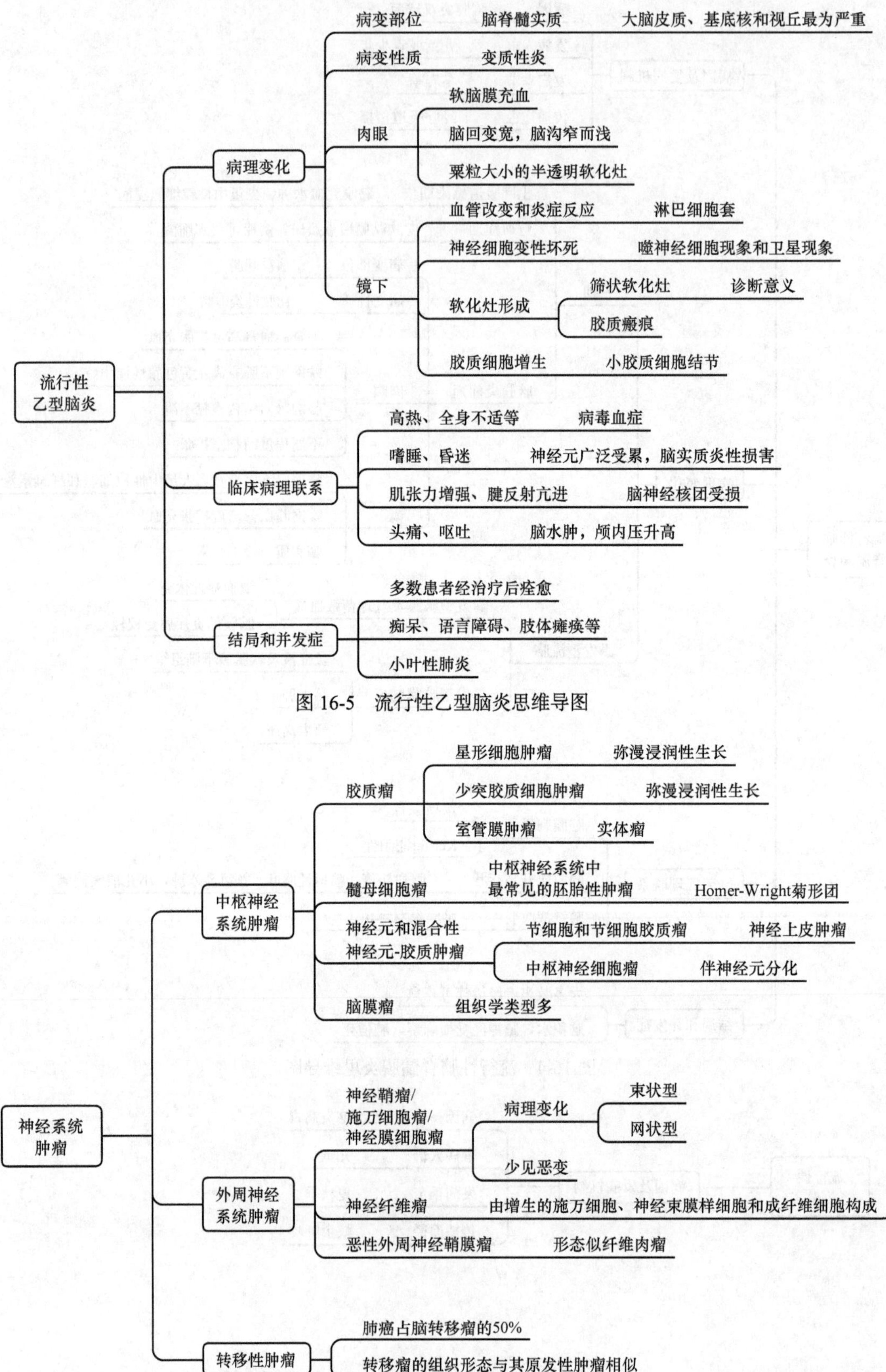

图 16-5　流行性乙型脑炎思维导图

图 16-6　神经系统肿瘤思维导图

三、知识点纲要

（一）神经系统疾病的基本病变

1. 神经元及其神经纤维的基本病变

（1）神经元的基本病变

红色神经元（red neuron）：神经元急性坏死，为急性缺血、缺氧和中毒等引起的神经元凝固性坏死，表现为核固缩，胞体缩小，尼氏小体消失，HE 染色胞质呈深红色。

鬼影细胞（ghost cell）：红色神经元出现核溶解消失，仅残留细胞轮廓或痕迹。

（2）神经纤维的基本病变

轴突小球（axonal spheroids）：轴突损伤后，轴突肿胀呈红染球状。

轴突反应 /Waller 变性：指中枢神经或周围神经轴索离断后，其远端和部分近端的轴索及其所属髓鞘发生变性、崩解和被吞噬细胞吞噬的过程。

2. 神经胶质细胞的基本病变

（1）星形胶质细胞的基本病变

胶质瘢痕：星形细胞发生反应性胶质化，细胞增生和肥大，形成大量胶质纤维，最后成为胶质瘢痕，是神经系统受到损伤后的修复反应。

淀粉样小体：老年人的星形胶质细胞突起聚集，形成在 HE 染色中呈圆形、向心性层状排列的嗜碱性小体。

Rosenthal 纤维（Rosenthal fiber）：是在星形细胞胞质和突起中形成的一种均质性、毛玻璃样嗜酸性小体，呈圆形、卵圆形、长形和棒状，磷钨酸苏木精（PTAH）染色呈红色至紫红色。

（2）少突胶质细胞的基本病变

卫星现象（satellitosis）：神经元胞体周围被 5 个或 5 个以上少突胶质细胞围绕。

（3）小胶质细胞的基本病变

噬神经细胞现象（neuronophagia）：坏死的神经元被增生的小胶质细胞或巨噬细胞包围、浸润和吞噬。

小胶质细胞结节：中枢神经系统感染，尤其是病毒性脑炎时，小胶质细胞常呈弥漫性或局灶性增生。小胶质细胞局灶性增生、聚集成团，称小胶质细胞结节。

格子细胞（gitter cell）：小胶质细胞或巨噬细胞吞噬神经组织的崩解产物后，胞体增大，胞质中常出现大量小脂滴，HE 染色呈空泡状，又称泡沫细胞。

（4）室管膜细胞的基本病变：室管膜细胞丢失；颗粒性室管膜炎。

（二）中枢神经系统疾病常见并发症

中枢神经系统疾病最常见且重要的并发症是颅内压升高及脑疝形成、脑水肿和脑积水。

脑疝（brain hernia）：颅内压升高时，可使部分脑组织嵌入颅脑内的分隔 / 颅骨孔道，形成脑疝。常见类型为大脑镰下疝 / 扣带回疝、小脑天幕疝 / 海马沟回疝、枕骨大孔疝 / 小脑扁桃体疝。

脑水肿（brain edema）：是指脑组织内液体过多蓄积而引起脑体积增大的一种病理状态，是颅内压升高的重要原因之一（表 16-1）。

表 16-1　不同类型脑水肿的区别

项目	血管源性脑水肿	细胞毒性脑水肿
发生原因	脑肿瘤、出血、外伤或炎症→血管壁通透性增加	缺血或中毒→细胞膜 Na^+-K^+-ATP 酶失活→细胞内水钠潴留
肉眼	脑体积增加，重量增加，脑回宽而扁平，脑沟浅而窄，白质水肿明显，脑室缩小，重者常伴脑疝形成	
镜下	脑组织疏松，细胞和血管周围间隙变大，白质变化明显	细胞体积增大，胞质淡染，细胞外间隙减小

注：在许多疾病过程中，两种类型的脑水肿常合并存在，尤其在缺血性脑病时更为显著。

脑积水（hydrocephalus）：脑室系统内脑脊液含量异常增多伴脑室持续性扩张状态。

（三）中枢神经系统感染性疾病

中枢神经系统的感染可由细菌、病毒、立克次体、螺旋体、真菌和寄生虫等引起，表现为脑膜炎、脑脓肿和脑膜脑炎等。病原体侵入途径：①血源性感染；②局部扩散；③直接感染；④经神经感染。

流行性脑脊髓膜炎：是由脑膜炎双球菌感染引起的脑脊髓膜的急性化脓性炎症。

流行性乙型脑炎：是一种由乙型脑炎病毒感染引起的急性传染病（表 16-2）。

表 16-2　流行性脑脊髓膜炎和流行性乙型脑炎的比较

项目	流行性脑脊髓膜炎（流脑）	流行性乙型脑炎（乙脑）
病因	脑膜炎双球菌	乙型脑炎病毒
发病人群	儿童或青少年	儿童，10 岁以下为多
发病季节	冬春季	夏秋季
传播途径	飞沫经呼吸道传播	蚊虫叮咬
病变性质	化脓性炎（表面化脓）	变质性炎
病变特点	①脑脊髓膜血管高度扩张充血 ②蛛网膜下腔灰黄色脓性渗出物	①筛状软化灶 ②噬神经细胞现象和卫星现象 ③脑实质血管高度扩张充血，V-R 间隙淋巴细胞套 ④胶质细胞增生
病变部位	脑脊髓膜，以蛛网膜和软脑膜为主	脑实质
临床表现	①神经根受压→脑膜刺激征明显：颈项强直、屈髋伸膝征阳性、角弓反张（婴幼儿） ②颅内压↑→剧烈头痛、喷射性呕吐、视盘水肿、小儿前囟饱满 ③脑脊液（+）	①脑膜刺激征不明显 ②颅内压↑→头痛、呕吐等，严重者引起脑疝 ③脑实质受损→嗜睡、昏迷 ④脑脊液（–）
并发症	脑积水、脑神经受损、局限性粘连性蛛网膜炎、脑底部脉管炎致脑梗死	语言障碍、痴呆、肢体瘫痪、吞咽困难、中枢性面瘫

（四）神经系统肿瘤

中枢神经系统肿瘤包括起源于脑、脊髓或脑脊膜的原发性和转移性肿瘤。原发性肿瘤中40% 为胶质瘤，15% 为脑膜瘤，约 8% 为神经鞘瘤，转移性肿瘤则以转移性肺癌多见。颅内原发性中枢神经系统肿瘤共同的临床表现是压迫或破坏脑组织而引起局部神经症状和颅内压升高的表现。

胶质瘤（glioma）：泛指起源于神经胶质细胞和（或）具有胶质细胞分化特征的原发性神经系统肿瘤，包括星形细胞瘤、少突胶质细胞肿瘤和室管膜肿瘤等。

周围神经肿瘤分为两大类，一类来源于神经鞘膜，包括神经鞘瘤和神经纤维瘤；另一类为神经元源性肿瘤。

神经鞘瘤（neurilemmoma）：又称施万细胞瘤（Schwannoma）或神经膜细胞瘤，是起源于胚胎期神经嵴来源的神经膜细胞或施万细胞的良性肿瘤。

四、复习思考题

（一）选择题

【A1 型题】

1.（2000 年临床执业医师资格考试真题）下列关于流行性乙型脑炎的病理改变的叙述，错误的是（　　）

A. 神经细胞变性坏死

B. 血管套形成

C. 软化灶

D. 蛛网膜下腔有脓性渗出物

E. 胶质细胞增生

2.（2000 年临床执业医师资格考试真题）流行性脑脊髓膜炎的病变性质为（　　）

A. 变质性炎　　B. 浆液性炎

C. 纤维素性炎　　D. 化脓性炎

E. 增生性炎

3.（2001 年临床执业医师资格考试真题）流行性乙型脑炎的病变类型属于（　　）

A. 渗出性炎　　B. 变质性炎

C. 增生性炎　　D. 出血性炎

E. 肉芽肿性炎

4.（2003 年临床执业医师资格考试真题）流行性脑脊髓膜炎时的脓液主要积聚于（　　）

A. 软脑膜与脑皮质之间的腔隙

B. 蛛网膜与软脑膜之间的腔隙

C. 蛛网膜与硬脑膜之间的腔隙

D. 蛛网膜本身的疏松纤维组织间

E. 软脑膜本身的疏松纤维组织间

5.（2003 年临床执业医师资格考试真题）以变质

为主的炎症是（　　）
A. 感冒初期鼻黏膜炎　B. 假膜性炎
C. 绒毛心　D. 脓肿
E. 流行性乙型脑炎
6.（2004年临床执业医师资格考试真题）流行性乙型脑炎不具有的改变是（　　）
A. 血管周围淋巴细胞浸润和血管套形成
B. 筛网状软化灶和脑水肿
C. 蛛网膜下腔以中性粒细胞为主的炎性渗出
D. 胶质结节形成
E. 神经细胞变性、坏死，出现噬神经细胞和卫星现象
7.（2007年考研西医综合真题）流行性脑脊髓膜炎时，病变主要累及（　　）
A. 胶质细胞　B. 神经元
C. 硬脑膜　D. 软脑膜
8.（2009年考研西医综合真题）乙型脑炎的特征性病变是（　　）
A. 血管淋巴套形成　B. 软化灶形成
C. 胶质细胞增生　D. 卫星现象
9. 脑水肿的主要病理改变除外（　　）
A. 脑回变宽、变扁
B. 脑沟变窄
C. 脑室扩张伴积水
D. 神经元和神经胶质细胞体积增大
E. 脑实质的V-R间隙增宽
10. 流行性乙型脑炎的病变主要累及（　　）
A. 中枢神经系统白质　B. 脊髓脑段
C. 外周神经　D. 中枢神经系统灰质
E. 脊髓腰段
11. 卫星现象中围绕在神经元胞体周围的细胞是（　　）
A. 小胶质细胞　B. 小淋巴细胞
C. 少突胶质细胞　D. 室管膜细胞
E. 星形胶质细胞
12. 流行性乙型脑炎病变最轻的部位是（　　）
A. 基底核　B. 延髓　C. 大脑皮质
D. 脊髓　E. 小脑
13. 下述哪一项流行性脑脊髓膜炎的临床表现是错误的（　　）
A. 脑脊液呈血性　B. 脑脊髓膜刺激征
C. 脑脊液浑浊或脓样　D. 颅内压升高症状
E. 皮肤瘀点和瘀斑
14. 流行性乙型脑炎的传播途径主要是（　　）
A. 粪便污染水源和食物
B. 带病毒的蚊虫叮咬后经皮肤入血
C. 苍蝇作为媒介污染食物经口传染
D. 借飞沫呼吸道传染
E. 输血时输入乙脑病毒
15. 流行性乙型脑炎的病变中，小胶质细胞及血源性巨噬细胞侵入变性、坏死的神经细胞内，称为（　　）
A. 局灶性坏死　B. 噬神经细胞现象
C. 胶质细胞结节　D. 软化灶形成
E. 神经细胞卫星现象
16. 沃–佛综合征常见于（　　）
A. 中毒性菌痢　B. 白喉
C. 伤寒　D. 暴发型流行性脑脊髓膜炎
E. 肾上腺肿瘤
17. 关于颅内压升高，错误的描述是（　　）
A. 可见于颅脑外伤
B. 可伴发脑疝形成
C. 脑脊液压力＜2.0kPa（侧位）
D. 常由颅内占位性病变引起
E. 可出现头痛、呕吐、视盘水肿等
18. 单纯两侧的侧脑室积水，其原因为（　　）
A. 脉络丛炎
B. 第四脑室正中孔和外侧孔阻塞
C. 中脑导水管阻塞
D. 室间孔阻塞
E. 脑血管畸形
19. 格子细胞的来源是（　　）
A. 小胶质细胞　B. 血管内皮细胞
C. 少突胶质细胞　D. 脑膜细胞
E. 成纤维细胞
20. 关于神经元发生“中央性尼氏小体溶解”的不正确描述是（　　）
A. 细胞由多角形变为圆形
B. 细胞核可偏位　C. 不可逆性
D. 游离核糖体增多　E. 细胞质呈苍白色
21. 神经元胞质或胞核内出现包涵体的原因是(　　)
A. 螺旋体感染　B. 细菌感染
C. 真菌感染　D. 病毒感染
E. 立克次体感染
22. Waller变性是指（　　）
A. 神经元变性　B. 髓鞘崩解消失
C. 神经元尼氏小体溶解
D. 轴突离断后出现的一系列变化
E. 神经原纤维缠结

23. 狂犬病的特征性病变是（　）
A. 小胶质细胞结节
B. 神经细胞胞质内出现 Negri 小体
C. 脑水肿
D. 神经细胞变性、坏死
E. 血管周围淋巴细胞套
24. 最多见的原发性颅内肿瘤是（　）
A. 胶质瘤　B. 髓母细胞瘤
C. 白血病　D. 脑膜瘤
E. 神经鞘瘤
25. 最常见的脑内出血原因是（　）
A. 血管畸形　B. 血管瘤破裂
C. 血液病　D. 原发性高血压
E. 脑栓塞
26. 最容易发生脑转移的恶性肿瘤是（　）
A. 乳腺癌　B. 结肠癌
C. 胃癌　D. 绒毛膜上皮癌
E. 肺癌

【A2 型题】

1. 男，10 个月大，发热，哭闹不止 4 小时就诊。查体发现其前囟饱满，角弓反张，脑脊液检测发现有病原菌，患儿可能的诊断是（　）
A. 乙型脑炎　B. 精神疾病
C. 遗传性病　D. 分子病
E. 流行性脑脊髓膜炎
2. 患者死亡后尸检，发现脑膜血管明显充血、水肿，蛛网膜下腔内充满较稠的黄白色脓性渗出物，患者生前最有可能患有何种病变（　）
A. 脑脓肿　B. 乙型脑炎
C. 结核性脑膜炎　D. 浆液性脑膜炎
E. 化脓性脑膜炎
3. 女，30 岁，因发热咳嗽就诊，在进行血液检测时发现有乙型脑炎病毒存在，则（　）
A. 该患者的症状一定与乙脑病毒有关
B. 该患者不可能患上乙脑
C. 该患者可能患乙脑，也可能不患
D. 一定会患乙脑
E. 以上说法都不对
4. 女，30 岁，因流行性脑脊髓膜炎转为慢性，出现一系列并发症和后遗症，以下哪项可除外（　）
A. 脑积水　B. 脑震荡
C. 脑神经受损麻痹　D. 面神经瘫痪
E. 颅底部动脉炎所致的阻塞性病变
5. 高血压脑出血患者，入院检查过程中突发呼吸循环衰竭，抢救无效死亡。行尸体解剖发现颅内有脑疝形成，最有可能导致其死亡的脑疝是（　）
A. 小脑天幕疝　B. 大脑镰下疝
C. 小脑扁桃体疝　D. 扣带回疝
E. 海马沟回疝
6. 女婴，6 个月，因长期反复呕吐，时常烦躁、哭叫，活动能力发育迟缓而就诊。体检发现头围超过正常标准，囟门饱满隆起。首先考虑其可能患有（　）
A. 乙型脑炎　B. 脑出血
C. 流行性脑脊髓膜炎　D. 先天性脑积水
E. 脑肿瘤
7. 患儿 5 岁，因发热、头痛，抽搐，神志不清就诊，医治无效死亡。尸检见皮肤有大片瘀斑，脾大，双侧肾上腺大片出血，脑膜充血，在脑膜的血管周围有少量中性粒细胞浸润。根据临床和尸检所见，诊断为（　）
A. 结核性脑膜炎　B. 流行性乙型脑炎
C. 化脓性脑膜炎　D. 流行性出血热
E. 暴发型流行性脑脊髓膜炎

【A3 型题】

（1 ～ 2 题共用题干）

男，38 岁，某日与人争吵时被推倒，枕部着地，自觉头痛、头晕，休息后有所缓解，当时未就诊。几个小时后，头痛加重，伴有恶心，喷射性呕吐，很快陷入昏迷。家人紧急将其送到医院，CT 检查发现硬膜下血肿，行急诊手术，后逐渐恢复。

1. 患者的头痛、呕吐等症状主要是由什么原因引起（　）
A. 癫痫发作　B. 精神疾病
C. 颅内压升高　D. 情绪激动
E. 昏迷
2. 如未进行及时治疗，患者可能会继发何种严重的并发症（　）
A. 脑积水　B. 脑水肿　C. 脑膜炎
D. 脑疝　E. 脑肿瘤

（3 ～ 4 题共用题干）

女婴，1 岁，体检发现其行动能力和智力发育落后于同龄孩子，自出生后其头围逐渐增大，超过正常发育范围，前额突起，囟门不闭合反而增宽。

3. 患儿的诊断最有可能是（　）
A. 脑水肿　B. 脑膜炎　C. 脑炎
D. 脑疝　E. 先天性脑积水
4. 可导致该情况出现的原因除外（　）

A. 癫痫　　B. 颅内血管先天性畸形
C. 脑膜炎　　D. 脑肿瘤
E. 蛛网膜下腔出血

【A4 型题】

（1～4 题共用题干）
男，7 岁，因发热、头痛、呕吐 3 天，昏迷半天入院。查体：T 39.4℃，神志不清，皮肤散在瘀点、瘀斑，颈项强直、颈抵抗（+），Kernig 征（+）。实验室检查：血 WBC 16.4×10^9/L，中性粒细胞 0.88。抢救无效于 3 天后死亡。

1. 该患儿最可能的诊断为（　　）
A. 流行性出血热　　B. 脑膜瘤
C. 流行性脑脊髓膜炎　　D. 流行性乙型脑炎
E. 脑积水

2. 为明确诊断，最有价值的检查方法是（　　）
A. 脑脊液穿刺检查　　B. 抽血化验
C. 头部 MRI 检查　　D. 瘀斑处皮肤活检
E. 头部 CT 检查

3. 脑脊液的改变除外以下哪项（　　）
A. 压力增高　　B. 外观浑浊
C. WBC 增多　　D. 蛋白质增多
E. 糖含量增加

4. 尸检其脑组织可出现的病理改变主要是（　　）
A. 血管周围淋巴细胞袖套状浸润
B. 脑室明显扩张
C. 蛛网膜下腔见大量中性粒细胞
D. 脑实质筛状软化灶形成
E. 蛛网膜下腔见大量淋巴细胞和单核细胞

（5～9 题共用题干）
女，6 岁，因高热、头痛、阵发性抽搐、嗜睡 3 天，昏迷 4 小时就诊。查体：意识不清，体温 39.5℃，脉搏 110 次 / 分，呼吸 36 次 / 分，血压 110/80mmHg，颈稍强直，心、肺、腹（–）。腰穿示颅内压稍增高，脑脊液中淋巴细胞增多，蛋白阴性。入院后治疗效果不佳，15 小时后因呼吸和循环衰竭而死亡。尸检见脑膜充血，脑回增宽，脑沟窄浅；脑皮质切面上可见粟粒大小的坏死灶，弥散分布、边界清楚；小脑扁桃体疝形成。脑组织内病毒分离阳性。

5. 该患儿最可能的诊断是（　　）
A. 脑膜瘤　　B. 流行性出血热
C. 流行性脑脊髓膜炎　　D. 脑积水
E. 流行性乙型脑炎

6. 导致该患儿呼吸、循环衰竭而死亡的原因主要是（　　）
A. 扣带回疝　　B. 小脑扁桃体疝
C. 海马沟回疝　　D. 脑膜刺激征
E. 颅内压增高

7. 脑组织的镜下改变，除外以下哪项（　　）
A. 蛛网膜下腔见大量中性粒细胞
B. 神经细胞变性坏死　　C. 淋巴细胞袖套状浸润
D. 筛状软化灶　　E. 胶质细胞增生

8. 对本病最有诊断意义的脑组织病变是（　　）
A. 胶质细胞增生　　B. 卫星现象
C. 筛状软化灶　　D. 噬神经细胞现象
E. 淋巴细胞袖套状浸润

9. 脑脊液的改变除外以下哪项（　　）
A. 压力增高　　B. 外观浑浊
C. WBC 增多　　D. 蛋白质无增加
E. 糖含量不变

【B 型题】

（1～2 题共用备选答案）
A. 阿绍夫细胞　　B. R-S 细胞
C. 类上皮细胞　　D. 心衰细胞
E. 格子细胞

1. 霍奇金淋巴瘤可见（　　）
2. 乙型脑炎可见（　　）

（3～4 题共用备选答案）（1998 年考研西医综合真题）
A. 颅内压增高　　B. 神经细胞变性坏死
C. 二者皆有　　D. 二者皆无

3. 流行性脑脊髓膜炎（　　）
4. 流行性乙型脑炎（　　）

（5～6 题共用备选答案）
A. 外观浑浊，淋巴细胞增多，蛋白减少，糖和氯化物增多
B. 外观透明，中性粒细胞增多，蛋白不变，糖和氯化物不变
C. 外观浑浊，中性粒细胞增多，蛋白增多，糖和氯化物减少
D. 外观透明，中性粒细胞增多，蛋白增多，糖和氯化物减少
E. 外观透明，淋巴细胞增多，蛋白不变，糖和氯化物不变

5. 流行性脑脊髓膜炎的脑脊液改变为（　　）
6. 流行性乙型脑炎的脑脊液改变为（　　）

（7～9 题共用备选答案）
A. 延髓　　B. 中脑

C. 小脑扁桃体　　D. 扣带回

E. 颞叶海马沟回

7. 枕骨大孔疝时发生移位的脑组织是（　　）

8. 大脑镰下疝时发生移位的脑组织是（　　）

9. 小脑天幕疝时发生移位的脑组织是（　　）

（10 ～ 11 题共用备选答案）

A. 浆液性炎症　　B. 变质性炎症

C. 化脓性炎症　　D. 蜂窝织炎

E. 纤维素性炎症

10. 流行性乙型脑炎属于（　　）

11. 流行性脑脊髓膜炎属于（　　）

【X 型题】

1.（1995 年考研西医综合真题）流脑的病理变化有（　　）

A. 筛状软化灶

B. 血管周围淋巴细胞套袖状浸润

C. 蛛网膜下腔大量炎细胞渗出

D. 脑底部病变最显著

2.（2002 年考研西医综合真题）以化脓性炎为主要表现的疾病有（　　）

A. 急性阑尾炎　　B. 病毒性肝炎

C. 流行性乙型脑炎　　D. 流行性脑膜炎

3.（1999 年考研西医综合真题）流行性乙型脑炎的基本病变有（　　）

A. 神经细胞变性坏死

B. 蛛网膜下腔大量中性粒细胞渗出

C. 胶质细胞增生

D. 主要累及大脑灰质及神经核团

4. 以下哪些疾病可能导致脑疝的发生（　　）

A. 脑梗死　　B. 脑寄生虫病

C. 脑肿瘤　　D. 脑萎缩

E. 脑出血

5. 流行性脑脊髓膜炎的病理改变及其后果有(　　)

A. 脑脊液浑浊　　B. 可伴败血症

C. 脑膜刺激征　　D. 颅内压升高

E. 皮肤黏膜出现瘀点或瘀斑

6. 神经元慢性病变可表现为（　　）

A. 红色神经元　　B. 包涵体形成

C. 单纯性萎缩　　D. 噬神经细胞现象

E. 神经原纤维缠结

7. 流行性乙型脑炎时可出现（　　）

A. 包涵体形成　　B. 噬神经细胞现象

C. 红色神经元　　D. 卫星现象

E. 神经原纤维缠结

8. 流行性脑脊髓膜炎是（　　）

A. 由细菌引起的炎症

B. 发生于脑实质的炎症

C. 脑脊髓膜的纤维素性炎症

D. 脑脊髓膜的化脓性炎症

E. 由病毒引起的炎症

9. 关于乙型脑炎，下列描述正确的是（　　）

A. 多在夏秋之交流行　　B. 累及脑实质

C.10 岁以下儿童多见　　D. 筛状软化灶形成

E. 大量中性粒细胞沿血管周围呈袖套状浸润

10. 流行性脑脊髓膜炎患者的脑脊液改变有(　　)

A. 压力＞ 2kPa　　B. 葡萄糖和氯化物减少

C. 细菌培养（+）　　D. 出现大量白细胞

E. 蛋白含量减少

（二）名词解释（中英文对照）

1. 红色神经元（red neuron）
2. 卫星现象（satellitosis）
3. 噬神经细胞现象（neuronophagia）
4. 脑疝（brain hernia）
5. 神经原纤维缠结（neurofibrillary tangles，NFT）
6. 脑积水（hydrocephalus）
7. 颅内高压（intracranial hypertension）
8. 脑水肿（brain edema）
9. Waller 变性（Wallerian degeneration）
10. 筛状软化灶（reticular necrosis）

（三）填空题

1. 根据炎症的基本病变分类，流行性脑脊髓膜炎属于____炎症，乙型脑炎属于____炎症。

2. 乙型脑炎病毒为____病毒，其传播媒介为____。

3. 乙型脑炎特征性的形态表现是____。

4. 颅内压增高时可能引起脑疝形成，常见的脑疝类型有____，____和____。

5. 流行性乙型脑炎的镜下病理改变有____，____，____和____。

6. 流行性脑脊髓膜炎根据病情的进展，可分为____，____和____三期。

7. 流行性乙型脑炎时病变最严重的部位是____，____和____。

8. 中枢神经系统疾病最常见的并发症有____，____和____。

9. 根据脑水肿形成机制的不同，可将脑水肿分为____和____。

10. 脑水肿的大体特点有____，____，____和____。

（四）判断题

1. 根据脑水肿形成机制的不同，可将其分为血管源性脑水肿和细胞毒性脑水肿。(　　)
2. 成人发生脑积水时可导致头围明显增大。(　　)
3. 导致中枢神经系统感染的最常见途径是血源性感染。(　　)
4. 海马沟回疝是临床上最危险的一种脑疝类型。(　　)
5. 胶质瘤无论良、恶性，均呈浸润性生长，无包膜形成。(　　)
6. 乙型脑炎病毒为 DNA 病毒。(　　)
7. 流行性乙型脑炎时，中性粒细胞围绕在血管周围间隙形成血管套。(　　)
8. 出现脑膜刺激症状时可排除乙型脑炎。(　　)
9. 狂犬病毒常通过外周神经感染中枢神经系统。(　　)
10. 颅内的占位性病变可导致脑组织移位、脑室变形。(　　)

（五）简答题

1. 何谓脑疝？常见的脑疝有几种？
2. 神经系统在解剖和生理上具有特殊性，从而导致其在病理学上与其他器官不同。请简述神经系统疾病的特点。
3. 简述脑水肿的类型及其机制。
4. 简述脑积水的发生机制。
5. 简述中枢神经系统的感染途径。

（六）论述题

1. 比较流行性乙型脑炎与流行性脑脊髓膜炎的区别。
2. 流脑患者出现颅内压升高、脑膜刺激征的病理基础是什么？

五、答案及解析

（一）选择题

【A1 型题】

1. D 流行性乙型脑炎由乙型脑炎病毒感染引起，其病理改变包括脑实质内神经细胞的变性坏死、血管套形成、筛状软化灶形成和胶质细胞增生等。蛛网膜下腔没有脓性渗出物。
2. D 流行性脑脊髓膜炎是由脑膜炎双球菌感染引起的脑脊髓膜的急性化脓性炎症，蛛网膜下腔有脓性渗出物。
3. B 流行性乙型脑炎是由乙型脑炎病毒感染引起的急性传染病，以神经组织的灶性液化性坏死为主要特征，属变质性炎。
4. B 流行性脑脊髓膜炎时，脑脊髓膜呈化脓性炎症，形成的脓液主要聚集于蛛网膜下腔，也就是蛛网膜与软脑膜之间的腔隙。
5. E 流行性乙型脑炎以神经组织的液化性坏死为主要特征，属变质性炎。感冒初期鼻黏膜炎、假膜性炎、绒毛心、脓肿均属于渗出性炎。
6. C 蛛网膜下腔以中性粒细胞为主的炎性渗出见于细菌感染引起的脑脊膜炎中，为渗出性炎症。流行性乙型脑炎属变质性炎，没有此病变。
7. D 流行性脑脊髓膜炎时，病变位于蛛网膜下腔，主要累及软脑膜。
8. B 乙型脑炎的病变包括血管淋巴套形成、软化灶形成、胶质细胞增生、卫星现象等，其中血管淋巴套、胶质细胞增生和卫星现象等在所有中枢神经系统病毒感染时均可出现，只有神经组织的灶状液化性坏死，即软化灶形成是乙型脑炎最具有特征性和诊断意义的病变。
9. C 脑水肿有细胞源性和血管源性两种，细胞内和细胞间液体量增多。表现为神经元和神经胶质细胞体积增大、脑实质的 V-R 间隙增宽、脑回变宽、变扁，脑沟变窄等，但不会引起脑室的扩张和积水。
10. D 流行性乙型脑炎的病变以大脑皮质、基底核和视丘最为严重，也就是灰质。脊髓的病变最轻，不累及外周神经。
11. C 卫星现象指一个神经元有 5 个或 5 个以上的少突胶质细胞围绕。
12. D 流行性乙型脑炎的病变以大脑皮质、基底核和视丘最为严重，脊髓的病变最轻。
13. A 流行性脑脊髓膜炎的败血症期会出现皮肤瘀点、瘀斑；脑膜炎症期呈现化脓性炎的表现，脑脊液内大量中性粒细胞，脑脊液呈脓性而非血性；颅内压明显升高；炎症累及脊髓神经根时出现脑脊髓膜刺激征。
14. B 流行性乙型脑炎的病原体为乙型脑炎病毒，传播媒介为库蚊、伊蚊和按蚊。蚊子叮人吸血时病毒侵入体内。
15. B 流行性乙型脑炎时，小胶质细胞及血源性巨噬细胞可吞噬变性、坏死的神经细胞，称为噬神经细胞现象。

16. D 暴发型流行性脑脊髓膜炎时，可以主要表现为败血症的症状。短期内出现皮肤黏膜的广泛出血及周围循环障碍，是因严重感染致双侧肾上腺广泛出血及急性肾上腺功能衰竭所致，将这种综合表现称为沃 - 佛综合征。

17. C 侧卧位时脑脊液压力持续超过 2.0kPa 时，即为颅内压升高。可因颅内占位性病变、颅脑外伤等引起。患者可出现头痛、呕吐、视盘水肿等症状，也可伴发脑疝形成。

18. D 脑积水有弥漫性和局部性两种情况，当脑脊液的循环通路阻塞时，其上游区域的脑室系统发生扩张，脑室系统的其余部分可以是正常的。单纯两侧的侧脑室积水与其出口 - 室间孔的阻塞有关。

19. A 小胶质细胞或巨噬细胞吞噬神经组织崩解产物后，胞体增大，胞质中出现大量脂质小滴，HE 染色呈空泡状，称为格子细胞或泡沫细胞。

20. C 中央性尼氏小体溶解表现为神经元肿胀变圆，核偏位，核仁大，胞质中央尼氏小体崩解、溶解消失，仅在细胞周边有少量残留，胞质呈苍白均质状。尼氏小体实为细胞内的粗面内质网，其崩解时导致游离核糖体增多。此病变早期可逆，但如长期存在，可致神经元死亡。

21. D 神经元胞质或胞核内包涵体形成可见于某些病毒感染和变性疾病。

22. D Waller 变性指中枢或周围神经轴索离断后，轴突出现的一系列变化：①轴索断裂崩解，被吞噬消化；②髓鞘崩解脱失，游离出脂滴；③吞噬细胞增生，吞噬崩解产物。

23. B 狂犬病时海马和脑皮质椎体细胞胞质内出现的 Negri 小体对疾病具有诊断价值。

24. A 颅内原发性肿瘤中胶质瘤最多，占 40%，其次为脑膜瘤和神经鞘瘤。

25. D 脑出血包括脑内出血、蛛网膜下腔出血和混合性出血 3 种。脑内出血最常见的原因是高血压，也可见于血液病、血管瘤破裂等。

26. E 恶性肿瘤中最容易发生脑转移的是呼吸道肿瘤，其中肺癌最多，约占 50%。其次是乳腺癌、恶性黑色素瘤等。

【A2 型题】

1. E 患儿前囟饱满，提示颅内压升高；脑膜刺激征阳性，有角弓反张；再加上脑脊液内有病原菌，诊断应为流行性脑脊髓膜炎。

2. E 脑膜血管充血、水肿，提示有炎症；蛛网膜下腔内充满较稠的黄白色脓性渗出物，提示为化脓性炎。病变主要位于脑膜，故为化脓性脑膜炎。

3. C 乙型脑炎病毒随着蚊子叮人吸血时侵入体内，引起短暂病毒血症。病毒能否进入中枢神经系统，取决于机体免疫反应和血 – 脑屏障功能状态。免疫力强、血 – 脑屏障功能正常时，病毒不能进入脑组织，成为隐性感染。免疫力低下、血 – 脑屏障功能不健全时，病毒才能侵入中枢神经系统而致病。故血液内有病毒并不能判定患者是否有乙脑病变。

4. B 流行性脑脊髓膜炎可并发一些后遗症，包括：①脑积水：脑膜粘连，脑脊液循环障碍；②脑神经受损麻痹：耳聋、面神经麻痹等；③颅底部动脉炎所致的阻塞性病变，相应部位梗死。但一般不会并发脑震荡。

5. C 常见脑疝有三种：小脑天幕疝、大脑镰下疝和小脑扁桃体疝。小脑扁桃体疝时可致延髓的生命中枢受压，引起呼吸、循环衰竭，是最危险的脑疝类型。

6. D 患儿有头围增大、囟门隆起等颅内压增高体征，加上长期反复呕吐，烦躁、哭叫及活动能力发育迟缓的病史，结合其年龄，最有可能的疾病是先天性脑积水。

7. E 患儿有脑膜的炎症，但是病变较轻，主要表现为败血性休克，皮肤大片瘀斑，脾大，双侧肾上腺大片出血等，符合暴发型流行性脑脊髓膜炎的诊断。

【A3 型题】

1. C 患者因外伤致颅内出血，硬膜下血肿形成，颅内压增高。头痛、呕吐（喷射性）和视盘水肿是颅内高压的三个主要症状。

2. D 随着颅内压的升高，部分脑组织可因受压而发生移位，导致脑疝的形成。严重的脑疝，如枕骨大孔疝压迫到延髓生命中枢后可危及患者生命。

3. E 根据患儿的病史，出生后开始出现，头围增大、囟门增宽，同时有生长发育的迟缓，考虑为先天性脑积水。

4. A 癫痫不会导致脑积水。脑积水的原因：①脑脊液循环通路阻塞，如寄生虫感染、肿瘤、炎症、先天性畸形、蛛网膜下腔出血、外伤等。②脑脊液产生过多，如脉络丛乳头状瘤。③脑脊液吸收障碍，如蛛网膜炎症。

【A4 型题】

1. C 患儿有败血症症状以及颈项强直、Kernig 征（+）等脑膜刺激症状，符合流行性脑脊髓膜炎的诊断。

2. A 脑脊液穿刺检查可根据颅内压的改变、脑脊液的性状等明确诊断。

3. E 流行性脑脊髓膜炎的脑脊液改变有：压力增高、外观浑浊、白细胞显著增多（中性粒细胞为主）、蛋白质增多，以及糖含量减少。

4. C 流行性脑脊髓膜炎的病变表现为脑脊髓膜的化脓性炎症，蛛网膜下腔内有黄色脓性渗出物，大量中性粒细胞渗出。

5. E 患儿有中枢神经系统感染的症状：高热、嗜睡、抽搐和昏迷。脑脊液和脑组织的检测均提示为病毒感染，脑实质内散在粟粒大小的坏死灶，符合流行性乙型脑炎的诊断。

6. B 小脑扁桃体疝可致延髓的生命中枢受压，引起呼吸、循环衰竭而死亡。

7. A 乙型脑炎蛛网膜下腔内不会出现大量中性粒细胞。乙型脑炎的病变包括神经细胞变性坏死、血管周围淋巴细胞套、筛状软化灶、胶质细胞增生等，渗出的炎细胞主要是淋巴细胞、单核细胞、浆细胞等。

8. C 筛状软化灶是乙型脑炎最具有诊断意义的病变。

9. B 乙型脑炎的脑脊液改变有：压力增高、外观清澈或微浑、WBC 轻度增多（淋巴细胞为主）、蛋白质和糖含量不变。

【B 型题】

1. B 霍奇金淋巴瘤的肿瘤细胞是一种独特的瘤巨细胞，称为 R-S 细胞。

2. E 乙型脑炎时有神经组织的变性坏死，小胶质细胞或巨噬细胞吞噬坏死崩解产物后，胞体增大，胞质中出现大量脂质小滴，HE 染色呈空泡状，称为格子细胞。

3. A 流行性脑脊髓膜炎时蛛网膜下腔内有大量脓液，导致颅内压明显增高。病变一般不累及脑实质，没有神经细胞变性坏死。

4. C 流行性乙型脑炎的病变主要位于脑实质，有神经组织的变性坏死；也有脑水肿和渗出等，故颅内压也会增高。

5. C 流行性脑脊髓膜炎的脑脊液改变有：压力增高、外观浑浊、白细胞显著增多（中性粒细胞为主）、蛋白质增多，以及糖和氯化物含量减少。

6. E 乙型脑炎的脑脊液改变有：压力增高、外观清澈或微浑、白细胞轻度增多（淋巴细胞为主）、蛋白质、糖和氯化物含量不变。

7. C 枕骨大孔疝时发生移位的脑组织是小脑扁桃体，故又称为小脑扁桃体疝。

8. D 大脑镰下疝时发生移位的脑组织是扣带回，又称为扣带回疝。

9. E 小脑天幕疝时发生移位的脑组织是颞叶海马沟回，又称为海马沟回疝。

10. B 流行性乙型脑炎的病变有神经细胞的变性、坏死，胶质细胞增生，血管周围炎细胞浸润等，其中筛状软化灶是最具有诊断意义的病变，属于变质性炎症。

11. C 流行性脑脊髓膜炎是脑脊髓膜的化脓性炎症，蛛网膜下腔内血管扩张充血，有黄色脓性渗出物，为大量中性粒细胞的渗出。

【X 型题】

1. CD 流行性脑脊髓膜炎是脑脊髓膜的化脓性炎症，主要病变为蛛网膜下腔内大量中性粒细胞的渗出。受重力作用，脑底部病变最显著。

2. AD 以中性粒细胞渗出为主的炎症，称为化脓性炎。急性阑尾炎、流行性脑膜炎（急性化脓性脑脊髓膜炎）均属于化脓性炎。病毒性肝炎和流行性乙型脑炎则属于变质性炎。

3. ACD 流行性乙型脑炎是变质性炎，其病变广泛累及脑脊髓的实质，主要是灰质和神经核团。基本病变有神经细胞的变性、坏死，胶质细胞增生，血管周围炎细胞浸润等。

4. ABCE 导致颅内容物体积增加或颅腔容积缩小的疾病都可引起颅内压升高而导致脑疝的发生。除脑萎缩外，其他病变均可导致颅内容物体积增大。

5. ABCDE 流行性脑脊髓膜炎的病变分三期，败血症期可出现皮肤黏膜的瘀点、瘀斑；脑膜炎症期表现为脑脊髓膜的化脓性炎症，蛛网膜下腔有大量中性粒细胞渗出。引起颅内压升高、脑脊液浑浊和脑膜刺激征等。

6. BCE 红色神经元是神经元的急性坏死，噬神经细胞现象是小胶质细胞对坏死神经元的吞噬反应。其他三种均为神经元的慢性病变。

7. BCD 流行性乙型脑炎是变质性炎，基本病变有神经细胞的变性、坏死，可出现红色神经元、噬神经细胞现象、卫星现象等。包涵体形成和神经原纤维缠结属于神经元的慢性病变。

8. AD 流行性脑脊髓膜炎是由脑膜炎双球菌感染引起的脑脊髓膜的急性化脓性炎症，病变主要位于蛛网膜下腔。

9. ABCD 流行性乙型脑炎是一种急性传染病，多在夏秋之交流行，儿童发生率高于成人，尤其好发于 10 岁以下儿童。其病变广泛累及脑脊髓的实质，为变质性炎，以筛状软化灶形成最具有特征性。血管周围有炎细胞浸润，主要是淋巴细胞、单核细胞等，并非中性粒细胞。

10. ABCD 流行性脑脊髓膜炎的脑脊液改变：压力增高（＞2kPa）、外观浑浊、白细胞显著增多（中性粒细胞为主）、蛋白质增多，以及糖和氯化物含量减少。脑脊液内可查到细菌。

（二）名词解释（中英文对照）

1. 红色神经元（red neuron）：为神经元的急性坏死。神经元核固缩，胞体缩小、变形，胞质尼氏小体消失，HE 染色胞质呈深红色。

2. 卫星现象（satellitosis）：1 个神经元有 5 个或 5 个以上少突胶质细胞围绕。

3. 噬神经细胞现象（neuronophagia）：指坏死的神经细胞被增生的小胶质细胞或血源性巨噬细胞吞噬。

4. 脑疝（brain hernia）：颅内压升高引起脑组织移位和脑室变形，部分脑组织可嵌入颅内的自然分隔或颅骨孔道，形成脑疝。

5. 神经原纤维缠结（neurofibrillary tangles，NFT）：神经元胞质中的神经原纤维增粗，在胞核周围凝结卷曲呈缠结状。是神经元趋向死亡的一种标志，常见于阿尔茨海默病。

6. 脑积水（hydrocephalus）：脑室系统内脑脊液含量异常增多并伴有脑室的持续性扩张。

7. 颅内高压（intracranial hypertension）：侧卧位时脑脊液压力持续超过 2kPa，即为颅内压增高，主要原因是颅内占位性病变、脑水肿和脑积水。

8. 脑水肿（brain edema）：脑组织内液体过多蓄积而引起脑组织体积增大。

9. Waller 变性（Wallerian degeneration）：轴突反应，指中枢或周围神经轴索离断后，轴突出现的一系列变化，包括①轴索断裂崩解，被吞噬消化；②髓鞘崩解脱失，游离出脂滴；③吞噬细胞增生，吞噬崩解产物。

10. 筛状软化灶（reticular necrosis）：流行性乙型脑炎时，发生灶状神经组织的液化性坏死，形成质地疏松、染色较淡的镂空筛网状病灶，称为筛状软化灶，是乙脑的特征性病变。

（三）填空题

1. 化脓性　变质性。
2. RNA　蚊子。
3. 筛状软化灶。
4. 大脑镰下疝　小脑天幕疝　小脑扁桃体疝。
5. 神经细胞变性坏死　血管周围淋巴细胞套　筛状软化灶　胶质细胞增生。
6. 上呼吸道感染期　败血症期　脑膜炎症期。
7. 大脑皮质　基底核　视丘。
8. 颅内压升高及脑疝形成　脑水肿　脑积水。
9. 血管源性脑水肿　细胞毒性脑水肿。
10. 脑组织体积增大　重量增加　脑回变宽而扁平　脑沟变窄变浅。

（四）判断题

1. T 脑水肿有血管源性脑水肿和细胞毒性脑水肿两个类型，血管源性最常见，是炎症、肿瘤、外伤等引起血管壁通透性增加的结果；细胞毒性脑水肿多由于缺血缺氧、中毒引起细胞损伤，Na^+，K^+-ATP 酶失活，细胞内水钠潴留所致。

2. F 脑积水时颅内压力增高，婴幼儿由于颅骨缝未闭合，可出现颅骨向外扩张，头围增大。但如发生于成人，由于颅骨缝已闭合，头围不会发生明显变化，而表现为颅内压力明显增高。

3. T 中枢神经系统受到颅骨和脊椎骨的保护，病原体最常通过血道侵入，如脓毒血症的细菌栓子。

4. F 常见脑疝有三种：小脑天幕疝（海马沟回疝）、大脑镰下疝和小脑扁桃体疝。小脑扁桃体疝时可致延髓的生命中枢受压，引起呼吸、循环衰竭，是最危险的脑疝类型。

5. T 中枢神经系统的肿瘤比较特殊，胶质瘤无论良、恶性，均无包膜，呈浸润性生长。

6. F 乙型脑炎病毒为 RNA 病毒。

7. F 流行性乙型脑炎时，病理变化包括血管周围间隙形成血管套现象，但渗出的炎细胞并非中性粒细胞，而是以淋巴细胞为主。

8. F 当脑膜发生炎症时，会出现脑膜刺激征。当乙型脑炎的病变波及脑膜时，也可以出现脑膜刺激征。

9. T 狂犬病毒常通过外周神经侵入中枢神经系统。

10. T 颅内的占位性病变可导致颅内压增高，从而导致脑组织受压移位、脑室变形等。

（五）简答题

1. 颅内病变导致颅内压升高时，可致脑组织移位、脑室受压变形，部分脑组织通过自然孔隙（颅脑分隔、颅骨孔道等）被挤入压力较低的部位，形成脑疝。常见的脑疝有 3 种，可按疝出的部位或发生移位的脑组织来命名：①大脑镰下疝（扣带回疝）；②小脑天幕疝（海马沟回疝）；③小脑扁桃体疝（枕骨大孔疝）。

2. 神经系统疾病的特点：①病变定位和功能障碍之间的关系比较密切。②相同的病变发生在不同的部位，可出现不同的临床表现及后果。③颅内不同性质的病变常可导致相同的后果。④颅内原发性恶性肿瘤很少发生颅外转移。⑤颅内无固有的淋巴组织。⑥可发生一些其他器官所不具有的疾病，如脱髓鞘疾病等。

3. 脑组织中由于液体过多贮积而形成脑水肿。根据发生机制不同，脑水肿主要有以下两种类型：①血管源性脑水肿，最常见，因脑肿瘤、出血、外伤、炎症等引起血管通透性增加，血管内的液体进入到组织间隙。②细胞毒性脑水肿：缺血缺氧或中毒时引起细胞损害，Na^+，K^+-ATP 酶失活，细胞内钠、水潴留所致。两型脑水肿常同时存在，在缺血性脑病时更为显著。

4. 脑室系统内脑脊液含量异常增多伴脑室持续性扩张称为脑积水。脑积水的原因：①脑脊液循环通路阻塞，如寄生虫感染、肿瘤、炎症、外伤等。②脑脊液产生过多，如脉络丛乳头状瘤。③脑脊液吸收障碍，如蛛网膜炎症。

5. 中枢神经系统的感染途径：①血源性感染，如脓毒血症的细菌栓子。②局部扩散，如颅骨开放性骨折。③直接感染，如创伤或医源性感染（腰椎穿刺等）。④经神经感染，如狂犬病毒可沿周围神经感染。

（六）论述题

1. 流行性乙型脑炎与流行性脑脊髓膜炎的区别：见知识点纲要表 16-2 流行性脑脊髓膜炎和流行性乙型脑炎的比较。

2. 流行性脑脊髓膜炎（流脑）是急性渗出性炎症，主要发生在蛛网膜下腔，会导致颅内压升高，并出现脑膜刺激征等神经系统症状。

（1）颅内压升高的原因：脑膜血管明显扩张充血，蛛网膜下腔大量脓性渗出物堆积，脑膜下脑组织水肿，脑脊液循环受阻等，导致颅腔内容物体积增加，颅内压升高。

（2）出现脑膜刺激征的原因：颈项强直和婴幼儿的角弓反张是颈背部肌肉呈现的保护性痉挛状态。脑膜炎症累及脊髓神经根周围的蛛网膜、软脑膜及软脊膜时，炎性渗出物等在椎间孔处压迫到神经根，当颈部或背部肌肉运动时会出现疼痛。当炎症波及并压迫腰骶节段神经后根时，屈髋伸膝试验使坐骨神经受到牵引而出现疼痛，Kernig 征阳性。

（江 萍 王 燮）

第十七章 感染性疾病

一、学习目标

（一）掌握

1. 结核病的基本病变及其转化规律。

2. 原发性与继发性肺结核发展过程及病变特点。

3. 伤寒、细菌性痢疾的病变特点及临床病理联系。

4. 血吸虫病、阿米巴病的病变特点及临床病理联系。

（二）熟悉

1. 血源性结核病的类型及病变特点。

2. 肺外器官结核病的病变特点和转归。

3. 真菌病的病理变化及其特点。

4. 性传播性疾病的基本类型及其病理特点。

（三）了解

1. 感染性疾病传播及致病机制。

2. 结核、伤寒、细菌性痢疾的病因和发病机制。

二、思维导图

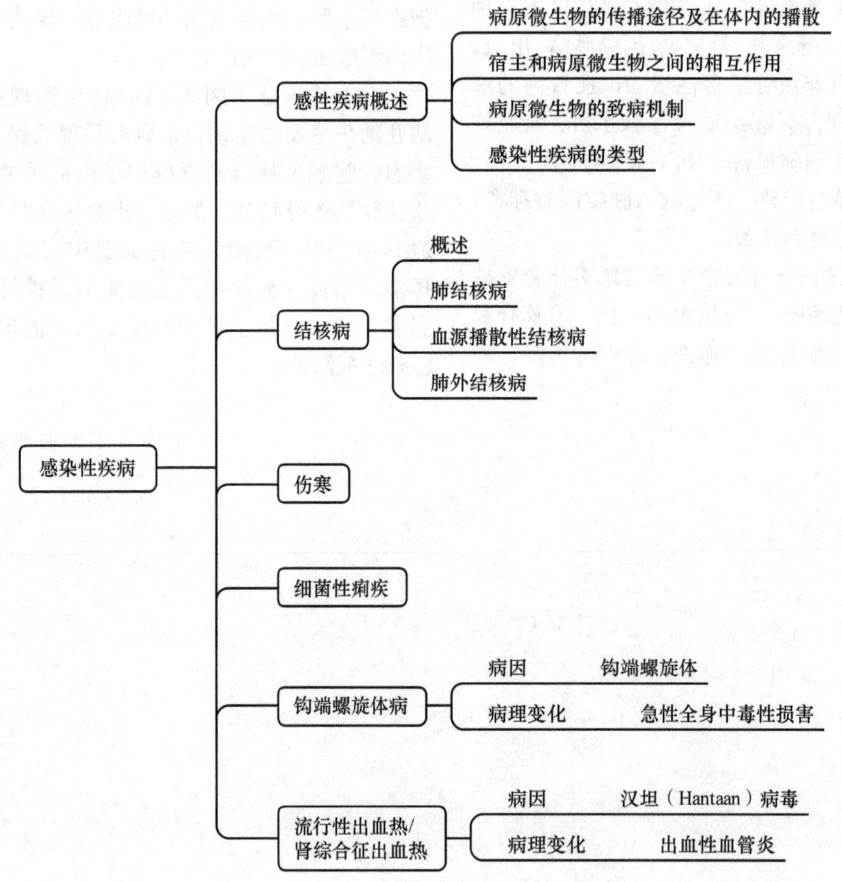

感染性疾病
性传播性疾病
淋病
尖锐湿疣
梅毒
真菌病
分类
浅部真菌病
侵犯含有角质的组织
深部真菌病
侵犯皮肤深层和内脏
病理变化
没有特异性
轻度非特异性炎
化脓性炎
坏死性炎
肉芽肿性炎
寄生虫病
阿米巴病
血吸虫病
棘球蚴病

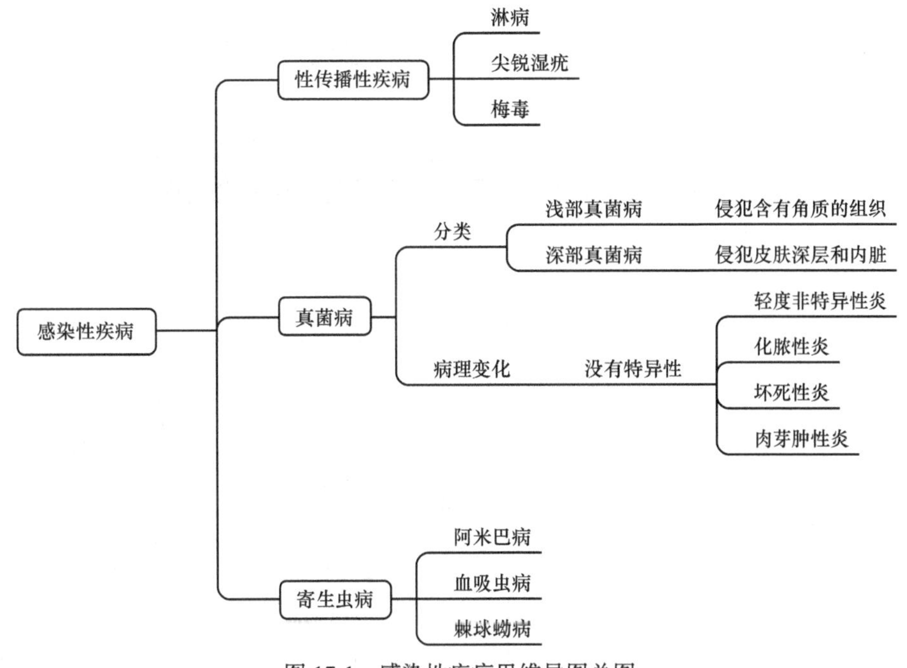

图 17-1　感染性疾病思维导图总图

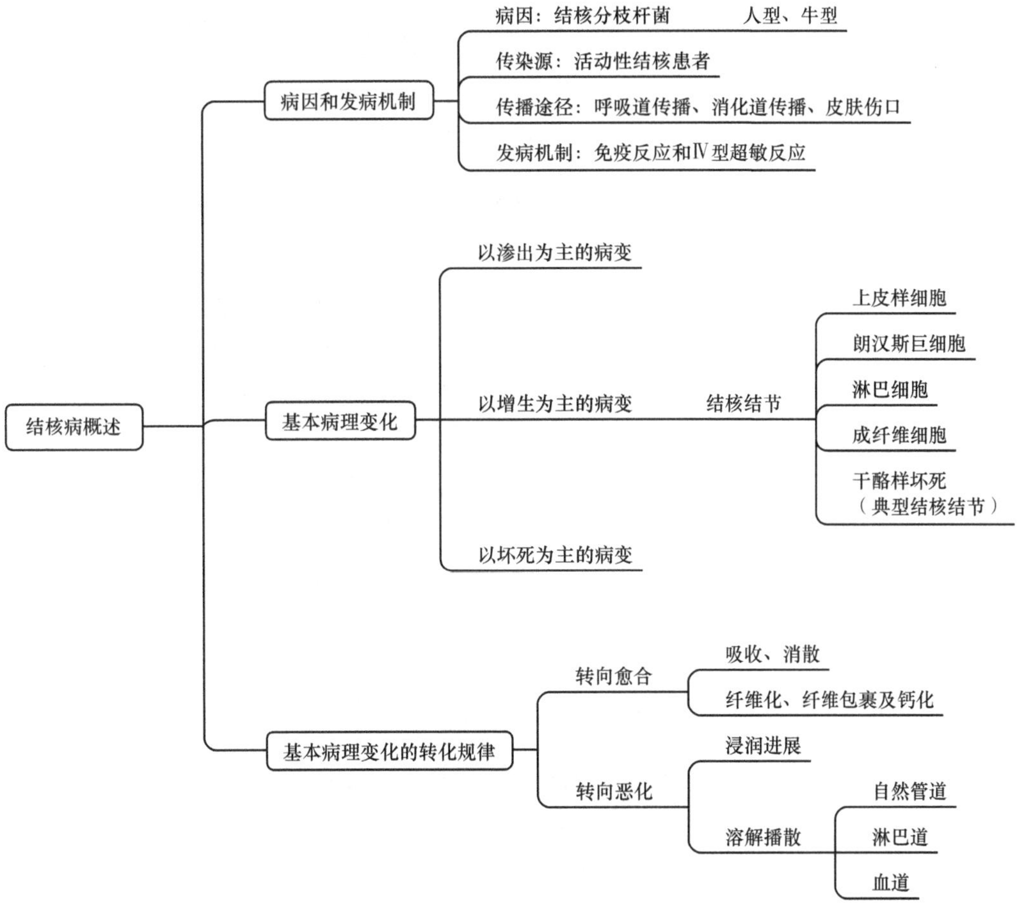

结核病概述
病因和发病机制
病因：结核分枝杆菌
人型、牛型
传染源：活动性结核患者
传播途径：呼吸道传播、消化道传播、皮肤伤口
发病机制：免疫反应和Ⅳ型超敏反应
基本病理变化
以渗出为主的病变
以增生为主的病变
结核结节
上皮样细胞
朗汉斯巨细胞
淋巴细胞
成纤维细胞
干酪样坏死
（典型结核结节）
以坏死为主的病变
基本病理变化的转化规律
转向愈合
吸收、消散
纤维化、纤维包裹及钙化
转向恶化
浸润进展
溶解播散
自然管道
淋巴道
血道

图 17-2　结核病概述思维导图

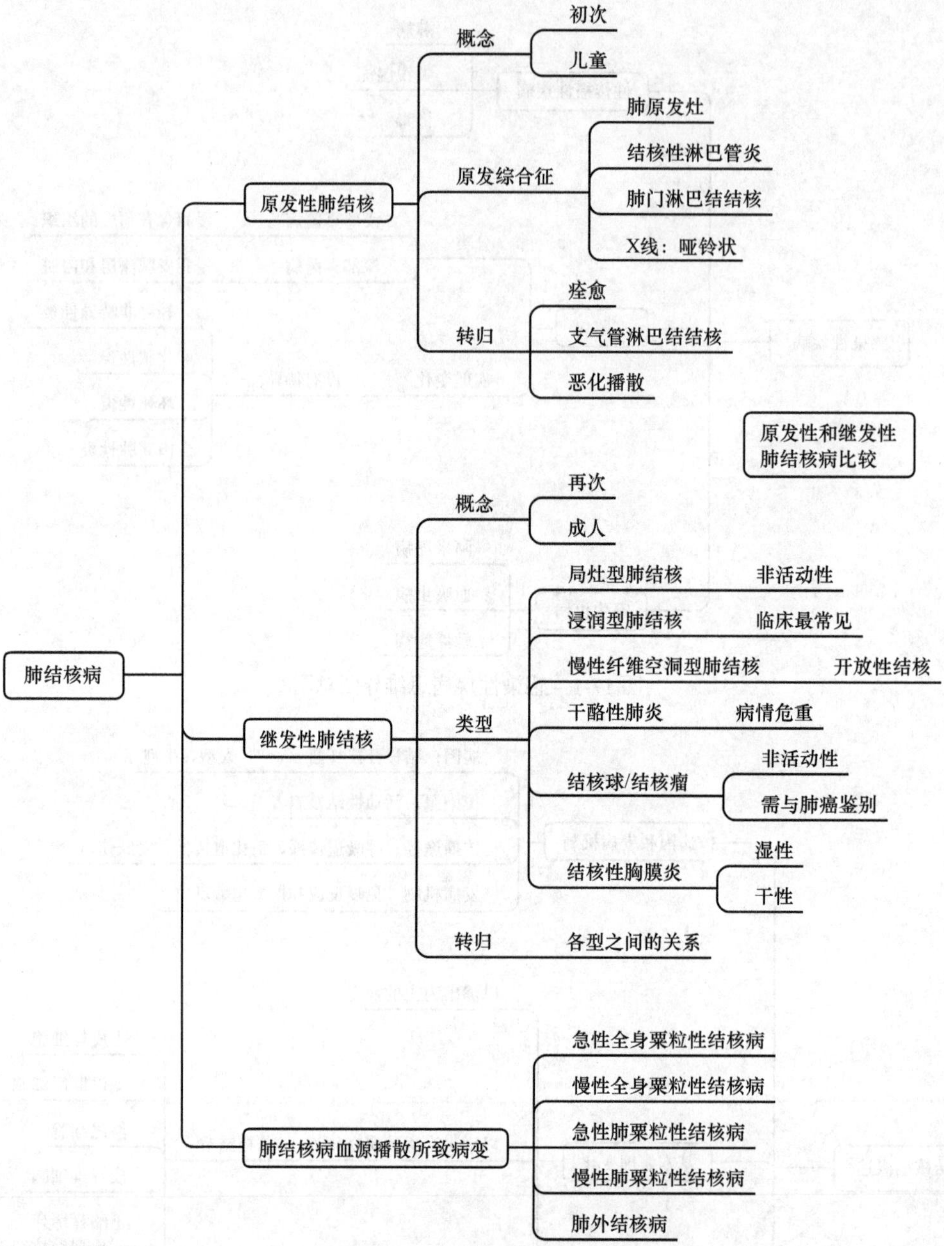

肺结核病
原发性肺结核
概念
初次
儿童
原发综合征
肺原发灶
结核性淋巴管炎
肺门淋巴结结核
X线：哑铃状
转归
痊愈
支气管淋巴结结核
恶化播散
原发性和继发性肺结核病比较
继发性肺结核
概念
再次
成人
类型
局灶型肺结核
非活动性
浸润型肺结核
临床最常见
慢性纤维空洞型肺结核
开放性结核
干酪性肺炎
病情危重
结核球/结核瘤
非活动性
需与肺癌鉴别
结核性胸膜炎
湿性
干性
转归
各型之间的关系
肺结核病血源播散所致病变
急性全身粟粒性结核病
慢性全身粟粒性结核病
急性肺粟粒性结核病
慢性肺粟粒性结核病
肺外结核病

图 17-3　肺结核病思维导图

原发性肺结核
继发性肺结核
局灶型肺结核
结核球
浸润型肺结核
慢性纤维空洞型肺结核
干酪性肺炎
硬化性肺结核

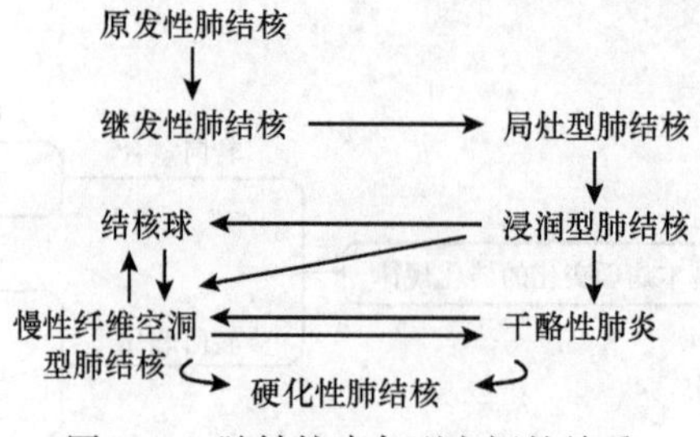

图 17-4　肺结核病各型之间的关系

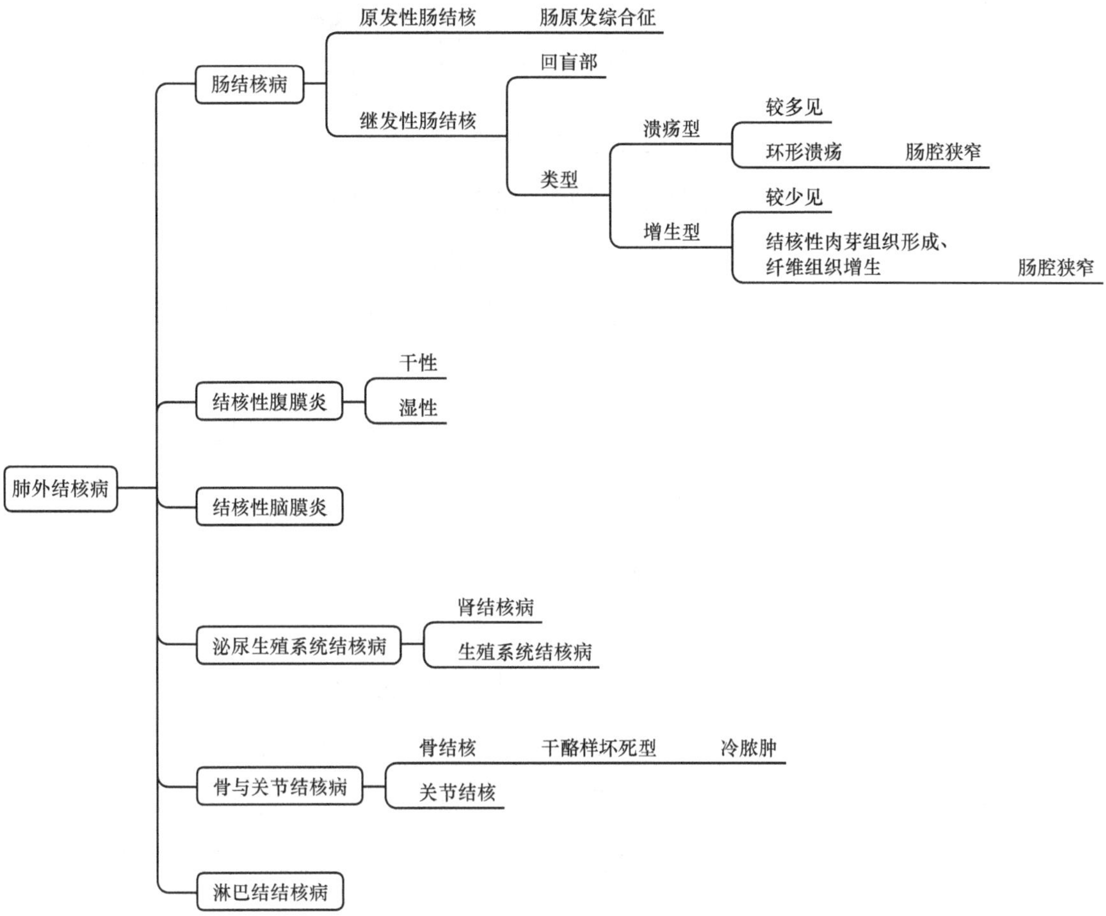

肺外结核病
肠结核病
原发性肠结核
肠原发综合征
继发性肠结核
回盲部
类型
溃疡型
较多见
环形溃疡
肠腔狭窄
增生型
较少见
结核性肉芽组织形成、
纤维组织增生
肠腔狭窄
结核性腹膜炎
干性
湿性
结核性脑膜炎
泌尿生殖系统结核病
肾结核病
生殖系统结核病
骨与关节结核病
骨结核
干酪样坏死型
冷脓肿
关节结核
淋巴结结核病

图 17-5　肺外结核病思维导图

伤寒
病因及发病机制
伤寒杆菌
内毒素
传染源：患者及带菌者
传播途径：经口
病理变化
全身单核巨噬细胞系统
急性增生性炎
伤寒小结/伤寒肉芽肿
伤寒细胞
肠道病变
回肠下段集合和孤立淋巴小结
四期（1周/期）
髓样肿胀期
坏死期
溃疡期
溃疡长轴与肠的长轴平行
出血、穿孔
愈合期

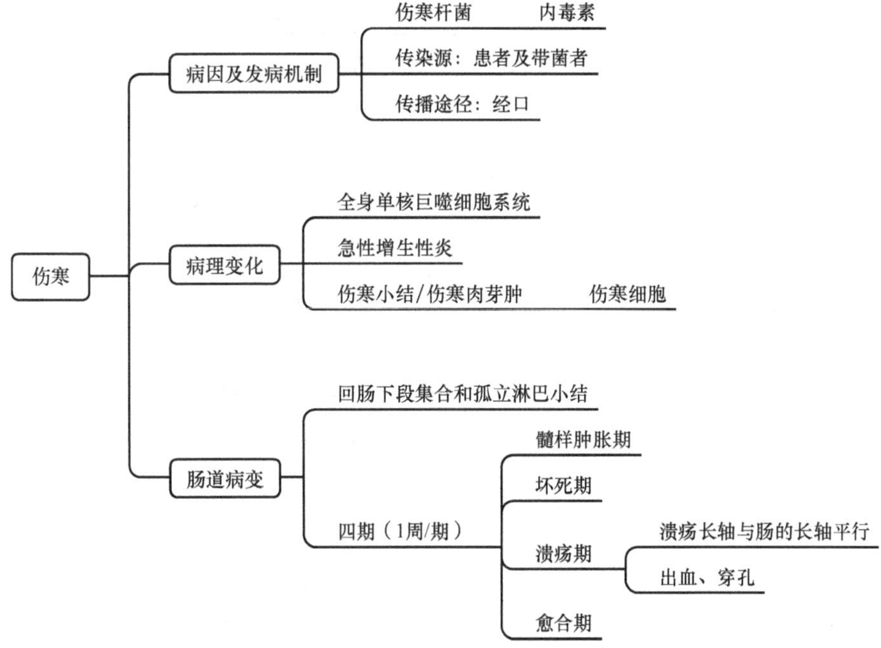

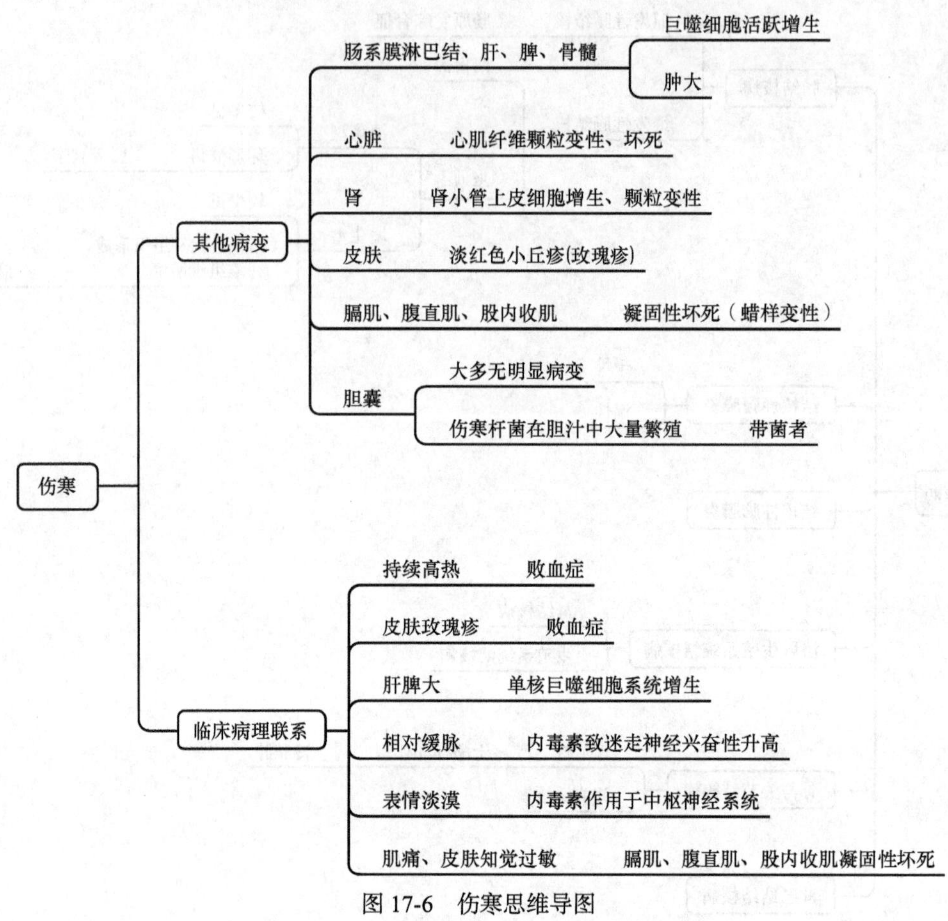

图 17-6　伤寒思维导图

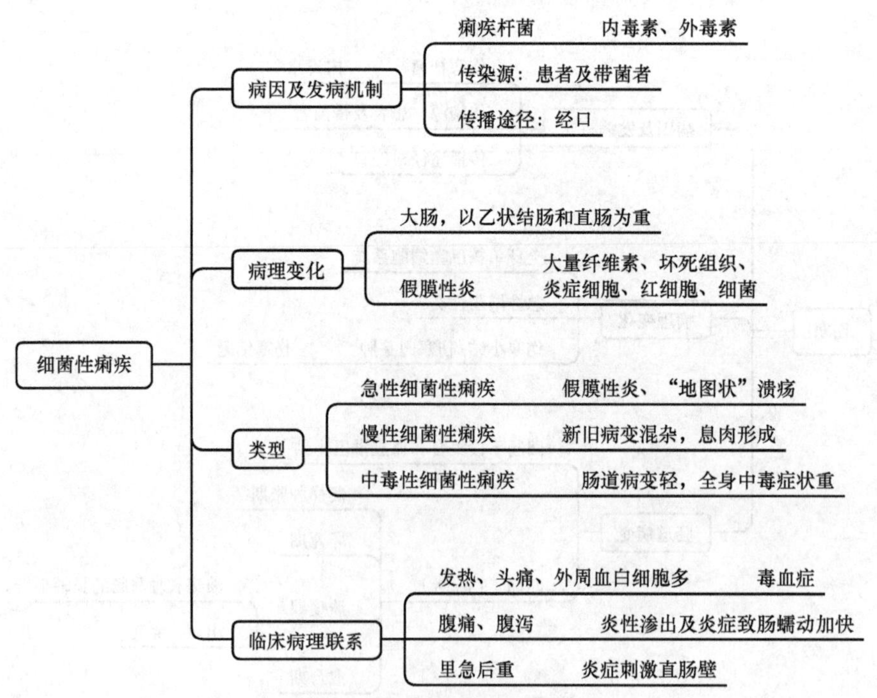

图 17-7　细菌性痢疾思维导图

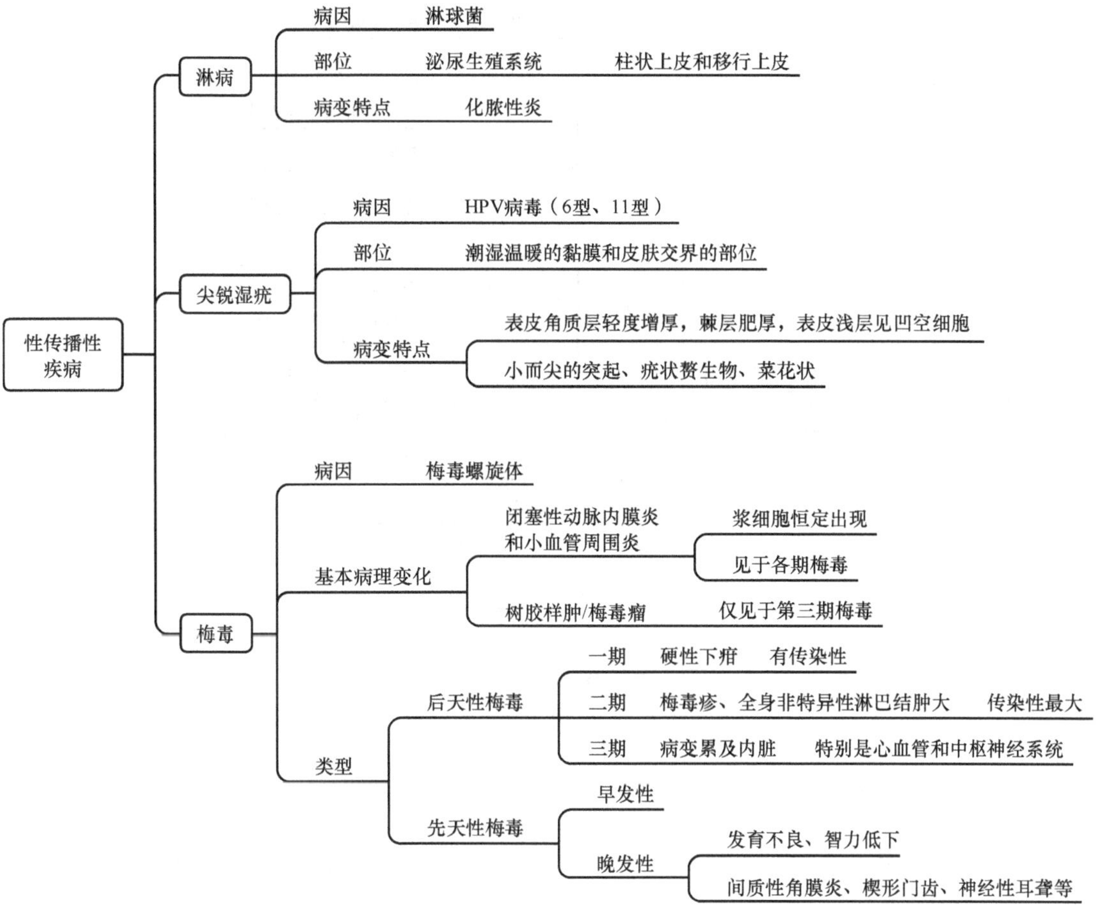

性传播性疾病
淋病
病因
淋球菌
部位
泌尿生殖系统
柱状上皮和移行上皮
病变特点
化脓性炎
尖锐湿疣
病因
HPV病毒（6型、11型）
部位
潮湿温暖的黏膜和皮肤交界的部位
病变特点
表皮角质层轻度增厚，棘层肥厚，表皮浅层见凹空细胞
小而尖的突起、疣状赘生物、菜花状
梅毒
病因
梅毒螺旋体
基本病理变化
闭塞性动脉内膜炎和小血管周围炎
浆细胞恒定出现
见于各期梅毒
树胶样肿/梅毒瘤
仅见于第三期梅毒
类型
后天性梅毒
一期
硬性下疳
有传染性
二期
梅毒疹、全身非特异性淋巴结肿大
传染性最大
三期
病变累及内脏
特别是心血管和中枢神经系统
先天性梅毒
早发性
晚发性
发育不良、智力低下
间质性角膜炎、楔形门齿、神经性耳聋等

图 17-8　性传播性疾病思维导图

血吸虫病
病因及感染途径
病因：日本血吸虫（我国）
传播途径：经皮
尾蚴
基本病理变化
尾蚴引起的损伤
尾蚴性皮炎
童虫引起的损伤
童虫性肺炎
成虫引起的损伤
门静脉系统的静脉内膜炎及静脉周围炎
虫卵引起的损伤
急性虫卵结节/嗜酸性脓肿
成熟虫卵
嗜酸性物质
大量嗜酸性粒细胞
Charcot-Leyden结晶
慢性虫卵结节/假结核结节
死亡虫卵
上皮样细胞
异物巨细胞
淋巴细胞
成纤维细胞

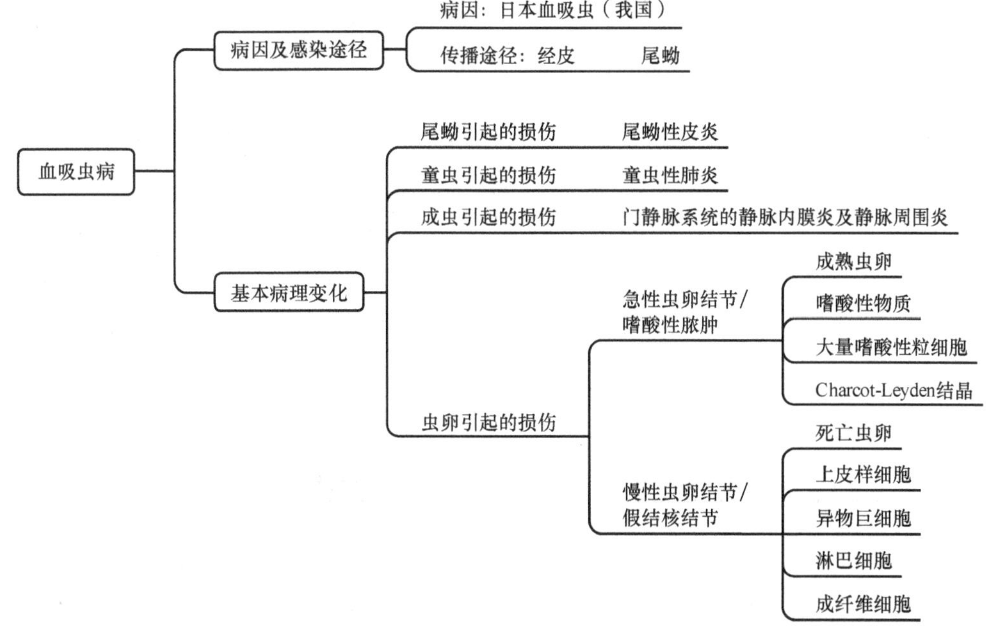

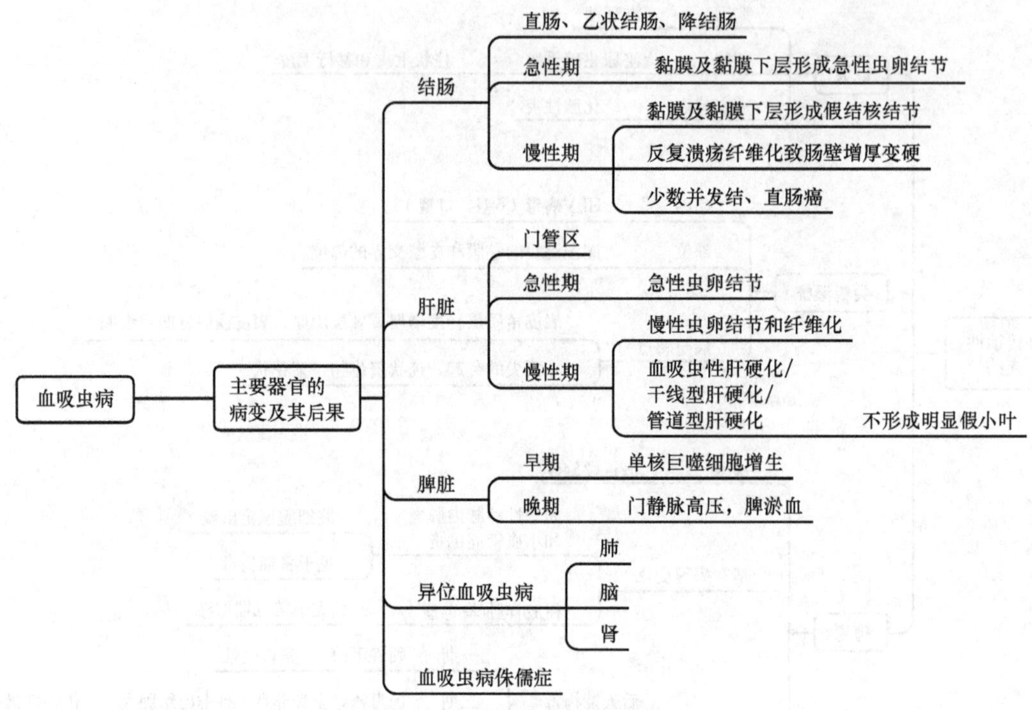

图 17-9　血吸虫病思维导图

三、知识点纲要

（一）感染性疾病

感染性疾病（infectious diseases）：是指由病原体通过不同方式侵入，引起人体发生感染并出现临床症状的一组疾病，包括传染病和非传染性感染性疾病（表 17-1）。

（二）结核病

1. 概述　结核病（tuberculosis）是由结核杆菌（tubercle bacillus）引起的一种慢性肉芽肿性炎症。可见于全身各器官，以肺结核最常见。典型病变为结核结节伴有不同程度的干酪样坏死（表 17-2）。

结核结节（tubercle）/结核性肉芽肿（tuberculous granuloma）：在细胞免疫的基础上形成的，由上皮样细胞、朗汉斯（Langhans）巨细胞加上外周局部集聚的淋巴细胞和少量反应性增生的成纤维细胞构成。典型的结节中央有干酪样坏死，对结核病具有诊断价值。

表 17-1　感染性疾病

病原体	侵入机体的途径	宿主体内播散	致病机制
朊粒、病毒、衣原体、立克次体、支原体、细菌、真菌、螺旋体和寄生虫等	经皮肤 经消化道 经呼吸道	向周围组织蔓延 淋巴道播散 血行播散（最常见）	直接引起细胞死亡或导致细胞恶性转化 内外毒素杀伤细胞
病毒、细菌最常见	经泌尿生殖道 母婴垂直传播	神经播散	引起免疫反应

表 17-2　结核病基本病变与机体免疫状态的关系

病变	机体状态		结核杆菌		病理特征	转化	
	免疫力	变态反应	菌量	毒力		好转	恶化
以渗出为主的病变	低	较强	多	强	浆液性或浆液纤维素性	吸收、消散，纤维化	浸润进展，溶解播散
以增生为主的病变	较强	较弱	少	较低	结核结节/结核性肉芽肿	纤维化	
以坏死为主的病变	低	强	多	强	干酪样坏死	纤维化，包裹，钙化	

上皮样细胞：吞噬结核杆菌的巨噬细胞。多角形或梭形，胞质丰富淡染，胞界不清，细胞连接成片，核圆形或椭圆形，染色质少，可呈空泡状，有 1 ～ 2 个核仁。

朗汉斯巨细胞：上皮样细胞融合而成。体积大，胞质丰富，多核（十几、几十，甚至过百），排列成马蹄形、花环状或集中于胞体一侧。

干酪样坏死：为特殊类型的凝固性坏死，镜下为红染无结构的颗粒状物。坏死组织略带黄色、质软、似奶酪。对结核病病理诊断具有一定意义。

2. 肺结核病

（1）原发性肺结核

病变特点：原发复合征（primary complex）由肺的原发灶、结核性淋巴管炎和肺门淋巴结结核组成，X 线胸片呈哑铃状。

结局：95% 纤维化、钙化而愈合；少数肺门淋巴结病变发展形成支气管淋巴结结核；极少数因营养不良或同时患有其他传染病致恶化播散。

（2）继发性肺结核（表 17-3，表 17-4）

表 17-3　继发性肺结核各类型的临床病理特点和结局

类型		病变特点	临床表现	X 线	结局
局灶型肺结核		①增生为主 ②单个 / 多个 ③直径 0.5 ～ 1cm ④肺尖下 2 ～ 4cm	多无自觉症状	肺尖部斑点状阴影	好转（多数）：纤维化、钙化，痊愈 恶化（少数）：浸润型
浸润型肺结核		①渗出为主，中央干酪样坏死 ②肺尖 / 锁骨下区	结核中毒症状明显 活动性肺结核	肺尖锁骨水平以下边缘模糊的云雾状阴影	好转：①痊愈 ②结核球 恶化：①急性空洞 ②慢性纤维空洞型肺结核 ③干酪性肺炎
慢性纤维空洞型肺结核		①肺上叶不规则厚壁空洞 ②双肺病灶新旧不一、大小不等、病变类型不同	①结核中毒症状 ②咳嗽、咳痰、咯血 ③痰中带菌 ④气促等 开放性结核	肺上部不规则厚壁空洞	好转：①结核球 ②洞壁塌陷愈合 ③开放性愈合 恶化：①干酪性肺炎 ②结核性肺硬化，肺心病
干酪性肺炎 / 奔马痨		干酪样坏死为主	严重结核中毒症状	大叶或小叶肺炎样改变	多数死亡 少数转为结核性肺硬化
结核球（结核瘤）		①纤维包裹性的干酪样坏死灶 ②单个多见 ③直径 2 ～ 5cm ④肺上叶	无明显症状	球形阴影	恶化：空洞型肺结核 手术切除
结核性胸膜炎	干性	增生性病变	胸痛、胸膜摩擦音	肺尖局限性胸膜增厚	好转：纤维化 恶化：局部胸膜增厚粘连
	湿性	浆液纤维素性炎	胸痛、胸腔积液	积液征	好转：吸收 恶化：胸膜增厚粘连

表 17-4　原发性和继发性肺结核的比较

项目	原发性肺结核	继发性肺结核
结核杆菌感染	初次	再次
发病人群	儿童	成人
对结核杆菌的免疫力或致敏性	无	有
基本病变	渗出、变质为主	增生为主
病变特征	肺原发复合征	病变多样，新旧病变并存，较局限，常见空洞形成
病变起始部位	上叶下部、下叶上部近胸膜处	肺尖部
播散规律	淋巴道、血道→肺外	支气管→肺内
病程	短，大多自愈	长，时好时坏，慢性迁延，需治疗

3. 血源播散性结核病　原发性、继发性肺结核及肺外结核病均可引起血源播散性结核病（表 17-5）。

4. 肺外结核病　多为原发性肺结核病血源播散所形成的潜伏病灶进一步发展所致（表 17-6）。

表 17-5　几种血源播散性结核病的区别

项目	急性全身粟粒性结核病	慢性全身粟粒性结核病	急性肺粟粒性结核病	慢性肺粟粒性结核病
来源及途径	①多见于原发性肺结核病恶化进展 ②大量结核杆菌侵入肺静脉→左心→大循环→全身各器官	①急性全身粟粒性结核病迁延 3 周以上 ②结核杆菌较长时期内少量反复多次侵入肺静脉	①结核杆菌短时间内大量侵入胸导管 / 大静脉→右心→肺动脉→肺 ②急性全身粟粒性结核病的一部分	①肺外结核病 ②结核杆菌间歇入血→右心→肺动脉→肺
病变特点	①各器官内均匀密布大小一致、灰白色、圆形、境界清楚的小结节 ②增生性病变为主	①分布不均、大小不一结节病灶，病变性质不一致 ②同时可见增生、坏死及渗出性病变	肺表面和切面可见灰黄或灰白色粟粒大小结节	①病变新旧、大小不一 ②增生性病变为主
临床表现	病情凶险，有高热、衰竭、烦躁不安、盗汗等明显中毒症状，常有脑膜刺激征	病程长，成人多见	起病急骤，较严重的结核中毒症状，X 线示两肺散在、密度均匀、粟粒大小细点状阴影	多见于成人，病程较长

表 17-6　肺外结核病的病理变化

类型		病理变化
肠结核病		原发性肠结核：肠原发复合征（肠壁内原发病灶、结核性淋巴管炎、肠系膜淋巴结结核） 继发性肠结核：多见于回盲部 溃疡型——较多见，溃疡长轴与肠的长轴垂直，愈合后由于瘢痕形成和纤维收缩而致肠腔狭窄 增生型——肠壁大量结核性肉芽组织形成及纤维组织增生致肠壁高度肥厚，肠腔狭窄
结核性腹膜炎		青少年多见，溃疡型肠结核病是最常见的原发病灶 干性——大量结核结节形成和纤维素性渗出物机化致腹腔脏器粘连 湿性——大量结核性渗出（浆液） 混合型多见
结核性脑膜炎		儿童多见，血行播散 病变以脑底最明显 蛛网膜下腔内多量灰黄色浑浊的胶冻样渗出物
泌尿生殖系统结核	肾结核病	20 ～ 40 岁男性，单侧，以干酪样坏死为主 空洞→肾功能丧失 输尿管和膀胱感染→输尿管管壁增厚、管腔狭窄，甚至阻塞→对侧肾盂积水或积脓
	生殖系统结核	男性——与泌尿系统结核病关系密切，病变特点为结核结节形成和干酪样坏死 女性——血行或淋巴道播散，输卵管结核最多见，女性不孕原因之一
骨与关节结核	骨结核	常侵犯脊椎骨、指骨、长骨骨骺，脊椎结核最常见（尤其是第 10 胸椎至第 2 腰椎） 干酪样坏死型——明显干酪样坏死和死骨形成 冷脓肿：骨结核病变常累及周围软组织，引起干酪样坏死和结核性肉芽组织形成，坏死物液化后在骨旁聚集形成结核性"脓肿"，因局部无红、热、痛，故称冷脓肿 增生型——较少见，特点为形成结核性肉芽组织，无明显干酪样坏死和死骨形成
	关节结核	多继发于骨结核，髋、膝、踝、肘等关节多见 病变始于骨骺或干骺端 干酪样坏死
淋巴结结核		儿童和青年多见，颈部淋巴结结核最常见 淋巴结常成群受累，结核结节形成和干酪样坏死

结核病的发展过程：

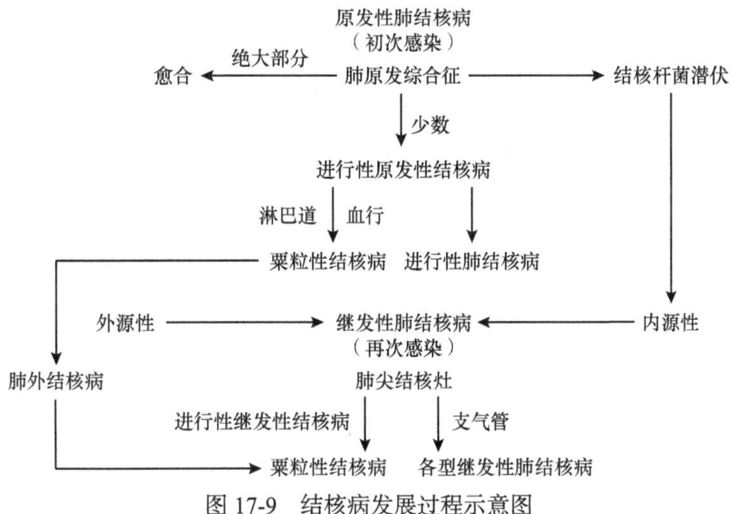

图 17-9　结核病发展过程示意图

（三）伤寒

伤寒（typhoid fever）：是由伤寒杆菌引起的急性传染病。

1. 病理变化　全身单核吞噬细胞系统的巨噬细胞增生，形成伤寒细胞和伤寒肉芽肿，以回肠淋巴组织的改变最为明显。

伤寒细胞：吞噬了伤寒杆菌、红细胞和坏死细胞碎片的巨噬细胞。

伤寒肉芽肿 / 伤寒小结：伤寒细胞聚集成团形成的小结节，是伤寒的特征性病变。

2. 肠伤寒的病理学特点及临床病理联系（表 17-7）

（四）细菌性痢疾

细菌性痢疾是由痢疾杆菌所引起的一种假膜性炎。病变以乙状结肠和直肠最重（表 17-8）。

假膜：由坏死的黏膜组织、渗出的纤维素、炎症细胞 X 和红细胞及细菌等在黏膜表面形成的灰白色膜状物。

表 17-7　肠伤寒的临床病理特点

项目	髓样肿胀期	坏死期	溃疡期	愈合期
时间	发病第 1 周	发病第 2 周	发病第 3 周	发病第 4 周
肠道病变	淋巴组织略肿胀，隆起于黏膜表面似脑的沟回	病灶局部肠黏膜及淋巴组织坏死	溃疡呈圆 / 椭圆形，长轴与肠的长轴平行	肉芽组织增生填补溃疡，上皮再生覆盖
临床表现	体温阶梯状升高、全身症状及消化道症状	持续发热（稽留热），神经系统中毒症状，相对缓脉，玫瑰疹，消化系统症状，肝脾大		症状好转，肝脾逐渐恢复正常
实验室检查	血培养（+）	血及骨髓培养（+）	粪培养及骨髓培养（+）、肥达反应（+）	粪培养（+）、肥达反应（+）

表 17-8　细菌性痢疾的病理变化及临床病理联系

项目	急性细菌性痢疾	慢性细菌性痢疾	中毒性细菌性痢疾
病程	1～2 周	2 个月以上	起病急，病程短
病理变化	①早期黏液分泌亢进 ②假膜性炎，大小不等、形状不一的“地图状”溃疡	①新旧病灶同时存在 ②黏膜息肉形成 ③肠壁各层慢性炎症细胞浸润和纤维组织增生	①肠道病变轻，仅为卡他性炎 ②病原菌常毒力较低
临床表现	①阵发性腹痛、腹泻 ②里急后重 ③黏液脓血便，偶有片状假膜排出	①腹痛、腹胀、腹泻 ②急性发作 ③慢性带菌者	①肠道症状轻 ②全身中毒症状严重（多见于 2～7 岁儿童）
并发症	肠出血、肠穿孔	肠腔狭窄	休克、呼吸衰竭

（五）性传播性疾病

1. 淋病 主要侵犯泌尿生殖系统，对柱状上皮和移行上皮有特别亲和力，为表面化脓。

2. 尖锐湿疣 肉眼：小而尖的突起→疣状颗粒→菜花状。镜下：乳头状瘤样增生，表皮角质层轻度增厚，棘层肥厚，表皮浅层见凹空细胞（细胞大、核大不规则，核周胞质空化或有空晕。有助于诊断）。

3. 梅毒

（1）闭塞性动脉内膜炎和小血管周围炎：浆细胞恒定出现；可见于各期梅毒。

（2）树胶样肿 / 梅毒瘤（syphiloma）

镜下：中央为凝固性坏死，周围有淋巴细胞、浆细胞浸润，可见少量上皮样细胞及朗汉斯巨细胞，结构似结核结节。

肉眼：灰白色、质韧而有弹性，如树胶，故而得名树胶样肿，是梅毒的特征性病变（表 17-9）。

表 17-9 后天性梅毒的临床病理特点

项目	早期梅毒		晚期梅毒（三期）
	一期	二期	
时间	感染后 3 周	下疳发生后 7～8 周	感染后 4～5 年
传染性	强	极强	弱
病理变化	闭塞性动脉内膜炎和小血管周围炎	典型的血管周围炎	血管炎病变、树胶样肿
临床表现	硬性下疳	全身皮肤、黏膜广泛的梅毒疹，全身性非特异性淋巴结肿大	病变累及内脏，特别是心血管和中枢神经系统

（六）寄生虫病

1. 阿米巴病 由溶组织阿米巴原虫感染人体引起，主要寄生于肠道和肝脏，以滋养体形式侵袭机体，引起相应部位的阿米巴溃疡或阿米巴脓肿（表 17-10，表 17-11）。

表 17-10 肠阿米巴病的病理变化及临床病理联系

项目	急性期病变	慢性期病变
基本病变	组织溶解液化为主的变质性病变	变质、增生性病变
肉眼	早期：肠黏膜表面可见多个隆起的灰黄色针尖大小的浅溃疡，周围有充血出血带 进展：肠黏膜形成潜行性的口小底大的烧瓶状溃疡→边缘潜行的巨大溃疡，甚至穿孔	新旧病变共存，可见息肉形成，肠黏膜失去正常形态，局部形成包块（阿米巴肿）
镜下	液化性坏死，溃疡边缘炎症反应轻，少量淋巴细胞、浆细胞和巨噬细胞浸润。溃疡边缘与正常组织交界处及肠壁小静脉内可找到阿米巴滋养体	坏死、溃疡、肉芽组织及瘢痕共存
临床病理联系	右下腹疼痛、腹泻，大便量多呈暗红色果酱样，伴腥臭，粪检可找到阿米巴滋养体	阿米巴肿引起肠腔狭窄、肠梗阻等，多见于盲肠，易误诊为结肠癌

表 17-11 肠外阿米巴病的病理变化

项目	阿米巴肝脓肿	阿米巴肺脓肿	阿米巴脑脓肿
发病情况	经门静脉到达肝，偶尔直接进入腹腔而侵犯肝脏	大多数由阿米巴肝脓肿穿过横膈直接蔓延而来	阿米巴滋养体经血道进入
发病率	肠阿米巴病最常见的并发症	少见	极少见
肉眼	多位于肝右叶，单个多见，呈棕褐色果酱样坏死物，壁呈特征性破絮状外观	多位于右肺下叶，常单发，与肝脓肿互相连通，脓腔内含咖啡色坏死液化物，可破入支气管，形成空洞	位于大脑半球，脓腔内含咖啡色坏死液化物
镜下	腔内为淡红染液化坏死无结构物质，壁有不等量未彻底坏死组织，交界区可见阿米巴滋养体，有少量炎细胞浸润	脓腔内含坏死液化物，脓腔壁可有肉芽纤维组织增生	脓腔壁多由增生的神经胶质细胞和淋巴细胞等构成
临床表现	发热，右上腹痛，肝大、压痛，全身消耗和黄疸等	类似肺结核，咳出褐色脓样痰，可检出阿米巴滋养体	可有发热、头痛及神经系统表现

2. 血吸虫病 血吸虫发育的各个阶段均可对机体造成损伤（表 17-12）。

表 17-12 血吸虫性肝硬化与门脉性肝硬化的区别

项目	血吸虫性肝硬化 / 干线型肝硬化	门脉性肝硬化
病因	血吸虫	慢性肝炎(乙、丙、丁型)
镜下	无假小叶，有虫卵结节	有假小叶，无虫卵结节
肉眼	肝脏表面不平，可形成粗大突起的结节；切面增生的结缔组织沿门静脉分支呈树枝状分布	肝脏表面及切面均可见弥漫全肝的小结节
门静脉高压	窦前性	窦后性为主
肝功能不全	不明显	明显

尾蚴：尾蚴性皮炎，真皮充血、出血、水肿、炎细胞浸润。

童虫：童虫性肺炎，血管炎和血管周围炎。

成虫：较轻，主要为寄居部位的血管壁损害，引起门静脉系统的静脉内膜炎及静脉周围炎；肝、脾单核巨噬细胞增生，血吸虫色素。

虫卵：为最主要和最严重的病变，主要沉积于乙状结肠、直肠和肝等处。

急性虫卵结节 / 嗜酸性脓肿（eosinophilic abscess）：血吸虫病时，由中央的成熟虫卵及周围大量嗜酸性粒细胞构成的结节状病灶，状似脓肿，故称嗜酸性脓肿。可见虫卵表面附有放射状火焰样嗜酸性物质(抗原 - 抗体复合物)，嗜酸性粒细胞坏死崩解，嗜酸性颗粒相互融合形成的菱形或多面形有折光性的蛋白质晶体（Charcot-Leyden 结晶）。

慢性虫卵结节 / 假结核结节（pseudotubercle）：血吸虫病时，由中央死亡钙化的虫卵，周围上皮样细胞、异物巨细胞及淋巴细胞和肉芽组织围绕构成的结节状病灶，形态上似结核结节，故又称为假结核结节。

主要器官的病变及后果：

（1）结肠（以直肠、乙状结肠、降结肠最为显著）

急性期：在结肠黏膜及黏膜下层形成急性虫卵结节；病灶中央坏死脱落，形成大小不一、边缘不规则的浅表溃疡，虫卵可随之脱落入肠腔，在粪便中可查见虫卵。

慢性期：虫卵结节纤维化、钙化，肠壁纤维化，肠壁增厚变硬、肠腔狭窄，甚至出现肠梗阻。

（2）肝脏（以左叶明显）

急性期：门管区急性虫卵结节形成。

慢性期：慢性虫卵结节和纤维化。

干线型肝硬化（pipe stem cirrhosis）：为血吸虫性肝硬化的特点。长期重度血吸虫感染患者的肝脏严重纤维化致肝脏变硬、变小，肝表面不平，严重者可形成粗大突起的结节。切面增生的纤维结缔组织沿门静脉分支呈树枝状分布，故称为干线型或管道型肝硬化。因肝小叶破坏不严重，不形成明显假小叶。

四、复习思考题

（一）选择题

【A1 型题】

1.（2019 年临床执业医师资格考试真题）肺结核属于下列哪项反应（　　）

A. Ⅰ型超敏反应　　B. Ⅱ型超敏反应

C. Ⅲ型超敏反应　　D. Ⅳ型超敏反应

E. 自身免疫反应

2.（2017 年临床执业医师资格考试真题）肾结核多来源于（　　）

A. 骨结核　　B. 肠结核

C. 肺结核　　D. 膀胱结核

E. 生殖系统结核

3.（2017 年临床执业医师资格考试真题）不会出现肉芽肿性病变的疾病是（　　）

A. 细菌性痢疾　　B. 伤寒

C. 血吸虫病　　D. 结节病

E. 结核病

4.（2017 年临床执业医师资格考试真题）典型伤寒的临床表现不包括（　　）

A. 脾大　　B. 相对缓脉

C. 表情淡漠　　D. 持续发热

E. 出血性皮疹

5.（2016 年临床执业医师资格考试真题）原发性肺结核和继发性肺结核均可见的病理类型是（　　）

A. 慢性纤维空洞型肺结核

B. 浸润型肺结核　　C. 结核球

D. 局灶型肺结核　　E. 粟粒型肺结核

6.（2015 年临床执业医师资格考试真题）肺外结核病最常引起的形态改变是（　　）
A. 直肠息肉形成　B. 脾脏白色锥形病灶
C. 回盲部肠腔狭窄　D. 胃壁溃疡形成
E. 肝大

7.（2014 年临床执业医师资格考试真题）梅毒树胶样肿区别于结核肉芽肿的主要特点是（　　）
A. 易见朗汉斯巨细胞　B. 见多量中性粒细胞
C. 见干酪样坏死　D. 见多量浆细胞
E. 见多量上皮样细胞

8.（2013 年临床执业医师资格考试真题）肠伤寒坏死灶的主要部位是（　　）
A. 黏膜下层　B. 皱襞内　C. 淋巴组织内
D. 黏膜层　E. 毛细血管内

9.（2013 年临床执业医师资格考试真题）在血吸虫发育各阶段中，引起人体主要病理改变的是（　　）
A. 尾蚴　B. 成虫　C. 虫卵　D. 幼虫　E. 毛蚴

10.（2010 年临床执业医师资格考试真题）肠结核最常见的发病部位是（　　）
A. 直肠　B. 乙状结肠　C. 回盲部
D. 回肠末段　E. 升结肠

11.（2010 年临床执业医师资格考试真题）淋病是何种类型的炎症（　　）
A. 急性化脓性炎症　B. 慢性化脓性炎症
C. 变质性炎症　D. 出血性炎
E. 浆液性炎症

12.（2008 年临床执业医师资格考试真题）伤寒属于（　　）
A. 变质性炎症　B. 浆液性炎症
C. 增生性炎症　D. 化脓性炎症
E. 出血性炎症

13.（2008 年临床执业医师资格考试真题）下列肺结核类型中，传染性最强的是（　　）
A. 慢性纤维空洞型肺结核
B. 干酪性肺炎
C. 原发性肺结核
D. 急性血行播散型肺结核
E. 慢性血行播散型肺结核

14.（2007 年临床执业医师资格考试真题）成人肺结核临床常见的类型是（　　）
A. 局灶型肺结核　B. 干酪样肺炎
C. 浸润型肺结核　D. 肺结核球
E. 慢性纤维空洞型肺结核

15.（2007 年临床执业医师资格考试真题）关于继发性肺结核病下列哪项正确（　　）
A. 病变在肺内无一定好发部位
B. 肺门淋巴结常有明显的结核病变
C. 不治疗多数能自然痊愈
D. 不易有空洞形成
E. 咯血是常见的死亡原因之一

16.（2007 年临床执业医师资格考试真题）细菌性痢疾病变多位于（　　）
A. 直肠和乙状结肠　B. 空肠
C. 十二指肠　D. 回肠
E. 以上都不是

17.（2007 年临床执业医师资格考试真题）关于血吸虫病急性虫卵结节的叙述，错误的是（　　）
A. 结节中有抗原抗体复合物
B. 未成熟虫卵病变较轻
C. 结节中可见大量脓细胞
D. 肉眼呈灰黄色，局限性结节状病灶
E. 结节后期有肉芽组织增生

18.（2006 年临床执业医师资格考试真题）典型的结核病局部病变不表现为（　　）
A. 结节　B. 肉芽肿　C. 干酪样坏死
D. 冷脓肿　E. 红肿热痛

19.（2005 年临床执业医师资格考试真题）最有助于诊断肠结核的病理改变是（　　）
A. 黏膜弥漫性炎症　B. 节段性炎症
C. 匍行沟槽样溃疡　D. 干酪性肉芽肿
E. 非干酪性肉芽肿

20.（2019 年考研西医综合真题）下列病变中，属于原发性肺结核病的是（　　）
A. 干酪性肺炎　B. 浸润型肺结核
C. 肺门淋巴结结核　D. 结核球

21.（2017 年考研西医综合真题）下列肉芽肿中常见有朗汉斯巨细胞的是（　　）
A. 风湿小结　B. 黏液潴留结节
C. 结核结节　D. 术后缝线反应结节

22.（2017 年考研西医综合真题）尸检病理见脏胸膜多发、粟粒大小、一致性硬结节，首先考虑的疾病是（　　）
A. 小叶性肺炎　B. 肝癌肺转移
C. 血行播散型肺结核　D. 栓塞性肺脓肿

23.（2017 年考研西医综合真题）下列疾病中，容易导致肠腔狭窄的疾病是（　　）
A. 伤寒　B. 阿米巴肠病

C. 痢疾　　D. 肠结核

24.（2015 年考研西医综合真题）原发性肺结核的好发部位是（　　）

A. 肺上叶下部、下叶上部　B. 肺锁骨下区

C. 肺下叶　　D. 肺尖部

25.（2013 年考研西医综合真题）肠结核溃疡的形态特征取决于（　　）

A. 肠黏膜的皱襞形态　B. 肠黏膜淋巴小结的形态

C. 肠黏膜淋巴管的走向　D. 肠黏膜血管的走向

26.（2012 年考研西医综合真题）肠伤寒溃疡的形态特征取决于（　　）

A. 肠黏膜皱襞形态　B. 肠黏膜淋巴小结的形态

C. 肠黏膜淋巴管的走向　D. 肠黏膜血管的走向

27.（2010 年考研西医综合真题）肠结核的溃疡特点是（　　）

A. 裂隙状　　B. 环形腰带状

C. 火山口状　　D. 烧瓶状

28.（2008 年考研西医综合真题）下列选项中，属于开放型肺结核病的是（　　）

A. 局灶型肺结核病

B. 慢性纤维空洞型肺结核病

C. 浸润型肺结核病

D. 结核瘤

29.（2007 年考研西医综合真题）一期梅毒的特征病变是（　　）

A. 树胶样肿　　B. 硬下疳

C. 梅毒疹　　D. 闭塞性动脉内膜炎

30.（2006 年考研西医综合真题）下列选项中，由原发性肺结核引起的是（　　）

A. 急性粟粒型肺结核　B. 局灶型肺结核

C. 浸润型肺结核　　D. 干酪性肺炎

E. 空洞型肺结核

31.（2005 年考研西医综合真题）结核瘤是指（　　）

A. 结核引起的良性肿瘤

B. 结核引起的恶性肿瘤

C. 结核引起的肿瘤样浸润型病灶

D. 结核引起的孤立性干酪样坏死灶

E. 结核引起的冷脓肿

32.（2005 年考研西医综合真题）下列关于梅毒树胶肿的叙述，正确的是（　　）

A. 大片干酪样坏死　　B. 类上皮细胞丰富

C. 大量朗汉斯巨细胞　D. 淋巴细胞、浆细胞少见

E. 可见原有血管壁轮廓

33. 细菌性痢疾的肠溃疡特征是（　　）

A. 溃疡呈环形，长轴与肠的长轴垂直

B. 溃疡边缘呈堤状隆起

C. 溃疡呈长椭圆形，长轴与肠的长轴平行

D. 溃疡呈地图状，表浅

E. 溃疡烧瓶状口小底大

34. 急性细菌性痢疾的典型肠道病变属于（　　）

A. 出血性炎　　B. 蜂窝织炎

C. 化脓性炎　　D. 增生性炎

E. 假膜性炎

35. 最常见的女性生殖系统结核是（　　）

A. 阴道结核　　B. 子宫颈结核

C. 子宫内膜结核　　D. 卵巢结核

E. 输卵管结核

【A2 型题】

1.（2019 年临床执业医师资格考试真题）男，5 岁。发热、盗汗，食欲减退 5 天。伴喷射性呕吐 5 小时，入院后经治疗无效死亡，尸检可见蛛网膜下腔黄色浑浊的胶冻样渗出物，以颅底部明显，并见多个粟粒样灰白色结节，镜下可见肉芽肿样病变。最可能的疾病是（　　）

A. 脑囊虫病　　B. 化脓性脑膜炎

C. 多发性脑脓肿　　D. 乙型脑炎

E. 结核性脑膜炎

2.（2018 年临床执业医师资格考试真题）男，35 岁，持续高热、恶心、呕吐、食欲缺乏伴腹泻 5 天入院。查体：皮肤、巩膜轻度黄染，胸部可见数枚淡红色斑丘疹，脾脏肋下可触及。实验室检查：血 WBC 3.2×10^9/L，PLT 100×10^9/L，ALT 140U/L，TBIL 145μmol/L。肥达反应 O 1 ∶ 32。该疾病的特征性病理变化是（　　）

A. 全身单核巨噬细胞系统增生

B. 肠黏膜淤血水肿

C. 嗜酸性脓肿

D. 中性粒细胞浸润

E. 干酪样坏死性肉芽肿形成

3.（2017 年临床执业医师资格考试真题）女，28 岁。阴道分泌物增多 5 天。有不洁性交史。检查：右侧大阴唇可见 10mm × 10mm、硬韧、无痛隆起物。本例最可能的诊断是（　　）

A. 巨细胞病毒感染　　B. 淋病

C. 生殖器疱疹　　D. 尖锐湿疣

E. 梅毒

4.（2017 年临床执业医师资格考试真题）女，30 岁。腹痛、腹泻伴里急后重 3 天。最初为稀便，2

天后为黏液脓血便。偶见片状灰白色膜状物排出，此病变最可能的炎症类型是（ ）

A. 浆液性炎　B. 化脓性炎

C. 出血性炎　D. 纤维素性炎

E. 变质性炎

5.（2016 年临床执业医师资格考试真题）女，30 岁。腹胀、便秘、发热、乏力 7 个月，1 周来症状加重。查体：T 37.7℃，右下腹触及 4cm × 5cm 肿块，质中等，边界不清，轻触痛，粪常规（–），结肠镜发现回盲部环形溃疡。最可能的诊断是（ ）

A. 阑尾周围脓肿　B. 克罗恩病

C. 右卵巢囊肿　D. 肠结核

E. 结肠癌

6.（2016 年临床执业医师资格考试真题）女，20 岁。咳嗽、咳少量痰 2 个月，发热 10 天。T 38℃，胸部 X 线片显示右上肺斑片状阴影伴空洞形成。该患者最可能的诊断是（ ）

A. 肺结核　B. 肺脓肿

C. 肺囊肿继发感染　D. 肺癌

E.大叶性肺炎

7.（2016 年临床执业医师资格考试真题）女，18 岁，持续发热 10 天，于 9 月 2 日来诊，体温逐日升高，伴乏力，纳差。查体：T 39.8℃，P 80 次 / 分，精神萎靡，腹部可见 6 个充血性皮疹，腹部胀气，脾肋下可及。实验室检查：血 WBC 3.7×10^9/L。此患者所患疾病的主要病理特点是（ ）

A. 基本病变是小血管炎

B. 全身单核巨噬细胞系统增生性反应

C. 小肠黏膜苍白、水肿

D. 主要病变在淋巴结和胸腺

E. 肠黏膜呈弥漫性纤维蛋白渗出性炎症

8.（2015 年临床执业医师资格考试真题）女，33 岁。昨晚吃街边烧烤后于今晨 3 时突然畏寒、高热、呕吐、腹痛、腹泻，腹泻共 4 次，开始为稀水样便，继之便中带有黏液和脓血。在未做实验室检查的情况下，该患者最可能的诊断是（ ）

A. 急性轻型细菌性痢疾

B. 急性普通型细菌性痢疾

C. 中毒型细菌性痢疾

D. 慢性细菌性痢疾急性发作

E. 慢性迁延型细菌性痢疾急性发作

9.（2014 年临床执业医师资格考试真题）女，23 岁。外阴瘙痒、白带增多 5 天。有不洁性交史。妇科检查：外阴皮肤黏膜充血，小阴唇内侧见多个菜花状赘生物，子宫颈光滑，子宫正常大小，附件无异常。最可能的诊断是（ ）

A. 淋病　B. 梅毒

C. 尖锐湿疣　D. 外阴阴道念珠菌病

E. 滴虫性阴道炎

10.（2014 年临床执业医师资格考试真题）男，46 岁，湖北农民。肝功能反复异常 10 余年。1 个月来出现腹胀，尿黄。查体：面色晦暗，巩膜黄染，见肝掌及蜘蛛痣，腹水征（+）。实验室检查：ALT 180U/L，TBIL 37mol/L，PTA 60%，HBsAg（–），抗 HCV（–）。肝脏最可能的病理变化是（ ）

A. 肝脏呈干线状纤维化，肝脏表面有大小不等的结节

B. 肝细胞水肿，有大量炎性细胞浸润

C. 肝细胞亚大块坏死

D. 肝细胞大块坏死

E. 肝细胞水肿，假小叶形成

11.（2011 年临床执业医师资格考试真题）男，32 岁。发热，T 39.5℃，腹痛，腹泻，全身乏力，询问病史常在街边小摊进食。查体：精神淡漠，P 88 次 / 分。则患者的病理不包括（ ）

A. 大量浆液分泌亢进　B. 黏膜水肿

C. 巨噬细胞浸润　D. 黏膜下有凹空细胞

E. 中性粒细胞浸润

12. 女，24 岁。服务业人员，未婚，不否认有性交行为，半个月前躯干、四肢、双手掌跖出现红斑，无痒痛感觉。查体：躯干、四肢可见玫瑰色椭圆形斑丘疹，对称分布，掌跖部可见黄豆大小铜红色斑疹，患者最大可能是（ ）

A. 玫瑰疱疹　B. 梅毒

C. 红斑狼疮　D. 麻疹

E. 结节性红斑

13.（2009 年临床执业医师资格考试真题）男，7 岁。1 日前食多量不洁生黄瓜后突发高热，并迅速出现精神萎靡，面色灰白，四肢厥冷，脉速。大便呈黏液脓血便，镜检有多量脓细胞、红细胞和吞噬细胞。最有可能的诊断是（ ）

A. 高热惊厥　B. 流行性乙型脑炎

C. 肠结核　D. 中毒性菌痢

E. 肠伤寒

14.（2009 年临床执业医师资格考试真题）男，36 岁，已婚。因龟头部赘生物 1 周就诊，在其龟头及冠状沟部可见数个乳头瘤样小丘疹，表面潮湿

柔软，呈污灰色，承认不洁性接触史，醋酸白试验阳性。其最可能的诊断为（　　）

A. 尖锐湿疣　　B. 扁平湿疣
C. 假性湿疣　　D. 生殖器鲍温样丘疹病
E. 阴茎珍珠状丘疹病

15.（2008年临床执业医师资格考试真题）胸膜组织切片见成团类上皮细胞，包绕少量朗汉斯巨细胞和干酪样坏死，周围散在多量淋巴细胞。本例考虑为（　　）

A. 组织细胞增生症　　B. 胸膜结核
C. 胸膜间皮瘤　　D. 纤维素性胸膜炎
E. 胸膜淋巴瘤

16. 女，32岁，背痛2月余，劳累后加重，有消瘦、乏力和盗汗。检查胸椎7～8节有压痛及叩痛。以下哪项检查不需要（　　）

A. 胸片　　B. 胸椎正侧位X线片
C. 血常规及血沉　　D. 同位素骨扫描
E. 结核菌素试验

17. 女，40岁，肺结核患者，肺内有空洞性病变。最符合的X线表现是（　　）

A. 下叶空洞周围大片炎性浸润
B. 空洞内壁不规则，凹凸不平
C. 上叶尖后段空洞，壁光整，周围有卫星灶
D. 厚壁空洞偏心
E. 厚壁空洞伴有液平面

18. 男，34岁，持续高热、心动过缓、腹胀、腹泻3周，因中毒性休克死亡。尸检发现弥漫性腹膜炎，回肠孤立和集合淋巴小结肿胀坏死和溃疡形成，脾大。应考虑（　　）

A. 阿米巴痢疾　　B. 肠结核
C. 伤寒　　D. 细菌性痢疾
E. 恶性组织细胞增生症

19. 男，45岁，右肋部胀痛3个月，曾经呕吐咖啡色物。查体：肝脏于肋下未触及，B超检查发现肝右叶占位性病变，2.5cm×3cm×3.5cm大小，手术见肿块为囊性，囊内为果酱样物，囊壁破絮状，囊壁与膈肌和胃粘连并有窦道相通。此患者肝脏的疾病为（　　）

A. 阿米巴肝脓肿　　B. 肝血管瘤
C. 肝脓肿　　D. 肝癌
E. 肝包虫病

20. 15岁男孩，癫痫反复发作半年。家住南方农村，夏日经常下河游泳。CT示大脑左顶叶占位性病变，大小1.3cm×1.0cm×1.2cm，手术标本病理检验见多核巨细胞、类上皮细胞、纤维细胞和淋巴细胞组成的肉芽肿，其内见钙化虫卵。该患者所患疾病最可能为（　　）

A. 脑细粒棘球蚴病　　B. 脑血吸虫病
C. 脑阿米巴病　　D. 脑结核
E. 肺吸虫病

【A3型题】

（1～3题共用题干）（2016年临床执业医师资格考试真题）

女，7岁。发热半天，抽搐1次，呕吐2次，查体：T 40℃，BP 60/30mmHg，面色苍白，四肢湿冷，呼吸急促，心率快，腹平软，脐周压痛，肠鸣音活跃，脑膜刺激征阴性。

1. 最可能的诊断是（　　）

A. 中毒性细菌性痢疾　　B. 脓毒症
C. 化脓性脑膜炎　　D. 热性惊厥
E. 急性胃炎

2. 该疾病的发病机制中，起主要作用的是（　　）

A. 细菌内毒素　　B. 小儿神经系统发育不全
C. 细菌致热源　　D. 细菌外毒素
E. 小儿免疫功能不完善

3. 应立即检查的是（　　）

A. 脑电图　　B. 血常规
C. 头颅CT　　D. 粪便常规
E. 腹部B超

（4～5题共用题干）（2012年临床执业医师资格考试真题）

女，36岁。腹泻伴纳差、乏力、消瘦、发热5月余，大便为黄色糊状，3～5次/日。

4. 下列辅助检查最有助于明确诊断的是（　　）

A. 结肠镜及活检　　B. 消化道造影
C. 肿瘤标志物检查　　D. 红细胞沉降率
E. 粪便检查

5. 最可能的诊断是（　　）

A. 结肠癌　　B. 溃疡性结肠炎
C. 克罗恩病　　D. 阿米巴结肠炎
E. 肠结核

（6～7题共用题干）（2018年考研西医综合真题）

女，30岁。腰背痛伴低热、盗汗1个月。既往有肺结核病史。体格检查发现第11～12胸椎棘突明显压痛。

6. 最可能的诊断是（　　）

A. 脊柱肿瘤 B. 强直性脊柱炎
C. 脊柱结核 D. 化脓性脊柱炎

7. 最具有诊断价值的检查是（ ）
A. MRI B. X 线
C. CT D. 结核菌素试验

（8 ～ 10 题共用题干）
男，3 岁。1 个月来食欲减退，消瘦伴低热、盗汗、干咳 1 个月，易怒。体检：颈部可见数个肿大淋巴结，肝肋下 1.5cm，结核菌素试验（++）。

8. 最可能的诊断是（ ）
A. 原发性肺结核 B. 慢性支气管炎
C. 百日咳 D. 大叶性肺炎
E. 小叶性肺炎

9. 首选的检查方法是（ ）
A. 胸部 X 线 B. 痰培养
C. 血沉检查 D. CT 检查
E. 结核菌素试验

10. 以下原发性肺结核的发展与结局，哪一项是正确的（ ）
A. 大多数自然痊愈 B. 大多数通过支气管播散
C. 大多数通过血行播散 D. 多数合并粟粒型肺结核
E. 多数合并肺外器官结核

（11 ～ 13 题共用题干）
女，21 岁，打工妹。干咳 3 个月伴不规则发热，体温波动在 37.8 ～ 38.5℃，先后多次静脉注射“头孢菌素”仍未见效，现停经 50 天。查体：消瘦，双颈部可触及成串小淋巴结，活动，无压痛，右上肺可闻及少量湿啰音。

11. 该患者应考虑诊断为（ ）
A. 细菌性肺炎 B. 支原体肺炎
C. 过敏性肺炎 D. 肺结核
E. 肺脓肿

12. 胸片示右上肺大片密度不均阴影，有小空洞形成，则该患者最可能的诊断是（ ）
A. 原发性肺结核 B. 局灶型肺结核
C. 浸润型肺结核 D.干酪性肺炎
E. 慢性纤维空洞型肺结核

13. 下列关于干酪性肺炎的描述，哪一项是错误的（ ）
A. 属于继发性肺结核
B. 来自浸润型肺结核恶化进展
C. 可由空洞内的细菌经支气管播散所致
D. 病情危重
E. 无浆液纤维蛋白渗出

（14 ～ 16 题共用题干）
男，28 岁。因低热咳嗽 2 个月，痰中带血 1 周来院门诊。吸烟 10 余年。查体：T 37.5℃，双侧颈后可触及多个可活动淋巴结，右上肺可闻及支气管肺泡音。胸片示右上肺云雾状阴影。

14. 最可能的诊断是（ ）
A. 原发性肺结核 B. 血行播散型肺结核
C. 浸润型肺结核 D. 支气管肺癌
E. 慢性纤维空洞型肺结核

15. 为明确诊断，应首选的检查是（ ）
A. 支气管镜 B. 痰真菌培养
C. 痰涂片找抗酸杆菌 D. PPD 试验
E. 血沉

16. 下列关于该型肺结核的描述，哪一项是错误的（ ）
A. 属于继发性肺结核
B. 是最常见的活动性肺结核
C. 多由结核球发展恶化进展而来
D. 病变以渗出为主
E. 局部可形成急性空洞

（17 ～ 18 题共用题干）
患者 2 个月前曾患阿米巴痢疾，近 1 个月以来肝区胀痛，B 超及 CT 示肝区有 5cm 囊性球状占位性病变。

17. 下列哪种病变应予以考虑（ ）
A. 华支睾吸虫病 B. 肝血吸虫病
C. 阿米巴肝脓肿 D. 细粒棘球蚴病
E. 泡状棘球蚴病

18. 如果考虑为阿米巴肝脓肿，可能出现的病理变化错误的是（ ）
A.脓肿内容物呈棕褐色 B. 炎症反应明显
C. 脓肿壁呈破絮状外观 D. 液化性坏死
E. 脓肿壁可查见阿米巴滋养体

（19 ～ 20 题共用题干）
男，33 岁。有不洁性交史。2 个月前出现生殖器皮肤的无痛性溃疡，1 个月后自然愈合，近日出现全身皮肤红疹，伴有淋巴结肿大。

19. 该患者最可能的诊断是（ ）
A. 淋病 B. 梅毒 C. 艾滋病
D. 尖锐湿疣 E. 伤寒

20. 患者此时的病变最可能处于该疾病（ ）
A. 第一期 B. 第二期 C. 第三期
D. 第四期 E. 晚期

【A4 型题】

（1 ～ 3 题共用题干）（2016 年考研西医综合真题）

女，26 岁。腹胀、腹痛伴低热、盗汗 3 个月。查体发现腹部移动性浊音阳性。化验血 HBsAg（+）。腹水常规：比重 1.023，蛋白定量 38g/L，白细胞数 610×10^6/L，其中单个核细胞为 80%。

1. 该患者最可能的诊断是（　　）

A. 肝硬化合并自发性腹膜炎

B. 结核性腹膜炎

C. 肝炎后肝硬化失代偿期

D. 肝癌腹膜转移

2. 下列检查结果支持上述诊断的是（　　）

A. 腹水腺苷脱氨酶（ADA）79.5U/L

B. 血清 - 腹水白蛋白梯度（SAAG）12g/L

C. 腹水病理检查见到癌细胞

D. 腹水培养见到来自肠道的革兰氏阴性菌

3. 该患者最宜选用的治疗是（　　）

A. 对症支持治疗　　B. 应用广谱抗生素

C. 抗结核治疗　　D. 全身联合肿瘤化疗

（4 ～ 9 题共用题干）

男，22 岁，既往有 HBsAg 阳性史，10 天前无诱因发热，体温逐渐上升，波动于 37.5 ～ 39℃，近 3 天体温持续在 39 ～ 40℃不降，伴有食欲缺乏、腹胀、乏力及尿黄。查体：T 40℃，P 88 次 / 分，BP 110/70mmHg，神清，表情淡漠，未见皮疹，巩膜轻度黄染，心肺未见异常，腹软，右下腹压痛（+），肝右肋下 2cm，脾未触及，肝浊音区不小，移动性浊音阴性，双下肢无水肿。化验：WBC 3.5×10^9/L，N 60%，L 40%，血 HBsAg（+），抗 HAV-IgG（+）。

4. 患者最可能的诊断是（　　）

A. 甲肝　　B. 乙肝　　C. 胃癌

D. 阑尾炎　　E. 伤寒

5. 为确诊该病例，首选的检查是（　　）

A. 肝胆脾彩超　　B. 肝炎病毒血清学

C. 血培养　　D. 肝功能

E. 肥达反应

6. 患者所患疾病的主要病理特点是（　　）

A. 全身单核巨噬细胞系统增生性反应

B. 假结核结节

C. 嗜酸性脓肿

D. 中性粒细胞浸润

E. 干酪样坏死性肉芽肿形成

7. 该患者所患疾病最常累及的部位是（　　）

A. 直肠　　B. 乙状结肠　　C. 回盲部

D. 回肠末端　　E. 升结肠

8. 对患者所患疾病具有病理诊断价值的是（　　）

A. 干酪样坏死　　B. 假膜形成　　C. 结核结节

D. 伤寒小结　　E. 肠溃疡

9. 以下哪一项不是该病可能发生的并发症（　　）

A. 肠出血　　B. 胆囊炎　　C. 肠穿孔

D. 心肌炎　　E. 肠梗阻

（10 ～ 15 题共用题干）

男，50 岁，腹胀、乏力、纳差 4 年，尿少、全身水肿 1 个月。查体：T 36℃，慢性病容，消瘦，巩膜无黄染，有蜘蛛痣，腹膨隆，脾肋下平脐，腹水征（+），下肢凹陷性水肿。

10. 可能的诊断是（　　）

A. 肝硬化　　B. 腹膜炎　　C. 肝癌

D. 脂肪肝　　E. 肝淤血

11. 经询问得知患者为湖北农民，无饮酒史及病毒性肝炎史，肝穿刺活检镜下见“假结核结节”，最可能的病理诊断为（　　）

A. 坏死后肝硬化　　B. 酒精性肝硬化

C. 门脉性肝硬化　　D. 血吸虫性肝硬化

E. 胆汁性肝硬化

12. 肝脏病变主要由该病原体发育的哪个阶段导致（　　）

A. 尾蚴　B. 成虫　C. 虫卵　D. 幼虫　E. 毛蚴

13. 血吸虫虫卵引起的病变主要发生在（　　）

A. 大肠壁和肝脏　　B. 门静脉

C. 肠系膜静脉　　D. 肺和肠

E. 肝和脾

14. 干线型肝硬化一般不见于下列哪种情况（　　）

A. 肝脏体积缩小、变硬　B. 纤维间隔形成

C. 假小叶形成　　D. 门静脉高压

E. 假结核结节

15. 下列检查方法，对于该患者有意义的是（　　）

A. 粪便直接涂片　　B. 直肠黏膜活检

C. 粪便沉孵法　　D. 环卵沉淀试验

E. 皮内试验

（16 ～ 19 题共用题干）

女，60 岁，发现肺结核 20 年，未曾正规治疗，X 线胸片示：右上肺 4cm 大小的球形病灶，其内有 2cm 的空洞，右肺内见纤维索条状阴影，纵隔右移，左下肺可见散在钙化灶。

16. 该患者的诊断是（　　）

A. 浸润型肺结核

B. 结核性胸膜炎
C.慢性纤维空洞型肺结核
D. 结核球
E. 慢性血行播散型肺结核
17. 下列该型肺结核的病变特点中哪一项是错误的( )
A. 在肺内形成一个或多个厚壁空洞
B. 空洞内层为干酪样坏死物
C. 病变局限于同侧肺组织
D. 可导致肺组织的广泛纤维化
E. 空洞内细菌可经支气管播散
18. 该型肺结核又称为( )
A. 肺原发复合征 B. 结核瘤
C. 奔马痨 D. 开放性肺结核
E. 粟粒型肺结核
19. 以下哪一项不是该型肺结核可能的转归( )
A. 支气管淋巴结结核 B. 开放性愈合
C. 干酪性肺炎 D. 结核球
E. 闭塞

【B 型题】

(1～2 题共用备选答案)(2018 年考研西医综合真题)
A. 巨噬细胞 B. 淋巴细胞
C. 多核巨细胞 D. 浆细胞
1. 构成伤寒肉芽肿的主要细胞是( )
2. 构成梅毒肉芽肿的主要细胞是( )
(3～4 题共用备选答案)(2015 年考研西医综合真题)
A. 局灶型肺结核 B. 慢性纤维空洞型肺结核
C. 浸润型肺结核 D. 干酪性肺炎
3. 非活动性肺结核是( )
4. 病情危重的肺结核是( )
(5～6 题共用备选答案)(2014 年考研西医综合真题)
A. 硬性下疳 B. 树胶样肿
C. 梅毒疹 D. 脊髓痨
5. 属于Ⅰ期梅毒的病变是( )
6. 属于Ⅱ期梅毒的病变是( )
(7～8 题共用备选答案)(2011 年考研西医综合真题)
A. 溃疡长轴与肠道长轴平行
B. 溃疡长轴与肠道长轴垂直
C. 弥漫性小溃疡上有假膜形成
D. 溃疡呈三角烧瓶状
7. 肠结核的病变特征是( )
8. 肠阿米巴病的病变特点是( )
(9～10 题共用备选答案)(2009 年考研西医综合真题)
A. 急性粟粒型肺结核 B. 急性空洞型肺结核
C. 局灶型肺结核 D. 干酪性肺炎
9. 属于血源播散性肺结核的是( )
10. 属于非活动性肺结核的是( )
(11～14 题共用备选答案)
A. 病变多从肺尖部开始
B. 可在肺内形成薄壁空洞
C.在肺内形成一个或多个厚壁空洞
D. X 线片上难与周围型肺癌相鉴别
E. 易通过血行播散引起全身粟粒型结核病
11. 原发性肺结核( )
12. 浸润型肺结核( )
13. 慢性纤维空洞型肺结核( )
14. 结核瘤( )
(15～18 题共用备选答案)
A. 有大量中性粒细胞渗出 B. 有大量巨噬细胞聚集
C. 有异物巨细胞 D. 有大量纤维素渗出
E. 有凹空细胞
15. 细菌性痢疾( )
16. 尖锐湿疣( )
17. 血吸虫病( )
18. 淋病( )
(19～20 题共用备选答案)
A. 门静脉炎 B. 嗜酸性脓肿和假结核结节
C. 肺点状出血 D. 胆管炎
E. 皮炎
19. 日本血吸虫尾蚴可引起( )
20. 日本血吸虫童虫可引起( )

【X 型题】

1.(2017 年考研西医综合真题)下列病变属于肉芽肿性炎的有( )
A. 伤寒小结 B. 子宫内膜结核
C. 硅肺结核 D. 新月体性肾小球肾炎
2.(2016 年考研西医综合真题)HIV/AIDS 并发肺结核的特点有( )
A. 结核菌素试验常为阴性 B. 下叶病变多见
C. 容易出现空洞 D. 出现药物不良反应较多
3.(2015 年考研西医综合真题)属于梅毒的病变有( )
A. 硬性下疳 B. 梅毒疹

C. 脊髓痨　　D. 黏液性水肿

4.（2014 年考研西医综合真题）继发性肺结核的病理特点有（　　）

A. 常循血行播散　　B. 常循淋巴道播散

C. 常循气道播散　　D. 病灶多从肺尖部开始

5.（2011 年考研西医综合真题）原发性肺结核病理特点有（　　）

A. 病灶多位于肺尖部　　B. 常循血行播散

C. 常循淋巴道播散　　D. 常为浸润型肺结核

6.（2010 年考研西医综合真题）下列选项中，属于结核结节成分的有（　　）

A. 成纤维细胞　　B. 类上皮细胞

C. 异物巨细胞　　D. 淋巴细胞

7.（2010 年考研西医综合真题）伤寒病时，可出现伤寒肉芽肿的部位有（　　）

A. 肝　　B. 胆囊　　C. 脾　　D. 骨髓

8.（2005 年考研西医综合真题）局灶型肺结核的特点有（　　）

A. 病灶位于肺下叶上部　B. 境界清楚

C. 以增生性病变为主　　D. 属活动性结核病

9. 继发性肺结核的病理特点有（　　）

A. 多局限于肺内　　B. 多从肺尖开始

C. 病变新旧不一　　D. 病变上重下轻

E. 常发生于儿童

10. 原发性肺结核的特征性病变包括（　　）

A. 原发病灶　　B. 肺门淋巴结结核

C. 结核球　　D. 血源性肺结核

E. 结核性淋巴管炎

11. 哪些疾病可合并穿孔（　　）

A. 伤寒　　B. 肠阿米巴病

C. 胃癌　　D. 细菌性痢疾

E. 十二指肠溃疡

12. 干酪样坏死的形态学特征有（　　）

A. 镜下不见原有组织结构轮廓

B. 肉眼观坏死灶微黄、细腻

C. 含脂质较多

D. 有异型性细胞存在

E. 凝固性

13. 结核球形成的原因有（　　）

A.浸润型肺结核干酪样坏死发生纤维包裹形成

B. 结核空洞的引流支气管阻塞，空洞由干酪样坏死物填满

C. 由多个结核病灶融合而成

D. 原发复合征中原发灶的主要并发症

E. 结核性淋巴管炎的进一步发展

14.下列慢性纤维空洞型肺结核的病变特点中正确的是（　　）

A. 在肺内形成一个或多个薄壁空洞

B. 空洞内层为结核性肉芽组织

C. 病变局限于同侧肺组织

D. 空洞内细菌经支气管播散可形成干酪样肺炎

E. 可导致肺组织的广泛纤维化

15. 肺内直径大于 2cm 的干酪样坏死灶，其结局可以是（　　）

A. 完全吸收　　B. 完全纤维化

C. 纤维包裹并钙化　　D. 纤维包裹

E. 干酪样坏死物液化形成空洞

16. 中毒型菌痢的临床病理特点有（　　）

A. 常见于 2 ～ 7 岁的儿童

B. 起病急骤

C. 呈滤泡性肠炎

D. 腹痛、腹泻明显

E. 常由毒力低的宋氏或福氏痢疾杆菌引起

17. 慢性菌痢的肠道病变有（　　）

A. 慢性溃疡　　B. 表浅、不规则性溃疡

C. 假膜　　D. 肠息肉

E. 肠壁增厚，肠腔狭窄

18. 下列病变中哪些属感染性肉芽肿（　　）

A. 结核结节　　B. 伤寒小结

C. 风湿小结　　D. 假结核结节

E. 树胶样肿

19. 下列为急性虫卵结节成分的是（　　）

A. 未成熟虫卵　　B. 成熟虫卵

C. 大量中性粒细胞　　D. 无结构颗粒状坏死物

E. Charcot-Leyden 结晶

20. 主要发生于直肠和乙状结肠的疾病有（　　）

A. 细菌性痢疾　　B. 阿米巴痢疾

C. 肠结核　　D. 肠血吸虫病

E. 肠伤寒

（二）名词解释（中英文对照）

1. 结核结节（tubercle）

2. 原发复合征（primary complex）

3. 结核球（tuberculoma）

4. 冷脓肿（cold abscess）

5. 朗汉斯巨细胞（Langhans giant cell）

6. 伤寒细胞（typhoid cell）

7. 伤寒肉芽肿（typhoid granuloma）

8. 树胶样肿（gumma）
9. 嗜酸性脓肿（eosinophilic abscess）
10. 干线型肝硬化（pipe stem cirrhosis）

（三）填空题

1. 对人致病的结核杆菌主要是____和____。
2. 结核病典型病变为____形成，并伴有不同程度的____。
3. 肺原发复合征包括____、____和____三种病变。
4. 根据继发性肺结核病的病变特点和临床经过可分为____、____、____、____、____、____等 6 种类型。
5. 根据病变特点的不同，肠结核可分为____和____。典型的肠结核溃疡多呈____，其长轴与肠腔长轴____。
6. 伤寒肠道病变按病变自然发展过程可分为____、____、____、____4 期。
7. 伤寒的病原体是____，病变属于____，主要侵犯____系统，特征性病变是____。
8. 急性细菌性痢疾的病原体是____，病变属于____，主要累及____，尤以____和____为重。
9. 细菌性痢疾可分为____、____和____三种。
10. 梅毒是由____引起的一种慢性传染病，其基本病变为____和____。

（四）判断题

1. 原发性肺结核病一般先发生于肺尖部。(　　)
2. 渗出为主的结核病变好发于浆膜、滑膜、脑膜等处。(　　)
3. 典型结核结节与不典型结核结节的区别是后者有干酪样坏死。(　　)
4. 后天性梅毒第一期的病变称硬性下疳。(　　)
5. 肺外器官结核病多由继发性肺结核引起。(　　)
6. 后天性梅毒第三期的病变常在感染后 15 ～ 20 个月发生。(　　)
7. 伤寒患者发生肠出血和穿孔常发生在坏死期。(　　)
8. 梅毒螺旋体是梅毒的病原体，梅毒患者是梅毒的唯一传染源。(　　)
9. 尖锐湿疣的病因主要是HPV16型和18型。(　　)
10. 成人肺结核主要通过支气管播散。(　　)

（五）简答题

1. 简述肠结核、肠伤寒的病变有何异同?
2. 简述慢性纤维空洞型肺结核的病变特点和其愈合的主要方式。
3. 简述急性菌痢的主要临床症状，并联系病理变化进行说明。
4. 简述结核肉芽肿与梅毒肉芽肿的区别。
5. 简述阿米巴肝脓肿的肉眼病变特点。

（六）论述题

1. 试述原发性肺结核病的病变发展及结局。
2. 试述原发性肺结核病与继发性肺结核病的主要区别。
3. 试述结核病的基本病变及基本病变的转化规律。
4. 试述继发性肺结核各型之间的关系。

五、答案及解析

（一）选择题

【A1 型题】

1. D 结核病的发病机制是由结核杆菌引起的细胞免疫和Ⅳ型超敏反应。
2. C 肺外器官的结核病多为原发性肺结核病血行播散所形成的潜伏病灶进一步发展所致。
3. A 细菌性痢疾属于假膜性炎，其余均属肉芽肿性炎。
4. E 伤寒临床主要表现为持续高热、相对缓脉、脾大、皮肤玫瑰疹、表情淡漠及中性粒细胞和嗜酸性粒细胞减少等。不会出现出血性皮疹。
5. E 原发性和继发性肺结核均可通过血行播散引起粟粒型肺结核和肺外结核病。慢性纤维空洞型肺结核、浸润型肺结核、结核球、局灶型肺结核、干酪性肺炎、结核性胸膜炎均为继发性肺结核的病理类型。
6. C 肺外结核病以肠结核病最为常见。肠结核大多发生于回盲部，分为溃疡型和增生型。溃疡型溃疡愈合后由于瘢痕形成和纤维收缩可导致肠腔狭窄；增生型以肠壁大量结核性肉芽组织形成和纤维组织增生为病变特征，肠壁高度肥厚、肠腔狭窄。
7. D 梅毒树胶样肿镜下结构颇似结核结节，中央为凝固性坏死，形态类似干酪样坏死，唯坏死不如干酪样坏死彻底，弹力纤维尚保存。坏死灶周围肉芽组织中富含淋巴细胞和浆细胞，而上皮样细胞和朗汉斯巨细胞较少，且必有闭塞性小动脉内膜炎和动脉周围炎。
8. C 肠伤寒时伤寒杆菌进入小肠，穿过小肠黏膜上皮细胞侵入肠壁淋巴组织，尤其是回肠末端的集合淋巴小结或孤立淋巴小结，故伤寒坏死灶主要在淋巴组织内。

9. C 在血吸虫感染过程中，尾蚴、童虫、成虫及虫卵等均可对宿主造成损害，但以虫卵引起的病变最严重，对机体的危害也最大。虫卵沉着于乙状结肠、直肠和肝等处，形成虫卵结节，造成损害。尾蚴主要引起尾蚴性皮炎；童虫可引起肺组织充血、水肿、点状出血及白细胞浸润，但病变一般轻微而短暂；成虫对机体的损害作用较轻。

10. C 肠结核约 85% 发生于回盲部；直肠和乙状结肠是细菌性痢疾最常见的发病部位；回肠末端是肠伤寒最常见的发病部位；升结肠和盲肠是肠阿米巴病最常见的发病部位。

11. A 淋病是由淋球菌引起的急性化脓性炎症。变质性炎常见于急性肝炎、流行性乙型脑炎和肠阿米巴病等；出血性炎常见于流行性出血热、钩端螺旋体病和鼠疫等；浆液性炎常见于感冒初期、渗出性结核性胸膜炎等。

12. C 伤寒是由伤寒杆菌引起的以巨噬细胞增生为特征的急性增生性炎症。

13. A 结核病在人群中的传染源主要是结核病患者，即痰直接涂片阳性者。慢性纤维空洞型肺结核的特点是病程长、反复进展恶化，病变空洞与支气管相通，使其中的结核杆菌更易排出，结核分枝杆菌检查可呈长期阳性，有开放性肺结核之称，因此传染性最强。原发性肺结核、慢性血行播散型肺结核和急性血行播散型肺结核患者痰中结核杆菌的数量不多，故传染性不强。干酪性肺炎患者痰中虽然能查出结核分枝杆菌，但传染性没有慢性纤维空洞型肺结核强。

14. C 继发性肺结核病是指再次感染结核杆菌所引起的肺结核病，多见于成人。浸润型肺结核是临床上最常见的活动性、继发性肺结核。

15. E 继发性肺结核病变常起始于肺尖部，严重时可形成空洞，不能自然痊愈，需长期进行治疗。继发性肺结核病主要分为以下几种类型：局灶型肺结核、浸润型肺结核、慢性纤维空洞型肺结核、干酪样肺炎和肺结核球，其中慢性纤维空洞型肺结核，如空洞壁的干酪样坏死侵蚀较大的血管，可引起大咯血，患者可因吸入大量血液而窒息死亡。

16. A 细菌性痢疾的病理变化主要发生于大肠，尤以乙状结肠和直肠为重；回肠末端是肠伤寒的好发部位；十二指肠易发生消化性溃疡病。

17. C 急性虫卵结节肉眼观呈灰黄色、局限性结节状病灶，镜下见嗜酸性脓肿，结节中央有成熟虫卵，虫卵表面可见抗原抗体复合物，虫卵周围是一片无结构的颗粒状坏死物质及大量嗜酸性粒细胞浸润。

18. E 结核病典型病变为结核结节形成伴有不同程度的干酪样坏死。骨结核时，坏死物液化后在骨旁形成结核性“脓肿”，由于局部并无红、热、痛，故又称“冷脓肿”。

19. D 肠结核最具有诊断价值的病理改变是干酪性肉芽肿。黏膜弥漫性炎症多见于溃疡性结肠炎；节段性炎症、匍行沟槽样溃疡和非干酪性肉芽肿主要见于克罗恩病。

20. C 原发性肺结核病常表现为肺原发复合征，主要由肺的原发病灶、淋巴管炎、肺门淋巴结结核组成。干酪性肺炎、浸润型肺结核、结核球属于继发性肺结核病。

21. C 结核结节由上皮样细胞、Langhans 巨细胞、淋巴细胞和成纤维细胞构成，典型结核结节中央有干酪样坏死。

22. C 血行播散型肺结核又称为粟粒型肺结核，可分为急性和慢性。急性粟粒型肺结核肉眼观，肺表面和切面可见灰黄或灰白色粟粒大小结节。小叶性肺炎一般不侵犯胸膜；肝癌肺转移常表现为双肺大小不等的球形结节，多见于中下肺野，可累及胸膜；栓塞性肺脓肿常表现为双肺边缘散在多个脓肿。

23. D 肠结核分为溃疡型和增生型。溃疡型溃疡愈合后由于瘢痕形成和纤维收缩可导致肠腔狭窄；增生型肠壁大量结核性肉芽组织形成和纤维组织增生，肠壁高度肥厚、肠腔狭窄。肠伤寒、急性细菌性痢疾可导致肠穿孔、肠出血。急性阿米巴肠病可引起肠穿孔，慢性阿米巴肠病可导致肠腔狭窄，但较肠结核少见。

24. A 原发性肺结核最先出现的病变为肺的原发灶，常位于通气较好的肺上叶下部或下叶上部靠近胸膜处。继发性肺结核常起始于肺尖部。

25. C 溃疡型肠结核患者结核杆菌侵入肠壁淋巴组织，形成结核结节、干酪样坏死，破溃后形成溃疡。由于肠黏膜淋巴管环肠管走行，病变沿淋巴管扩散，因此肠结核溃疡多呈环形，其长轴与肠管长轴垂直。肠结核溃疡的形态与肠黏膜皱襞形态、血管走向无关。

26. B 肠伤寒累及肠壁淋巴组织，溃疡是由坏死组织逐渐崩解脱落而形成。因受累淋巴小结不同，溃疡的形态和大小也不相同。孤立淋巴小结的溃疡小而圆；集合淋巴小结的溃疡较大，呈椭圆形，其长轴与肠管的长轴平行。故肠伤寒溃疡形态与肠黏膜淋巴小结的形态有关，而与肠黏膜的皱襞形态、血管走向等无关。

27. B 结核杆菌常侵入肠壁淋巴组织，因肠壁淋巴管环肠管走行，病变沿淋巴管扩散，故典型的肠结核溃疡长轴与肠腔长轴垂直，多呈环形腰带状。裂隙状溃疡见于克罗恩病；火山口状溃疡见于结肠癌；烧瓶状溃疡见于肠阿米巴病。

28. B 慢性纤维空洞型肺结核肺内有一个或多个空洞，空洞壁厚不易塌陷、闭合，内层为干酪样坏死物，其中有大量结核杆菌，空洞与支气管相通，可从呼吸道排出大量带菌微滴，故又称开放型肺结核。局灶型肺结核和结核球都有纤维包裹，属于非活动性结核病。浸润型肺结核病病变以渗出为主，中央有干酪样坏死灶，坏死物液化后经支气管排出，可形成急性空洞，但这种急性空洞一般易于愈合，因此不属于开放型肺结核。

29. B 后天性梅毒分一、二、三期。硬下疳为一期梅毒的特征性病变；梅毒疹是二期梅毒的特征性病变；树胶样肿是三期梅毒的特征性病变。闭塞性动脉内膜炎是梅毒的基本病变之一。

30. A 原发性肺结核的病理特征是原发复合征，约95%的病例可自然痊愈。但仍有少数患儿，病灶扩大、干酪样坏死和空洞形成，有的甚至在肺内播散形成急性粟粒型肺结核或全身播散形成全身粟粒型结核病。局灶型肺结核、浸润型肺结核、干酪性肺炎及空洞型肺结核均属于继发性肺结核。

31. D 结核瘤又称结核球，是直径 2 ～ 5cm，纤维包裹的、孤立的、境界清楚的干酪性坏死灶。

32. E 树胶肿是梅毒的基本病理变化，特点：镜下结构颇似结核结节，中央为凝固性坏死，形态类似干酪样坏死，但不如干酪样坏死彻底，弹力纤维尚保存，因此弹力纤维染色可见组织内原有血管壁的轮廓。坏死灶周围含大量淋巴细胞和浆细胞；类上皮细胞和朗汉斯巨细胞较少；少有钙化。

33. D 细菌性痢疾的肠溃疡特征为形状不一的“地图状”溃疡，溃疡多较浅表。溃疡呈环形，其长轴与肠的长轴垂直是肠结核的病变特征；溃疡呈长椭圆形，其长轴与肠的长轴平行是肠伤寒的病变特征；溃疡呈烧瓶状口小底大是肠阿米巴病的病变特征；溃疡边缘呈堤状隆起是癌性溃疡的病变特征。

34. E 急性菌痢大量纤维素渗出，与坏死组织、炎性细胞、红细胞、细菌等一起形成特征性的假膜，为急性菌痢的典型肠道病变。

35. E 女性生殖系统结核以输卵管结核最多见，为女性不孕的原因之一，其次是子宫内膜和卵巢结核。

【A2 型题】

1. E 最可能的疾病是结核性脑膜炎。脑囊虫病在有吃生猪肉习惯的地区或民族中甚为流行，有疫区接触史，主要表现为颅内压增高、局灶神经体征、癫痫、精神障碍等非脑膜刺激症状。化脓性脑膜炎多见于冬春季，大多有皮肤、黏膜瘀点，脑脊液脓样。乙型脑炎多见于夏秋季，多为脑实质损害，脑脊液清亮或微浑。

2. A 伤寒是由伤寒杆菌引起的急性传染病，全身单核巨噬细胞系统细胞的增生为其病变特征，以回肠末端淋巴组织的病变最为突出。临床主要表现为持续高热、相对缓脉、脾大、皮肤玫瑰疹及中性粒细胞和嗜酸性粒细胞减少等。肥达反应是诊断伤寒的血清学实验。

3. E 梅毒 95% 以上通过性交传播。第一期梅毒，梅毒螺旋体侵入人体后 3 周左右，侵入部位发生炎症反应，形成下疳，下疳常为单个，直径约 1cm，表面可发生糜烂或溃疡，溃疡底部及边缘质硬（硬性下疳）。巨细胞病毒感染在正常成年人中多为隐性感染或呈单核细胞增多症表现。淋病是由淋球菌引起的急性化脓性炎症，主要侵犯泌尿生殖系统。生殖器疱疹是由单纯疱疹病毒（HSV）引起的性传播疾病，基本临床过程是局部出现红斑，伴感觉异常，继之形成水疱，数天后破溃，并发细菌感染者溃疡有脓性分泌物，多有既往发病史等。尖锐湿疣是由 HPV 引起的性传播疾病，潜伏期通常为 3 个月，初起为小而尖的突起，逐渐扩大，淡红或暗红，质软，表面凹凸不平，呈疣状颗粒。

4. D 腹痛、腹泻伴里急后重是细菌性痢疾的主要临床表现。细菌性痢疾早期黏液分泌亢进，黏膜充血、水肿、中性粒细胞和巨噬细胞浸润，可见点状出血。病变进一步发展则出现黏膜浅表坏死，渗出物中含有大量纤维素，表现为典型的地图样坏死灶与假膜性肠炎。故患者最初为稀便，后为黏液脓血便，见片状灰白色膜状物排出。细菌性痢疾属于纤维素性炎。

5. D 综合患者病史与查体，考虑诊断为肠结核。克罗恩病临床以腹痛、腹泻、体重下降、腹块、瘘管形成和肠梗阻为特点。结肠癌好发于 40 ～ 60 岁，多有便血症状，若有腹部肿块提示已届中晚期，而中晚期患者会有进行性消瘦、恶病质、腹水等表现。

6. A 根据其临床表现和辅助检查，考虑诊断为肺结核。肺脓肿临床特征为高热、咳嗽和咳大量脓臭痰，胸部 X 线影像显示有一个或多发的含气液平的空洞。肺癌多无急性感染中毒症状，有时痰中带血丝，血白细胞计数不高。大叶性肺炎多起病急，临床表现多为咳嗽咳痰或原有呼吸道症状加重，可有呼吸困难，大多数有发热，早期肺部体征无明显异常。

7. B 综合患者临床表现及化验结果初步诊断为伤寒。伤寒的主要病理特点是全身单核巨噬细胞系统增生性反应。

8. B 该患者可能的诊断是急性普通型细菌性痢疾。急性轻型细菌性痢疾全身毒血症状轻微，可无发热或仅低热，表现为急性腹泻，稀便有黏液但无脓血。中毒型细菌性痢疾多见于 2 ～ 7 岁儿童，特点是起病急，全身中毒症状较重，有呼吸或循环衰竭，肠道症状轻微。慢性细菌性痢疾病程＞ 2 个月。

9. C 最可能的诊断是尖锐湿疣。淋病主要表现为阴道脓性分泌物增多；梅毒于接触部位发生硬下疳；念珠菌性阴道炎的特征为白色稠厚呈凝乳块状白带；滴虫性阴道炎分泌物的典型特点是白带呈脓性泡沫状。

10. A 患者居于血吸虫疫区，职业为农民，考虑血吸虫性肝硬化。血吸虫性肝硬化肝脏呈干线状纤维化，肝脏表面有大小不等的结节。肝细胞水肿，有大量炎症细胞浸润，肝细胞亚大块坏死及肝细胞大块坏死为急性肝炎病理改变，本例为慢性病程。假小叶形成主要见于门脉性肝硬化和坏死后性肝硬化。

11. D 诊断考虑细菌性痢疾，凹空细胞见于尖锐湿疣患者。

12. B 考虑诊断为梅毒。玫瑰疱疹是一种皮肤发炎性皮疹，不是性传播疾病，40% ～ 50% 的患者会有轻微的瘙痒感。红斑狼疮的典型表现为面部蝶形红斑，不是性传播疾病。麻疹是一种儿童常见的急性呼吸道传染病，其主要临床表现为发热、流涕、咳嗽等，可出现灰白色的麻疹黏膜斑。结节性红斑是一种主要累及皮下脂肪组织的急性炎症性疾病，常见于小腿伸侧，有疼痛感。

13. D 中毒性菌痢的特征是起病急骤、严重的全身中毒症状，但肠道病变和症状轻微。多见于 2 ～ 7 岁儿童，发病后数小时即可出现中毒性休克或呼吸衰竭而死亡。高热惊厥、流行性乙型脑炎和肠结核一般都无黏液脓血便。

14. A 最可能的诊断为尖锐湿疣。扁平湿疣是二期梅毒的皮肤损害，表现为会阴、外生殖器等部位的肉红色或粉红色扁平丘疹或斑块。假性湿疣常发生在女性小阴唇内侧及阴道前庭，为群集白色或淡红色鱼子大小的光滑丘疹，醋酸白试验阴性。生殖器鲍温样丘疹病表现为会阴、外生殖器等部位的多个或单个色素性丘疹。阴茎珍珠状丘疹病表现为男性冠状沟边缘细小圆锥状、排列单行或多行的白色或淡红色小丘疹，醋酸白试验阴性。

15. B 考虑诊断为胸膜结核。组织细胞增生症一般不见类上皮细胞和干酪样坏死。胸膜间皮瘤主要由梭形的成纤维细胞样瘤细胞构成。纤维素性胸膜炎主要表现为纤维素渗出。

16. D 考虑诊断为胸椎结核，因此应拍摄胸椎正侧位 X 线片以明确诊断。由于骨与关节结核的原发灶多为肺结核，故需检查血常规、血沉，做结核菌素试验，拍摄胸片，以明确有无肺结核。同位素骨扫描对胸椎结核的诊断价值不大，临床上主要用于转移性骨肿瘤的诊断。

17. C 肺结核的空洞 X 线胸片主要表现为空洞，壁光整和播散病灶。下叶空洞周围大片炎性浸润和厚壁空洞伴有液平面为肺脓肿的典型表现。空洞内壁不规则，凹凸不平和厚壁空洞偏心为支气管肺癌的典型表现。

18. C 应考虑伤寒，因为伤寒病第 3 周大致为溃疡期，此期易发生肠出血、肠穿孔等并发症，导致患者死亡。患者的临床表现为典型的伤寒表现，尸检发现为伤寒病变的肉眼所见。

19. A 根据病史和检查所见，诊断为阿米巴肝脓肿。患者曾呕吐咖啡色物是因为脓肿与膈肌和胃之间形成窦道，脓肿内容物经胃排出。肝血管瘤、肝脓肿、肝癌和肝包虫囊肿的病变均与本病病变不符。

20. B 本病例的标本病理检查见钙化虫卵、类上皮细胞、多核巨细胞等成分构成的肉芽肿病变，符合血吸虫病的慢性虫卵结节之病理变化。患者家住南方农村，夏天常在河里游泳，有可能接触疫水，支持血吸虫病的诊断。脑的血吸虫病主要见于大脑的顶叶，也可见于额叶及枕叶，表现为不同时期的虫卵结节形成和胶质细胞增生。临床上出现脑炎、癫痫发作和疑似脑内肿瘤的占位性症状。脑结核病变以脑底部明显，蛛网膜下腔有炎性渗出物，可见结核结节。细粒棘球蚴病主要引起肝和肺的病变，也可见于肌肉和脑等，在组织内形成包虫囊。肺吸虫病的病变是形成虫囊肿，阿米巴病的病变为组织的液化性坏死。均与本例的病变不符。

【A3 型题】

1. A 中毒性细菌性痢疾多见于 2 ～ 7 岁儿童，成人罕见。有高热、惊厥、意识障碍及呼吸、循环衰竭，起病时胃肠道症状轻微，甚至无腹痛、腹泻。

2. A 中毒性细菌性痢疾常由毒力较弱的福氏志贺菌或宋内志贺菌所引起，二者均可产生内毒素，但不会释放外毒素。

3. D 中毒性细菌性痢疾常需盐水灌肠或肛拭子行粪便检查方可诊断。

4. A 结肠镜可以对全结肠和回肠末段进行直接观察，对本病诊断有重要价值。

5. E 综合患者临床症状，考虑诊断为肠结核。结肠癌好发于 40 ～ 60 岁，多有便血症状。溃疡性结肠炎临床上有腹痛、腹泻和血性黏液便等症状。克罗恩病临床以腹痛、腹泻、体重下降、腹块、瘘管形成和肠梗阻为特点。典型急性阿米巴结肠炎表现为腹痛、腹泻、大便量多，呈暗红色果酱样。

6. C 有肺结核病史的青年患者，腰痛伴低热、盗汗等结核中毒症状，体格检查第 11 ～ 12 胸椎棘突（脊柱结核的好发部位）明显压痛。脊柱肿瘤、强直性脊柱炎及化脓性脊柱炎不会出现结核中毒症状。

7. A 为明确脊柱结核的诊断，首选 MRI 检查。MRI 在结核炎性浸润阶段即可显示异常信号，具有早期诊断价值。X 线、CT 均无早期诊断价值。结核菌素试验对结核病有一定诊断价值，但对脊柱结核的诊断价值不大。

8. A 综合患者年龄、临床表现和辅助检查，首先考虑为原发性肺结核。

9. A 诊断肺结核的常规首选方法是胸部 X 线检查，可以发现早期轻微的结核病变。痰培养为痰结核分枝杆菌检查提供准确可靠的结果，灵敏度高，作为结核病诊断的金标准，但是结核分枝杆菌培养费时较长，故不作为首选的检查。血沉缺乏特异性，故不作为首选的检查。结核菌素试验只能检测是否感染过结核分枝杆菌，并不能确诊结核病，一般不用于临床结核病的诊断。

10. A 原发性肺结核 95% 左右的病例可自然痊愈。少数营养不良或同时患有其他传染病的患儿，病灶扩大、干酪样坏死和空洞形成，有的甚至肺内播散形成粟粒型肺结核或全身播散性成全身粟粒性结核病。

11. D应考虑诊断为肺结核。细菌性肺炎通常急骤起病，以高热、寒战、咳嗽、胸痛为特征，抗生素治疗有效。支原体肺炎潜伏期 2 ～ 3 周，起病较缓慢，咳嗽多为阵发性刺激性呛咳，咳少量黏液，一般无明显肺部体征，无空洞形成。肺脓肿临床特征为高热、咳嗽和咳大量脓臭痰，且抗生素治疗有效。

12. D 右上肺可闻及少量湿啰音，胸片示右上肺大片密度不均阴影，有小空洞形成，符合干酪性肺炎的表现及影像学特点，应诊断为干酪性肺炎。

13. E 干酪性肺炎属于继发性肺结核，可由浸润型肺结核恶化进展而来，也可由急、慢性空洞内的细菌经支气管播散所致。镜下主要为大片干酪样坏死灶。肺泡腔内有大量浆液纤维蛋白性渗出物。根据病灶范围的大小分小叶性和大叶性干酪性肺炎。此型结核病病情危重。

14. C 根据其临床表现和辅助检查，考虑诊断为浸润型肺结核。

15. C 为明确诊断，应首选痰涂片找抗酸杆菌，痰中检出抗酸杆菌对诊断肺结核有极重要的意义。

16. C 浸润型肺结核是临床上最常见的活动性、继发性肺结核。多由局灶型肺结核发展而来。X 线示锁骨下边缘模糊的云絮状阴影。病变以渗出为主，中央有干酪样坏死，病灶周围有炎症包绕。如病变发展，干酪样坏死扩大（浸润进展），坏死物液化后经支气管排出，局部可形成急性空洞。

17. C 阿米巴肝脓肿是肠阿米巴病最常见的并发症，大多发生于阿米巴痢疾发病后 1 ～ 3 个月内。综合患者病史、临床表现及影像学检查应考虑为阿米巴肝脓肿。

18. B 阿米巴肝脓肿内容物呈棕褐色果酱样，由液化性坏死物质和陈旧性血液混合而成，炎症反应不明显。脓肿壁上附有尚未彻底液化坏死的门管区结缔组织、血管和胆管等，呈破絮状外观。镜下，脓腔内为液化坏死淡红色无结构物质。脓肿壁有不等量尚未彻底液化坏死的组织，有少许炎细胞浸润，在坏死组织与正常组织交界处可查见阿米巴滋养体。

19. B 综合考虑，最可能的诊断是梅毒。

20. B 患者近日出现全身皮肤红疹，伴有淋巴结肿大，考虑最可能处于梅毒二期。

【A4 型题】

1. B 该患者最可能的诊断为结核性腹膜炎。肝硬化合并自发性腹膜炎渗出性腹水，细胞分类以中性粒细胞为主。肝炎后肝硬化失代偿期多无腹痛、发热、盗汗，可出现漏出性腹水。肝癌腹膜转移多无发热盗汗，病情进展快，有血性腹水。

2. A 结核性腹膜炎时，因细胞免疫受刺激，淋巴细胞明显增多，故腹水 ADA 多高于 45U/L，其诊断结核性腹膜炎的敏感度较高。血清 - 腹水白蛋白梯度（SAAG）是指同日所测血清白蛋白与腹水白蛋白的差值。SAAG ＞ 11g/L 的腹水为漏出液，多见于肝硬化、酒精性肝病、心源性腹水等；SAAG ＜ 11g/L 的腹水多为渗出液，常见于结核性腹膜炎、腹腔恶性肿瘤、胰源性腹水等。腹水病理检查见到癌细胞多提示腹膜癌转移。腹水培养见到来自肠道的革兰氏阴性菌多提示合并自发性腹膜炎。

3. C 结核性腹膜炎首选抗结核治疗。

4. E 根据患者的病史、临床症状和实验室数据，考虑诊断伤寒。抗 HAV-IgG 阳性是既往感染 HAV 或免疫接种后的标志，可长期存在，不能作为甲肝的诊断依据；既往有 HBsAg 阳性史，且急性黄疸型乙型肝炎少见，故急性乙型肝炎可能性小，患者可能为无症状携带者或慢性乙肝患者。

5. C 为确诊伤寒，首选的检查是血培养，在病程 1 ～ 2 周内，血培养阳性率最高，可达 80% ～ 90%。肝功能、肝炎病毒血清学是针对病毒性肝炎的检查；肥达反应在多数患者病情第二周起出现阳性；肝胆脾彩超对伤寒确诊无明确诊断价值。

6. A 伤寒是由伤寒杆菌引起的急性传染病，全身单核巨噬细胞系统细胞的增生为病变特征。

7. D 伤寒以回肠末端淋巴组织的病变最为突出。

8. D 伤寒小结是由伤寒细胞聚集成团形成的小结节，是伤寒的特征性病变，具有病理诊断价值。

9. E 肠伤寒的肠溃疡特征是溃疡呈长椭圆形，其长轴与肠的长轴平行，溃疡愈合后一般不会导致肠腔狭窄。

10. A 根据患者的病史、症状和体征，可能的诊断是肝硬化。

11. D 肝穿刺活检镜下见“假结核结节”即血吸虫慢性虫卵结节，最可能的病理诊断为血吸虫性肝硬化。

12. C 在血吸虫感染过程中，尾蚴、童虫、成虫及虫卵等均可对宿主造成损害，但以虫卵引起的病变最严重，对机体的危害也最大。虫卵反复在肝脏沉积，可导致“血吸虫性肝硬化”。

13. A 血吸虫虫卵引起的病变主要发生在宿主肝脏和大肠壁内。门静脉 - 肠系膜静脉系统是血吸虫成虫的主要寄生部位。血吸虫虫卵寄生在肺内时，称为异位损害，少见。

14. C 由于血吸虫虫卵结节主要在门管区，肝小叶并未遭受严重破坏，故血吸虫性肝硬化（干线型肝硬化）是以肝内纤维组织增生为主要特征，而不形成假小叶。

15. B 直肠黏膜活检是慢性血吸虫病原诊断方法之一，阳性率较高，适用于临床可疑而粪检阴性者。

16. C 根据病史和 X 线胸片，诊断是慢性纤维空洞型肺结核。

17. C 慢性纤维空洞型肺结核病变有以下特点：①肺内有一个或多个厚壁空洞，镜下洞壁分三层：内层为干酪样坏死物，中层为结核性肉芽组织，外层为纤维结缔组织；②同侧或对侧肺组织，特别是肺小叶可见由支气管播散引起的很多新旧不一、大小不等、病变类型不同的病灶；③后期肺组织严重破坏，广泛纤维化，甚至使肺功能丧失。

18. D 慢性纤维空洞型肺结核病变空洞与支气管相通，有开放性肺结核之称。

19. A 支气管淋巴结结核一般由原发性肺结核时肺门淋巴结病变继续发展而来。慢性纤维空洞型肺结核经有效治疗，较小的空洞一般可机化而闭塞；体积较大的空洞，内壁坏死组织脱落，由支气管上皮覆盖，此时空洞虽仍然存在，但已无菌排出，故称开放性愈合。慢性空洞引流支气管阻塞，空洞由干酪样坏死物填充，形成结核球。如未经有效治疗，空洞内的细菌经支气管播散可致干酪性肺炎。

【B 型题】

1. A 伤寒是由伤寒杆菌引起的以巨噬细胞增生为

主的急性增生性炎。巨噬细胞内吞噬伤寒杆菌、红细胞和细胞碎片，称为伤寒细胞。伤寒细胞聚集成团形成伤寒肉芽肿，是伤寒的特征性病变。

2. D 梅毒肉芽肿称为树胶样肿，浆细胞恒定出现为梅毒的病变特点之一。

3. A 局灶型肺结核是继发性肺结核的早期病变。常位于肺尖下，直径 0.5 ～ 1cm。病灶境界清楚，有纤维包膜。镜下病变以增生为主，中央为干酪样坏死。患者常无自觉症状，多在体检时发现，属于非活动性肺结核。

4. D 干酪性肺炎镜下主要为大片干酪样坏死灶，病情危重。

5. A 硬性下疳为Ⅰ期梅毒的特征性病变。

6. C 梅毒疹为Ⅱ期梅毒的特征性病变。树胶样肿为Ⅲ期梅毒的特征性病变。脊髓痨为Ⅲ期梅毒累及脊髓后根及脊髓后索发生变性所致。

7. B 肠结核的溃疡呈环形，腰带状，溃疡长轴与肠道长轴垂直。

8. D 肠阿米巴病时，溶组织阿米巴溶解周围组织，形成口小底大的烧瓶状溃疡。

9. A 肺门、纵隔、支气管旁的淋巴结干酪样坏死破入邻近大静脉，或因含有结核杆菌的淋巴液由胸导管回流，经静脉入右心，沿肺动脉播散至两肺，可引起急性粟粒型肺结核，此为血源性播散。

10. C 局灶型肺结核病灶境界清楚，有纤维包膜，患者常无自觉症状，属于非活动性肺结核。

11. E 原发性肺结核易通过血行或淋巴道播散，继发性肺结核常经呼吸道播散。

12. A 浸润型肺结核多发生于肺尖部。

13. C 肺内形成一个或多个厚壁空洞是慢性纤维空洞型肺结核病变特点之一。

14. D 结核瘤又称结核球，在肺内形成直径 2 ～ 5cm 孤立性肿块，X 线片上难与周围型肺癌相鉴别。

15. D 细菌性痢疾是由痢疾杆菌所引起的一种假膜性炎，有大量纤维素渗出。

16. E 尖锐湿疣的特征性病变是凹空细胞，有助于尖锐湿疣的诊断。

17. C 血吸虫病慢性虫卵结节形态上类似结核结节，又称假结核结节，结节内可见异物巨细胞。

18. A 淋病是由淋球菌引起的急性化脓性炎，有大量中性粒细胞渗出。

19. E 尾蚴入侵皮肤后可引起尾蚴性皮炎。

20. C 童虫在体内移行可引起血管炎和血管周围炎，以肺组织受损最为明显，表现为肺组织充血、水肿、点状出血及白细胞浸润，但病变一般轻微而短暂。

【X 型题】

1. ABC 肉芽肿性炎是指以肉芽肿形成为特征的慢性炎症。伤寒小结是伤寒的肉芽肿性病变；结核结节是子宫内膜结核的肉芽肿性病变；硅肺合并结核，亦有结核结节形成，故 ABC 均属于肉芽肿性炎。新月体性肾小球肾炎的特征性病变为肾小球壁层上皮细胞增生形成的新月体，无肉芽肿形成。

2. ABD HIV/AIDS 并发肺结核的特点为临床症状和体征较多，如体重减轻、长期发热、持续咳嗽、全身淋巴结肿大；胸片经常出现肿大的肺门纵隔淋巴结团块，下叶病变多见；结核菌素试验常为阴性；治疗过程中常出现药物不良反应。HIV/AIDS 并发肺结核患者由于严重的免疫缺陷，肺结核所致的炎症多不典型，肺部很少出现空洞、肉芽肿性病变等。

3. ABC 硬性下疳为一期梅毒的特征性病变，梅毒疹为二期梅毒的特征性病变。脊髓痨为三期梅毒累及神经系统的表现。黏液性水肿常见于甲状腺功能低下，不属于梅毒的病理改变。

4. CD 病灶多从肺尖部开始，常经气道播散为继发性肺结核的特点。常经血行、淋巴道播散为原发性肺结核的病理特点。

5. BC 原发性肺结核好发于肺上叶下部或下叶上部近胸膜处，而“病灶多位于肺尖部”为继发性肺结核的特点。原发性肺结核常经血行或淋巴道播散，而继发性肺结核常经呼吸道播散。原发性肺结核表现为原发复合征。浸润型肺结核属于继发性肺结核。

6. ABD 结核结节是结核病的特征性病变，由类上皮细胞、朗汉斯巨细胞、淋巴细胞、少量成纤维细胞构成，典型结核结节中央有干酪样坏死。

7. ACD 伤寒病变可累及全身单核巨噬细胞系统，其特征性病变伤寒肉芽肿，可出现在全身单核巨噬细胞系统，如肝、脾、骨髓和淋巴结中。虽然伤寒杆菌易于在胆汁中大量繁殖，但大多数患者胆囊无明显病变或仅有轻度炎症，无伤寒肉芽肿形成。

8. BC 局灶型肺结核是继发性肺结核的早期病变。单个或多个结节状病灶，病灶常位于肺尖下 2 ～ 4cm，直径 0.5 ～ 1cm。病灶境界清楚，有纤维包膜。镜下病变以增生为主,中央为干酪样坏死。患者常无自觉症状，多在体检时发现，属于非活动性肺结核。

9. ABCD 继发性肺结核多见于成人，其病变常起始于肺尖部，复杂多样、新旧病灶混杂，有多种类型；主要经支气管播散；病程迁延，时好时坏。

10. ABE 原发性肺结核的特征性病变包括原发病灶、结核性淋巴管炎、肺门淋巴结结核，称原发复合征。结核球是继发性肺结核的类型之一。血源性肺结核指经血行播散的肺结核，原发性和继发性肺结核都可发生。

11. ABCE 肠伤寒时，坏死肠黏膜脱落后形成溃疡，一般深达黏膜下层，坏死严重时可深达肌层及浆膜层，形成肠穿孔。肠阿米巴病急性期形成口小底大的烧瓶状溃疡，严重者可造成肠穿孔。胃、十二指肠溃疡、胃癌均可导致穿孔。急性细菌性痢疾可形成大小不等的“地图状”浅溃疡，一般不并发肠穿孔。

12. ABCE 干酪样坏死是彻底的凝固性坏死，镜下为无结构的颗粒状红染物，不见原有组织结构轮廓。由于结核病灶中含脂质较多,因此坏死灶微黄、细腻，状似干酪。异型性细胞是恶性肿瘤的病理特征，不出现于干酪样坏死灶中。

13. ABC 结核球是孤立的、有纤维包裹的、境界分明的球形干酪样坏死灶，是继发性肺结核的一个类型，主要的形成原因有：浸润型肺结核干酪样坏死发生纤维包裹；结核空洞的引流支气管阻塞，空洞由干酪样坏死物填满；由多个结核病灶融合而成。原发灶是原发性肺结核的初始病灶，结核性淋巴管炎进一步发展引起淋巴结结核。

14. DE 慢性纤维空洞型肺结核空洞内层为含结核杆菌的干酪样坏死物，通过支气管播散在同侧，也可在对侧引起病灶。由于病情迁延，病变广泛，时好时坏，肺组织遭到严重破坏，可导致肺组织广泛纤维化。

15. CDE 因为只有较小的干酪样坏死灶才可以完全吸收或完全纤维化，较大者可纤维包裹、钙化，或液化坏死形成空洞。

16. ABCE 中毒性菌痢多见于 2 ～ 7 岁儿童，起病急骤，常由毒力较低的福氏和宋氏痢疾杆菌引起。肠病变较轻，可见肠壁集合淋巴滤泡和孤立淋巴滤泡增生肿大，呈滤泡性肠炎的变化。临床上常无明显腹痛、腹泻及脓血便，但有严重的全身中毒症状。

17. ADE 慢性菌痢病程较长，病变新旧混杂，多有慢性溃疡形成，其边缘黏膜过度增生而形成息肉，纤维增生使肠壁增厚。假膜和表浅、不规则溃疡主要见于急性细菌性痢疾。

18. ABDE 因为风湿小结与变态反应有关，而与感染无直接关系。

19. BDE 急性虫卵结节的中央有数目不等的成熟虫卵，卵壳表面附着有抗原 - 抗体复合物，其周围是红染无结构的颗粒状坏死物质及大量嗜酸性粒细胞浸润，故称嗜酸性脓肿。其间可见菱形或多面形屈光性蛋白质晶体，即 Charcot-Leyden 结晶，由嗜酸性颗粒相互融合而成。结节内无大量中性粒细胞。

20. AD 细菌性痢疾和肠血吸虫病主要发生在直肠和乙状结肠。阿米巴痢疾主要发生于盲肠和升结肠，肠结核以回盲部为好发部位，肠伤寒的病变为全身单核巨噬细胞增生，以回肠下段的集合和孤立淋巴小结的病变最为常见且明显。

（二）名词解释（中英文对照）

1. 结核结节（tubercle）：又称为结核性肉芽肿（tuberculous granuloma），在细胞免疫基础上形成，由上皮样细胞、朗汉斯巨细胞（Langhans giant cell）加上外周局部集聚的淋巴细胞和少量反应性增生的成纤维细胞构成。典型的结核结节中央有干酪样坏死，具有诊断价值。

2. 原发复合征（primary complex）：是原发性肺结核的病变特点，由肺的原发灶、结核性淋巴管炎和肺门淋巴结结核三者构成，X 线片上呈哑铃状阴影。

3. 结核球（tuberculoma）：是直径 2 ～ 5cm、纤维包裹的、孤立的、境界清楚的干酪性坏死灶。

4. 冷脓肿（cold abscess）：是干酪样坏死型骨结核时，坏死物液化后可在骨旁形成的结核性脓肿，因无红、热、痛局部表现，故称为冷脓肿。

5. 朗汉斯巨细胞（Langhans giant cell）：是一种多核巨细胞，细胞体积大，胞质丰富，核多，十几个甚至几十个，排列在胞质周围呈花环状、马蹄形或密集于胞体的一端。

6. 伤寒细胞（typhoid cell）：是伤寒病时，胞质内吞噬有伤寒杆菌、红细胞和细胞碎片的巨噬细胞。

7. 伤寒肉芽肿(typhoid granuloma)：又称伤寒小结，由伤寒细胞聚集形成的结节状病灶，是伤寒的特征性病变，具有病理诊断价值。

8. 树胶样肿（gumma）：又称梅毒瘤（syphiloma），是梅毒的特征性病变。镜下，中央为凝固性坏死，周围有淋巴细胞、浆细胞浸润，可见少量上皮样细胞及朗汉斯巨细胞，结构似结核结节，但坏死不彻底。肉眼观，灰白色、质韧而有弹性，如树胶，故而得名树胶样肿。

9. 嗜酸性脓肿（eosinophilic abscess）：即血吸虫病急性虫卵结节，中央为成熟虫卵，周围大量嗜酸性粒细胞聚集、坏死，状似脓肿，故称嗜酸性脓肿。

10. 干线型肝硬化（pipe stem cirrhosis）：为血吸虫性肝硬化的特点。长期重度血吸虫病患者的肝脏严重纤维化致肝脏变硬变小，表面不平，严重者可形成粗大突起的结节。切面增生的纤维结缔组织沿门静脉分支呈树枝状分布，故称为干线型或管道型肝硬化。

（三）填空题

1. 人型　牛型。
2. 结核结节　干酪样坏死。
3. 肺的原发灶　结核性淋巴管炎　肺门淋巴结结核。
4. 局灶型肺结核　浸润型肺结核　慢性纤维空洞型肺结核　干酪性肺炎　结核球　结核性胸膜炎。
5. 溃疡型　增生型　环形 / 腰带状　垂直。
6. 髓样肿胀期　坏死期　溃疡期　愈合期。
7. 伤寒杆菌　急性增生性炎 / 肉芽肿性炎　单核巨噬细胞　伤寒肉芽肿 / 伤寒小体。
8. 痢疾杆菌　假膜性炎　大肠　直肠　乙状结肠。
9. 急性细菌性痢疾　慢性细菌性痢疾　中毒性细菌性痢疾。
10. 梅毒螺旋体　闭塞性动脉内膜炎和小血管周围炎　树胶样肿。

（四）判断题

1. F 原发性肺结核表现为原发复合征，包括肺的原发灶、淋巴管炎和肺门淋巴结结核，其中最先出现的病变是肺的原发灶，常位于通气较好的肺上叶下部或下叶上部靠近胸膜处。

2. T 渗出为主的结核病变好发于浆膜、滑膜、脑膜等处。

3. F 结核结节是在细胞免疫的基础上形成的，由上皮样细胞、朗汉斯（Langhans）巨细胞加上外周局部聚集的淋巴细胞和少量反应性增生的成纤维细胞构成，典型的结核结节中央有干酪样坏死。

4. T 后天性梅毒分三期，第一期病变称硬性下疳。

5. F 肺外结核病除淋巴结结核由淋巴道播散所致，消化道结核可由咽下含菌的食物或痰液直接感染引起，皮肤结核可通过损伤的皮肤感染，其他各器官的结核病多为原发性肺结核病血行播散所形成的潜伏病灶进一步发展所致。

6. F 后天性梅毒第三期的病变常在感染后 4 ～ 5 年发生。

7. F 伤寒患者发生肠出血和穿孔发生在溃疡期。

8. T 梅毒螺旋体是梅毒的病原体，梅毒患者是梅毒的唯一传染源。

9. F 尖锐湿疣的病因主要是 HPV 6 型和 11 型。

10. T 成人肺结核大多属继发性肺结核，其主要通过支气管途径播散。

（五）简答题

1. 肠结核、肠伤寒的病变的异同

项目	肠结核	肠伤寒
病变性质	肉芽肿性炎	肉芽肿性炎
常见部位	回盲部	回肠末段
肉眼	腰带状溃疡 长轴与肠长轴垂直	溃疡呈圆形或椭圆形 长轴与肠长轴平行
镜下	溃疡底部为结核性肉芽组织	溃疡边缘可见伤寒肉芽组织
结局	愈合后常因瘢痕形成和收缩而致肠腔狭窄	愈合后不引起肠腔狭窄
并发症	肠梗阻	出血、穿孔常见

2. 慢性纤维空洞型肺结核病变有以下特点：①肺内有一个或多个厚壁空洞。多位于肺上叶，大小不一，不规则。壁厚可达 1cm 以上。镜下洞壁分三层：内层为干酪样坏死物，其中有大量结核杆菌；中层为结核性肉芽组织；外层为纤维结缔组织。②同侧或对侧肺组织，特别是肺小叶可见由支气管播散引起的很多新旧不一、大小不等、病变类型不同的病灶，越往下越新鲜。③后期肺组织严重破坏，广泛纤维化，胸膜增厚并与胸壁粘连，使肺体积缩小、变形，严重影响肺功能，甚至使肺功能丧失。其愈合的方式有两种，较大的空洞，内壁坏死组织脱落，由支气管上皮覆盖，空洞仍存在，但已无菌，称开放性愈合；较小的

空洞一般可机化、收缩而闭塞，发生瘢痕愈合。

3. 急性菌痢的主要临床症状及病理临床联系如下：

（1）初期为黏液水样便：由于黏膜充血水肿，黏液分泌亢进。

（2）中晚期为黏液脓血便：由于纤维素、中性粒细胞大量渗出，黏膜坏死，假膜形成。

（3）发热、头痛、乏力：细菌毒素入血导致毒血症。

4. 结核肉芽肿与梅毒肉芽肿的区别：

项目	结核肉芽肿	梅毒肉芽肿
坏死	彻底的凝固性坏死（干酪样坏死）	凝固性坏死，坏死不彻底，可见血管轮廓
上皮样细胞 朗汉斯巨细胞	多	少
浆细胞	无	多
闭塞性动脉内膜炎 血管周围炎	无	有
结局	钙化、纤维化	纤维化

5. 阿米巴肝脓肿可为单个或多个，以单个者为多见，且多位于肝右叶（80%）。肉眼观，脓肿大小不等，大者可达小儿头大，几乎占据整个肝右叶。脓肿内容物呈棕褐色果酱样，由液化性坏死物质和陈旧性出血混合而成，炎症反应不明显，但习惯上仍称为脓肿。脓肿壁上附有尚未彻底液化坏死的结缔组织、血管和胆管等，呈破絮状外观。

（六）论述题

1. 由于原发性肺结核病是初次感染结核杆菌，其免疫力尚未形成，所以原发性肺结核的特点是易早期扩散。随着免疫力的不断增强，小的病灶可完全吸收，较大的病变可发生纤维化或钙化，绝大多数患者无临床症状而自然痊愈。少数营养不良或同时患有其他疾病患者，因抵抗力低或感染的结核菌量过多，结核病灶可扩大、干酪样坏死和空洞形成，结核杆菌可通过支气管、淋巴管或血管播散，严重的经血行播散造成慢性或急性粟粒型肺结核病或全身粟粒型结核病。

2. 原发性肺结核病与继发性肺结核病的主要区别

项目	原发性肺结核病	继发性肺结核病
结核杆菌感染	初次	再次
发病人群	儿童	成人
对结核杆菌的免疫力或过敏性	无	有
病变特征	原发复合征	病变多样，新旧病变并存，较局限，常见空洞形成
病变起始部位	上叶下部或下叶上部近胸膜	肺尖部
病变性质	以渗出和坏死为主	以增生和坏死为主
主要播散途径	淋巴道或血行播散	支气管播散
病程	短、大多自愈	长，需治疗

3. 结核病的基本病变及基本病变的转化规律如下：

（1）结核病的基本病变包括变质、渗出与增生。以渗出为主的病变，表现为浆液性或浆液纤维素性炎；以增生为主的病变，形成具有特征的结核结节；以坏死为主的变化，呈干酪样坏死。

（2）基本病变的转化规律：结核病的发展和结局取决于机体抵抗力和结核杆菌致病力之间的矛盾关系。在机体抵抗力增强时，结核杆菌被抑制和杀灭，病变转向愈合；反之，则转向恶化。①转向愈合：吸收消散 - 渗出物逐渐通过淋巴道吸收而使病灶缩小或完全吸收消散。纤维化、纤维包裹及钙化，增生病变转向愈合时，其中的上皮样细胞逐渐减少消失，同时结核结节周围增生的成纤维细胞长入，使结节纤维化。小的干酪样坏死灶可被机化而发生纤维化，较大的干酪样坏死灶被纤维包裹和钙化。②转向恶化：浸润进展 - 原病灶周围出现渗出性改变（病灶周围炎），其范围不断扩大，并继而发生干酪样坏死，坏死区又随渗出性病变的扩延而增大。溶解播散 - 干酪样坏死物溶解液化，可经体内的自然管道（如支气管、输尿管等）排出，导致局部形成空洞。空洞内液化的干酪样坏死物中含有大量结核杆菌，可通过自然管道播散到其他部位，形成新的结核病灶。此外，结核杆菌还可循淋巴道蔓延到淋巴结，经血行播散至全身，引起血源性结核病，在各器官内形成结核病社。

4. 继发性肺结核各型之间的关系：①局灶型

肺结核：为继发性肺结核的起始病变。②浸润型肺结核：是由局灶型发展而来，当患者抵抗力下降时，病变扩大，并可发生急性空洞。③慢性纤维空洞型肺结核：由浸润型肺结核急性空洞发展而来。④干酪样肺炎：患者抵抗力明显下降，结核杆菌明显增加时，由浸润型肺结核急性空洞干酪样坏死播散所致。⑤结核球：干酪样肺炎病变趋于好转，干酪样坏死灶被纤维组织包裹；慢性纤维空洞型肺结核空洞的引流支气管堵塞；多个干酪样坏死病灶融合被纤维组织包裹。⑥结核性胸膜炎：各型均可在病变波及胸膜时导致结核性胸膜炎。

（王 燮 易晓佳）

第十八章　疾病的病理学诊断和研究方法

一、学习目标

（一）熟悉

1. 组织病理学技术的方法与原理。
2. 组织化学与免疫组织化学的原理及应用。

（二）了解

电子显微镜技术、原位聚合酶链反应技术、核酸原位杂交技术、显微切割技术、流式细胞术、图像采集和分析技术、比较基因组杂交技术、生物芯片技术、激光扫描共聚焦显微技术、第二代测序技术、生物信息学技术和人工智能技术的基本原理与应用。

二、思维导图

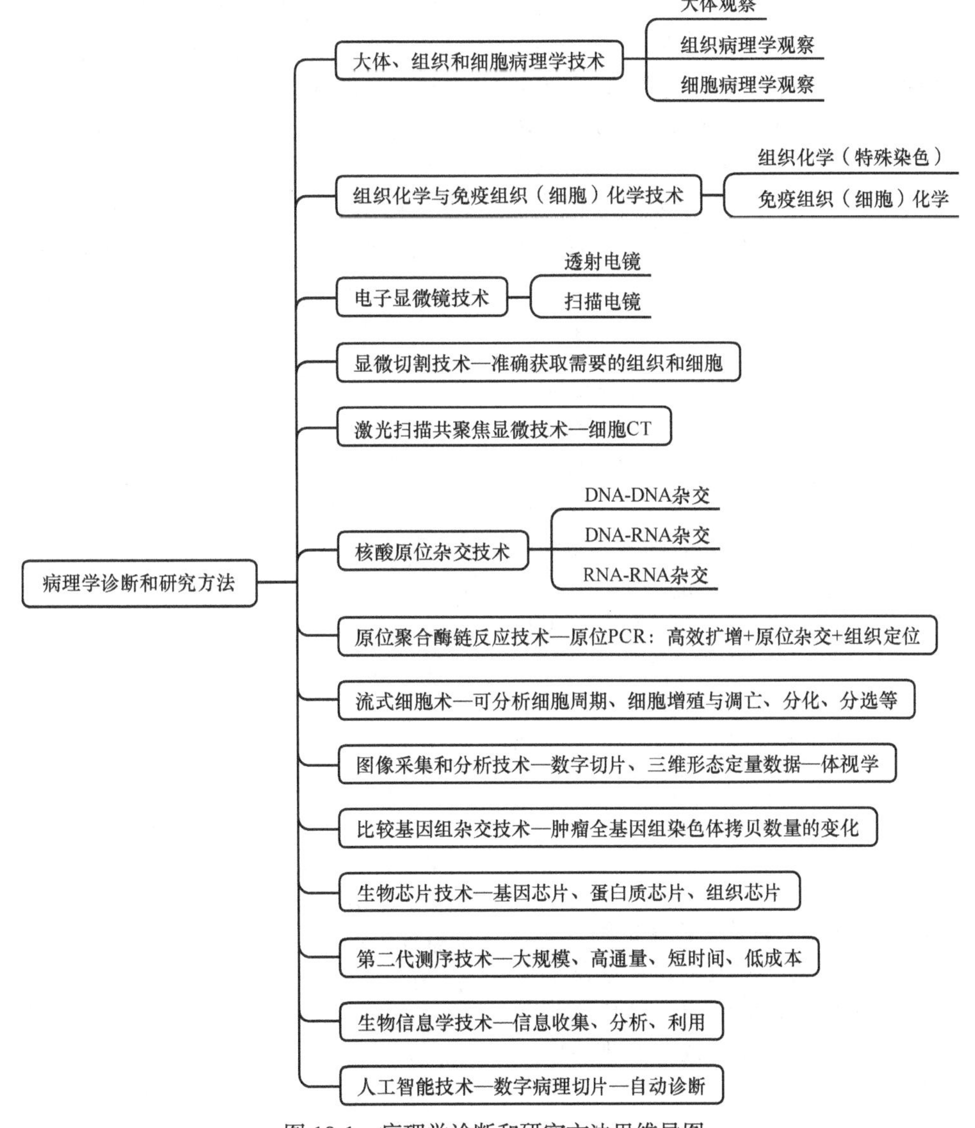

图 18-1　病理学诊断和研究方法思维导图

三、知识点纲要

病理诊断常用技术如下。

（一）苏木精 - 伊红染色（HE 染色）

苏木精 - 伊红（hematoxylin and eosin，HE）染色是病理诊断中最常用的染色法(常规染色)。苏木精为碱性染料，伊红为酸性染料，染色结果细胞核呈蓝色，细胞质呈红色，组织内其他成分呈深浅不同的红色。

（二）组织化学和细胞化学染色

组织化学（histochemistry）和细胞化学（cytochemistry）染色通常称为特殊染色，通过某些显色试剂能与组织或细胞的化学成分特异性结合，在保存细胞、组织原有形态结构的同时，对细胞或组织的特殊化学成分(如酶类、蛋白质、核酸、糖类及脂类等)或某些病原体(如真菌等）进行定位检测的一种技术。如用过碘酸 Schiff 反应（PAS）显示细胞内糖原或组织内感染的真菌，用苏丹Ⅲ染色显示细胞内的脂滴等。组织化学和细胞化学染色在病理诊断和鉴别诊断中具有重要辅助作用。

（三）免疫组织化学和免疫细胞化学技术

免疫组织（细胞）化学（immunohistochemistry and immunocytochemistry）是利用抗原抗体的特异性结合反应，并将免疫学和传统的组织化学相结合，通过带有标记的抗体，在保存细胞或组织原有结构的同时，对细胞或组织中的某种化学物质进行定位检测的一种技术。标记物包括荧光素、酶（辣根过氧化物酶，碱性磷酸酶等）、金、银及铁等，针对不同的标记物具有不同的检测系统。具有较高的特异性和敏感性，结合计算机图像分析技术，可对被检测物质进行定量分析，是目前病理诊断中最常用的辅助方法。

（四）电子显微镜技术

应用电子显微镜观察病变细胞的细胞膜、细胞器及细胞核细微结构改变，从细胞超微结构水平认识疾病，又称为超微结构病理学（ultrastructural pathology）。也是病理诊断中的重要辅助手段之一。

（五）激光扫描共聚焦显微技术

激光扫描共聚焦显微镜（laser scanning confocal microscope，LSCM）是光学显微镜、激光扫描技术及计算机图像处理技术相互结合而成的高技术设备，又称为“细胞 CT”。具有普通光学显微镜无法达到的分辨率，同时又具有深度识别能力和纵向分辨率，因此可对较厚生物样本中的细节进行观察。可用于培养细胞涂片、细胞爬片、冷冻组织切片、石蜡组织切片等的观测。

（六）核酸原位杂交

核酸原位杂交（in situ hybridization，ISH）技术是目前常用的分子生物学技术之一。运用标记了的已知序列的核苷酸片段作为探针（probe），直接在组织切片、细胞涂片或细胞爬片上进行杂交，从而定位检测某一特定靶 DNA 或 RNA 的存在。根据检测核酸的不同，可分为 DNA-DNA 杂交、DNA-RNA 杂交、RNA-RNA 杂交。探针标记物可为放射性（如放射性核素 ^{3}H、^{32}P 等）和非放射性(如荧光素、地高辛和生物素等），可采用相应的检测系统进行检测，荧光原位杂交（fluorescence in situ hybridization，FISH）是目前常用的方法。

四、复习思考题

（一）选择题

【A1 型题】

1. 对于大体标本收集而言，下列方法中正确的是（　）

A. 大体标本的收集是一项长期连续性工作，主要依靠活检和尸检

B. 大体标本均来源于尸检

C. 大体标本均来源于活检

D. 主要通过动物实验的模型收集标本

E. 根据教学需要，短期内突击收集

2. 在显微镜光学技术参数中，镜头的数值孔径标准简写是（　）

A. FN　B. AN　C. ND　D. NA　E. NF

3. 核酸碱基的配对原则（　）

A. C-T，A-G　B. A-C，T-G　C. A-T，C-G

D. A-T，T-G　E. 任何两个碱基均可随意配对

4. 下列哪项不是常用的非核素探针标记（　　）
A. 荧光素　　B. 酸性磷酸酶　　C. 生物素
D 地高辛　　E. 辣根过氧化物酶
5. 在原位杂交所使用的洗涤缓冲液中，一般遵循的共同原则是（　　）
A. 盐浓度由高到低，温度由低到高
B. 盐浓度由低到高，温度由高到低
C. 盐浓度由低到高，温度由低到高
D. 盐浓度由高到低，温度由高到低
E. 盐浓度和温度对杂交无明显影响
6. HMB45 是以下哪种肿瘤标志物（　　）
A. 平滑肌瘤　　B. 子宫内膜癌
C. 乳腺癌　　D. 黑色素细胞瘤
E. 肝细胞性肝癌
7. 嗜铬细胞瘤首选的免疫组化标志物是（　　）
A. NBA　　B. HMB45　　C. Calretinin
D. GFAP　　E. CgA
8. 可用于标记血管内皮的标志物是（　　）
A. CD30　B. CD56　C. CD34　D. CD20　E. CD68
9. 在传染性疾病中，分子生物学诊断方法主要的应用是（　　）
A. 预防并发症　　B. 确立诊断
C. 分析疾病的临床症状　D. 判断预后
E. 指导治疗
10. 分子生物学在法医病理学主要用于（　　）
A. 毒理学分析　　B. 死亡时间的推断
C. 罪犯鉴定　　D. 罪行的确认
E. 死亡原因的寻找

【A2 型题】

1. 女，52 岁，左上腹疼痛 1 周。超声显示：脾实质不均质光团，术中见脾脏体积增大 1 倍，脾后有直径约 7cm 的肿瘤与肾被膜粘连，术中切除脾脏连同粘连的后腹膜及部分肾被膜做免疫组化检查，诊断为脾脏 B 细胞恶性淋巴瘤，以下免疫组化检测正确的是（　　）
A. LCA（+）、UCHL（−）、Vimentin（+）、L-26（+）
B. LCA（−）、UCHL（−）、Vimentin（−）、L-26（+）
C. LCA（−）、UCHL（+）、Vimentin（+）、L-26（−）
D. LCA（+）、UCHL（+）、Vimentin（+）、L-26（−）
E. LCA（+）、UCHL（−）、Vimentin（−）、L-26（+）
2. 男，68 岁，因食欲缺乏、消瘦 8 个月入院。X 线显示左侧胸膜增厚，肋膈角消失，左侧胸壁小结节。在 CT 下行左侧胸壁肿瘤穿刺活检，病理诊断为恶性肿瘤，间皮瘤可能，免疫组化最有帮助的标志物是（　　）
A. Vimentin　　B. S100　　C. Calretinin
D. CK　　E. laminin
3. 女，50 岁，右侧乳房外上象限有一大小约 3cm × 2.5cm × 1cm 的包块，为了决定手术方式和范围，临床医生应该采取的措施是（　　）
A. 乳腺磁共振检查　　B. 乳腺超声检查
C. 乳腺钼靶检查　　D. 手术中快速活检
E. 乳腺 CT 检查
4. 男，47 岁，胸痛、咳嗽 3 个月，患者做了以下检查，哪项检查最有价值（　　）
A. 支气管镜见支气管堵塞
B. 支气管肺活检病理诊断为肺腺癌
C. 细胞学检测为癌细胞
D. 血清 CEA 水平较高
E. 胸片示肺门占位性病变，可能为癌
5. 男，79 岁，因全身乏力、腰痛入院，X 线显示第 5 腰椎骨质破坏，进而行穿刺活检，切片见不规则的小腺腔样结构，瘤细胞核仁显著增大，诊断为骨转移性肿瘤，免疫组化标记结果为 PSA、P504S 过表达，最终的诊断为（　　）
A. 肺腺癌　　B. 胰腺癌　　C. 前列腺癌
D. 胆管腺癌　　E. 胃肠道腺癌
6. 女，15 岁，发现盆腔包块 15 天，超声示右侧卵巢见直径约 17cm 的肿物，病理诊断为生殖细胞瘤，肿瘤免疫组化 Vimentin、CD117、PLAP 阳性，PLAP 定位于（　　）
A. 细胞质　　B. 细胞核和胞质　　C. 细胞膜
D. 细胞核　　E. 细胞核和胞膜
7. 男，76 岁，石棉厂退休工人，因胸痛、咳嗽入院，术中见脏胸膜为一层乳白色质硬物质，部分包裹肺组织，术后病检诊断为恶性间皮瘤，该肿瘤以下哪种免疫组化标志物为阴性（　　）
A. CK5/6　　B. CEA　　C. Calretinin
D. Mesothelin　　E. HBMB-1
8. 男，45 岁，右手环指根部外伤后局部发黑，无破溃及隆起，镜下瘤细胞呈大小不一的梭形、不规则形细胞，富含黑色素，核仁清楚，呈浸润性生长，考虑恶性黑色素瘤，为进一步明确诊断，以下免疫组化标记为阴性的是（　　）
A. HMB45　　B. PNL2　　C. CK
D. S100　　E. Vimentin
9. 女，20 岁，左颈部淋巴结肿大 6 个月，查体发现颈部包块，大小为 4cm × 3.5cm，质实，无皮色

改变，对诊断最可靠的技术方法是（　）

A. 免疫标记片　B. 石蜡切片　C. 冷冻切片

D. 组织切片　E. 细胞涂片

10. 男，40 岁，发现左侧睾丸无痛性肿物，直径约 4cm，镜下为均匀一致的胞质透明的多边形肿瘤细胞，排列呈巢状，间质内伴有炎细胞浸润，病理诊断为精原细胞瘤，该肿瘤免疫组化染色通常阳性标记为（　）

A. CD30　B. CD10　C. CD117　D. AFP　E. inhibin

【A3 型题】

（1 ～ 2 题共用题干）

女，52 岁，出现刺激性干咳入院，CT 显示两肺多发结节，最大径为 15mm，考虑多发转移瘤，术后病理报告为梭形细胞瘤。

1. 高度怀疑该肿瘤为间叶细胞源性，以下标志物有助于诊断的为（　）

A. CK　B. GFAP　C. CD68

D. Vimentin　E. laminin

2. 若考虑为平滑肌肉瘤，还需要检测的标志物为（　）

A. PSA+PSAP　B. hCG+SP1　C. ER+PR

D. SMA+Desmin　E. HMBE1+Calretinin

（3 ～ 5 题共用题干）

女，65 岁，因阴道流血 25 天就诊。

3. 该患者应该进行的最有价值的定性诊断检查是（　）

A. 妇科阴道镜检查

B. 妇科子宫颈液基细胞学检查

C. 腹部 MRI 检查

D. 腹部 CT 检查

E. 子宫内膜诊刮病理检查

4. 该患者最可能的疾病为（　）

A. 卵巢肿瘤　B. 慢性子宫颈炎

C. 子宫内膜癌　D. 子宫内膜功能性出血

E. 老年性阴道炎

5. 以下哪些免疫组化呈阳性表达（　）

A. ER+PR　B. SMA+Desmin

C. CD117+DOG1　D. S100+SOX10

E. LCA+CD20

【A4 型题】

（1 ～ 2 题共用题干）

男孩，5 岁，因后腹膜肿物进行手术，术中见肿物大小约 8cm×7cm×3cm，镜下细胞弥漫排列，细胞较小，大小一致，核深染，可见坏死及多量核分裂象。

1. 为了进一步诊断和鉴别诊断，应该加做的免疫组化项目包括（　）

A. LCA　B. NSE 和 CgA

C. Desmin 和 Vimentin　D. CK

E. 以上全部

2. 若诊断为 PNET，以下免疫组化结果正确的是（　）

A. Vimentin（+）、CK（+）、NSE 和 CgA（–）、LCA（–）、Desmin（–）

B. Vimentin（–）、CK（–）、NSE 和 CgA（+）、LCA（–）、Desmin（–）

C. Vimentin（–）、CK（+）、NSE 和 CgA（+）、LCA（–）、Desmin（–）

D. Vimentin（+）、CK（–）、NSE 和 CgA（–）、LCA（+）、Desmin（–）

E. Vimentin（+）、CK（–）、NSE 和 CgA（+）、LCA（–）、Desmin（–）

（3 ～ 5 题共用题干）

女，68 岁，发现左侧乳腺包块 8 个月，触诊发现乳腺外上象限有 3cm×2cm×1cm 的肿物，边界不清，质硬，不易推动，未触及同侧腋窝淋巴结肿大。

3. 为了进一步明确肿物的性质，最好采用（　）

A. 超声断层仪检查　B. 红外线摄影

C. 活体组织切片检查　D. 溢液涂片检查

E. 钼靶 X 线检查

4. 显微镜下见肿瘤细胞单个散在或单行排列于纤维组织内，瘤细胞体积小，初步考虑为浸润性小叶癌，最支持该诊断的免疫组化结果为（　）

A. GCDFP-15 阳性，E-cadherin 阳性，P63 阳性

B. GCDFP-15 阳性，E-cadherin 阴性，P63 阴性

C. GCDFP-15 阳性，E-cadherin 阳性，P63 阴性

D. GCDFP-15 阳性，E-cadherin 阴性，P63 阳性

E. GCDFP-15 阴性，E-cadherin 阴性，P63 阳性

5. 与该患者预后关系最密切的因素是（　）

A. 是否伴有原位癌

B. 患者的年龄

C. 肿瘤发生的象限

D. 肿瘤大小以及淋巴结转移情况

E. 雌激素、孕激素受体情况

【B 型题】

（1 ～ 3 题共用备选答案）

A. 光源是紫外光

B. 光源是红外光

C. 不可选用复消色差物镜
D. 双目镜筒中的左右两光束不平行
E. 物镜、光源和聚光镜的颠倒放置
1. 荧光显微镜（　　）
2. 倒置显微镜（　　）
3. 体视显微镜（　　）
（4～5 题共用备选答案）
A. 不加核酸探针杂交液进行杂交实验
B. 使用未标记的探针进行杂交对照
C. 将 cRNA 或 cDNA 探针进行预杂交
D. 非特异性序列与不相干探针进行杂交
E. 将切片使用的 DNA 酶或 RNA 酶进行预处理后杂交
4. 吸收实验（　　）
5. 置换实验（　　）

【X 型题】

1. 影响显微镜成像的相差因素有（　　）
A. 畸变　B. 场曲　C. 像散　D. 彗差　E. 色差
2. 为了提高显微镜分辨率，下列哪些措施是正确的（　　）
A. 增加明暗反差　　B. 增大孔径角
C. 使用短波长光源　　D. 缩小孔径角
E. 提高数值孔径值
3. 下列关于荧光镜检术的描述，正确的是（　　）
A. 电源应安装稳压器
B. 观察荧光应在较暗的室内进行
C. 电压不稳对汞灯没有影响
D. 油镜观察时，应该使用“无荧光油”
E. 激发光长时间的照射，会发生荧光的衰减和猝灭现象
4. 淋巴造血系统恶性肿瘤的分子遗传学检测包括（　　）
A. 转移能力分析　　B. 癌基因检测
C. 谱系配对　　D. 克隆性分析
E. 分子细胞遗传学检测
5. 下列选项不可以用于区别癌和肉瘤的是（　　）
A. LCA 和 GFAP　　B. Vimentin 和 CD68
C. CgA 和 EMA　　D. Vimentin 和 CK
E. EMA 和 CK

（二）名词解释（中英文对照）

1. 免疫组织化学（immunohistochemistry，IHC）
2. 原位杂交（in situ hybridization，ISH）
3. 蛋白质芯片（protein chip）
4. 基因芯片（gene chip）
5. 原位聚合酶链反应（in situ polymerase chain reaction，in situ PCR）

（三）填空题

1. 生物芯片技术包括____，____和____。
2. 原位核酸分子杂交常用的核酸探针包括____，____，____和____。
3. 根据标记物的不同，核酸探针可分为____和____。
4. 免疫组织化学染色直接法和间接法的特点分别是____和____。
5. 免疫荧光染色标本常用的封固剂是____。

（四）判断题

1. 常采用高压汞灯作为荧光显微镜的光源。（　　）
2. 荧光显微镜的使用时间每次以 2～3 小时为宜。（　　）
3. 在黑色显微摄影中，最常用于增加反差的滤色镜为蓝色。（　　）
4. 常规石蜡切片和 HE 染色的质量标准规定组织形状规则、切片需完整。（　　）
5. 原位杂交前对玻片进行处理的主要目的是去除 RNA 酶。（　　）

（五）简答题

简述免疫组织化学染色技术在医学中的应用。

（六）论述题

试述核酸原位杂交技术实验操作程序的注意事项以及其在医学中的应用。

五、答案及解析

（一）选择题

【A1 型题】

1. A 病理大体标本收集主要靠有经验的病理工作者在尸体解剖和活体检查时发现并收集，其次是通过动物实验的模型收集标本，如火器伤、化学或物理性损伤。
2. D 数值孔径是物镜和聚光镜的主要参数，简写为 NA，是判断两者性能的重要标志。
3. C 根据碱基配对原则为 A-T，C-G。
4. B 常用的非核素探针标志物包括荧光素、生物素、地高辛、辣根过氧化物酶和碱性磷酸酶，而不是酸性磷酸酶。

5. A 在原位杂交后漂洗一般遵循的共同原则为盐浓度由高到低，温度由低到高。

6. D HMB45 和 S100 是黑色素细胞瘤的标志物；SMA 是平滑肌瘤的标志物；ER 和 PR 是子宫内膜癌及乳腺癌的标志物；AFP 是内胚窦瘤和肝细胞癌的标志物。

7. E CgA 是嗜铬细胞瘤的标志物；NBA 是神经母细胞瘤的标志物；HMB45 是黑色素细胞瘤的标志物；Calretinin 是间皮瘤的标志物；GFAP 是星形细胞瘤的标志物。

8. C CD34 是血管内皮细胞常用的标志物；CD30 是霍奇金淋巴瘤最常用的标志物；CD56 为自然杀伤细胞的标志物；CD20 为 B 细胞淋巴瘤最常见的标志物；CD68 是组织细胞的标志物。

9. B 分子生物学诊断方法在传染性疾病中主要应用在三个领域：确立诊断、确定不明原因的传染因子和流行性研究。

10. C 由于 DNA 的高度多形性特征，可用于检测个体的独特基因型，进而用于罪犯鉴定。

【A2 型题】

1. A LCA 为淋巴细胞标志物；L-26 是 B 细胞最常见的标志物；UCHL 是 T 细胞标志物；Vimentin 为间叶组织标志物；因此 Vimentin 与 LCA、L-26 联合应用诊断 B 细胞恶性淋巴瘤。

2. C Calretinin 是间皮细胞标志物；Vimentin 为间叶组织标志物；S100 是胶质细胞肿瘤标志物；CK 是上皮细胞标志物；laminin 是基底细胞标志物。

3. D 中老年妇女，乳腺包块性质不清，ABCE 检查只能检查是否存在占位及病变部位，不能确定病变性质，而手术中快速活检最主要的作用就是确定病变性质。

4. B 是支气管肺活检病理诊断为肺腺癌；A 无法明确病变性质；C 细胞学不能提供准确的病变部位；D 特异性不高；E 提示病变为占位性病变，可能是癌，诊断不明确。

5. C 诊断为转移性病变，首先考虑前列腺癌，免疫组化 PSA 阳性为前列腺来源，P504S 在前列腺腺癌中常常阳性表达。

6. C PLAP 为胎盘碱性磷酸酶，阳性定位于细胞膜，主要存在于卵巢、睾丸和外生殖器。

7. B 恶性间皮瘤老年男性多见，多有石棉接触史，具有上皮样和间叶双相分化，免疫组化 CK5/6、Calretinin、Mesothelin、HBMB-1 均阳性表达，CEA 阴性表达。

8. C CK 为上皮源性标志物，在恶性黑色素瘤中不表达。诊断恶性黑色素瘤表达阳性的标志物为 HMB45、PNL2，此外，S100 及 Vimentin 也呈阳性表达。

9. B 在几种常用的病理技术中，以组织石蜡切片最为可靠，并辅助免疫标记，即可做出诊断。

10. C 精原细胞瘤免疫组化通常 CD117 阳性，而 CD30、CD10、AFP、inhibin 为阴性。

【A3 型题】

1. D Vimentin 是最常用的广谱间叶细胞标志物；CK 是上皮细胞标志物；GFAP 是神经组织标志物；CD68 为组织细胞标志物；laminin 是基底细胞标志物。

2. D SMA 为平滑肌标志物，Desmin 为肌肉组织广谱标志物；PSA+PSAP 为前列腺癌标志物；hCG+SP1 为绒毛膜癌标志物；ER+PR 为乳腺肿瘤标志物；HMBE1+Calretinin 为间皮标志物。

3. E 病理活检是病变定性的最有价值的检查方法。

4. C 患者为老年女性，因阴道流血就诊，最常见的原因是子宫内膜癌或子宫颈癌，但后者的临床症状通常为接触性出血，因此，该患者最可能是患子宫内膜癌。

5. A 对于子宫内膜癌，较为敏感的免疫组化标记为 ER 和 PR；SMA 和 Desmin 为肌组织的标志物；CD117 和 DOG1 是间质瘤的标志物；S100 和 SOX10 是神经鞘瘤的标志物；LCA 和 CD20 是淋巴瘤的标志物。

【A4 型题】

1. E 应该诊断为小圆细胞恶性肿瘤，此类肿瘤包括 PNET、神经母细胞瘤、淋巴瘤、肉瘤等，这些肿瘤需要应用 LCA、NSE、CgA、Desmin、Vimentin、CK 等一组免疫组化进行鉴别诊断。

2. E PNET 常常 Vimentin（+）、CK（–）、NSE 和 CgA（+）、LCA（–）、Desmin（–），而淋巴瘤 Vimentin（+）、LCA（+），肉瘤 Vimentin（+）。

3. C 乳腺肿块的确诊必须依靠活体组织切片才能明确病变性质。

4. B GCDFP-15 是乳腺癌较特异、敏感的免疫组化标志物，在大部分乳腺癌中，都为阳性表达，P63 是乳腺肌上皮标志物，乳腺癌肌上皮消失，故 P63 呈阴性表达，E-cadherin 是黏附分子，在浸润性小叶癌中会缺失表达。

5. D 与乳腺癌预后关系最密切的是肿瘤的大小和淋巴结转移情况，直接决定肿瘤的临床分期。

【B 型题】

1. A 荧光显微镜以紫外光作为光源，将光线照射到荧光素染色过的被检物体上，使之受激光照射后产生长波的荧光。

2. E 倒置显微镜主要用于组织培养、细胞离体培养、浮游生物等显微观察，这些被检物均放置在培养瓶中，要求显微镜物镜和聚光镜的工作距离很长，能直接对培养瓶中的物体进行显微镜观察和研究。因此，物镜、聚光镜和光源的位置均倒过来。

3. D 在体视显微镜中，双目镜筒中的左右两光束不平行，而是具有一定的夹角。

4. C 吸收实验：将 cRNA 或 cDNA 探针进行预杂交。

5. D 置换实验：非特异性序列与不相干探针进行杂交。

【X 型题】

1. ABCDE 任何光学系统都不能生产理论上的理想像，各种相差的存在影响成像质量，主要包括色差、彗差、像散、场曲、畸变、球差。

2. ABCE 分辨率又称解像力、鉴别率，是衡量显微镜性能的重要参数，为了提高分辨率，常常采用以下措施：使用短波长光源、提高数值孔径值、增加明暗反差、增大孔径角。

3. ABDE 在使用荧光镜检术时，需要注意事项如下：①激发光长时间的照射会发生荧光的衰减和猝灭现象，因此应尽可能缩短观察时间，不观察时，应用挡板遮盖激发光。②油镜观察时，应该使用“无荧光油”。③荧光几乎都较弱，应该在暗室进行。④电源应安装稳压器，否则电压不稳不仅会降低汞灯寿命，也会影响镜检的效果。

4. BCDE 淋巴造血系统恶性肿瘤的分子遗传学检测分析主要包括癌基因、谱系配对、克隆性分析、分子细胞遗传学、突变分析以及微小病变分析。

5. ABCE LCA 是淋巴细胞标志物，GFAP 是神经组织标志物；Vimentin 是间叶组织标志物，CD68 为组织细胞标志物；CgA 是神经内分泌标志物；CK、EMA 是上皮性标志物。因此 Vimentin 和 CK 可用于区别癌和肉瘤，其余选项不可。

（二）名词解释（中英文对照）

1. 免疫组织化学（immunohistochemistry，IHC）：利用抗原和抗体特异性结合的原理，通过特定的标记技术，对组织和细胞内相应抗原或抗体进行研究的技术。

2. 原位杂交（in situ hybridization，ISH）：使用标记的已知序列的核苷酸片段作为探针，通过杂交直接在组织切片、组织涂片或培养细胞爬片上检测和定位某一特定靶 DNA 或 RNA。

3. 蛋白质芯片（protein chip）：蛋白质芯片又称蛋白质微阵列，是在一个载体上高密度地点布不同种类的蛋白质，用荧光标记的已知抗体或配体和待测样本中的抗体或配体一起同芯片上的蛋白质竞争结合，利用荧光扫描仪测定芯片上的各点阵的荧光强度，经计算机分析出待测样本的结果。

4. 基因芯片（gene chip）：基因芯片又称 DNA 芯片，将大量靶基因或寡核苷酸片段有序、高密度地排列在硅片、玻璃片、尼龙膜等载体上，形成 DNA 微点阵，即为基因芯片。

5. 原位聚合酶链反应（in situ polymerasc chain rcaction，in situ PCR）：是将 PCR 的高效扩增与原位杂交的细胞及组织学定位相结合，在冷冻切片或石蜡包埋组织切片、细胞涂片或培养细胞爬片上检测和定位核酸的技术。

（三）填空题

1. 基因芯片　蛋白质芯片　组织芯片。

2. RNA 探针　DNA 探针　cDNA 探针　cRNA 探针。

3. 非放射性探针　放射性探针。

4. 将荧光素或酶标记在第一抗体上　将标志物标记在第二抗体上。

5. 缓冲甘油。

（四）判断题

1. T 荧光光源一般采用高压汞灯，它可以发出各种波长的光，工作时电流通过高压汞蒸气，使电离激发，形成放电管中的电子、原子和离子间的碰撞而发光。

2. F 使用荧光显微镜的时间每次以 1 ～ 2 小时为宜，超过 90 分钟，超高压汞灯发光强度逐渐下降，荧光将减弱。

3. F 反差滤色镜是拍摄黑白照片专用，它是为了使标本的色调与照片上的色调相一致，起到加强反差或减弱反差的作用，通常使用绿滤色镜或橙滤色镜。

4. F 常规石蜡切片和 HE 染色的质量标准规定包括：切片完整、厚度 4 ～ 6μm，厚薄均匀，无褶，无刀痕，染色核质分明，红蓝适度，透明洁净，封裱美观，而不包括形状要求。

5. T 原位杂交前对玻片进行处理的主要目的是有效防止外源性 RNA 酶的污染。

（五）简答题

免疫组织化学染色可应用于多种蛋白质或肽类物质表达的检测、细胞属性的判定、淋巴细胞免疫组化表型分析、激素受体和耐药基因蛋白的表达检测、细胞增殖和凋亡、细胞周期及信号转导的研究。此外，还可以用于疑难肿瘤的诊断与鉴别诊断、特异性抗原的辅助检测、肿瘤增殖来源的判断、内分泌肿瘤功能的分类、肿瘤预后评估以及指导临床靶向药物的使用。

（六）论述题

核酸原位杂交操作程序的注意事项：①对 DNA-RNA 杂交和 RNA-RNA 杂交，需进行灭活 RNA 酶处理，当使用双链 cDNA 探针和（或）待测靶序列是 DNA 时，需进行变性处理使得 DNA 解链。②杂交温度应低于杂交体的解链温度。③原位杂交远较免疫组织化学染色复杂，影响因素较多，对照实验必不可少。

核酸原位杂交在医学中的应用：①细胞特异性 mRNA 转录的定位，用于基因图谱、基因表达。②受感染组织中的病毒 DNA/RNA 的检测和定位。③癌基因、抑癌基因等在转录水平的表达以及其变化的检测。④基因在染色体中的定位。⑤染色体数量的异常和染色体易位等检测。⑥分裂间期细胞遗传学的研究。

（冯润林　申丽娟）

第十九章　综合病例分析

一、选　择　题

【A1 型题】

1. 在心肌间质形成的如图 19-1（圆圈中）所示的病变称为（　　）

A. Aschoff body　　B. Mallory body

C. Negri body　　D. Lewy body

E. Councilman body

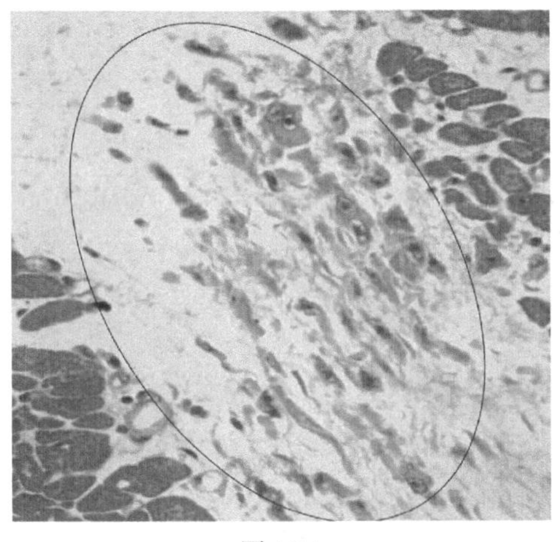

图 19-1

2. 根据出现在图 19-2 中箭头所指的病变，可能的肾炎是（　　）

A. 急性肾小球肾炎　　B. 急进性肾小球肾炎

C. 急性肾盂肾炎　　D. 慢性肾盂肾炎

E. 肾癌

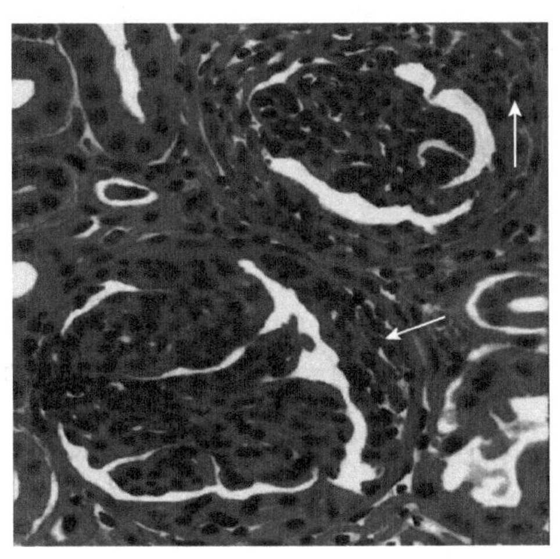

图 19-2

3. 胃切除标本见到如图 19-3 所示的缺损，最可能的诊断是（　　）

A. 慢性胃炎　　B. 胃糜烂

C. 胃穿孔　　D. 慢性胃溃疡

E. 溃疡型胃癌

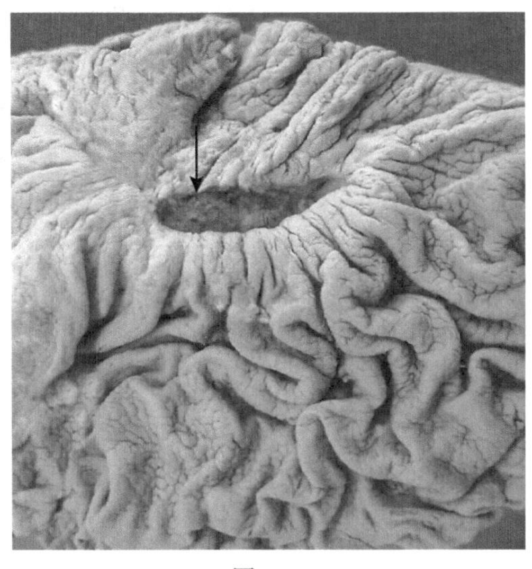

图 19-3

【A2 型题】

1. 女，38 岁，体检发现子宫颈 5 点至 8 点处黏膜潮红，呈颗粒状，触之容易出血，患处碘液染色不着色，醋酸白试验呈白色斑片，子宫颈活检镜下示鳞状上皮增生，部分细胞异型，如图 19-4 所示，正确的诊断是（　　）

A. CIN Ⅰ　　B. CIN Ⅱ　　C. CIN Ⅲ

D. 原位癌　　E. 子宫颈上皮增生

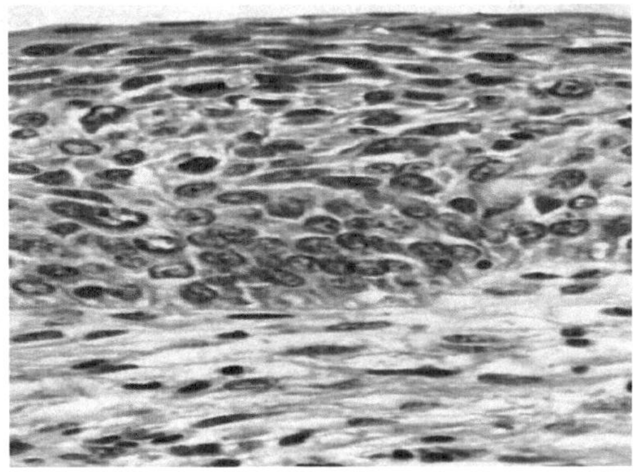

图 19-4

2. 男，20 岁，10 天前在路边地摊进食过凉拌菜，现感隐隐腹痛，一天大便增至 10 余次，大便呈暗红色果酱样，伴腥臭，自服抗生素腹痛、腹泻无好转。查体：T 38.7℃，P 88 次 / 分。右下腹有轻度压痛。入院肠镜检查：见盲肠和升结肠黏膜多个溃疡，溃疡边缘取材活检见如图 19-5 箭头所示卵圆形结构，与周围组织间有空隙环绕，正确诊断是（　　）

A. 细菌性痢疾　　B. 结肠癌
C. 肠伤寒　　D. 阿米巴性结肠炎
E. Crohn 病

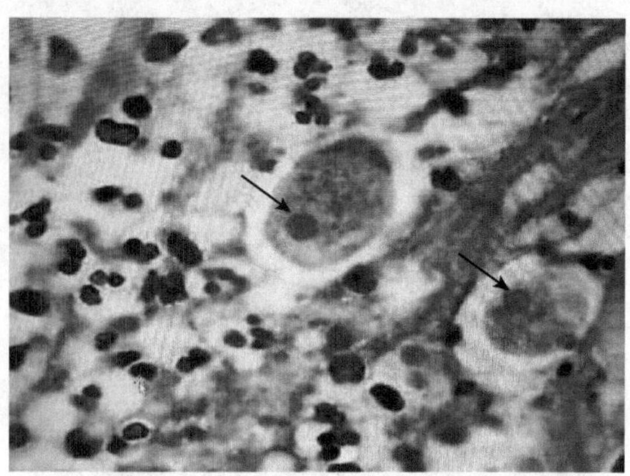

图 19-5

3. 男，55 岁，15 年前曾患急性黄疸性肝炎，近 3 个月食欲缺乏，腹胀，乏力，双下肢水肿。因大量呕血急诊入院，继而昏迷，抢救无效死亡。尸体解剖其肝如图 19-6 所示，病理诊断是（　　）

A. 门脉性肝硬化　　B. 多结节型肝癌
C. 慢性肝炎　　D. 肝转移癌
E. 血吸虫性肝硬化

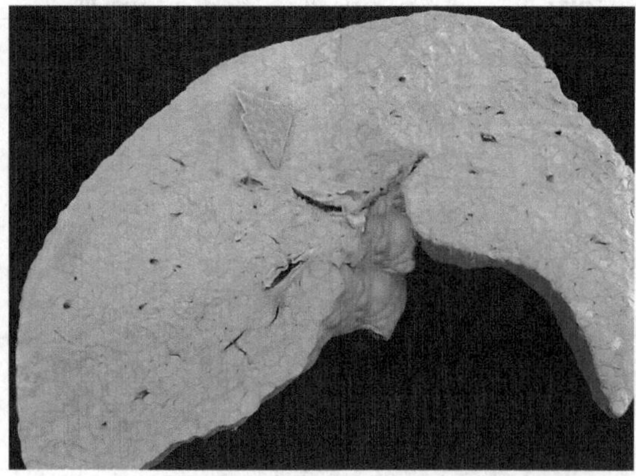

图 19-6

【A3 型题】

（1～2 题共用题干）

男，50 岁，面部菜花状肿物 6 个月，表面溃疡，肿瘤约 3cm×2cm 大小，取活检镜下如图 19-7 所示。

1. 该患者正确的诊断是（　　）

A. 皮肤乳头状瘤　　B. 皮肤结核
C. 皮肤慢性炎　　D. 皮肤鳞状细胞癌
E. 皮肤脓肿

2. 图 19-7 中央（箭头指示）同心圆状排列的层状结构称为（　　）

A. 细胞间桥　　B. 脓肿壁
C. 乳头中轴　　D. 干酪样坏死
E. 角化珠

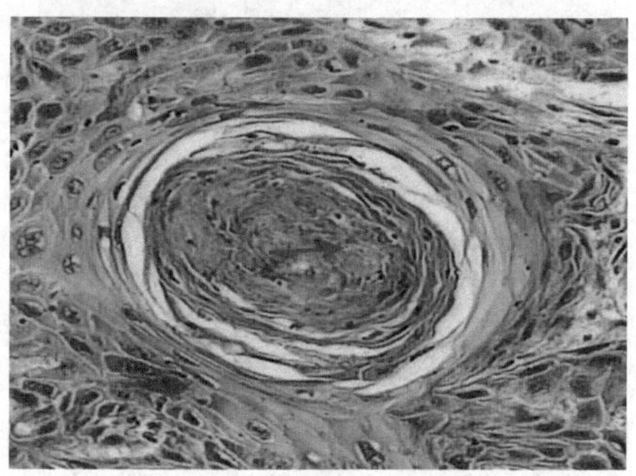

图 19-7

（3～4 题共用题干）

女，16 岁，发现左颈部及腋下肿块半年，无疼痛及压痛。超声检查发现多个低回声团，大小在 0.5cm×0.7cm 至 2.5cm×3.2cm 不等。颈部包块活检淋巴结结构破坏，在嗜酸性粒细胞、浆细胞和小淋巴细胞等炎细胞背景上，见许多异型明显的大细胞和图 19-8 中箭头所示的双核细胞。

3. 该患者最可能的诊断是（　　）

A. 鼻咽癌颈淋巴结转移
B. 淋巴结结核
C. 霍奇金淋巴瘤
D. 非霍奇金淋巴瘤
E. 反应性淋巴结炎

4. 图 19-8 中双核的大细胞免疫组化阳性的是（　　）

A. CD30 和 CD15　　B. 结核杆菌
C. CD20 和 CD79a　　D. MPO
E. CK 和 CD68

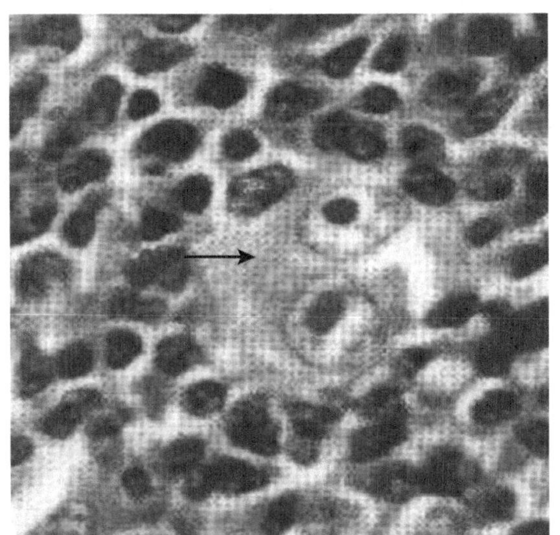

图 19-8

【B 型题】

（1 ～ 3 题共用备选答案）

A. 左心室向心性肥大

B. 虎斑心

C. 绒毛心

D. 萎缩心

E. 正常心

1. 图 19-9 的病理诊断是（　　）

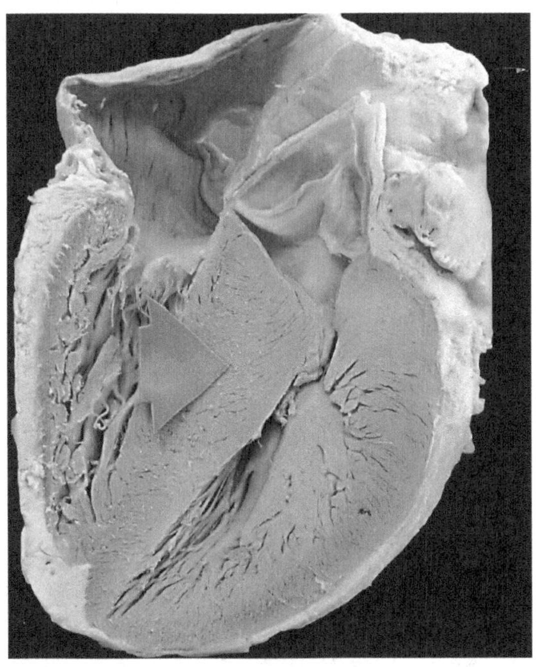

图 19-9

2. 图 19-10 的病理诊断是（　　）

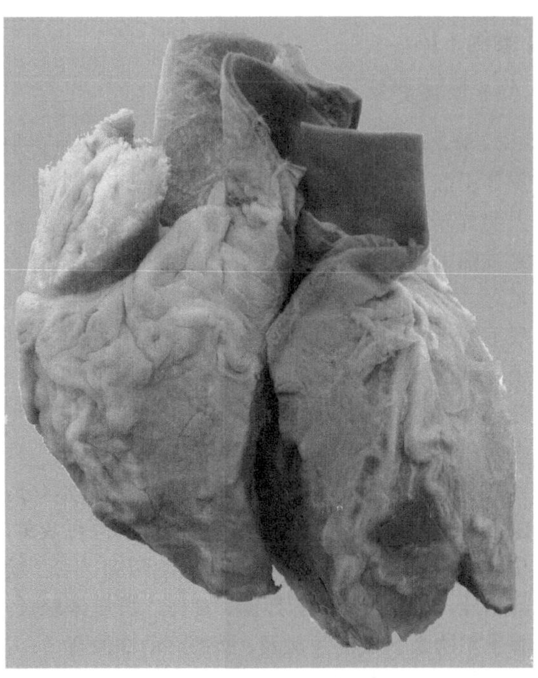

图 19-10

3. 图 19-11 的病理诊断是（　　）

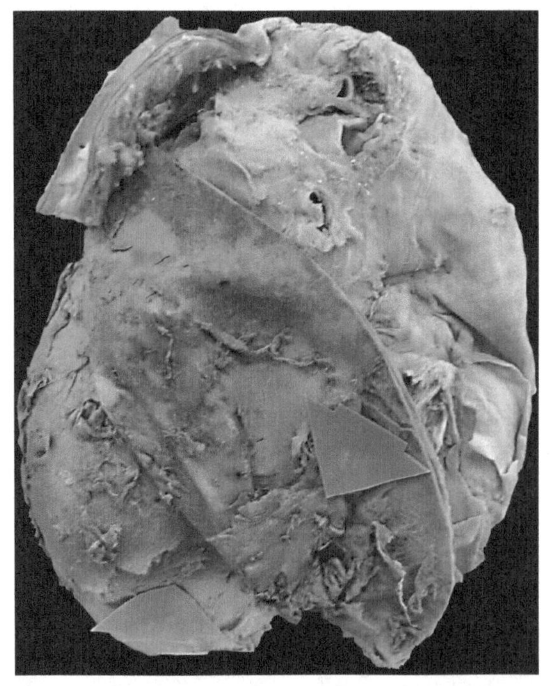

图 19-11

二、案例分析

【案例 1】

（一）病史简介

男，50 岁。因“反复右上腹隐痛 2 个月，加重伴下肢水肿、腹胀 1 周”入院。患者 2 个月来无明显诱因出现右上腹阵发性隐痛，无放射痛，无发热、恶心、呕吐、腹泻。近 1 周来，患者自觉乏力、纳差、腹胀，无恶心、呕吐，继之出现双下肢水肿。病程中，大便 1 次 / 日，小便次数减少，量正常，色深黄，精神睡眠饮食差，体重减轻 5kg。10 年前于健康体检时发现 HBsAg（+），自用中西药“保肝”治疗，未进行正规系统治疗。

查体：T 36.5 ℃，P 92 次 / 分，R 21 次 / 分，BP 100/76mmHg，发育正常，营养中等，面色灰黄，皮肤巩膜黄染，肝掌。心脏（–）。两肺（–）。腹部膨隆，可见腹壁静脉显露、曲张。肝脏未触及，脾于左肋缘下 8cm 可触及，腹部移动性浊音（+），双下肢凹陷性水肿。

实验室检查：白细胞 3.7×10^9/L，血红蛋白 105g/L，血小板 60×10^9/L，ALT 300IU/L，AST 275IU/L，总胆红素 155μmol/L，直接胆红素 123μmol/L，间接胆红素 32μmol/L，甲胎蛋白（AFP）> 500μg/L，尿胆红素（++），尿常规无明显异常。小三阳[HBsAg（+），HBeAb（+），HBcAb（+）]。

其他检查：上消化道钡餐示食管下段静脉曲张征象。胃镜示食管下段、胃底静脉重度曲张。B 超示肝实质回声增粗，右肝叶探及低回声病灶，大小约 10cm×7cm。CT 示肝脏体积缩小，边缘呈锯齿样改变，肝右叶见低密度病灶，大小约 10cm×7cm，增强后病灶不规则强化（图 19-12），脾增大。PET-CT 检查：如图 19-13 所见，患者 PET-CT 除大脑、心脏及泌尿系统正常显影外，在左肺、腹腔及盆腔多个脏器呈现多结节样异常 FDG（氟代脱氧葡萄糖）高代谢灶或放射性浓聚灶。

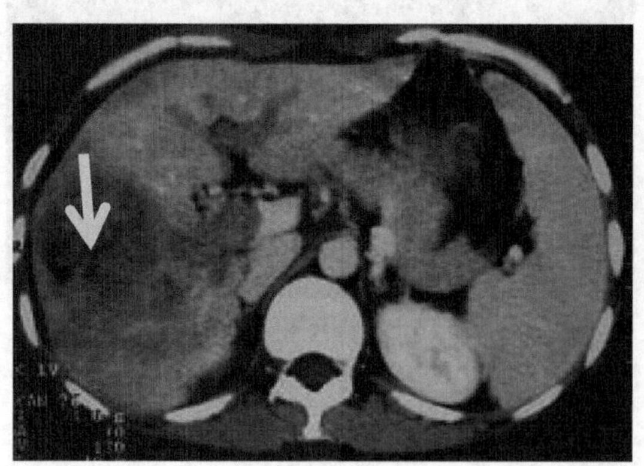

图 19-12

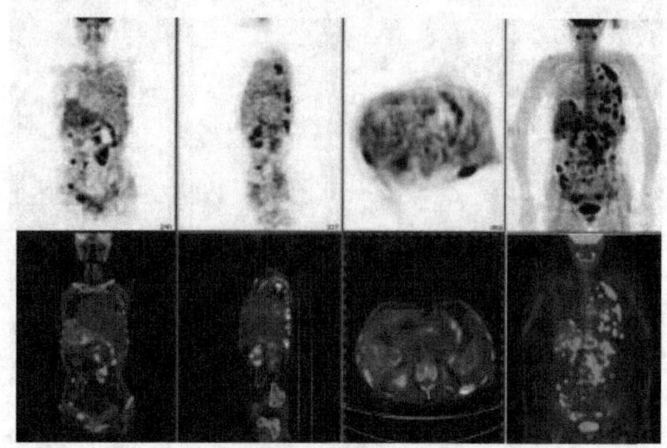

图 19-13

入院后经中西药治疗效果不明显，且出现意识模糊，血氨增高。于 2020 年 2 月 1 日大量呕血，继之昏迷，经抢救无效死亡。

（二）尸解所见

1. 肝脏体积缩小，重 1080g，质硬，表面和切面见 0.3 ～ 0.8cm 弥漫全肝的结节，于右叶见一个 10cm × 7cm × 6cm 的结节状肿块凸起。镜下大部分区域如图 19-14 所见，肝小叶正常结构被破坏，被弥漫全肝的假小叶取代，假小叶外周被纤维间隔包绕，纤维间隔内有数量不等的炎性细胞浸润及小胆管增生。肝右叶肿块镜下如图 19-15 所示，细胞呈巢索状排列，有明显异型性。

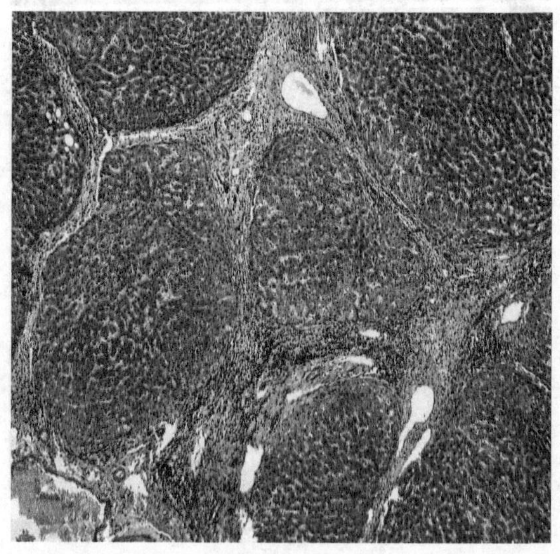

图 19-14

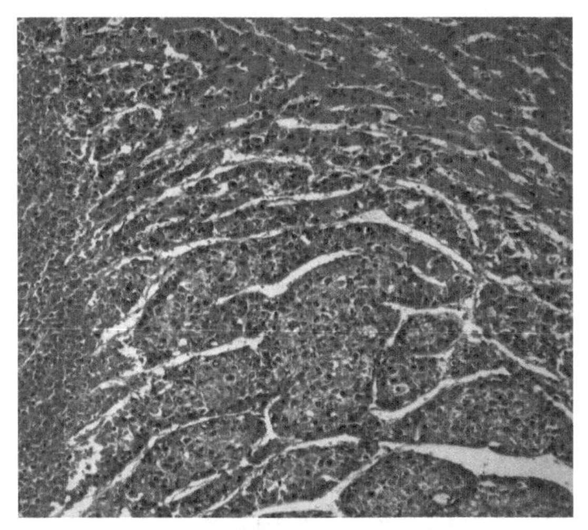

图 19-15

2. 两肺切面有多个大小不等的类圆形、与周围分界清楚的灰白色结节散在分布。镜下见癌组织，其组织结构和细胞形态同图 19-15。
3. 脾大，重 450g（正常约 150g）。
4. 食管下段黏膜下静脉曲张并可见破口。
5. 胃腔及消化道内充满血性内容物。
6. 腹水约 2000ml，淡黄色。

（三）思考题

1. 分析该病例病变的发生发展及因果关系。
2. 结合本病例的影像学检查及切片观察，死者主要疾病是什么？诊断依据有哪些？
3. 试述死者生前出现的各种临床症状和体征的病理机制。
4. 导致患者死亡的直接原因是什么？

【案例 2】

（一）病史简介

男，54 岁，患高血压 20 多年，常觉头晕头痛，血压波动在 200/100 ～ 250/110mmHg 之间。医生嘱其积极治疗并适当休息，但他坚持工作。近两年来，感觉劳累后心跳气短，体力减退。1 年来每于工作后出现呼吸困难、不能平卧、咳嗽、咳红褐色泡沫状痰等症状，并发现尿少、双下肢水肿。半年来感觉双下肢发凉、发麻、行动时腿痛明显，休息后好转，上述症状逐渐加重。近几天来右脚剧痛，右足背动脉搏动消失。皮肤逐渐变黑，完全不能活动，拟作右小腿截肢术入院。

查体：T 38℃，P 98 次 / 分，R 26 次 / 分，BP 180/106mmHg，肥胖。口唇发绀，心脏扩大，双肺底部可闻及湿啰音，腹部移动性浊音（+），双下肢凹陷性水肿，右足肿胀无感觉，足部皮肤呈蓝绿色，有臭味。

实验室检查：白细胞 10×10^9/L，血红蛋白 135g/L，血小板 120×10^9/L，中性粒细胞 85%，总胆固醇（TC）7.2mmol/L，甘油三酯（TG）5.8mmol/L，低密度脂蛋白（LDL）4.5mmol/L，极低密度脂蛋白（VLDL）1.9mmol/L，高密度脂蛋白（HDL）1.12mmol/L，空腹血葡萄糖（GLU）7.5mmol/L。

入院第二天在卫生间大便后突感头昏，剧烈头痛，昏倒在地，呕吐，抽搐，不省人事，抢救无效死亡。

（二）尸解所见

1. 主动脉内膜病变如图 19-16 所示，主动脉内膜表面见点状、条纹状、斑块状和形如蜡滴的灰黄色灰白色隆起。

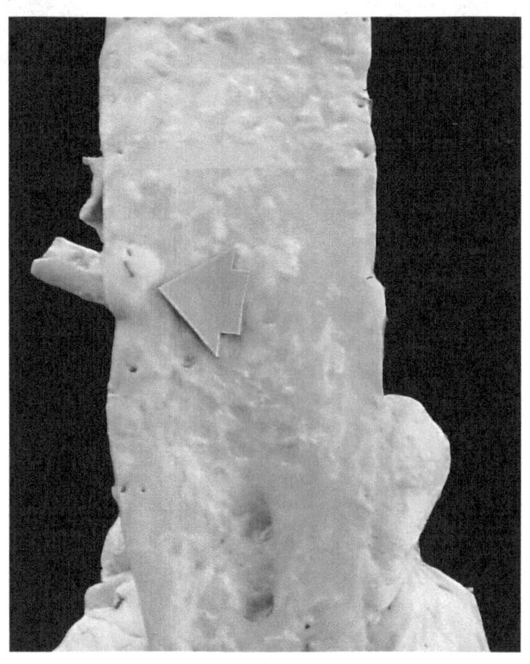

图 19-16

2. 心脏及冠状动脉病变如图 19-17 所示，左心室向心性肥大，冠状动脉管腔狭窄，大部分阻塞达原来管腔的 1/2 ～ 3/4。左心室壁片状灰白色瘢痕灶形成。
3. 肺淤血（图 19-18）。
4. 肾淤血、肾小管上皮细胞水肿。
5. 脾淤血及脾细动脉透明变性（图 19-19）。
6. 右足胫前动脉内血栓形成（图 19-20）。

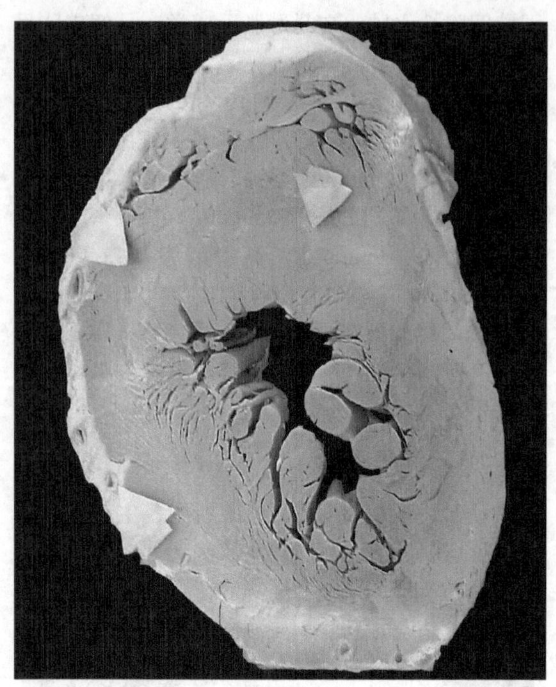
图 19-17

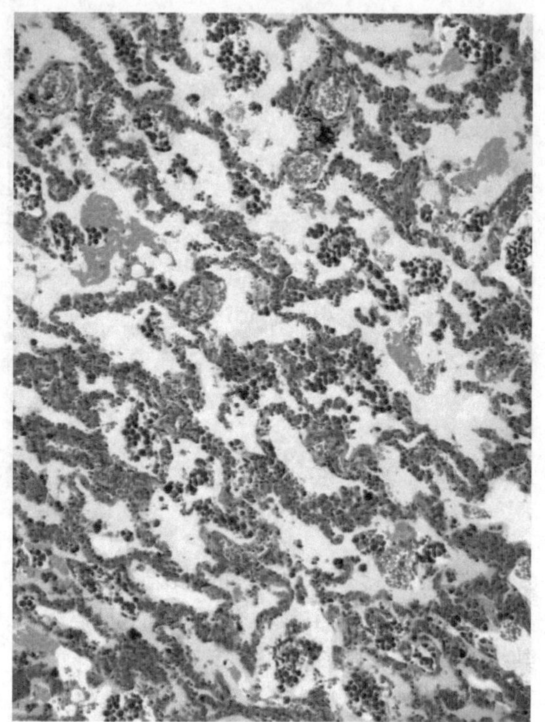
图 19-18

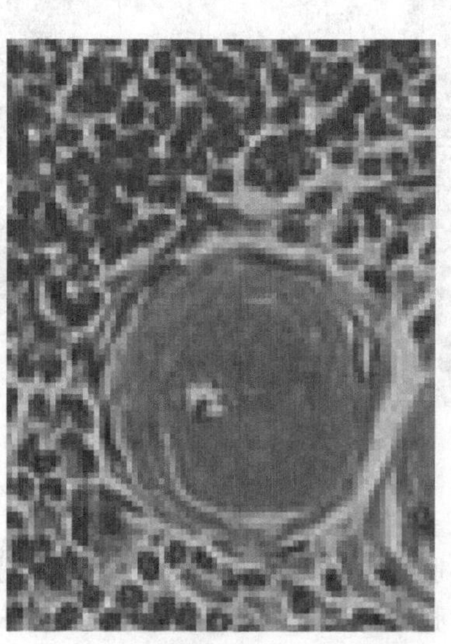
图 19-19

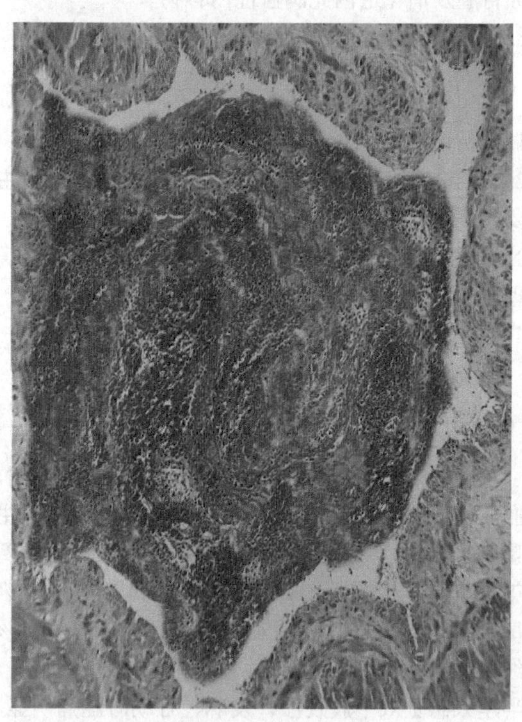
图 19-20

7. 右足坏疽。
8. 左侧内囊、基底节区脑出血，脑组织被血凝块代替，出血还破入左侧脑室。

（三）思考题

1. 该病例主动脉及心脏发生什么病变？请结合临床分析病变产生的原因及发生发展过程。

2. 患者近1年来发生呼吸困难、吐泡沫痰、尿少、双下肢水肿如何解释?
3. 肝脏可能发生什么病变?原因是什么?
4. 右足胫前动脉内为什么有血栓形成，血栓是哪种类型?
5. 为什么右足发生坏疽?该坏疽可能属于哪一类型?
6. 分析导致患者死亡的直接原因是什么?

三、答案及解析

(一) 选择题

【A1型题】

1. A Aschoff body(风湿小体):圆圈内见多个体积大的风湿细胞，其胞质丰富，核圆形或卵圆形，核横切面呈枭眼样，纵切面呈毛虫状，少数双核或多核。风湿细胞间有红染细丝状的纤维素样坏死及少量淋巴细胞、浆细胞等成分。而Mallory body、Negri body、Lewy body及Councilman body都是细胞内玻璃样变性。
2. B 急进性肾小球肾炎，箭头所指为“新月体”，由增生的壁层上皮细胞和渗出的单核细胞、中性粒细胞和淋巴细胞等成分附着于肾小球囊壁层，在毛细血管球外侧形成新月形或环形结构。
3. D 慢性胃溃疡，溃疡呈椭圆形，较深，底部平坦，溃疡周围黏膜皱襞围绕溃疡呈放射状排列。而溃疡型胃癌的溃疡形状不规则，较浅，溃疡周边隆起呈火山口状，底部凹凸不平，溃疡周围黏膜皱襞中断，呈结节状肥厚。慢性胃炎及胃糜烂无溃疡形成，图片未见胃穿孔。

【A2型题】

1. C CIN Ⅲ级，图示增生的异型细胞超过上皮全层的下2/3，最表层仍存留少量正常鳞状上皮细胞。CIN Ⅲ级包含子宫颈原位癌。新近的分类将CIN Ⅱ级及CIN Ⅲ级归入高级别鳞状上皮内病变HSIL，而CIN Ⅰ归入低级别鳞状上皮内病变LSIL。
2. D 阿米巴性结肠炎，溃疡边缘看到阿米巴滋养体，箭头所指的两个卵圆形大细胞，直径20～40μm，胞质内吞噬有红细胞、淋巴细胞及细胞碎片。溶组织阿米巴滋养体分泌溶组织酶使组织坏死液化，在滋养体周围有空晕形成。
3. A 门脉性肝硬化，患者有15年的肝炎病史及出现肝硬化的临床表现，图片示肝表面及切面弥漫的小结节，结节周围有均匀分布的纤维隔围绕，肝脏缩小变硬。而血吸虫性肝硬化增生的纤维结缔组织沿着门静脉分支呈树枝状分布，又称为干线型或管道型肝硬化。多结节型肝癌、肝转移癌及慢性肝炎肉眼观与图片所示不同。

【A3型题】

1. D 皮肤鳞状细胞癌，肿瘤浸润性生长，间质与实质分界清楚，癌细胞排列紊乱，细胞异型性明显，癌细胞间可见细胞间桥，癌巢中央有角化珠，均提示鳞癌的诊断。
2. E 角化珠，分化好的鳞癌，癌巢中央同心圆状排列的角化物称癌珠(或角化珠)。其他选项形态不同。
3. C 霍奇金淋巴瘤，淋巴结结构破坏，有嗜酸性粒细胞、浆细胞及小淋巴细胞等炎细胞浸润背景，见具有诊断价值的R-S细胞(镜影细胞)(图19-8箭头所示的双核细胞),均提示霍奇金淋巴瘤诊断。
4. A 霍奇金淋巴瘤CD30和CD15阳性，CD30是一种活化淋巴细胞抗原，几乎所有经典型霍奇金淋巴瘤中的R-S细胞都呈CD30阳性，75%～85%的R-S细胞表达CD15，因此免疫组化CD30和CD15是诊断经典型霍奇金淋巴瘤最常用的标志物。CD20和CD79a是B细胞标志物，MPO(髓过氧化物酶)主要存在于髓系细胞，用来区别髓系肿瘤与淋巴瘤。CK(细胞角蛋白)是上皮和间皮细胞标志物,CD68是巨噬细胞标志物。

【B型题】

1. A 左心室向心性肥大，左室壁和室间隔明显增厚，乳头肌和肉柱增粗，左心室的心腔缩小，但心脏外形无明显改变。
2. D 萎缩心，心脏缩小，表面血管弯曲，颜色加深。
3. C 绒毛心，即纤维素性心包炎，渗出的纤维素在心脏搏动下，形成绒毛状物覆盖在心包脏层和壁层表面。

【案例1解析】

1. 病毒性肝炎病程持续半年以上者即为慢性病毒性肝炎，该患者10年前体检时发现HBsAg阳性，未正规系统治疗导致慢性病毒性肝炎发展为门脉性肝硬化，图19-14见肝组织结构破坏，形成假小叶及纤维隔。在肝硬化基础上发展为肝细胞癌，图19-15见肝癌呈浸润性生长，与周围肝组织无明显分界，癌巢间为血窦，均符合肝细胞癌诊断。PET-CT显示原发性肝癌发生胸腹腔广泛转移。尸体解剖见两肺切面有多个大小不等的类圆形、与周围分界清楚的灰白色结节散在分布。镜下肺组织见图 19-15 所示的肝癌组织，提示肝癌已发生肺转移。

（1）慢性病毒性肝炎与门脉性肝硬化的关系：中国人的肝硬化主要是由病毒性肝炎引起，尤其是慢性中度、重度肝炎。慢性病毒性肝炎主要病理变化为炎症、坏死及纤维化，中度、重度慢性肝炎坏死程度较重，可出现碎片状坏死及桥接坏死等，导致肝小叶周边界板破坏，继而纤维组织由门管区伸入肝小叶，穿插、连接包绕肝小叶和再生的肝细胞结节形成假小叶，坏死、纤维化及结节性再生三者反复交替进行，最终形成门脉性肝硬化。

（2）慢性病毒性肝炎与肝癌的关系：原发性肝癌是人类常见的恶性肿瘤之一，全世界每年新增 50 万～ 100 万病例。5 年死亡率超过 90%。原发性肝癌与乙型肝炎病毒及丙型肝炎病毒感染密切相关，50% ～ 80% 及以上的肝细胞癌因持续的乙型肝炎病毒感染所致，大约 25% 由于持续的丙型肝炎病毒感染所致。乙肝病毒与丙肝病毒混合感染者发生肝癌的危险性是非感染者的 33 倍。肝炎病毒致肝癌的机制至今尚未完全清楚。研究发现：① HBV DNA 整合到人肝细胞 DNA 中可致癌变，整合在 HBV 感染的早期阶段发生，整合过程会引起细胞 DNA 缺失、染色体的重排、整合的靶序列和染色体部位发生插入和缺失变异。整合的最重要效应可能是发生诱变，促发肝细胞癌的发生。②肝癌可能与肝细胞的炎症坏死和再生有关。肝炎病毒感染导致肝脏损伤后伴有持续的肝细胞增殖，细胞增殖加速，可引起一系列获得性 DNA 异常，进而抑制凋亡，促进肝细胞恶性转化，同时细胞增殖加速也容易使 DNA 突变得以保留并迅速克隆性扩张，最后导致肝癌的发生。③近年的研究表明，乙型肝炎病毒的 X 基因与肝癌的发生密切相关，该基因是肝炎病毒的转录因子，可调节许多宿主和病毒的基因，其产物具有强烈的反式激活活性和抑制抗癌基因 *p53* 的功能，HBV 基因编码的 HBx 蛋白除能抑制 p53 蛋白功能，还能激活有丝分裂原活化的蛋白激酶（MAPK）和 Janus 家族酪氨酸激酶（JAK）信号转导和转录激活因子通路（STATA），活化原癌基因，诱导肝癌发生。④丙型肝炎病毒 HCV 核心蛋白在体外有致癌作用。核心蛋白可以调节基因转录及宿主细胞的增生和凋亡。在转基因鼠模型，丙肝病毒核心蛋白可诱发肝腺瘤。且丙肝发生癌变，均有肝硬化的基础。HCV 通过引起肝硬化，造成肝细胞异型增生而间接导致肝细胞癌。⑤肝癌也可能与 HCV 序列变异逃避免疫识别而获得持续感染有关。与 HBV 不同，HCV 是一典型的 RNA 病毒，未发现其基因组或片段可整合入人肝细胞。⑥同时感染 HBV 与 HCV 对肝癌的发生可能有协同作用，在分子机制上，可能 HBV 启动致癌过程，而 HCV 则促进该过程的发展。

（3）肝硬化与肝癌的关系：肝硬化是由一种或多种病因长期反复作用，引起的肝脏弥漫性损害。而肝癌是一种恶性肿瘤，是由肝细胞异常增生形成的肿块，且具有侵袭性、破坏性，可远处转移。肝硬化与肝癌有很大的关系。目前一般认为各种原因所引起的肝硬化都是肝癌的危险因素，主要包括慢性乙肝病毒感染，慢性丙肝病毒感染，长期饮酒，非酒精性脂肪肝，各种原因所引起的肝硬化，以及饮食被黄曲霉毒素污染，等等。但并不是所有的肝硬化患者都会出现肝癌，同时也并不是所有的肝癌患者都会存在肝硬化。在临床两者是一个循序渐进的关系，肝癌往往都在肝硬化的基础上发生，中国大多数的患者都是乙型肝炎导致肝硬化，从而引起肝癌的发生。多数学者认为腺瘤性增生是肝癌的癌前病变，可经多步骤演变为肝癌：大再生结节→腺瘤性增生→非典型腺瘤性增生→腺瘤性增生带少量恶性转化的肝细胞→早期肝癌。

大多数肝癌发生发展规律：HBV、HCV、酗酒、黄曲霉毒素等→慢性肝炎（炎症、坏死及纤维化）→肝硬化（结节状增生、腺瘤性增生、异型增生）→肝癌。

2. 结合本病例的影像学检查及切片观察，死者主要疾病是门脉性肝硬化合并肝细胞癌（巨块型），肝癌发生肺和胸腹腔广泛转移。诊断依据如下：

（1）图 19-12 的 CT 检查：肝脏体积缩小，边缘呈锯齿样改变，肝右叶见低密度病灶，大小约 10cm×7cm，增强后病灶不规则强化，提示肝硬化合并巨块型肝癌可能。

（2）图 19-13 的 PET-CT 检查：利用 PET-CT 全身断层显像，对恶性肿瘤的诊断、分期、有无其他部位的转移都非常有帮助。目前应用最为广泛的代谢物及标志物是 ^{18}F- 氟代脱氧葡萄糖（^{18}F-FDG），^{18}F-FDG 能被组织细胞摄取，并在已糖激酶的作用下磷酸化，由于 ^{18}F-FDG 不能参加葡萄糖的下一步代谢而停留在组织细胞内，表现为高浓聚而被仪器检查。图 19-13 显示肝癌发生肺和胸腹腔广泛转移。

（3）肝硬化及肝癌最终确诊依靠病理学检查，图 19-14 诊断为门脉性肝硬化，镜下特点是假小叶形成，肝小叶被大小不等的圆形或类圆形肝细胞结节代替，假小叶的中央静脉缺如、偏位或有两个以上，与坏死后性肝硬化的假小叶不同，门脉性肝硬化的假小叶呈圆形或类圆形，大小较均匀。假小叶间的纤维隔宽窄也较均匀，炎性细胞浸润、小胆管增生及假胆管形成均比坏死后性肝硬化轻。

（4）图 19-15 诊断为肝细胞癌。肝癌按组织来源分 3 种，即肝细胞癌、胆管细胞癌及混合细胞癌。我国绝大多数的原发性肝癌都是肝细胞癌，占 90% 以上。图 19-15 镜下特点：癌细胞类似肝细胞呈索状和巢状排列，细胞异型性明显，浸润性生长，间质是薄壁血窦，图左侧癌组织坏死明显，提示为肝细胞癌。而尸体解剖镜下肺组织内见如图 19-15 所示的肝癌组织，提示肝癌已发生肺转移。

3. 死者生前出现的各种临床症状和体征的病理机制如下：

（1）慢性乙型病毒性肝炎的临床病理联系：10 年前于健康体检时发现 HBsAg（+），死前实验室检查为小三阳，HBsAg（+）、HBeAb（+）、HBcAb（+），提示乙型肝炎病毒持续感染，引起肝细胞坏死，释放细胞内的酶类入血，故实验室检查：ALT 300IU/L，AST 275IU/L，均升高。肝细胞坏死较多，还引起胆红素的摄取、结合和分泌发生障碍，引起黄疸，症状有小便色深黄，体征见面色灰黄，皮肤巩膜黄染，尿胆红素（++）。实验室检查总胆红素 155μmol/L，直接胆红素 123μmol/L，间接胆红素 32μmol/L，均升高。

（2）门脉性肝硬化的临床病理联系：肝硬化早期临床表现无特征性，出现慢性肝炎的症状和体征，晚期因严重的肝实质破坏和肝脏结构及血管的改建，导致门静脉高压和肝功能不全，该患者的临床表现和尸检结果见下表：

（3）肝癌的临床病理联系

症状：患者 2 个月来无明显诱因出现右上腹阵发性隐痛，无放射痛，持续 10 ～ 30 分钟，体重减轻 5kg。提示肝癌迅速增大引起肝区疼痛，肝癌及癌广泛转移引起进行性消瘦。

体征：黄疸和腹水，除与慢性肝炎、肝硬化有关外，肝癌的癌肿压迫肝内外胆管、肝组织广泛破坏也导致黄疸。而癌肿压迫及阻塞门静脉分支引起门静脉高压及腹腔种植转移也参与腹水形成。

实验室检查：AFP > 500μg/L 异常升高是肝癌细胞退分化表现，肝癌患者甲胎蛋白（AFP）阳性率为 70% ～ 98%，血中 AFP 测定可提高肝癌的

临床病理联系		症状	体征	实验室检查及尸检
门静脉高压症	①胃肠淤血水肿	饮食差、腹胀		
	②脾大、脾功能亢进		脾于左肋缘下 8cm 可触及	脾大，重 450g（正常约 150g） 血细胞破坏过多 白细胞 3.7×10^9/L，血红蛋白 105g/L 血小板 60×10^9/L
	③腹水	腹胀	腹部膨隆，腹部移动性浊音（+），双下肢凹陷性水肿	腹水约 2000ml，淡黄色
	④侧支循环建立		①门 V→胃冠状 V→食管下段静脉丛→奇 V→上腔 V，引起食管下段黏膜下静脉曲张并可见一破口 ②门 V→脐 V→脐周 V 网→腹壁上、下 V→上、下腔 V 引起腹壁静脉显露曲张	食管下段黏膜下静脉曲张并可见一破口 胃腔及消化道内充满血性内容物
肝功能不全	①对雌激素灭活功能减弱		肝掌	
	②胆色素代谢障碍	小便次数减少，色深黄	面色灰黄，皮肤巩膜黄染。尿胆红素（++）	总胆红素 155μmol/L，直接胆红素 123μmol/L，间接胆红素 32μmol/L
	③肝性脑病	意识模糊	昏迷	血氨增高

检出率。血清 AFP 测定对诊断本病有相对的特异性。放射免疫法测定持续血清 AFP ≥ 400μg/L，并能排除妊娠、活动性肝病等，即可考虑肝癌的诊断。

4. 导致患者死亡的直接原因分析如下：患者慢性乙型病毒性肝炎发展为肝硬化及肝癌，肝癌晚期肺和胸腹腔广泛转移，入院姑息治疗效果不明显，先出现意识模糊、血氨增高等肝性脑病表现，病史中患者于 2020 年 2 月 1 日大量呕血，继之昏迷，经抢救无效死亡。尸体解剖发现食管下段黏膜下静脉曲张并见破口，胃腔及消化道内充满血性内容物。因此导致患者死亡的直接原因是“肝硬化门脉高压侧支循环形成的食管下段静脉曲张破裂引起的上消化道大出血、失血性休克和肝昏迷”。

附件：临床诊疗相关知识补充

1. 肝癌影像学检查

（1）B 超可显示肿瘤的大小、形态，其诊断符合率可达 84%，能发现直径 2cm 或更小的病变，是目前较好有定位价值的非侵入性检查方法。一些肝癌的高危人群如乙肝感染者可定期通过此项检查进行筛查。

（2）CT 检查：分辨率高于彩超，可检出直径约 1.0cm 的早期肝癌。优点在于可通过断层扫描确定肿瘤病灶，提高肿瘤的确诊率，在对疑似肝癌进行确诊时，CT 检查往往是优选检查。

（3）PET-CT 检查：拥有 CT 检查的准确性定位功能，又具有 PET 检查的定性功能。可准确检查直径 0.5cm 以上的肿瘤病灶。优势是可以鉴别肿瘤良恶性，如鉴别肝血管瘤和肝癌，避免误诊，判断转移范围。

（4）MRI 检查：诊断价值与 CT 相仿，对良、恶性肝内占位病变，特别与血管瘤的鉴别优于 CT，本例患者没选择做 MRI。

2. 原发性肝癌的血清标志物检测

（1）血清甲胎蛋白（AFP）测定：对诊断肝癌有相对的特异性。放射免疫法测定持续血清 AFP ≥ 400μg/L，并能排除妊娠、活动性肝病等，即可考虑肝癌的诊断。临床上约 30% 的肝癌患者 AFP 为阴性。如同时检测 AFP 异质体，可使阳性率明显提高。

（2）血液酶学及其他肿瘤标志物检查：肝癌患者血清中 γ- 谷氨酰转肽酶及其同工酶、异常凝血酶原、碱性磷酸酶、乳酸脱氢酶同工酶可高于正常。但缺乏特异性。

3. 病例相关实验室检查参考值

项目名称	结果	参考范围	单位	提示
白细胞	3.7	3.5 ～ 9.5	$\times 10^9$/L	
血红蛋白	105	115 ～ 150	g/L	低
血小板	60	125 ～ 350	$\times 10^9$/L	低
丙氨酸转氨酶（ALT）	300	0 ～ 40	IU/L	高
天冬氨酸转氨酶（AST）	275	0 ～ 40	IU/L	高
总胆红素（TBIL）	155	9.1 ～ 30.1	μmol/L	高
直接胆红素（DBIL）	123	0.0 ～ 6.8	μmol/L	高
间接胆红素（IBIL）	32	0.0 ～ 19.0	μmol/L	高
甲胎蛋白 AFP	＞ 500	＜ 20	μg/L	高
尿胆红素	++	阴性		

【案例 2 解析】

1. 该病例主动脉及心脏发生病变的原因及发生发展过程如下：

（1）动脉粥样硬化：图 19-16 诊断主动脉粥样硬化，图 19-17 箭头所示冠状动脉狭窄程度在 50% ～ 75%，诊断冠状动脉粥样硬化Ⅲ级。动脉粥样硬化是主要累及大中动脉，以动脉内膜脂质沉着，形成粥样硬化斑块为特征的动脉硬化性疾病。患者有以下危险因素：①高脂血症：高脂血症是动脉粥样硬化的独立危险因素，主要指血浆中的乳糜微粒（CM）、VLDL、LDL 增多和（或）HDL 降低。该患者血浆中总胆固醇（TC）7.2mmol/L，甘油三酯（TG）5.8mmol/L 异常增高，极低密度脂蛋白（VLDL）1.9mmol/L 增高，而与动脉粥样硬化发生的危险性呈负相关的高密度脂蛋白（HDL）（1.12mmol/L）在正常范围。LDL、VLDL、TG 的值异常升高是判断动脉粥样硬化和冠心病的最佳指标。研究发现 LDL 被动脉壁细胞氧化修饰后具有促进粥样斑块形成的作用，氧化的 LDL（ox-LDL）是致内皮细胞和平滑肌细胞损伤的主要因子，ox-LDL 不能被正常的 LDL 受体识别，而易被巨噬细胞的清道夫受体识别并快速摄取，促进巨噬细胞形成泡沫细胞。修复，HDL 可通过胆固醇逆向转运机制清除动脉壁的胆固醇，此外，HDL 还有抗氧化作用，能防止 LDL 氧化，并可竞争性抑制 LDL 与内皮细胞的受体结合而减少其摄取，防止动脉粥样硬化的发生。②高血压：促进动脉粥样硬化的发生，可能是高血压时血流对血管壁的机械性压力和冲击，引起血管内皮的损伤，使内膜对脂质的通透性增加，脂蛋白易渗入内膜，单核细胞和血小板黏附并迁入内膜，中膜平滑肌迁入内膜，从而促进动脉粥样硬化的发生。③糖尿病：患者空腹血糖 7.5mmol/L，高血糖可致 LDL 氧化，促进血液单核细胞迁入内膜转变为泡沫细胞，泡沫细胞坏死崩解，形成糜粥样坏死物，粥样斑块形成。④代谢综合征：是一种合并有高血压及葡萄糖与脂质代谢异常的综合征，伴有 LDL 升高和 HDL 降低。

患者有高血压、血糖异常、血脂紊乱和肥胖等多种代谢异常，导致严重心血管事件发生。

主动脉和冠状动脉粥样硬化的发展过程：

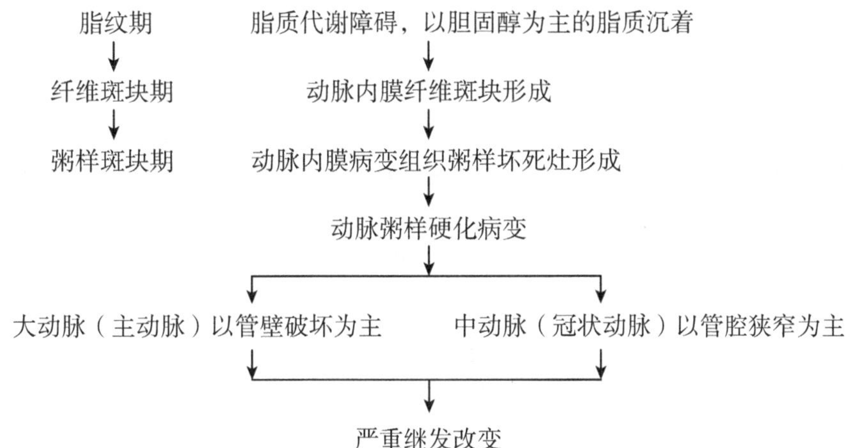

（2）高血压性心脏病、冠心病及心功能不全：根据图 19-17，心脏病变有 ①冠状动脉粥样硬化，管腔狭窄Ⅲ级。②左心室向心性肥大。③左心室壁片状灰白色瘢痕灶形成，其产生原因及发生发展过程如下：

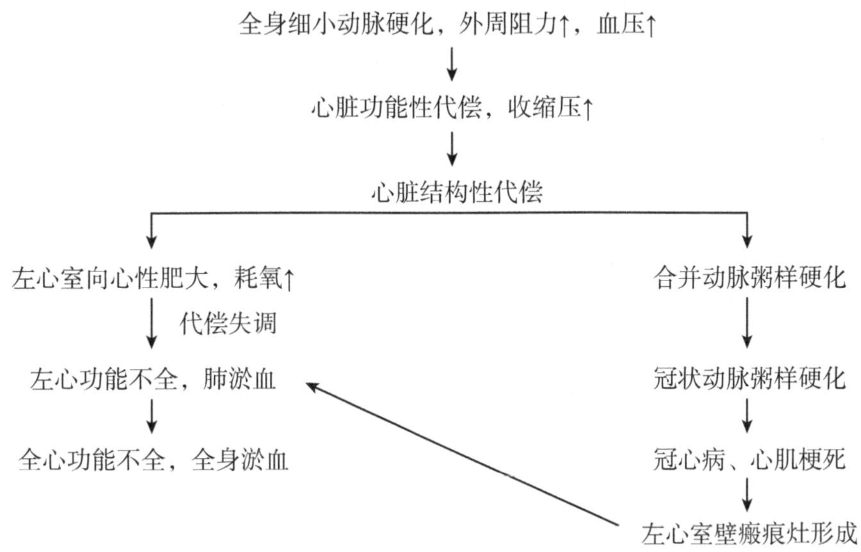

2. 患者近 1 年来发生呼吸困难、吐泡沫痰、尿少、双下肢水肿的原因和机制如下：

（1）呼吸困难、吐泡沫痰是左心衰竭引起慢性肺淤血所致。患高血压 20 多年（图 19-19），左心室向心性肥大，失代偿引起左心功能不全，同时患者冠状动脉粥样硬化引起左心室心肌梗死，梗死后瘢痕修复（图 19-17），心肌收缩力减弱，可加重左心衰竭，左心腔内压力升高，阻碍肺静脉回流，造成慢性肺淤血（图 19-18）。慢性肺淤血时一方面肺泡腔内充满水肿液、心衰细胞及红细胞影响气体交换，患者出现呼吸困难及吐泡沫痰。另一方面，慢性淤血使肺泡壁纤维结缔组织增生及网状纤维胶原化导致肺泡壁增厚也影响了气体弥散，患者出现呼吸困难及缺氧表现。

（2）尿少、双下肢水肿：原因有三方面，一是右心衰竭引起全身淤血，肾淤血、肾小管上皮细胞及肾间质水肿引起尿少，双下肢淤血引起双下肢水肿。二是全身淤血回心血量减少及左心衰竭均使得肾动脉血流量减少，肾小球血液灌流不足引起尿少。三是高血压性固缩肾引起尿少及双下肢水肿，见下文。

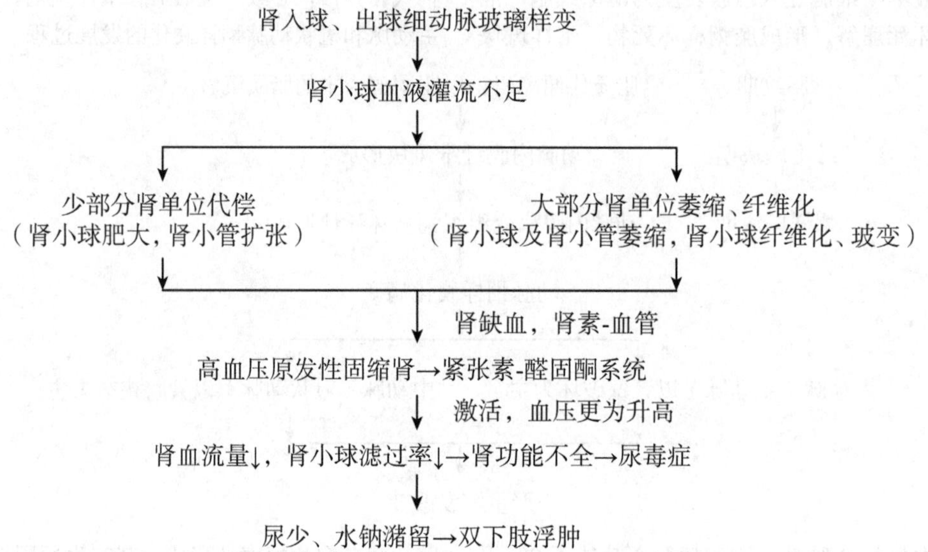

3. 肝脏可能发生两种病变：

（1）慢性肝淤血：由高血压及左心室壁心肌梗死引起的左心衰竭→慢性肺淤血→肺动脉高压→右心室心脏功能性代偿→右心室肥厚→右心衰竭→全身淤血→慢性肝淤血（槟榔肝）。右心衰竭，肝静脉回流进入右心受阻，血液淤积于肝小叶中央静脉及肝血窦呈暗红色，而正常肝细胞及脂肪变性的肝细胞呈灰白及黄色，肝切面红色淤血区与黄色的脂变区相间排列，状似槟榔切面条纹。

（2）脂肪变性：肝是脂肪代谢的重要场所，患者由于高脂血症使脂肪在肝脏堆积形成肝脂肪变性，加上慢性肝淤血，肝细胞缺血缺氧而使肝细胞输出脂肪受阻，堆积于肝细胞内导致肝脂肪变性。

4. 右足胫前动脉内血栓形成的原因和类型如下：

（1）右足胫前动脉内血栓形成的条件：①胫前动脉内膜受损，患者生前有高血压及动脉粥样硬化，动脉内膜形成的纤维斑块或粥样斑块表面的纤维帽破裂形成粥样溃疡后，内皮下胶原暴露，激活内外源性凝血系统，形成血栓。②血流缓慢，患者心力衰竭使血流缓慢，有利于血栓形成。③全身淤血及下肢水肿等使血液黏度增加，另外患者高血压、糖尿病、肥胖、高脂血症及动脉粥样硬化也会使血小板增多及血液黏性增加，促进血栓形成。

（2）右足胫前动脉内血栓为混合血栓（图 19-20）。

5. 右足发生坏疽的机制和坏疽类型分析如下：

坏疽是指肢体或与外界相通的脏器局部大块组织坏死并继发腐败菌感染。患者右足胫前动脉内血栓形成，引起右足缺血性坏死伴腐败菌感染，同时患者心力衰竭，全身淤血，双下肢水肿，在动脉阻塞的基础上又伴静脉回流受阻，坏死的右足水分较多，腐败菌易于繁殖，故右足发生的坏疽多可能属于“湿性坏疽”。

6. 导致患者死亡的直接原因分析如下：

根据①病史，患者入院第二天在卫生间大便后突感头昏、剧烈头痛、昏倒在地、呕吐、抽搐，不省人事，抢救无效死亡。②尸解所见脑出血，内囊、左侧基底节区脑组织见血凝块，均提示患者死亡的直接原因是左侧脑大出血（脑卒中）。

分析死因如下：

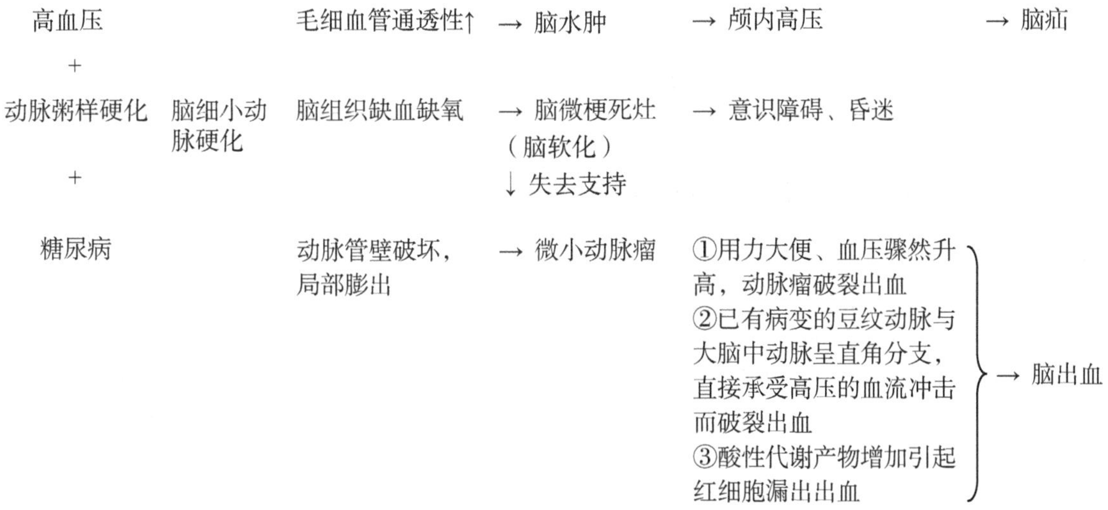

高血压		毛细血管通透性↑	→ 脑水肿	→ 颅内高压	→ 脑疝
+					
动脉粥样硬化	脑细小动脉硬化	脑组织缺血缺氧	→ 脑微梗死灶（脑软化） ↓ 失去支持	→ 意识障碍、昏迷	
+					
糖尿病		动脉管壁破坏，局部膨出	→ 微小动脉瘤	①用力大便、血压骤然升高，动脉瘤破裂出血 ②已有病变的豆纹动脉与大脑中动脉呈直角分支，直接承受高压的血流冲击而破裂出血 ③酸性代谢产物增加引起红细胞漏出出血	→ 脑出血

患者有三种基础疾病（高血压、动脉粥样硬化、糖尿病），入院时血压控制不理想，在诱发因素（用力大便使血压骤升）作用下，已有的脑血管硬化及微小动脉瘤突发破裂导致脑出血、脑水肿、颅内压增高、脑疝，导致患者猝死。

病例相关实验室检查的参考值

项目名称	结果	参考范围	单位	提示
白细胞	10	3.5 ～ 9.5	$\times 10^9$/L	
血红蛋白	135	115 ～ 150	g/L	
血小板	244	125 ～ 350	$\times 10^9$/L	
中性粒细胞百分比	85	45 ～ 75	%	高
总胆固醇（TC）	7.2	3.1 ～ 5.7	mmol/L	高
甘油三酯（TG）	5.8	0.4 ～ 1.7	mmol/L	高
低密度脂蛋白（LDL）	4.5	1.5 ～ 3.4	mmol/L	高
高密度脂蛋白（HDL）	0.5	0.7 ～ 2.2	mmol/L	低
极低密度脂蛋白（VLDL）	1.9	0.14 ～ 1.59	g/L	高
血葡萄糖（GLU）	7.5	3.2 ～ 6.1	mmol/L	高

（阮永华）

主要参考文献

步宏，李一雷 . 2018. 病理学 . 第 9 版 . 北京：人民卫生出版社 .

陈杰，周桥 . 2015. 病理学 . 第 3 版 . 北京：人民卫生出版社 .

来茂德，申洪 . 2019. 病理学 . 第 2 版 . 北京：高等教育出版社 .

唐建武 . 2020. 病理学 . 第 3 版．北京：科学出版社 .

中华医学会 . 2004. 临床技术操作规范病理学分册．北京：人民军医出版社 .

Kumar V，Abbas AK，Aster JC. 2017. Robbins Basic Pathology. 10th ed. Philadelphia：Elsevier Saunders.